急性肾损伤：
从基础到临床

Acute Kidney Injury:
from Bench to Beside

主　编　梁馨苓

副主编　陈源汉　李志莲

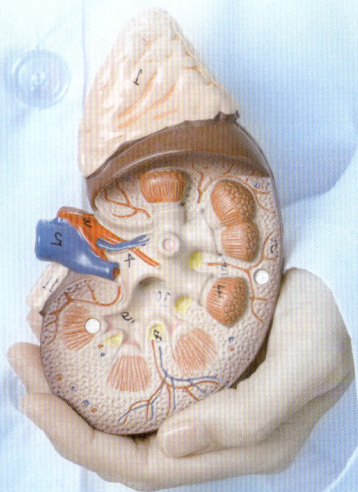

人民卫生出版社
·北京·

图书在版编目（CIP）数据

急性肾损伤 ：从基础到临床 / 梁馨苓主编.
北京 ：人民卫生出版社，2025. 4. -- ISBN 978-7-117
-37762-1

Ⅰ. R692. 5
中国国家版本馆 CIP 数据核字第 2025GN8840 号

人卫智网	www.ipmph.com	医学教育、学术、考试、健康，购书智慧智能综合服务平台
人卫官网	www.pmph.com	人卫官方资讯发布平台

急性肾损伤：从基础到临床

Jixing Shensunshang: cong Jichu dao Linchuang

主　　编：梁馨苓
出版发行：人民卫生出版社（中继线 010-59780011）
地　　址：北京市朝阳区潘家园南里 19 号
邮　　编：100021
E - mail：pmph @ pmph.com
购书热线：010-59787592　010-59787584　010-65264830
印　　刷：北京顶佳世纪印刷有限公司
经　　销：新华书店
开　　本：787×1092　1/16　印张：22　插页：8
字　　数：494 千字
版　　次：2025 年 4 月第 1 版
印　　次：2025 年 5 月第 1 次印刷
标准书号：ISBN 978-7-117-37762-1
定　　价：118.00 元

打击盗版举报电话：**010-59787491**　**E-mail: WQ @ pmph.com**
质量问题联系电话：**010-59787234**　**E-mail: zhiliang @ pmph.com**
数字融合服务电话：**4001118166**　**E-mail: zengzhi @ pmph.com**

编 者

丁 峰   上海交通大学医学院附属第九人民医院

毛慧娟   南京医科大学第一附属医院(江苏省人民医院)

文 枫   南方医科大学附属广东省人民医院(广东省医学科学院)

叶智明   南方医科大学附属广东省人民医院(广东省医学科学院)

冯仲林   南方医科大学附属广东省人民医院(广东省医学科学院)

邢昌赢   南京医科大学第一附属医院(江苏省人民医院)

刘木彪   珠海市人民医院

苏白海   四川大学华西医院

李 卓   南方医科大学附属广东省人民医院(广东省医学科学院)

李志莲   南方医科大学附属广东省人民医院(广东省医学科学院)

李锐钊   南方医科大学附属广东省人民医院(广东省医学科学院)

李德天   中国医科大学附属盛京医院

杨 欢   南方医科大学附属广东省人民医院(广东省医学科学院)

连兴基   南方医科大学附属广东省人民医院(广东省医学科学院)

肖成根   中南大学湘雅医院

吴 镝   北京电力医院

吴燕华   南方医科大学附属广东省人民医院(广东省医学科学院)

何 强   浙江中医药大学附属第一医院(浙江省中医院)

何娅妮   中国人民解放军陆军特色医学中心(大坪医院)

宋 利   南方医科大学附属广东省人民医院(广东省医学科学院)

张 丽   南方医科大学附属广东省人民医院(广东省医学科学院)

张 舒   南方医科大学附属广东省人民医院(广东省医学科学院)

张蓓茹   中国医科大学附属盛京医院

陈源汉   南方医科大学附属广东省人民医院(广东省医学科学院)

林 婷   南方医科大学附属广东省人民医院(广东省医学科学院)

赵星辰	南方医科大学附属广东省人民医院(广东省医学科学院)
郝文科	南方医科大学附属广东省人民医院(广东省医学科学院)
胡鹏华	南方医科大学附属广东省人民医院(广东省医学科学院)
莫立仪	东莞市人民医院
徐丽霞	南方医科大学附属广东省人民医院(广东省医学科学院)
陶一鸣	南方医科大学附属广东省人民医院(广东省医学科学院)
符 霞	南方医科大学附属广东省人民医院(广东省医学科学院)
梁华般	南方医科大学附属广东省人民医院(广东省医学科学院)
梁馨苓	南方医科大学附属广东省人民医院(广东省医学科学院)
彭 晖	中山大学附属第三医院
董 伟	南方医科大学附属广东省人民医院(广东省医学科学院)
董 政	美国佐治亚医学院
谢志勇	广州医科大学附属第二医院
谢剑腾	南方医科大学附属广东省人民医院(广东省医学科学院)
蔡广研	中国人民解放军总医院第一医学中心
廖若西	四川大学华西医院

编写秘书

吴燕华	南方医科大学附属广东省人民医院(广东省医学科学院)

主编简介

梁馨苓　医学博士,美国哈佛医学院麻省总医院高级访问学者,教授,南方医科大学附属广东省人民医院(广东省医学科学院)内科行政主任,博士生导师。"百千万人才工程"国家级人选,获"有突出贡献中青年专家"称号,享国务院政府特殊津贴,广东省医学领军人才。第十一届中华医学会肾脏病学分会委员,中国医师协会肾脏内科医师分会常委,广东省医学会肾脏病学分会副主任委员,广东省医院协会肾脏病防治与血液净化中心管理专业委员会主任委员。长期致力于急性肾损伤(acute kidney injury, AKI)的基础和临床研究,带领团队探索 AKI 肾小管上皮细胞损伤和修复新机制,牵头中国 AKI 研究协作组(China collaborative study on AKI, CCS-AKI)全面获取中国 AKI 流行病学特征,建立多项临床队列发掘新型 AKI 生物标志物,在国内率先构建 AKI 院内电子预警系统,开展了 AKI 机制 - 临床 - 转化的系统性研究,建立 AKI 规范化预防及诊治体系。在 *Kidney International*、*Journal of Pathology*、*Cell Death & Disease* 等国际期刊发表高水平 SCI 论文 100 余篇。主持国家自然科学基金 5 项、广州市科技计划项目(重点项目)1 项,参与"十二五"国家科技支撑计划多项。获广东省科技进步奖二等奖 1 项、三等奖 2 项。获国家级专利 4 项,主编专著《医院获得性急性肾损伤》,参编人民卫生出版社的研究生教材《肾脏病学》。

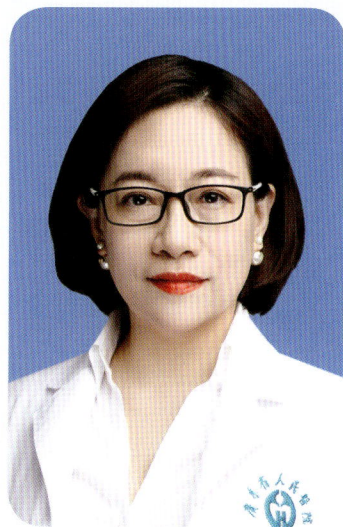

副主编简介

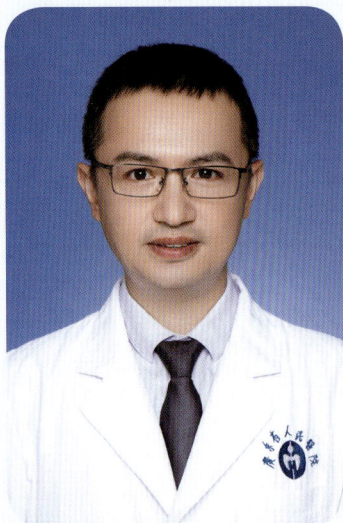

陈源汉 医学博士,硕士研究生导师

现任南方医科大学附属广东省人民医院(广东省医学科学院)肾内科副主任医师,中关村肾病血液净化创新联盟肾心共治专业委员会秘书长,广东省生物医学工程学会血液净化分会副主任委员,广东省第十批中组部"组团式"援藏医疗专家。

从事临床及科研工作 20 余年,主要研究领域为急性肾损伤的大数据分析、足细胞损伤、心肾综合征防治和血液透析并发症防治。在 *Clinical Cardiology* 等期刊上发表学术论文 100 余篇,以第一作者和通信作者发表 SCI 论文 25 篇,主持国家自然科学基金 1 项。获广东省"杰出青年医学人才"称号。

李志莲 医学博士,硕士研究生导师

2017—2018 年美国 Vanderbilt University 肾内科访问学者。现任南方医科大学附属广东省人民医院(广东省医学科学院)肾内科主任医师,广东省第九批中组部"组团式"援藏医疗专家,中国研究型医院学会肾脏病学专业委员会委员,广东省医师协会肾脏内科医师分会青年医师专家组副组长,广东省女医师协会肾脏病与血液净化分会副主任委员。

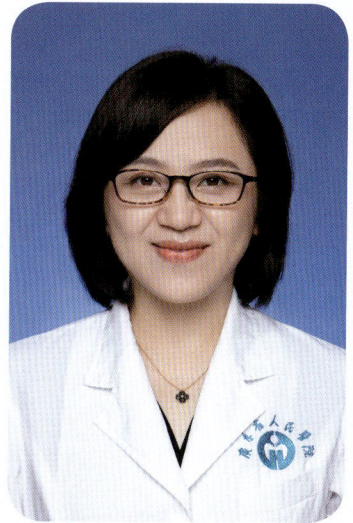

从事临床及科研工作 15 年,主要研究方向为急性肾损伤的机制研究。在 *Diabetes* 等杂志发表论文多篇,主持国家自然科学基金 2 项,广东省自然科学基金 1 项。获广东省"杰出青年医学人才"称号,第八届"羊城好医生",第二届广东医院最强科室之实力中青年医生。

前　言

急性肾损伤(acute kidney injury, AKI)是社会公共卫生事业面临的巨大挑战,但是,公众甚至部分医务人员对其危害仍然警觉不足。在医务人员中普及 AKI 相关知识十分必要。同时,近年来,AKI 在基础和临床研究领域均取得许多突破性进展,将这些进展归纳总结后呈现给相关医务人员能够有助于提高 AKI 领域的诊疗水平。因此,笔者及团队越发感到有责任和义务将 AKI 的基础及临床知识整理成册,使之能够通俗易懂地呈现给广大医务工作者。

本书编者队伍以广东省人民医院肾内科 AKI 研究团队为主体,同时邀请了国内外 AKI 领域知名专家共同编写。本书共有十章,系统地介绍了 AKI 的分类、病因、机制、诊断、治疗、特殊类型 AKI 等方面的基础知识和相关进展。本书在编写过程中,并未仅仅停留于 AKI 的临床实践层面,对 AKI 共性的机制和各类 AKI 特有的机制均进行了深入介绍。同时,本书对于临床研究,不仅展示结论性内容,也全面呈现研究方法、意义以及不足,使得读者们能够对临床研究的结论精准解读并推广于临床。另外,对于一些目前尚无定论的临床问题,例如肾脏替代治疗时机,本书结合作者们的临床实践经验,提供一些易于操作的临床决策原则。

本书编写团队在 2020 年初即开始着手编撰工作,经历了编委会线上修稿 10 余次,务求精益求精,希望本书不仅能够有利于肾内科、急诊科、重症医学科、老年科等与 AKI 密切相关科室的医务人员进行临床诊疗,同时也能够使相关医务人员对 AKI 的机制和新进展有基本认识。对于 AKI 领域的研究生,本书也可以作为其参考书目。

感谢本书所有编者、课题组的伙伴们的不懈努力,使得本书最终能够呈现于各位读者面前。感谢国家自然科学基金面上项目(82270712 和 81970575)和西藏自治区自然科学基金“组团式援藏”医学项目 [XZZR202402127(W)] 对本书工作的支持。然而深知水平有限,难免有疏漏不足之处,敬请读者不吝赐教。

医者初心、大爱慈悲! 此书也献给我在天堂的慈母严父。

2024 年 12 月　广州

目 录

第一章

急性肾损伤概述

第一节

急性肾损伤的命名

急性肾损伤（acute kidney injury，AKI）是指由各种病因引起的短时间内肾脏受损的一组临床综合征。在 2004 年正式提出定义前，AKI 的命名历经了数百年的历史以及三十多种名词和概念的演变。最后从近代的"急性肾衰竭"演变到现代的"急性肾损伤"。这一命名变迁反映了近现代医学对 AKI 危害的认知观点前移：即便不伴随肾衰竭的损伤，也会带来临床危害。

一、概念和命名演变

古希腊医学家 Galen 曾提出"尿闭症（ischuria）"的概念，用于描述患者突然无尿的症状，并将"尿闭症"分为膀胱充盈型及膀胱空虚型。其中，膀胱空虚型"尿闭症"描述符合 AKI 的特征。1761 年，意大利病理学家 Giovanni Battista Morgagni 从病理解剖学角度综合描述了临床症状与尸检的病理学改变的关系，使用"少尿（oliguria）"，这是关于 AKI 的早期临床记录。在 20 世纪的两次世界大战中，大量伤员死于休克后的肾衰竭。在第一次世界大战期间，Davies 开始用"战争性肾炎"来描述这种疾病状态。在第二次世界大战时期，英国肾脏病医师 Eric Bywaters 与 Beall 观察到战争中人体四肢或躯干等肌肉丰富的部位遭受长时间挤压后，身体出现一系列的病理生理改变，并提出了"挤压综合征（crush syndrome）"的概念。这种疾病的主要临床表现为受压肢体肿胀和 / 或神经紊乱、横纹肌溶解所致肌红蛋白尿、高钾血症等，以及急性肾脏功能损伤。这一概念最早在 1941 年的《英国医学杂志》上发表。1951 年，Homer W. Smith 首先提出急性肾衰竭（acute renal failure，ARF）的概念，从生理学、病理学和临床治疗上对 ARF 进行全面的描述。这一概念被广泛应用至今。但是由于 ARF 缺乏统一的定义和诊断标准，导致不同的流行病学研究结果存在较大的差异。此外，ARF 的概念并未考虑到轻微肾功能改变与临床不良结局的关系。2002 年由肾脏病及重症医学医师联合发起急性透析质量倡议（Acute Dialysis Quality Initiative，ADQI）组织，并成立急性肾损伤网络（Acute Kidney Injury Network，AKIN）工作组，提出以 AKI 代替 ARF 的概念雏形，并于 2004 年联合正式提出 AKI 定义和分级标准。

二、RIFLE、AKIN 和 KDIGO 标准

相比 ARF，AKI 的定义范围更为广泛，且根据疾病病情严重程度，将 AKI 由轻到重依次分为 risk、injury、failure 三个级别，同时将 AKI 患者肾脏功能的转归分为 loss 和 end-stage kidney disease 两个级别，故也被称为 RIFLE 标准（详见第四章第一节）。然而，RIFLE 标准具有一定的局限性。首先，血肌酐和预估的肾小球滤过率（estimated glomerular filtration rate,eGFR)在评估疾病严重程度时的变化并不对等。其次,RIFLE 标准诊断 AKI 的灵敏度偏低,即使肾功能损伤的程度只有轻度增加,病死率也会明显升高。最后,RIFLE 标准的 L 和 E 分级实际上已经属于慢性肾脏病(chronic kidney disease,CKD)范畴,用于描述急性肾脏功能损伤的状态并不合适。

因此,2005 年 9 月 AKIN 在阿姆斯特丹举行第一次会议,会议在 RIFLE 诊断标准的基础上,参照 CKD 的分级标准,对 AKI 的诊断和分级进行了修订,即为 AKIN 标准(详见第四章第一节)。新修订的 AKIN 标准将 AKI 分为 1 ~ 3 级,分别对应 RIFLE 标准的 risk、injury、failure 三个级别,并删除了 loss 和 end-stage kidney disease 两个级别。AKIN 标准将 AKI 定义为:48 小时内突发的肾功能下降,血肌酐绝对值增加不小于 26.4μmol/L(0.3mg/dl)或增加至基线值的 1.5 倍以上,或尿量降至 0.5ml/(kg·h)以下持续至少 6 小时。当仅根据尿量改变作为 AKI 诊断与分级标准时,需排除影响尿量的一些因素如尿路梗阻、脱水或血容量状态、利尿剂的使用等。相比 RIFLE 标准,AKIN 标准规定 AKI 的确诊需在血肌酐变化 48 小时内,强调血肌酐的动态变化,但是对于 AKI 的分期可以不受 48 小时的时间限制。此外,由于急性状态下评估 eGFR 较为困难且并不可靠,因此 AKIN 标准去除 eGFR 的诊断标准。然而,不管是 RIFLE 标准还是 AKIN 标准,在诊断 AKI 时均不同程度地依赖血肌酐基线水平。随着新修订的 AKIN 标准的发布,各个学科领域对 AKI 两个诊断标准(RIFLE 标准和 AKIN 标准)在评估 AKI 的灵敏度、流行病学以及预后分析等方面展开大量的研究,两种诊断标准各具优势,也存在一定的局限性。

对 RIFLE 标准和 AKIN 标准诊断 AKI 的评价研究发现,对于同一患者群体应用两种标准诊断 AKI,均具有较高的漏诊率。因此,2012 年改善全球肾脏病预后组织(Kidney Disease:Improving Global Outcomes,KDIGO)在 RIFLE 标准和 AKIN 标准的基础上,对 AKI 领域的研究进行系统回顾,综合循证医学证据,提出 AKI 诊断的 KDIGO 标准(详见第四章第一节),并制定新的 AKI 定义、诊断和分期标准,兼顾了血肌酐和尿量的双重标准,同时考虑血肌酐的相对水平和绝对水平,在一定程度上降低 AKI 的漏诊率。KDIGO 标准采用血肌酐和尿量作为评估指标,符合以下标准之一即可诊断 AKI:① 48 小时内血肌酐升高 ≥ 26.5μmol/L;② 7 天内血肌酐升高超过基础值的 1.5 倍;③尿量降至 0.5ml/(kg·h)以下且持续 6 小时以上。KDIGO 标准相比 RIFLE 标准和 AKIN 标准,能够降低 AKI 的漏诊率,有助于 AKI 的早期诊断和治疗。KDIGO 标准也是 AKI 第一个真正意义上的临床指南,运用 GRADE 评级,提出 AKI 的诊断、预防、药物治疗、肾脏替代治疗等方面的建议,对于提高医务工作者的 AKI 诊疗实践水平具有重要的临床指导作用。

KDIGO 诊断标准的制定,使 AKI 的诊断标准趋于统一,受到肾脏病专家和危重症专家的广泛认同,有利于 AKI 跨学科间的合作与交流。尽管 KDIGO 诊断标准在一定程度上依赖基线的血肌酐值,且年龄、性别、肝脏合成和代谢肌酐的能力、肌肉体积及容量状态等均对血肌酐有显著影响,具有一定的局限性。但是在发现用于诊断 AKI 的更早期、灵敏和特异的指标前,KDIGO 诊断标准仍然是目前临床实践中应用较广的诊断和评估 AKI 的标准。

(梁馨苓　谢志勇)

参考文献

[1] Kidney Disease: Improving Global Outcomes (KDIGO) Acute Kidney Injury Work Group. KDIGO clinical practice guideline for acute kidney injury[J]. Kidney Int Suppl, 2012, 2(1):1-138.

[2] RICCI Z, CRUZ D N, RONCO C. Classification and staging of acute kidney injury: beyond the RIFLE and AKIN criteria[J]. Nat Rev Nephrol, 2011, 7(4):201-208.

[3] MEHTA R L, KELLUM J A, SHAH S V, et al. Acute Kidney Injury Network: report of an initiative to improve outcomes in acute kidney injury[J]. Crit Care, 2007,11(2):R31.

[4] BELLOMO R, RONCO C, KELLUM J A, et al. Acute renal failure: definition, outcome measures, animal models, fluid therapy and information technology needs: the Second International Consensus Conference of the Acute Dialysis Quality Initiative (ADQI) Group[J]. Crit Care, 2004, 8(4):R204-R212.

[5] KELLUM J A, LEVIN N, BOUMAN C, et al. Developing a consensus classification system for acute renal failure[J]. Curr Opin Crit Care, 2002,8(6):509-514.

[6] MORCOS S K, THOMSEN H S, WEBB J A W, et al. Contrastmedia-induced nephrotoxicity: a consensus report[J]. Eur Radiol, 1999, 9:1602-1613.

[7] THOMSEN H S, MORCOS S K. ESUR Contrast Media Safety Committee Contrast media and metformin: guidelines to diminish the risk of lactic acidosis in non-insulin-dependent diabetics after administration of contrast media[J]. Eur Radiol, 1999, 9:738-740.

[8] SMITH H W. The kidney-structure and function in health and disease[M]. New York: Oxford University Press,1951.

第二节

临床分类

不同病因的急性肾损伤(acute kidney injury, AKI)患者在临床预后方面存在较大的差异，因此，根据不同病因对 AKI 进行分类，能够为有效预防、早期诊断以及及时治疗提供更全面细致和更有针对性的疾病管理。我们呼吁建立诊断 AKI 时标注病因的诊断规范。

一、根据解剖学和病理生理学分类

AKI 的病因复杂，参考急性肾衰竭按解剖部位的分类方法，可分为：①肾前性 AKI，又称肾前性氮质血症，由肾脏血流灌注不足和低血容量导致。②肾性 AKI，由各种肾实质病变引起,其中最常见的类型为急性肾小管损伤(acute tubular injury,ATI),是各种病因所引起的肾组织缺血和 / 或中毒性损害导致肾小管上皮细胞损伤 / 坏死,从而出现肾小球滤过率(glomerular filtration rate,GFR)急剧降低。此外肾性 AKI 还包括肾间质疾病、肾小球疾病和肾脏血管疾病等类型。③肾后性 AKI,由急性上、下尿路(以膀胱出口、输尿管或肾盂为主)梗阻引起。这种分类方法虽然容易理解记忆,但仍没有很好地反映病因;临床上这三种机制往往同时存在,难以完全区分,尤其是前两种情况。

二、根据发生时间和场所分类

AKI 可分为医院获得性急性肾损伤(hospital-acquired acute kidney injury,HA-AKI)和社区获得性急性肾损伤(community-acquired acute kidney injury,CA-AKI)。CA-AKI 是指患者在医院外发生了引起肾脏损伤的事件,导致其在入院时已存在急性肾功能减退。目前,国内许多流行病学调查和病因研究主要针对 HA-AKI,而对于 CA-AKI 的流行病学关注较少。HA-AKI 和 CA-AKI 具有不同的临床特点。CA-AKI 的危险因素包括感染、药物、毒物、创伤、低容量、系统性疾病和肾脏自身疾病等。荟萃分析表明,CA-AKI 疾病的严重程度较高,但住院死亡率相对 HA-AKI 低,住院时间相对 HA-AKI 短。

不同地区由于生活习惯、气候条件等因素的差异,引起 CA-AKI 的病因存在较大的差异。在经济欠发达的热带地区,由于气候和卫生条件等因素的影响,感染性疾病(疟疾、霍乱、感染性腹泻、钩端螺旋体病)和中毒性损伤(如毒蛇及蜂蜇叮咬、误食毒蘑菇及中草药)是引起 CA-AKI 较常见的病因。而在非热带地区,急性腹泻引起的肾前性损伤、尿路梗阻导致的肾后性损伤以及感染引起的脓毒血症等是引起 CA-AKI 的常见病因。中国一项回顾性横断面研究纳入 4 136 例 CA-AKI 患者,48.8% 为肾前性 AKI,26.9% 为肾实质性疾病引起,而 12.1% 为尿路梗阻引起。对于 CA-AKI 患者,由于肾脏损伤发生在住院之前,往往在住院期间检测的血肌酐已达到峰值或较高峰有所恢复,因此常常容易漏诊。此外,由于获取 CA-AKI 患者的院外血肌酐基线值和详细的尿量记录相对有限,因此导致 CA-AKI 的检出率较低,无法获取真实客观的 CA-AKI 的流行病学数据,对于全面了解 CA-AKI 的流行病学特征以及制定有效的防治策略提出了一定的挑战。此外,由于 CA-AKI 相比 HA-AKI 而言病因较为复杂,患者分布于内外妇儿多个专科,对 CA-AKI 的临床诊断和治疗造成一定的困难。加强非肾脏专科医师对于 CA-AKI 的诊疗认识以及多学科间合作,对于早期预防和治疗 CA-AKI 至关重要。

HA-AKI 是指患者在入院时血肌酐水平稳定,但由于某些因素如手术、药物、感染和肾脏低灌注等影响,导致入院 48 小时后发生 AKI。HA-AKI 来源于严重的基础疾病或住院过程的诊疗措施,病因较为复杂。HA-AKI 的发生增加了住院患者的死亡风险,延长住院时间,增加医疗费用,增加住院患者的医疗卫生负担。随着基础病如高血压、糖尿病、肿瘤等疾病的发病率上升,医疗介入和心脏手术量的增加,以及新药的推广应用,HA-AKI 的发病率呈现上升趋势,已成为 AKI 的重要组成部分,住院患者 AKI 发生率远远高于普通人群。由于住院过程中血肌酐和尿量等数据获取相对便利,AKI 的研究证据主要来源于 HA-AKI,包括心脏术后急性肾损伤、脓毒血症相关急性肾损伤、药物相关性急性肾损伤、对比剂肾病、肿瘤相关急性肾损伤等。

三、根据病因分类

这种分类对临床的指导作用更大。根据 AKI 的具体病因,可以将其分为心脏术后急性肾损伤、脓毒血症相关急性肾损伤、药物相关急性肾损伤、对比剂肾病、肿瘤相关急性肾损伤等。

(一)心脏术后急性肾损伤(acute kidney injury post cardiac surgery)

心脏术后 AKI 是心脏术后最常见的并发症之一,其发生率为 5% ~ 42%。体外循环状态下的心脏手术,尤其是体外循环可以导致肾脏灌注不足,是引起 AKI 的较为明确的病因之一。目前心脏术后 AKI 一般采用心脏手术后 7 天内血肌酐和尿量变化是否满足改善全球肾脏病预后组织(Kidney Disease:Improving Global Outcomes,KDIGO)关于 AKI 的诊断标准来进行评价。

除了手术直接造成的打击,接受心脏手术的患者还存在其他导致 AKI 的高危因素,例如急性失代偿性心力衰竭、对比剂肾病和急性冠脉综合征。目前较多的研究已开发出预测心脏手术后发生心脏术后 AKI 的风险预测积分模型,在一定程度上可以改善心脏手术患者的临床预后。因此,在心脏手术前应该对患者进行危险因素的综合评估,以减少心脏术后 AKI 的发生。心脏术后 AKI 的相关内容详见第五章第二节。

(二)脓毒血症相关急性肾损伤(详见第五章第三节)

脓毒血症相关急性肾损伤主要高发于重症监护病房(intensive care unit,ICU)、急诊抢救室的危重症患者,调查显示 ICU 发生的 AKI 超过 50% 与脓毒血症相关。脓毒血症相关急性肾损伤需同时满足脓毒血症和 AKI 的诊断,并排除其他导致 AKI 的病因。脓毒血症是指由细菌或高度可疑感染灶引起的全身感染,在引起 AKI 的同时往往合并多器官功能衰竭,多器官功能衰竭常常与 AKI 互为因果、相互促进。

肌酐和尿量对脓毒血症相关急性肾损伤的早期诊断并不灵敏。近年来,许多学者在寻找早期 AKI 的生物标志物方面做了一定的探索,逐渐发现一些有潜在应用价值的指标,如中性粒细胞明胶酶相关脂质运载蛋白(neutrophil gelatinase-associated lipocalin,NGAL)、肾损伤分子 -1(kidney injury molecule-1,KIM-1)、高迁移率族蛋白 1(high mobility group box-1,HMGB-1)、白细胞介素 -18(interleukin-18,IL-18)、半胱氨酸蛋白酶抑制剂 C(胱抑素 C,cystatin C,Cys C)、N- 乙酰 -β-D- 氨基葡萄糖苷酶(N-acetyl-β-D-glucosaminidase,NAG)等,这些指标对有效提高脓毒血症相关急性肾损伤的早期诊断率,改善患者的临床预后具有一定的帮助。

脓毒血症相关急性肾损伤的发病机制较为复杂,与低血流灌注、炎症介质释放以及细胞凋亡等多种机制相关。针对其发病机制,许多研究开展了相关的临床治疗探索,如改善肾脏低灌注、使用抗氧化剂、血管内皮生长因子等,但是在临床治疗中的确切疗效仍需要更多的循证医学证据支持。

(三)药物相关急性肾损伤(drug-induced acute kidney injury,DI-AKI)(详见第五章第四节)

DI-AKI 是指因使用抗生素、化疗药物、中草药、质子泵抑制剂等药物导致,并排除其他病因的 AKI。随着肿瘤的高发和相应化疗药物的使用、肾毒性中草药使用不当以及质子泵抑制剂和抗生素滥用等,DI-AKI 的发生率呈现上升的趋势。

DI-AKI 的早期诊断,需要临床医师详细了解患者的全部用药史,了解每种药物及药物之间的协同肾毒性,同时排除其他引起 AKI 的因素干扰,如容量是否充足、血流动力学是否稳定、有无合并其他疾病等。一旦确定为 DI-AKI,应尽早停用或减少可疑药物使用,并给予早期干预,以促进肾脏功能恢复。根据患者的基础肾脏功能情况,为患者制订个体化的处方,合理选择和使用药物是临床预防 DI-AKI 的关键。

(四)对比剂肾病(contrast induced nephropathy,CIN)

对比剂肾病的概念最早在 1999 年由欧洲放射学会对比剂安全委员会提出,是指暴露于对比剂 3 天内发生的无其他原因解释的急性肾功能减退(血肌酐升高超过 25% 或绝对值增加 44.2μmol/L),其概念与 AKI 较为接近。由于放射学专家与肾脏病学专家未能达成共识,因此在对比剂肾病的定义上很难统一。2011 年欧洲泌尿生殖放射学会指南将对比剂肾病定义为使用碘对比剂 72 小时内 SCr 升高 ≥ 25% 或者绝对值升高 ≥ 44.2μmol/L(≥ 0.5mg/dl)。2012 年,KDIGO 指南在提出 AKI 诊断标准的基础上,提出对比剂肾病的定义为:使用碘对比剂后符合 KDIGO AKI 标准的 AKI。2018 年,欧洲泌尿生殖放射学会(European Society of Urogenital Radiology,ESUR)更新了对比剂肾病定义,建议使用对比剂后急性肾损伤(post-contrast acute kidney injury,PC-AKI)代替对比剂肾病一词,并将 PC-AKI 定义为使用对比剂后 48 ~ 72 小时内发生的血肌酐升高超过 26.5μmol/L(0.3mg/dl),或大于基线值的 1.5 倍。PC-AKI 肾功能下降程度往往较轻,高峰值出现在使用对比剂后 2 ~ 3 天,因此 ESUR 指南也将定义 PC-AKI 的时间调整为 48 ~ 72 小时,而不是既往的 72 小时内。对比剂肾病相关内容详见第五章第五节。

(五)肿瘤相关急性肾损伤(cancer associated acute kidney injury)

AKI 是肿瘤患者的常见并发症,其中危重症肿瘤患者 AKI 发生风险最高,发生率可达 54%,常见于血液肿瘤患者。肿瘤患者合并 AKI 可增加全身化疗的毒性风险,影响肿瘤治疗效果,显著增加肿瘤患者的病死率。

在血液肿瘤患者中,AKI 的发生率高达 60%。白血病和淋巴瘤在肾脏的浸润可导致肾小管受压阻塞,微循环障碍,从而引起 AKI。肿瘤相关急性肾损伤患者多无症状,也可出现腰痛、血尿和高血压。肾脏超声或 CT 检查显示双肾增大。肾活检是确诊的标准,可见肾间质肿瘤细胞弥漫性浸润。针对原发病进行及时化疗可改善肾功能,但需同时注意化疗药物的肾脏毒副作用,加强肾功能动态监测。在多发性骨髓瘤患者中,AKI 的发生率波动在 20% ~ 50%。单克隆免疫球蛋白(包括 IgA、IgG、IgM、IgE 或 IgD)或游离的单克隆性轻链(κ 或 λ)过度增加可导致管型肾病和轻链相关性肾小管损伤,高钙血症和高尿酸血症等代谢紊乱均可以导致 AKI 的发生。肿瘤相关急性肾损伤患者的临床预后较差,积极预防 AKI 的发生对于改善肿瘤患者的临床预后和肿瘤治疗效果至关重要。

（谢志勇）

参考文献

[1] VAARA S T, BHATRAJU P K, STANSKI N L, et al. Subphenotypes in acute kidney injury: a narrative review[J]. Crit Care, 2022, 26(1):251.

[2] VAN DER MOLEN A J, REIMER P, DEKKERS I A, et al. Post-contrast acute kidney injury. Part 1: definition, clinical features, incidence, role of contrast medium and risk factors[J]. Eur Radiol, 2018, 28(7):2845-2855.

[3] VAN DER MOLEN A J, REIMER P, DEKKERS I A, et al. Post-contrast acute kidney injury. Part 2: risk stratification, role of hydration and other prophylactic measures, patients taking metformin and chronic dialysis patients[J]. Eur Radiol, 2018, 28(7):2856-2869.

[4] TAO Y, DONG W, LI Z, et al. Proteinuria as an independent risk factor for contrast-induced acute kidney injury and mortality in patients with stroke undergoing cerebral angiography[J]. J Neurointerv Surg, 2017, 9(5):445-448.

[5] NIJSSEN E C, RENNENBERG R J, NELEMANS P J, et al. Prophylactic hydration to protect renal function from intravascular iodinated contrast material in patients at high risk of contrast-induced nephropathy (AMACING): a prospective, randomised, phase 3, controlled, open-label, non-inferiority trial[J]. Lancet, 2017, 389(10076):1312-1322.

[6] CHAWLA L S, BELLOMO R, BIHORAC A, et al. Acute kidney disease and renal recovery: consensus report of the Acute Disease Quality Initiative (ADQI) 16 Workgroup[J]. Nat Rev Nephrol, 2017, 13(4):241-257.

[7] WANG Y, WANG J, SU T, et al. Community-acquired acute kidney injury: a nationwide survey in China[J]. Am J Kidney Dis, 2017, 69(5):647-657.

[8] IZZEDINE H, PERAZELLA M A. Anticancer drug-induced acute kidney injury[J]. Kidney Int Rep, 2017, 4(2):504-514.

[9] KOULOURIDIS I, PRICE L L, MADIAS N E, et al. Hospital-acquired acute kidney injury and hospital readmission: a cohort study[J]. Am J Kidney Dis, 2015, 65(2):275-282.

[10] 蔡璐, 梁馨苓, 李志莲, 等. 改善全球肾脏病预后工作组标准对 I 型心肾综合征预后的判断价值 [J]. 中华肾脏病杂志, 2013, 29(11):797-802.

[11] STACUL F, VAN DER MOLEN A J, REIMER P, et al. Contrast induced nephropathy: updated ESUR Contrast Media Safety Committee guidelines[J]. Eur Radiol, 2011, 21(12):2527-2541.

[12] MORCOS S K, THOMSEN H S, WEBB J A W, et al. Contrast media-induced nephrotoxicity: a consensus report[J]. Eur Radiol, 1999, 9:1602-1613.

第三节

全球流行趋势和特点

急性肾损伤(acute kidney injury,AKI)在全球范围内流行,其发病率和病死率呈现不断增高的趋势,已经成为威胁人类健康的重要公共卫生问题,受到全球的关注。自 2004 年首次提出 AKI 概念和分类标准后,关于 AKI 的研究"井喷"式逐年增加(图 1-3-1)。为减轻 AKI 的全球负担,国际肾脏病学会(International Society of Nephrology,ISN)提出急性肾损伤"0 by 25"倡议,旨在实现至 2025 年消除患者死于可预防的 AKI。了解全球 AKI 的流行病学特征,有助于更好地分析 AKI 的发病特点以及流行趋势,对于预防 AKI 发生至关重要。

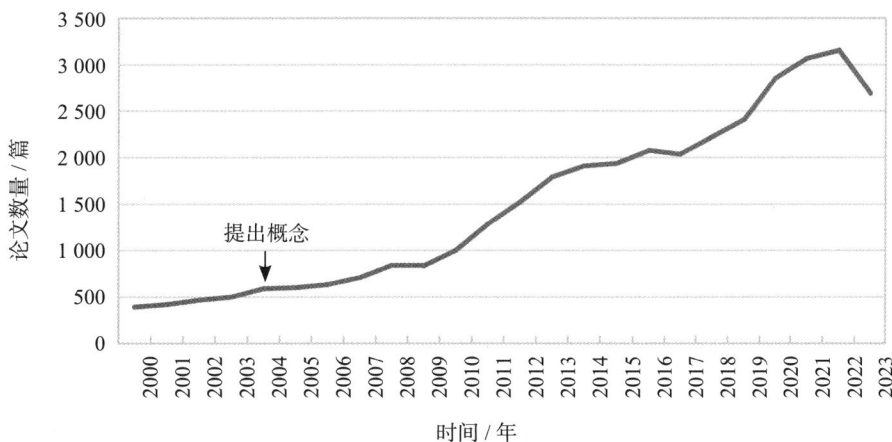

图 1-3-1　PubMed 以 AKI 作为主要主题词发表论文的数量

全球 AKI 的发病率存在较大的差异,不同研究报道波动在1% ~ 66%不等。东亚、南亚、中亚、东南亚、澳大利亚及新西兰地区 AKI 占住院患者的比例分别为 19.4%、7.5%、9.0%、31% 和 16.9%;东欧、北欧、西欧、南欧 AKI 占住院患者的比例分别为 23.8%、19.3%、20.8%、25.2%;北非、西非、中非和东非地区 AKI 患者占住院患者的比例分别为 0.7%、1.7%、23.5% 和 13.4%;北美和南美地区 AKI 患者占住院患者的比例分别为 22.3% 和 31%。不同地域 AKI 发生率的差异可能与气候、环境、习俗和地区经济水平有关,也与不同研究观察的人群、采用的 AKI 定义、住院患者肌酐检测次数等情况有关。有研究表明,热周期可增加老年住院患者 AKI 的发生风险。每年在暖季时热周期与每 10 万名患者中新增 182 例 AKI 患者的发生密切相关。总体而言,据初步估算世界范围内每年约有 1 330 万人住院期间发生 AKI,其中 85% 的患者来自发展中国家,且 AKI 与 170 万住院患者的死亡相关。根据全球 266 项研究共计 4 502 158 名住院患者的荟萃分析结果,住院人群 AKI 检出率为 21%。其中需要透析治疗的患者占住院人群的 2%(占 AKI 人群的 11%),12% 的住院患者(80% 的 AKI 患者)为 KDIGO 诊断标准的 AKI 1 级。

我国报告的 AKI 检出率差异也很大。北京大学牵头的全国 22 个省份 44 家医院 374 286 住院患者的横断面研究结果显示,3 687 例患者符合 KDIGO-AKI 标准,检出率为 0.99%,符合 KDIGO 扩展标准的 AKI 检出率为 2.03%。而我国另一项 9 家医院共 659 945 住院患者的流行病学调查结果显示,住院人群的 AKI 检出率为 10.7%,其中 CA-AKI 的发生率为 3.3%,HA-AKI 的发生率为 7.4%。

AKI 检出率报告的巨大差异有多种因素。首先是判断 AKI 的标准不同。尽管近年的流行病学研究大都声称采用 KDIGO-AKI 标准,但实际应用中有很大不同。例如,北京大学调查全国 22 个省份的住院 AKI 时,除了使用血肌酐标准,还重新阅读了患者病历,结合危险因素分析,是最严格的 KDIGO 标准。其次,判断 AKI 需要在 7 天内至少有 2 次血肌酐检测值,但大多数非肾脏专科的住院患者并没有 2 次血肌酐检测值。血肌酐检测频率越低,AKI 检出率也越低。再次,部分流行病学研究只探讨了 HA-AKI,而没有分析 CA-AKI。在单纯探讨 CA-AKI 的研究中,不同研究采用的基线血肌酐标准不同,这也可能导致 AKI 检出率存在差异。CA-AKI 很难获得入院前 7 天内血肌酐值作为基线,有些研究以入院前 12 个月内的血肌酐值作为基线值,有些研究以住院期间最低血肌酐值作为基线值。最后,分别采用 KDIGO、AKIN 和 RIFLE 诊断标准也会导致 AKI 检出率差异。

需要注意的是,关于 AKI 的流行病学研究主要集中在经济发达国家或地区。尽管中低收入国家 AKI 疾病负担较重,但受地方数据数量和可用度的限制、AKI 分类系统过于落后等因素的影响,有关中低收入国家 AKI 流行病学数据一直很缺乏。2013 年一项荟萃分析显示,中低收入国家的关于 AKI 的研究数量和 KDIGO 标准使用率均有所提高,但与高收入国家的研究数量仍相差很大。在全球 312 项 AKI 流行病学研究中,84% 的研究来源于高收入国家,近一半的研究来自仅占全球人口 5% 的北美洲,来自占全球人口 15% 的非洲国家的研究仅有 2 项。由于大多数 AKI 患者主要在发展中国家,因此,要达到国际肾脏病学会提出的"0 by 25"目标,更需要重点关注低收入国家和地区。南方医科大学附属广东省人民医院在华南农村低收入地区开展的流行病学调查显示,住院患者 AKI 发生率为 9.4%。

关于儿童 AKI 的流行病学调查较少,这和儿童肌酐代谢动力学不同于成人,儿童 AKI 的分类标准还不成熟有关。此前根据儿童 RIFLE 标准和 KDIGO 标准报告的儿童 AKI 检出率分别为 15.2% 和 10.2%。最近国内学者基于中国 25 家儿童医疗中心的数据,提出了判读儿童 AKI 的 pROCK 标准。根据该标准,我国儿童住院患者的 AKI 检出率为 5.3%。

2016 年南方医科大学附属广东省人民医院牵头一项多中心中国 AKI 协作组研究(China collaborative study on AKI,CCS-AKI),I 期数据库共纳入全国不同省份共 22 家不同级别的医院。目前已完成不同医院间的血肌酐值校正和数据清洗(登记注册号:NCT03054142 和 NCT03061786)。期待这项研究为我们揭示 AKI 新的流行病学特征。

(陈源汉　谢志勇)

参考文献

[1]　XU X, NIE S, ZHANG A, et al. A new criterion for pediatric AKI based on the reference change value of serum creatinine[J]. J Am Soc Nephrol, 2018, 29(9):2432-2442.

[2]　MCTAVISH R K, RICHARD L, MCARTHUR E, et al. Heat periods in absolute terms were associated with an additional 182 cases of AKI per 100 000 person-years during the warm season[J]. Am J Kidney Dis, 2018, 71(2):200-208.

[3]　SCHETZ M, SCHORTGEN F. Ten shortcomings of the current definition of AKI[J]. Intensive Care Med, 2017, 43(6):911-913.

[4]　KADDOURAH A, BASU R K, BAGSHAW S M, et al. Epidemiology of acute kidney injury in critically ill children and young adults[J]. E N Engl J Med, 2017, 376(1):11-20.

[5]　MEHTA R L, CERDÁ J, BURDMANN E A, et al. International Society of Nephrology's 0 by 25 initiative for acute kidney injury (zero preventable deaths by 2025): a human rights case for nephrology[J]. Lancet, 2015, 385(9987):2616-2643.

[6]　YANG L, XING G, WANG L, et al. Acute kidney injury in China: a cross-sectional survey[J]. Lancet, 2015, 386(10002):1465-1471.

[7]　XU X, NIE S, LIU Z, et al. Epidemiology and clinical correlates of AKI in Chinese hospitalized adults[J]. Clin J Am Soc Nephrol, 2015, 10(9):1510-1518.

[8]　HOSTE E A, BAGSHAW S M, BELLOMO R, et al. Epidemiology of acute kidney injury in critically ill patients: the multinational AKI-EPI study[J]. Intensive Care Med, 2015, 41(8):1411-1423.

[9]　LUO X, JIANG L, DU B, et al. A comparison of different diagnostic criteria of acute kidney injury in critically ill patients[J]. Crit Care, 2014, 18(4): R144.

[10]　WONNACOTT A, MERAN S, AMPHLETT B, et al. Epidemiology and outcomes in community-acquired versus hospital-acquired AKI[J]. Clin J Am Soc Nephrol, 2014, 9(6):1007-1014.

[11]　ZENG X, MCMAHON G M, BRUNELLI S M, et al. Incidence, outcomes, and comparisons across definitions of AKI in hospitalized individuals[J]. Clin J Am Soc Nephrol, 2014, 9(1):12-20.

第四节

危险因素

急性肾损伤（acute kidney injury，AKI）可发生于肾功能"完全正常"的健康人，更容易发生于合并基础肾脏疾病的慢性肾脏病（chronic kidney disease，CKD）人群。

AKI 是多病因导致的肾功能短期内急剧下降的临床综合征，存在多种危险因素。AKI 的危险因素包括两层含义：①导致 AKI 的损伤因素，包括可导致 AKI 的疾病状态、接受可导致 AKI 的检查或治疗。②患者本身具有的 AKI 易感因素，包括高龄、贫血、营养不良、肿瘤、CKD、糖尿病等。由于不同病因导致的 AKI 的危险因素有所差异，临床上针对不同病因导致的 AKI 的危险因素进行干预，可以降低 AKI 的发生风险。对于 AKI 高风险人群需要加强肾脏功能的监测力度，严密监测肾功能的动态改变和尿量变化，以利于早期发现 AKI，减轻疾病医疗负担。

不同的研究由于纳入的研究对象的差异以及引起 AKI 的病因不同，所得出的 AKI 危险因素也不尽相同。Kathleen D. Liu 等开展了一项基于人群的回顾性队列研究，纳入 2006—2013 年间北加利福尼亚州 21 家中心根据 KDIGO 指南标准诊断过 AKI 的住院患者，分析复发性 AKI 的危险因素。研究纳入 38 659 例患者，多变量分析提示，高龄、黑种人、西班牙裔、较低的基线 eGFR、蛋白尿和贫血是 AKI 复发的危险因素。国内一项单中心研究发现，合并 CKD 史，使用肾毒性药物以及合并肾外器官衰竭是早期 AKI 发展为中重度 AKI 的独立危险因素。近期有研究确定了 AKI 发生的几种非传统危险因素，高尿酸血症、低白蛋白血症、肥胖症以及遗传因素会增加患者的 AKI 易患性，为预防 AKI 的发生提供新的干预方向。

随着相关研究的开展以及循证医学证据的增加，非传统的 AKI 危险因素逐渐被人们所重视。对于血容量不足导致的肾前性 AKI，补充液体是治疗过程的重要一环。越来越多的研究表明，使用氯含量较高的液体可增加 AKI 的发生风险。一项开放标签的前瞻性临床研究中，1 533 例入住 ICU 的患者接受富含氯化物的溶液（0.9% 盐水，4% 琥珀酰明胶溶液或 4% 白蛋白溶液）或限制氯离子的溶液（乳酸钠林格注射液，血浆 Lyte 148 或氯含量低的 20% 白蛋白溶液）治疗。校正混杂变量后，氯化物限制组 AKI 的发生率降低，并且需要肾脏替代治疗（renal replacement therapy，RRT）的比例降低。另一项在 22 851 例术前血清氯浓度和肾功能正常的外科手术患者中开展的研究表明，与无高氯血症的患者相比，术后发生高氯血症的患者发生 AKI 的风险明显更高。然而目前关于高氯溶液对于 AKI 发生风险的研究多为观察性研究，仍需要有足够有力的随机对照试验（randomized controlled trial，RCT）研究证据支持。

羟乙基淀粉（hydroxyethyl starch，HES）溶液是用于液体复苏的有效扩容胶体溶液，但会沉积在皮肤、肝脏、肌肉、脾脏和肾脏中。近期 RCT 研究表明，使用分子量较低的淀粉胶体溶液与 AKI 发生风险增加有关。对 1 062 例脓毒血症患者使用 HES 的 RCT 研究进行系统评价显示,与晶体溶液相比,使用 HES 使患者发生 AKI 风险增加了近两倍。一项包含 9 项研究的系统评价回顾了随机使用晶体溶液、白蛋白和低分子量 HES 130/0.38 ~ 0.45 的患者情况,研究表明 HES 增加了肾脏替代治疗的风险,并导致更严重的不良事件。一项纳入 10 个研究的大型荟萃分析同样表明,使用 HES 与 RRT 发生风险之间存在显著关系(相对风险 1.32,95% CI 1.15 ~ 1.50)。因此,欧洲重症监护医学会专家小组建议,在严重脓毒血症或 AKI 风险患者中不再使用 HES。

此外,与使用抗凝药相关的肾脏损伤逐渐得到临床医师的重视。由于肾脏病患者容易合并高凝状态,服用华法林等抗凝药物的患者并不少见。服用抗凝药的患者由于肾小球出血后红细胞阻塞肾小管导致肾脏损伤,对于潜在 CKD 风险的老年患者尤为危险。van Blijderveen J. C. 等对 2 802 例确诊过度抗凝的患者进行分析,结果显示过度抗凝与肾功能下降密切相关。因此,对于使用抗凝药物的患者进行凝血指标的密切监测,有助于减少 AKI 的发生。

对于危重症患者,使用机械通气导致呼吸机相关的肾脏损伤也是危重症患者发生 AKI 的危险因素之一。一项纳入 23 项研究的荟萃分析得出,有创机械通气治疗的患者比无创通气治疗的患者 AKI 发生率更高,且发生 AKI 的风险增加了三倍。血流动力学、呼吸机相关肺部感染导致炎症介质的释放等因素均可能导致使用机械通气的危重症患者 AKI 发生风险增加。

肾素 - 血管紧张素系统抑制剂(renin-angiotensin system inhibitor, RASI)由于具有降压和降低尿蛋白的作用,成为肾脏疾病的常用治疗药物之一。然而,在心脏手术、急性心力衰竭的情况下使用 RASI,有可能加重肾脏损伤。当肾灌注压下降的时候,肾素 - 血管紧张素系统激活,释放血管紧张素 Ⅱ,收缩出球小动脉,维持小球内灌注压;当使用 RASI 时,血管紧张素 Ⅱ 的作用被阻断,出球小动脉扩张,肾小球灌注压不能维持,引起肾小球滤过率下降。一项纳入 29 项观察性研究的荟萃分析提示,在心脏外科手术前使用 RASI 与心脏术后 AKI 的发生风险增加密切相关。另一项荟萃分析则得出,对于长期使用 RASI 的患者暂停使用 RASI 能够降低 AKI 的发生风险。然而目前,围手术期或有并发症的患者是否应该停用 RASI 仍然存在争议。有研究表明,术前使用血管紧张素转化酶抑制剂(angiotensin converting enzyme inhibitors, ACEI)和血管紧张素 Ⅱ 受体阻滞剂(angiotensin receptor blocker, ARB)类药物能够降低术后 AKI 的发生风险。Benedetto 等探讨冠状动脉旁路移植术前使用 ACEI 对术后 AKI 发生风险的影响,发现 ACEI 组 AKI 的发生率是 6.4%,低于对照组的 12.2%。笔者所在单位的研究得出,术后早期使用 ACEI/ARB 可以降低老年患者心脏术后 AKI 发生的风险。不同研究关于围手术期使用 RASI 对心脏术后 AKI 发生风险的影响差异,可能与不同研究中药物使用时间、药物使用剂量、心脏手术类型、使用的 AKI 诊断标准有关,仍待更多循证医学证据进一步分析。

关于影像学检查及介入手术导致的对比剂肾病,欧洲放射学会提出,eGFR < 45ml/(min·1.73m^2)的首次使用对比剂肾脏暴露的动脉造影患者或者 ICU 住院患者,eGFR < 30ml/

$(min\cdot1.73m^2)$的二次使用对比剂肾脏暴露的静脉造影患者,既往怀疑或已诊断 AKI 的患者均为患者相关的对比剂后急性肾损伤(post-contrast acute kidney injury,PC-AKI)危险因素。对于首次使用对比剂肾脏暴露的动脉造影患者、大剂量动脉内注射对比剂、注射高渗透压的对比剂以及 48 ~ 72 小时内多次注射对比剂,均是操作相关的 PC-AKI 危险因素。南方医科大学附属广东省人民医院研究还发现,高水平的低密度脂蛋白、高尿酸血症以及蛋白尿是 PC-AKI 发生的危险因素。对于合并危险因素的患者,应该权衡使用对比剂暴露带来的肾脏损伤风险,密切监测肾功能变化。

CKD 和 AKI 是相互联系、相互促进的临床综合征。既往很多研究都认为 AKI 是 CKD 的危险因素。一项荟萃分析表明,成人发生 AKI 后,其 CKD 的发生率增加接近 9 倍,终末期肾病(end-stage renal disease,ESRD)的发生风险增加 3 倍,远期病死率增加 2 倍。此外同样有研究表明,不仅 AKI 是 CKD 的危险因素,CKD 也是 AKI 的危险因素。一方面,AKI 可促进 CKD 的发生和发展;另一方面,CKD 患者又是 AKI 的易发人群。一项荟萃分析结果提示,在糖尿病或高血压人群中,CKD 是 AKI 发生的危险因素。同样也有研究发现在心脏手术、非心脏手术以及 ICU 住院患者中,CKD 可增加 AKI 的发生风险。而且,合并 CKD 的患者一旦发生 AKI,其肾脏修复能力相比未合并 CKD 的患者减弱,肾脏修复时间延迟。然而相关临床研究多为观察性研究,CKD 患者发生 AKI 后肾脏修复能力减弱的机制目前尚不清楚。

针对不同病因的 AKI 具有特定的风险评估指标,目前部分临床研究已针对心脏手术、介入手术、普通外科手术、应用对比剂以及脓毒血症等不同 AKI 高危患者群体建立 AKI 风险预测评分系统。大多数评分只局限于特定病因的研究群体,因此无法通用于普通住院人群。且由于不同人群存在个体差异,同一病因的研究结果对于其他人群可能并不一定适用。因此大样本多中心的临床研究需要进行详细地分组,才能更好地适用于不同人群。例如,在心脏术后人群中,克利夫兰急性肾衰竭评分系统能够对心脏术后是否行肾脏替代治疗进行准确地预测,但是关于心脏术后无须行肾脏替代治疗的 AKI 的预测,目前尚缺乏有效准确的评分系统。AKI 的风险评分系统能够提高临床医师对于 AKI 高危人群的警惕,并在临床实践过程中尽可能纠正可逆性或可控性的危险因素,例如低血容量、贫血、高尿酸血症和低蛋白血症等,在临床诊疗过程中也可以尽可能选择低风险的检查和治疗手段。

(谢志勇)

参考文献

[1] NEYRA J A, CHEN J, BAGSHAW S M, et al. Risk classification and subphenotyping of acute kidney injury: concepts and methodologies[J]. Semin Nephrol, 2022, 42(3):151285.

[2] LIU K D, YANG J, TAN T C, et al. Risk factors for recurrent acute kidney injury in a large population-based cohort[J]. Am J Kidney Dis, 2019, 73(2):163-173.

[3] HE L, WEI Q, LIU J, et al. AKI on CKD: heightened injury, suppressed repair, and the underlying mechanisms[J]. Kidney Int, 2017, 92(5):1071-1083.

[4] CHUNG C U, NELSON J A, FISCHER J P, et al. Acute kidney injury after open ventral hernia repair: an

analysis of the 2005–2012 ACS-NSQIP datasets[J]. Hernia, 2016, 20(1):131-138.

[5]　JO S H, LEE J M, PARK J, et al. The impact of renin-angiotensin-aldosterone system blockade on contrast-induced nephropathy: a meta-analysis of 12 studies with 4 493 patients[J]. Cardiology, 2015, 130(1): 4-14.

[6]　JAMES M T, GRAMS M E, WOODWARD M, et al. A meta-analysis of the association of estimated GFR, albuminuria, diabetes mellitus, and hypertension with acute kidney injury[J]. Am J Kidney Dis, 2015, 66(4):602-612.

[7]　LIU Y H, LIU Y, CHEN J Y, et al. LDL cholesterol as a novel risk factor for contrast-induced acute kidney injury in patients undergoing percutaneous coronary intervention[J]. Atherosclerosis, 2014, 237(2):453-459.

[8]　VARRIER M, OSTERMANN M. Novel risk factors for acute kidney injury[J]. Curr Opin Nephrol Hypertens, 2014, 23(6):560-569.

[9]　VAN DEN AKKER J P, EGAL M, GROENEVELD J A. Invasive mechanical ventilation as a risk factor for acute kidney injury in the critically ill: a systematic review and meta-analysis[J]. Crit Care, 2013, 17(3):R98.

[10]　YUNOS N M, BELLOMO R, HEGARTY C, et al. Association between a chloride-liberal vs chloride-restrictive intravenous fluid administration strategy and kidney injury in critically ill adults[J]. JAMA, 2012, 308(15):1566-1572.

[11]　COCA S G, SINGANAMALA S, PARIKH C R. Chronic kidney disease after acute kidney injury: a systematic review and meta-analysis[J]. Kidney Int, 2012, 81(5):442-448.

[12]　MYBURGH J A, FINFER S, BELLOMO R, et al. Hydroxyethyl starch or saline for fluid resuscitation in intensive care[J]. N Engl J Med, 2012, 367(20):1901-1911.

[13]　PERNER A, HAASE N, GUTTORMSEN A B, et al. Hydroxyethyl starch 130/0.42 versus Ringer's acetate in severe sepsis[J]. N Engl J Med, 2012, 367(2):124-134.

第五节

临床结局和预后

急性肾损伤（acute kidney injury, AKI）作为临床常见的急性综合征，即使是轻微的 AKI，对于患者的近期和远期预后均可产生一定的影响。AKI 不仅与短期不良结局相关，如体液超负荷、酸碱失衡、电解质紊乱、免疫功能紊乱等，严重者需要行肾脏替代治疗，增加患者死亡风险，延长患者住院时间，增加患者医疗负担，而且对患者远期预后具有长期影响。近期一项荟萃分析纳入 82 个研究共 2 017 437 例患者，AKI 患者出现新发或进展性慢性肾脏病

（chronic kidney disease，CKD）为 17.76/100 人年，和非 AKI 人群相比新发或进展的风险增加接近 2 倍；进展到终末期肾病（end-stage renal disease，ESRD）为 0.47/100 人年，风险增加 3 倍以上；死亡有 13.19/100 人年，风险增加接近 1 倍。所有临床结局包括 CKD、ESRD 以及死亡随 AKI 分期的增加呈现风险梯度。本节将从肾功能恢复、肾脏不良结局以及临床不良结局三方面对 AKI 的临床结局和预后展开阐述。

一、肾功能恢复

AKI 后肾功能恢复是较为理想的临床结局，RIFLE 标准曾将 AKI 患者的肾功能恢复分为完全恢复和部分恢复，即分别为肾功能恢复到基线水平的 1.5 倍以内和肾功能仍波动在 RIFLE 诊断标准的 R 级和 F 级之间，但无须透析。不同病因导致的 AKI 患者肾功能恢复情况存在一定的差异。肾前性 AKI 和肾后性 AKI 如能够早期诊断、及时纠正肾缺血及尿路梗阻的病因，肾功能常能恢复正常。肾性 AKI 患者的预后则与肾脏基础病以及肾功能损伤严重程度相关。原发病为急进性肾小球肾炎或小血管炎的 AKI 患者，肾功能多不能完全恢复，最终常进展至 CKD 或者 ESRD；而诊断和治疗及时的急性肾小管坏死和急性间质性肾炎患者则预后较好，多数患者肾功能能完全或接近完全恢复，仅少数患者会遗留不同程度肾功能损害或进展至 CKD。关于药物相关 AKI，可以表现为肾前性，代表药物为肾素 - 血管紧张素系统抑制剂（renin-angiotensin system inhibitor，RASI）、解热镇痛抗炎药、钙调磷酸酶抑制剂、缩血管药物、对比剂等；也可以表现为肾后性，例如磺胺类药、抗病毒药、甲氨蝶呤、维生素 C 等可引起肾小管结晶；但绝大多数药物引起的肾损伤为肾实质性损伤，包括肾小管和肾间质等。对于药物相关 AKI，如果能够早期识别肾毒性损伤的药物并及时停用，在后续诊疗过程中尽量避免联合用药，根据肾功能调整用药剂量，监测血药浓度，严密监测肾功能变化，肾功能常常能够得到较好的恢复。但是如果长期服用肾毒性药物或者超量服用，可能导致肾脏发生纤维化改变，严重者可进展到尿毒症，需要肾脏替代治疗。关于对比剂肾病，其临床预后与使用对比剂的次数和对比剂的剂量、渗透压相关，对于一过性且分期较低的 AKI 患者，加强水化治疗，其肾功能常常能够恢复正常，短期临床预后良好。但是对于存在高危风险的人群，如原有肾功能不全、糖尿病、老年、充血性心力衰竭、周围血管病和高血压的患者，发生对比剂肾病的风险增加，临床预后较差。关于心脏手术后 AKI，其发生风险与患者因素（如女性、高龄、合并慢性阻塞性肺疾病、糖尿病、周围血管病、已存在的慢性肾脏疾病、充血性心力衰竭、紧急手术、心源性休克、既往心脏手术史）、手术因素（如心脏手术类型、体外循环时间、溶血、血液稀释、搏动与非搏动灌注）以及术后患者状态（低心输出量、低血压、强烈血管收缩、心源性休克需要主动脉内球囊反搏）相关。合并危险因素的心脏手术后 AKI 患者，其肾功能恢复常常较慢。针对高危患者制定临床手术策略，预防 AKI 的发生仍然是心脏手术后 AKI 临床管理的重要内容。

AKI 患者肾功能恢复的评估时机以及不同研究定义的肾功能恢复概念的差异，常常导致不同研究中肾功能恢复的流行病学结果存在差异。Pajewski R. 等探讨单中心发生 AKI 的住院患者肾功能恢复情况，将发生 AKI 至出院后 90 天无须透析定义为肾功能恢复，43%

的患者能够达到肾功能恢复。Thongprayoon C. 等的研究将肾功能完全恢复定义为出院时患者未存在 AKI,将肾功能部分恢复定义为患者存在 AKI 但无须肾脏替代治疗,在纳入随访的 374 例经导管主动脉瓣置换术患者中有 98 例术后发生 AKI,其中 55 例(56.1%)患者肾功能完全恢复,39 例(39.8%)患者肾功能部分恢复。Bagshaw 等的研究结果表明对肾功能恢复者随访 90 天和 1 年的结果相似,提示 90 天可能是评估肾功能恢复情况较为合适的时机。

二、急性肾脏病概念

2012 年 KDIGO-AKI 指南最早提出了急性肾脏病(acute kidney disease,AKD)的概念,指 3 个月内发生的短期肾脏损伤。很明显,"3 个月内短期肾脏损伤"是相对于慢性肾脏病的时间界值。在 KDIGO-AKI 指南的定义中,AKI 是 7 天内的肾脏损伤,属于急性发生的特殊 AKD。

但临床上,把 AKI 作为 AKD 并无特殊意义。相反,从肾脏损伤的第 7 天到 90 天,是 AKI 转为 CKD 的过渡期,也是 AKI 恢复的关键时期。因此,临床上更愿意用 AKD 来描述 AKI 转为 CKD 的这段过渡时期。2017 年 ADQI 会议正式发布 AKD 和肾脏恢复的专家共识。该共识遵循这一理论,将 AKD 作为 AKI 恢复的指标,并提出了分期标准(见表 1-5-1)及相关管理措施。这对 AKI 恢复期的管理具有重要的理论与临床指导价值。

表 1-5-1 AKD 分期

分期	定义
0 期	A:不满足 B 或 C,即不存在肾损害或功能丧失,且有临床恢复迹象 B:血肌酐已恢复至基线水平(入院前 7 ~ 365d 内检测的血肌酐值为血肌酐的基线水平),但仍存在持续性肾脏损害(如新发蛋白尿、蛋白尿恶化、新发高血压、高血压恶化和进行性肾脏疾病等)、修复和 / 或再生、肾小球或肾小管储备功能降低(如肾切除术后患者)的表现 C:血肌酐水平比基线水平高,但小于基线血肌酐水平 1.5 倍 B/C:血肌酐水平比基线水平高,但小于基线血肌酐水平 1.5 倍,且存在持续的肾脏损害、修复和 / 或再生的证据
1 期	血肌酐水平是基线水平的 1.5 ~ 1.9 倍
2 期	血肌酐水平是基线水平的 2.0 ~ 2.9 倍
3 期	血肌酐水平是基线水平的 3.0 倍,或血肌酐水平大于或等于 353.6μmol/L(≥ 4.0mg/dl),或正在进行肾脏替代治疗

注:AKD,急性肾脏病。

2017 年的 ADQI-AKD 标准为:AKI 后 3 个月内肾小球滤过率(glomerular filtration rate,GFR) < 60ml/(min·1.73m^2),或 GFR 降低 ≥ 35%,或血肌酐增加 > 50%。AKD 是 AKI 未完全恢复进展后的病程,其临床结局包括恢复、反复的 AKI、AKD 的进展和 / 或死亡。

AKD 恢复是指 KDIGO 指南中 AKI 最高分级降低，可根据血肌酐水平变化、GFR、肾损伤或修复的生化指标变化和/或肾脏储备功能的恢复等进行综合评估。AKD 作为 AKI 和 CKD 之间的补充概念，有助于加强对 AKI 恢复期的持续管理，有助于肾功能恢复，避免 AKI 进展至 CKD，改善患者的临床预后。

三、其他肾脏不良结局

AKI 患者的肾脏不良结局主要包括短期不良结局和长期不良结局，短期不良结局主要指 AKI 发生到出院时患者肾功能未能恢复正常，需要行肾脏替代治疗；而长期不良结局主要指 AKI 增加患者远期 CKD 和 ESRD 发生风险。既往观点认为绝大多数 AKI 患者能够完全恢复，然而目前观点认为，经历 AKI 的患者后续发生 AKI 的风险、进展为 CKD 或 ESRD 的风险均有所增加，即使是轻度的 AKI，发生风险同样增加。既往研究发现，在发生 AKI 的住院患者中，24.6% 经 3 年随访发现已进展至 CKD。因此，目前推荐所有 AKI 患者在 AKI 后 3 个月重新评估肾功能，以确定有无新发或加重的 CKD，即使肾功能已经恢复至基线的 AKI 患者，进展至 CKD 的风险同样增加。

此外有研究表明，AKI 的严重程度和多次打击可能会使患者进展为 CKD 的风险进一步增加。一项退伍军人心脏术后 AKI 的研究表明，术后 7 天最高血肌酐较基线上升的幅度越大，发生 CKD 的风险越高。Thakar 等评估了 AKI 的发生与进展到 CKD 4 期之间的关系，研究发现 AKI 发生次数每增加 1 次，AKI 进展到 CKD 的风险翻倍。

目前多项研究表明，AKI 进展到 CKD 是多种细胞损伤和细胞因子共同参与和调节的复杂过程。其中血管内皮细胞损伤是引发 AKI 的关键，在 AKI 向 CKD 进展中扮演举足轻重的角色。当 AKI 持续存在时，内皮细胞凋亡和细胞应激衰老导致肾间质管周微血管密度降低，血管内皮生长因子表达降低，从而抑制血管新生，导致肾间质慢性缺血缺氧，引发肾组织持续炎症反应和高血压，最终导致肾纤维化。肾小管上皮细胞是 AKI 早期损伤的效应细胞，其损伤是 AKI 进展为 CKD 的中心环节。AKI 不仅可导致肾小管细胞的细胞周期停滞于 G_2/M 期，而且可以通过表观遗传调控，引起炎症细胞因子、缩血管物质以及促纤维化细胞因子持续产生，导致 AKI 向 CKD 转化。此外，肾小管间质持续炎症反应是 AKI 后组织异常修复导致肾纤维化的重要原因。炎症相关基因、促纤维化细胞因子是引起肾纤维化的重要原因，而炎症细胞浸润在调控 AKI 的转归中具有重要作用。当患者发生 AKI 时，M1/M2 巨噬细胞失衡或调控 M1 型巨噬细胞向 M2 型转化的机制异常可能是引起肾间质纤维化的重要机制。目前尚无成熟可靠的药物和措施阻止 AKI 向 CKD 进展，因此密切监测肾功能、动态评估 GFR 对于疾病预后和综合管理至关重要。

四、临床不良结局

AKI 不仅可造成肾脏不良预后，而且与临床不良事件相关。在非 ICU 住院患者中，AKI 患者的住院死亡率为 10%～20%；在 ICU 住院患者中，发生 AKI 的住院死亡率可高达 50%。随着 AKI 的分级增加，住院患者的病死率也随之增加。此外，是否发生 AKI 以及

AKI 的分级与住院时间延长、非计划入住重症监护病房的比例、行肾脏替代治疗的比例密切相关。而且,部分发生 AKI 的患者因为需要肾脏替代治疗、住院时间延长以及出院后再住院等,不仅增加患者的医疗负担,而且降低患者的生活质量。住院患者临床不良预后不仅与 AKI 本身相关,而且与引起 AKI 的病因以及 AKI 合并的疾病状态相关。因此,关于 AKI 临床结局和预后的流行病学研究应该针对 AKI 的不同病因进行分析。例如不同临床研究报道感染诱发的支气管扩张、心力衰竭、泌尿系疾病、肝脏疾病和肺炎患者发生 AKI 后住院死亡率分别为 33%、11% ~ 13%、7.8%、36% 和 36.2%。

此外,AKI 与住院患者其他不良临床事件的发生密切相关。美国一项纳入 300 868 例住院患者的观察性临床队列研究发现,AKI 是住院患者发生心力衰竭的独立危险因素,可增加住院患者发生心力衰竭的风险。在非心脏手术患者中,有研究表明,术后发生 AKI 是心肌损伤的独立危险因素。另有研究表明,AKI 可增加住院期间感染的发生风险。一项前瞻性多中心研究纳入全球 26 个国家 128 个 PICU 中 493 例发生严重 AKI 的患者,结果发现相比未发生 AKI 的患者,AKI 增加死亡和中等程度残疾的风险达到 2 倍以上。

作为一种急性可逆性损伤,AKI 患者的近期和远期肾脏不良预后和其他临床不良事件的发生风险均明显增加。对 AKI 患者的综合管理,不仅需要从源头和危险因素等方面预防 AKI 的发生,并积极采取相应的手段纠正损伤因素,避免肾脏功能持续性损伤,而且应该对 AKI 患者进行长期规律的随访,并针对 AKI 后的急性和慢性不良事件开展一体化治疗,这对改善 AKI 患者近期和远期预后具有重要的意义。

（谢志勇）

参考文献

[1] SEE E J, JAYASINGHE K, GLASSFORD N, et al. Long-term risk of adverse outcomes after acute kidney injury: a systematic review and meta-analysis of cohort studies using consensus definitions of exposure[J]. Kidney Int, 2019, 95(1):160-172.

[2] BERNIER-JEAN A, BEAUBIEN-SOULIGNY W, DUCRUET T, et al. Risk of *de novo* infection following acute kidney injury: a retrospective cohort study[J]. J Crit Care, 2018, 48:9-14.

[3] PAJEWSKI R, GIPSON P, HEUNG M. Predictors of post-hospitalization recovery of renal function among patients with acute kidney injury requiring dialysis[J]. Hemodial Int, 2018, 22(1):66-73.

[4] MOORE P K, HSU R K, LIU K D. Management of acute kidney injury: core curriculum 2018[J]. Am J Kidney Dis, 2018, 72(1):136-148.

[5] BANSAL N, MATHENY M E, GREEVY R A J R, et al. Acute kidney injury and risk of incident heart failure among US veterans[J]. Am J Kidney Dis, 2018, 71(2):236-245.

[6] ZHAO X J, ZHU F X, LI S, et al. Acute kidney injury is an independent risk factor for myocardial injury after noncardiac surgery in critical patients[J]. J Crit Care, 2017, 39:225-231.

[7] FITZGERALD J C, BASU R K, AKCAN-ARIKAN A, et al. Acute kidney injury in pediatric severe sepsis: an independent risk factor for death and new disability[J]. Crit Care Med, 2016, 44(12):2241-2250.

[8]   IWAGAMI M, MANSFIELD K, QUINT J, et al. Diagnosis of acute kidney injury and its association with in-hospital mortality in patients with infective exacerbations of bronchiectasis: cohort study from a UK nationwide database[J]. BMC Pulm Med, 2016, 16:14.

[9]   MURUGAN R, WEISSFELD L, YENDE S, et al. Association of statin use with risk and outcome of acute kidney injury in community-acquired pneumonia[J]. Clin J Am Soc Nephrol, 2012, 7(6):895-905.

[10] SELBY N M, CROWLEY L, FLUCK R J, et al. Use of electronic results reporting to diagnose and monitor AKI in hospitalized patients[J]. Clin J Am Soc Nephrol, 2012, 7(4):533-540.

第二章

急性肾损伤的机制

第一节

机制概述

急性肾损伤（acute kidney injury，AKI）在全球范围内的发病率居高不下，目前尚无特异性药物可明确用于 AKI 的预防及治疗，半数的重症 AKI 患者发生住院死亡，超过 20% 的 AKI 患者发生慢性肾脏病（chronic kidney disease，CKD）甚至进入终末期肾病。AKI 已成为社会公共卫生事业亟需解决的重大问题。探索 AKI 发生、发展的客观规律，探寻 AKI 防治的新靶点是防治 AKI 的关键环节。研究者们虽然在 AKI 的研究方面做了大量工作，发现了一系列 AKI 发生、发展的相关机制，但仍任重道远。

AKI 发病机制十分复杂，多种肾脏固有细胞、炎症细胞均参与其发病，但肾小管上皮细胞损伤是引起 AKI 的中心环节。肾小管上皮细胞的损伤早期可表现为刷状缘消失、细胞肿胀，后期则可导致细胞凋亡，甚至是坏死。既往对 AKI 中细胞死亡的干预研究主要集中在凋亡，但是直接抑制肾小管上皮细胞凋亡并未产生显著的保护作用，研究结果也未能向临床进行转化。肾小管上皮细胞坏死是多种 AKI 中严重而显著的肾小管上皮细胞死亡方式，但是既往人们认为细胞坏死是不可调控的，因此限制了通过调控肾小管上皮细胞坏死来防治 AKI 的相关研究。近年来的研究发现，坏死性凋亡（necroptosis）这种新的可调控的细胞坏死方式在多种 AKI 中同样存在，抑制坏死性凋亡可有效改善 AKI。并且，越来越多的抑制坏死性凋亡的小分子化合物在 AKI 动物模型中被证实具有保护性作用，未来有可能转化为具有 AKI 防治作用的药物。除了坏死性凋亡外，焦亡、铁死亡、线粒体通透性转换驱动的细胞死亡等多种肾小管上皮细胞可调控性死亡方式被证明参与了 AKI，有望为未来 AKI 防治提供新的策略。

自噬是机体细胞的一种正常生理功能，一方面细胞在营养缺失时，自噬激活，将细胞中的物质分解为氨基酸、脂质、核苷酸等生物合成所需的基本原料，为机体提供能量；另一方面自噬可清除细胞内有害物质，维持细胞稳态。诸多证据证实肾小管上皮细胞的自噬功能在 AKI 时发生改变，并参与 AKI 过程。在缺血再灌注损伤诱导 AKI、顺铂诱导 AKI 等模型中，肾小管上皮细胞自噬诱导增加，而这种自噬诱导增加在 AKI 急性期起到保护性作用。对于脓毒血症 AKI 而言，其发展过程中肾小管上皮细胞一方面可能存在自噬诱导增加，另一方面也可能存在自噬清除障碍，但大量证据仍然显示促进肾小管上皮细胞自噬流可改善脓毒血症 AKI 表现。虽然在各种 AKI 模型的急性期促进肾小管上皮细胞自噬均可起到保护性作用，但是在 AKI 向 CKD 转化期间，肾小管上皮细胞自噬增加反而会促进肾脏纤维化进程。这提示我们在未来针对自噬相关靶点进行临床转化时，需要精确地判断 AKI 的不同阶段。

正常状态时，肾小管上皮细胞仅 1% 处于增生期，而其余细胞均处于休眠期（G_0 期）。

AKI 发生时,G_0 期的细胞结束休眠,重新进入细胞周期循环中,通过有丝分裂产生新的肾小管上皮细胞。但大量研究表明在 AKI 时,存在多种细胞周期阻滞,而且不同 AKI 时期,细胞周期阻滞阶段不同,所发挥的作用也不同。在 AKI 早期,肾小管上皮细胞主要处于 G_1/S 期阻滞。肾小管上皮细胞 G_1/S 期阻滞在 AKI 早期起到保护性作用,促进 G_1/S 期阻滞可改善 AKI,可作为 AKI 防治的潜在干预靶点。然而,在 AKI 后期,肾小管上皮细胞可能存在 G_2/M 期阻滞,此细胞周期阻滞可促进肾脏纤维化的发生,导致肾脏修复不良,甚至转为慢性肾脏病。改善肾小管上皮细胞 G_2/M 期阻滞有助于减少 AKI 向 CKD 转化。

肾小管细胞内富含线粒体,包括重吸收在内的多种生理功能高度依赖细胞内线粒体结构和功能的稳定。研究显示,各种 AKI 发生时,肾小管上皮细胞线粒体均存在损伤,在电子显微镜下可观察到肾小管上皮细胞线粒体肿胀、线粒体嵴消失、线粒体数量减少等,而生化分析可发现肾小管上皮细胞线粒体膜电位消失、ATP 生成减少等。肾小管上皮细胞线粒体受损后可通过多种途径促进 AKI 的发生,包括线粒体活性氧(reactive oxygen species,ROS)过度产生、促进内源性凋亡、线粒体生物合成功能减弱等。过氧化物酶体增殖物激活受体 -γ 共激活因子 -1α(peroxisome proliferator-activated receptor-γ coactivator-1α,PGC-1α)是调节线粒体 DNA、抗氧化剂和生物合成基因转录的关键分子。在脓毒血症 AKI 及缺血再灌注损伤 AKI 模型中均发现肾小管上皮细胞 PGC-1α 表达显著下调,而过表达 PGC-1α 可明显改善线粒体损伤情况、减轻 AKI。上调 PGC-1α 成为未来 AKI 防治的潜在策略。

免疫相关损伤在脓毒血症 AKI 中的作用是显而易见的,但在非脓毒血症所致 AKI 中,如缺血再灌注损伤 AKI、肾毒性药物所致 AKI 的发病机制中,免疫细胞、趋化因子、细胞因子等免疫因素也参与其中。目前研究相对较多的是巨噬细胞,在急性期肾脏局部巨噬细胞募集增加,可能通过分泌细胞因子、募集其他炎症细胞及诱导凋亡促进炎症级联反应,起到肾脏损伤作用;在 AKI 向 CKD 转化过程中,不同表型的巨噬细胞所发挥的作用不同,M2 型巨噬细胞更多起到促进肾脏修复的作用。除了巨噬细胞外,淋巴细胞、中性粒细胞、树突状细胞等免疫细胞也均有相应证据证实其参与了 AKI 进程。

AKI 的发生主要是后天损伤性因素所致,但是不同个体的基因背景决定了其在应对 AKI 发生的危险因素时,发生 AKI 的易患性及严重程度。近年来通过连锁分析、单核苷酸多态性(single nucleotide polymorphism,SNP)、全基因组关联分析(genome wide association study,GWAS)、全外显子测序或全基因组测序等方法,发现了包括炎症反应、细胞凋亡、血管调节因子以及氧化应激等信号通路在内的 AKI 易感基因位点。但是仍需要进一步研究来阐明这些易感基因如何参与 AKI 的发生及发展。

与遗传背景相比,表观遗传调控在 AKI 中可能起到更为关键的作用。表观遗传学指除 DNA 序列改变外的调控基因表达的其他方式,主要包括 DNA 甲基化、组蛋白修饰、非编码 RNA(non-coding RNA,ncRNA)调控等。DNA 甲基化是表观遗传学的重要机制之一,可以调控基因表达。在 AKI 发生时,多种基因的 DNA 甲基化水平发生变化,如补体 C3 启动子区域 DNA 甲基化水平降低从而提高补体 C3 水平,而组织激肽释放酶基因启动子区域 DNA 甲基化水平则升高。在顺铂模型中,给予小鼠 DNA 甲基化抑制剂或敲除近端肾小管 DNA

甲基化关键酶 *DNMT1* 基因均增加 AKI 程度,进一步证实了 DNA 甲基化在 AKI 发生中的作用。除了 DNA 甲基化外,组蛋白修饰包括组蛋白乙酰化、甲基化及磷酸化均参与 AKI 发生中基因表达的调控。另外,微小 RNA(micro RNA,miRNA)、长链非编码 RNA(long non-coding RNA,lncRNA)等非编码 RNA 也被证实参与了 AKI 相关基因转录后调控。这些表观遗传学机制的发现,为我们了解 AKI 发生时基因表达调控开阔了视野及思路,也提供了更多可干预的靶点。

发生 AKI 的患者中,部分肾功能无法恢复,将转入 CKD。即使肾功能能够恢复的患者未来发生 CKD 的风险也大大增加。因此探索 AKI 向 CKD 转化的机制同样关键。目前发现的可能参与 AKI 向 CKD 转化的机制包括肾小管上皮细胞 G₂/M 期阻滞、肾小管上皮细胞线粒体损伤、血管内皮细胞损伤与低氧、巨噬细胞表型转换等。针对这些可能机制,干预相应的靶点将是阻止 AKI 患者进入 CKD 的关键。

虽然已有上述如此之多的 AKI 机制被探明,但是能够向临床进行转化的干预靶点寥寥无几,继续探索 AKI 发生、发展的关键机制,并促进 AKI 基础研究向临床转化仍然任重而道远。本章后续将对上述机制逐节进行详细介绍。

(梁馨苓)

第二节

肾小管上皮细胞不同的死亡方式

一、细胞死亡方式

急性肾损伤(acute kidney injury,AKI)发生涉及血管损伤、炎症细胞募集、内皮细胞激活、肾小管上皮细胞损伤等多种机制。而肾小管上皮细胞在 AKI 的发生过程中处于核心地位。肾小管上皮细胞死亡是其损伤的重要形式,尤其是急性肾小管坏死是缺血再灌注损伤等所致 AKI 的重要病理特征。

既往人们把细胞死亡形式简单分为凋亡及坏死。凋亡是一种可调控性细胞死亡,其形态学上表现为凋亡小体的形成,在细胞死亡过程中较少释放炎症因子、募集炎症细胞;而坏死则是不可调控的,在形态上表现为细胞崩解,释放大量炎症因子并引起炎症细胞聚集。2009 年,一种新的细胞死亡方式,坏死性凋亡(necroptosis)被发现,其形态学表现为坏死,但却存在可调控的分子机制。由此认为凋亡并非唯一的可被调控的细胞死亡方式。此后包括焦亡、铁死亡等在内的越来越多的细胞死亡方式被研究者们所发现。2012 年,细胞死亡命名委员会建议细胞死亡的分类不再依靠细胞死亡的形态,而是依据其调节的特异性分子机制来进行分类,并在 2018 年对细胞死亡种类及定义进行了更新,目前已经有接近 20 种独立的细胞死亡方式被分类及定义。

在既往研究中,已经确定了肾小管上皮细胞细胞凋亡这一可调控性细胞死亡在 AKI 中的存在,近年来的研究发现 AKI 发病中还涉及坏死性凋亡、焦亡、铁死亡、线粒体通透性膜转位驱动细胞死亡、多腺苷二磷酸核糖聚合酶 -1(poly ADP-ribose polymerase-1,PARP-1)依赖性细胞死亡(parthanatos)等其他形式的肾小管上皮细胞可调控死亡。以下就上述在 AKI 中已被发现的肾小管上皮细胞可调控死亡方式进行详细介绍。

二、凋亡

凋亡是被最早认识的一种可调控性细胞死亡方式。在细胞死亡命名委员会新的细胞死亡分类中,依据凋亡启动环节的不同,凋亡又被分为内源性凋亡及外源性凋亡。

内源性凋亡是指应激所致线粒体外膜通透性增加,导致细胞色素 C(cytochrome C,CYCS)、继发性线粒体脱天蛋白酶激活物(second mitochondrial activator of caspases,SMAC)等释放,这些分子与凋亡蛋白酶激活因子 1(apoptosis protease-activating factor-1)以及脱天蛋白酶 9(casepase9)前体形成凋亡复合体(apoptosome),导致脱天蛋白酶 9 活化,最终激活脱天蛋白酶 3 等效应性脱天蛋白酶,引起 DNA 片段化、磷脂酰丝氨酸暴露以及凋亡小体形成,最终导致细胞凋亡。在内源性凋亡途径中,B 细胞淋巴瘤(B cell lymphoma,Bcl)家族蛋白起到关键性调节作用,其中 Bcl-2 和 Bcl-XL 等抑制凋亡发生,而 BAX(Bcl-2 associated X)、BAK 等促进细胞凋亡。

外源性凋亡主要由细胞外信号的变化,通过相应受体感知后所触发。外源性凋亡所依赖的受体主要是死亡受体和依赖性受体。死亡受体包括 Fas 和肿瘤坏死因子受体超家族(tumor necrosis factor superfamily,TNFRSF)1A、10A 和 10B。Fas 配体与 Fas 结合后,募集 Fas 相关死亡域蛋白(Fas-associating protein with a novel death domain,FADD)、FADD 样凋亡调控因子(FADD-like apoptosis regulator,c-FLIP)及脱天蛋白酶 8 形成死亡诱导信号复合体(death-inducing signaling complex,DISC),DISC 导致脱天蛋白酶 8 激活,进一步激活效应性脱天蛋白酶 3,启动细胞凋亡。而肿瘤坏死因子 -α(tumor necrosis factor-α,TNF-α)与 TNFRSF 结合,募集 TNFRSF1A 关联 via 死亡域蛋白(TNFRSF1A associated via death domain,TRADD)、TNF 受体相关因子 2(TNF receptor associated factor 2,TRAF2)、TRAF5、杆状病毒凋亡抑制因子重复包含蛋白 2(baculoviral IAP repeat containing 2,BIRC2/c-IAP1)、c-IAP2、受体相关蛋白激酶 1(receptor-interacting serine/threonine kinase 1,RIPK1)形成复合物 I。当 RIPK1 被去泛素化酶 CYLD 去泛素化后,从复合体 I 中脱离,与 FADD、脱天蛋白酶 8 结合形成复合体 II a,最终激活效应性脱天蛋白酶。依赖性受体包括轴突导向因子 1 受体、神经营养因子受体等,这些受体在正常情况下与其配体结合促进细胞生长与分化,但当其配体浓度下降至阈值以下时则通过一系列信号通路激活脱天蛋白酶 9,最终激活效应性脱天蛋白酶介导细胞凋亡。

肾小管上皮细胞内源性及外源性凋亡均参与了 AKI。既往的研究在缺血再灌注损伤及顺铂诱导的 AKI 模型中，观察到肾小管上皮细胞促凋亡蛋白 BAX 及 BAK 上调、线粒体外膜通透性增加、细胞色素 C 释放，提示肾小管上皮细胞内源性凋亡参与了 AKI 的发生、发展。在内毒素血症 AKI 模型中也同样观察到 BAX 上调及肾小管上皮细胞凋亡增加。因此，抑制肾小管上皮细胞内源性凋亡可以作为多种类型 AKI 的防治策略之一。在 AKI 发生过程中，肾小管上皮细胞 BAX 及 BAK 上调是内源性凋亡启动的重要因素，基因敲除 *BAX* 及 *BAK* 则可以减轻缺血再灌注损伤及顺铂诱导 AKI。

发生 AKI 时主要是死亡受体介导肾小管上皮细胞外源性凋亡。无论是缺血再灌注损伤 AKI、顺铂诱导 AKI 还是脓毒血症 AKI 模型都存在肾组织 TNF-α 蓄积，而 TNF-α 通过与肾小管上皮细胞 TNFRSF 结合启动外源性凋亡。抑制 / 拮抗 TNF-α 或者敲除 TNF-α 受体均可减少肾小管上皮细胞凋亡，减轻 AKI。同样，Fas 配体及 Fas 介导肾小管上皮细胞凋亡途径也在多种 AKI 模型中被证实。

虽然，大量基础研究证实抑制肾小管上皮细胞凋亡可以减轻 AKI，但是目前仍然没有相应药物能够应用于临床。通过直接阻断细胞凋亡，例如使用胱天蛋白酶抑制剂，虽然减少了肾小管上皮细胞凋亡，但是如果不能去除其上游诱发因素，细胞极可能发生其他形式的损伤甚至其他形式细胞死亡，仍然导致 AKI 的发生、发展。所以从凋亡上游进行干预，比如抑制死亡受体激活或阻断线粒体损伤，可能是更好的 AKI 防治策略。

三、坏死性凋亡

坏死性凋亡是第一种被发现的可调控性细胞坏死方式。研究者们使用广谱胱天蛋白酶抑制剂 zVAD 抑制人胚胎肾细胞 293（human embryonic kidney，HEK-293）凋亡，却发现细胞死亡并未减少，坏死细胞明显增加，后来证实这种细胞坏死是一种可调控性细胞坏死，被命名为坏死性凋亡。坏死性凋亡既可通过死亡受体被激活，也可通过病原体相关分子模式受体（如 Toll 样受体）被激活。目前，研究最为详尽的是 TNF-α 与其受体结合所介导的激活途径。当 TNF-α 与其受体结合，募集 RIPK1 等形成复合物 I，当 RIPK1 被 CYLD 去泛素化后，既可以与 FADD、胱天蛋白酶 8 结合形成复合体 II a，启动凋亡，同时也可以与 RIPK3、混合系列蛋白激酶样结构域（mixed lineage kinase domain-like pseudokinase，MLKL）结合形成复合物 II b，启动坏死性凋亡。在此途径中，坏死性凋亡的发生依赖于 RIPK1 和 RIPK3 的激酶活性。复合物 II b 中 RIPK1 磷酸化 RIPK3，使 RIPK3 活化，而活化的 RIPK3 进一步通过其激酶活性磷酸化 MLKL。MLKL 被磷酸化后发生寡聚化，并转移至细胞膜上，一方面可以通过瞬时受体电位阳离子通道亚家族 M 成员 7（transient receptor potential cation channel subfamily M member 7，TRPM7）介导钙内流，另一方面可以直接导致细胞膜上磷脂酰丝氨酸外露，最终介导细胞坏死。坏死性凋亡同样可通过病原体相关分子模式受体被激活，例如脂多糖（lipopolysaccharide，LPS）可以通过 Toll 样受体 3（Toll-like receptor 3，TLR3）激活 RIPK3，这一途径的具体机制尚不完全清楚，但该途径介导坏死性凋亡似乎并不需要 RIPK1 参与。

目前，除了基因敲除坏死性凋亡中的关键蛋白基因 *RIPK3* 及 *MLKL* 能够抑制坏死性凋亡，改善组织损伤外，多种小分子化合物也能够通过对坏死性凋亡途径中的不同环节进行抑制而减轻坏死。necrostatin-1（Nec-1）能够通过抑制 RIPK1 的激酶活性，阻止 RIPK1 磷酸化 RIPK3，从而阻止坏死性凋亡的发生。而 GSK'872 则通过直接抑制 RIPK3 的激酶活性来抑制坏死性凋亡。necrosulfonamide（NSA）直接抑制 MLKL 活性阻断坏死过程，但是由于人和其他物种的 MLKL 结构存在差异，NSA 仅能作用于人源化细胞。

在缺血再灌注损伤 AKI 模型中，使用 zVAD 进行预处理并不能改善缺血再灌注损伤所引起的肾小管上皮细胞死亡及 AKI 情况，而使用坏死性凋亡抑制剂 Nec-1 预处理，却能够明显减少缺血再灌注损伤所引起的肾小管上皮细胞死亡，并改善 AKI。后续又有研究者发现基因敲除凋亡样关键蛋白 *RIPK3*，同样可以改善缺血再灌注损伤 AKI。上述研究提示，坏死性凋亡关键蛋白 RIPK1 和 RIPK3 参与了缺血再灌注损伤 AKI，肾小管上皮细胞坏死性凋亡在缺血再灌注损伤 AKI 中可能起到关键作用。但是，这两项研究并未确切证实坏死性凋亡关键环节 RIPK3 和 MLKL 磷酸化的发生，不能为 AKI 中坏死性凋亡的发生提供确切证据。我国学者韩家淮院士团队发现，在小鼠中敲除 *RIPK3* 和 *MLKL* 可以减轻顺铂诱导肾小管上皮细胞坏死及 AKI，并且在体外细胞模型中证实顺铂可以诱导肾小管上皮细胞 RIPK3 磷酸化，以及 RIPK3、RIPK1 及 MLKL 结合，进一步证实坏死性凋亡在 AKI 中的作用。

关于肾小管上皮细胞坏死性凋亡的具体发生机制的研究并不多，其中一个重要的因素就是缺乏良好的肾小管上皮细胞坏死性凋亡细胞模型。我们使用 TNF-α、zVAD、抗霉素 A 构建了人近端肾小管上皮细胞 HK-2 缺氧相关的坏死性凋亡模型。在此模型中，TNF-α 激活死亡受体，抗霉素 A 模拟缺氧条件下 ATP 剥夺，zVAD 抑制胱天蛋白酶活性促进坏死性凋亡。我们发现 TNF-α（10ng/ml）及 zVAD（50μmol/L）干预 2 小时、抗霉素 A（10μmol/L）干预 1 小时情况下，细胞坏死明显，坏死性凋亡关键蛋白 RIPK3 和 MLKL 磷酸化明显增加，而使用坏死性凋亡抑制剂 Nec-1 可以抑制该条件下细胞坏死，因此证实了该条件下细胞死亡为坏死性凋亡。在该细胞模型中，研究者发现活性氧（reactive oxygen species，ROS）大大增加，而使用还原型烟酰胺腺嘌呤二核苷酸磷酸（reduced nicotinamide adenine dinucleotide phosphate，NADPH）氧化酶抑制剂二苯基氯化碘盐（diphenyleneiodonium chloride，DPI）干预后，ROS 明显减少，同时 RIPK3 和 MLKL 磷酸化程度减轻，细胞坏死减少，进而证实 NADPH 氧化酶所产生的 ROS 参与了肾小管上皮细胞坏死性凋亡。其他肾小管上皮细胞坏死性凋亡的具体机制有待今后的研究进一步阐明。

近期有研究发现，基因敲除 *RIPK3* 和 *MLKL* 后，缺血再灌注损伤 2 天、7 天及 14 天肾功能、组织损伤及肾组织炎症因子均明显好于野生型缺血再灌注损伤小鼠，推测 RIPK3 和 MLKL 介导的坏死性凋亡不仅参与了 AKI，同样也参与了 AKI 向慢性肾脏病（chronic kidney disease，CKD）转变。但是这项研究并不能完全证实 RIPK3、MLKL 及坏死性凋亡在 AKI 向 CKD 转变中的确切作用。这项研究中小鼠 *RIPK3* 及 *MLKL* 在 AKI 发生前已被敲除，所以 AKI 的程度本身就已明显减轻，并不能说明后续对 CKD 的影响是 AKI 程度不同造成的还是后续阶段坏死性凋亡直接参与的。需要在 AKI 发生后使用坏死性凋亡抑制剂或者可诱导性基因敲除模型来进一步证实坏死性凋亡在 AKI 向 CKD 转变中的作用。

目前，包括 Nec-1、GSK 等多种小分子化合物被证实可以抑制肾小管上皮细胞坏死性凋亡,减轻 AKI。GSK2982772 作为 RIPK1 激酶抑制剂目前正在进行用于治疗溃疡性结肠炎的二期临床研究;已在临床用于治疗黑色素瘤的靶向药物达拉非尼被证实具有较强的 RIPK3 激酶抑制作用,这些药物都十分易于向临床转化。因此,使用小分子化合物来抑制肾小管上皮细胞坏死性凋亡可能成为防治 AKI 的新手段。

四、铁死亡

两种小分子化合物(erastin 和 RSL3)诱导的肿瘤细胞死亡不同于既往所发现的细胞死亡,其形态学特点为线粒体皱缩伴膜密度升高。同时这种细胞死亡方式依赖于铁的代谢,铁的蓄积加重细胞死亡,而去铁胺则可减轻细胞死亡。这种细胞死亡方式被称为铁死亡(ferroptosis)。后续大量研究显示,细胞内谷胱甘肽过氧化物酶 4(glutathione peroxidase 4, GPX4)受抑制所致氧化应激是铁死亡的中心环节。GPX4 是机体内广泛存在的一种重要的过氧化物分解酶,其生理功能主要是催化谷胱甘肽(glutathione,GSH)参与过氧化反应,清除细胞呼吸代谢过程中产生的过氧化物和羟自由基,从而减轻细胞膜多不饱和脂肪酸的过氧化作用。小分子 erastin 通过抑制细胞膜上的胱氨酸 - 谷氨酸交换体,降低细胞对胱氨酸的获取,使得 GPX4 的底物谷胱甘肽合成受阻,进而引发膜脂 ROS 积累和细胞铁死亡。RSL3 则是一种 GPX4 的直接抑制剂,抑制 GPX4 活性,使得膜脂 ROS 增加,导致细胞发生铁死亡。细胞内铁的蓄积会进一步增加 GPX4 被抑制后膜脂 ROS 积累,因此加重了细胞铁死亡。小分子化合物 ferrostatin-1(Fer-1)等可通过抑制膜脂 ROS 产生减轻铁死亡。近期有研究发现,二肽基肽酶 4(dipeptidyl peptidase 4,DDP4)参与了细胞铁死亡,而使用 DDP4 抑制剂维格列汀则可以减少细胞铁死亡。

特异性敲除 *GPX4* 的小鼠模型发生明显的肾小管上皮细胞坏死,并发展为 AKI,这提示肾小管上皮细胞可以发生铁死亡。在缺血再灌注损伤 AKI 模型中,使用多种铁死亡抑制剂均可减少肾小管上皮细胞死亡并改善肾功能,由此提示铁死亡参与了缺血再灌注损伤 AKI 的发生。后续研究发现,敲除 *RIPK3* 和 *MLKL* 并不能减轻过量叶酸诱导的 AKI,而铁死亡抑制剂 Fer-1 却能减轻过量叶酸诱导的肾小管损伤和 AKI。这些研究均为肾小管上皮细胞铁死亡参与 AKI 发生提供了有力证据。

五、焦亡

焦亡(pyrotosis)最早被认为是一种仅发生在单核巨噬细胞中的依赖炎症性胱天蛋白酶 1(caspase1)的可调控性细胞死亡方式,在细胞死亡形态方面表现为异于凋亡的染色质凝聚、细胞膜通透性增加、细胞肿胀及裂解、大量炎症因子释放。后续研究证实,焦亡不仅发生于单核巨噬细胞,还可发生于上皮细胞、角质细胞等多种细胞,其发生依赖于炎症性胱天蛋白酶(胱天蛋白酶 1、鼠源性胱天蛋白酶 11、人源性胱天蛋白酶 4、5)裂解 gasdermin 家族蛋白,裂解激活的 gasdermin 家族蛋白执行细胞膜打孔功能,最终导致细胞发生焦亡。该途径最为明确的启动方式是由细胞质内 LPS 与炎症性胱天蛋白酶的胱天蛋白酶募集区域(caspase recruitment domain,CARD)直接结合,导致炎症性胱天蛋白酶寡聚化并最终激活。除了 LPS

可激活炎症性胱天蛋白酶外,干扰素也可通过其相应受体启动焦亡。激活后的胱天蛋白酶一旦超过其阈值,则催化裂解 gasdermin D(GSDMD)。正常情况下 GSDMD 的 C 末端与 N 末端相连,起到自我抑制的作用,但被激活的炎症性胱天蛋白酶裂解后(主要是胱天蛋白酶 11 起到裂解作用,近期研究显示胱天蛋白酶 1 也可起到类似作用),其 N 末端可转移至细胞膜上发生寡聚化,最终形成一个对称性 16 单体组成的孔,增加细胞膜通透性,导致细胞膜裂解及细胞死亡。近期的研究显示,gasdermin 家族的其他蛋白,例如 GSDMA、GSDMB、GSDME 等,也可发挥 GSDMD 类似的细胞膜打孔效应,介导焦亡。炎症性胱天蛋白酶一方面通过 GSDMD 介导细胞死亡,另一方面炎症性胱天蛋白酶可以通过其催化水解作用产生及释放 IL-1β、IL-18 等炎症因子,促进组织局部炎症反应。

多种原因所致 AKI 模型中均存在肾小管上皮细胞焦亡。在缺血再灌注损伤 AKI 小鼠模型中,存在肾组织炎症性胱天蛋白酶 1、胱天蛋白酶 11 表达上调以及 IL-1β 释放增加;在大鼠肾小管上皮细胞 NRK-52E 中,低氧/复氧损伤也诱导胱天蛋白酶 1、胱天蛋白酶 11 及 IL-1β 增加。这些结果提示在缺血再灌注损伤 AKI 中可能存在肾小管上皮细胞焦亡。在对比剂相关 AKI 的动物模型及体外细胞模型中,均存在肾小管炎症性胱天蛋白酶上调、细胞坏死以及炎症因子释放增加。因此,肾小管上皮细胞焦亡可能也同时参与了对比剂相关 AKI。既往研究提示,在脓毒血症或内毒素血症 AKI 中,肾小管上皮细胞主要发生的可调控性细胞死亡方式为凋亡,但在笔者团队前期研究中使用较既往剂量明显增加的 LPS(40mg/kg)建立重症内毒素血症 AKI 小鼠模型,发现肾小管上皮细胞死亡形态更加接近坏死,肾组织胱天蛋白酶 11 水平及 GSDMD 裂解明显增加;当敲除 *Caspase11* 后则 LPS 诱导的肾组织 GSDMD 裂解减少、肾小管上皮细胞死亡减少、肾功能改善。在体外使用 LPS 刺激肾小管上皮细胞,同样可看到类似现象。笔者团队的研究证实了重症内毒素血症 AKI 时存在肾小管上皮细胞焦亡。近期的另一项研究,在顺铂诱导 AKI 模型中得到与我们类似的实验结果,揭示了肾小管上皮细胞焦亡在顺铂诱导 AKI 中的重要作用。

六、线粒体通透性转换驱动的细胞死亡

线粒体通透性转换(mitochondrial permeability transition,MPT)驱动的细胞死亡的关键介导分子是亲环蛋白 D(cyclophilin D,CYPD)。线粒体上存在着通透性转换孔复合物(permeability transition pore complex,PTPC),PTPC 贯穿线粒体内膜及外膜。正常情况下 PTPC 允许相对分子质量 < 1 500 的离子自由通过,通过氧化磷酸化来驱动 ATP 合成酶,维持线粒体膜电位及细胞内外离子平衡。但氧化应激或细胞质内钙离子过负荷的情况下,线粒体上 CYPD 被激活,进而介导 PTPC 异常开放。当 PTPC 完全开放后,相对分子质量 > 1 500 的离子与可溶性物质非选择性地自由通过,这样就破坏了内膜的完整性,导致两种结局:①离子平衡紊乱,如细胞质内的质子增多,pH 下降,钙超载,氧化磷酸化解偶联,ATP 水平迅速下降;②膜电位去极化,基质肿胀,膜间蛋白如细胞色素 C、凋亡诱导因子、核酸内切酶等释放入胞质。MPT 在不同细胞、不同诱发因素情况下,所导致的细胞结局不同,既可以引起细胞坏死,也可以引起凋亡。

在缺血再灌注损伤 AKI 中，敲除 *CYPD*，可以减轻肾小管上皮细胞死亡，进而起到肾脏保护作用，提示 MPT 驱动的肾小管上皮细胞死亡参与了缺血再灌注损伤 AKI。笔者团队前期研究也发现 CYPD 抑制剂环孢素可以减轻缺血再灌注损伤 AKI，进一步证实 CYPD 介导的 MPT 驱动的细胞死亡在 AKI 发生中的作用。但是肾小管上皮细胞 MPT 发生的具体机制尚不明确。既往有研究显示，p53 可与 CYPD 结合，激活 CYPD 介导 MPT 发生。已证实在包括缺血再灌注损伤 AKI 在内的多种 AKI 中，肾小管上皮细胞 p53 表达均明显上调。我们的研究显示在体外细胞模型中沉默 p53 可以减轻 ATP 剥夺所引起的 MPT 驱动的细胞死亡，并且在 ATP 剥夺条件下，p53 与 CYPD 结合的确增加。因此 p53 结合并激活 CYPD 是缺血再灌注损伤 AKI 发生时 MPT 驱动的细胞死亡发生的启动因素之一。

七、多腺苷二磷酸核糖聚合酶 -1 依赖性细胞死亡

多腺苷二磷酸核糖聚合酶 -1（poly ADP-ribose polymerase-1，PARP-1）依赖性细胞死亡（parthanatos）是新近被命名的一种胱天蛋白酶非依赖性可调控性细胞死亡，其发生的核心机制是 PARP-1 的激活。PARP-1 是 PARP 家族中的重要一员，大约占细胞内 PARP 活性的90% 以上，生理条件下，PARP-1 被 DNA 碎片等激活，与受损的 DNA 结合，主要起到 DNA 修复酶的作用。但在病理条件下，PARP-1 被过度激活后，水解烟酰胺腺嘌呤二核苷酸（nicotinamide adenine dinucleotide，NAD^+），同时生成多聚腺嘌呤二核苷酸核糖多聚体。NAD^+ 在能量代谢中扮演重要角色，细胞内 NAD^+ 的过度消耗将导致能量代谢衰竭；同时 NAD^+ 消耗也将导致继发的细胞损伤如 ROS 增加、线粒体膜电位降低、细胞核及 DNA 损伤等，这些变化将最终导致细胞死亡。

早在 parthanatos 被命名之前，研究者们已经发现在缺血再灌注损伤中存在 PARP-1 的过度激活，而使用 PARP-1 抑制剂则可以减轻缺血、缺氧所致肾小管上皮细胞的死亡。由此提示 parthanatos 可能参与了缺血再灌注损伤 AKI，但需要更加深入的研究来进一步证实。

一种 PARP-1 抑制剂 JPI-289 目前在治疗卒中领域已开始进行 Ⅰ 期临床研究，该药物同样有可能在未来通过抑制肾小管上皮细胞 parthanatos 来治疗 AKI。

八、总结与展望

现有的研究显示参与 AKI 的可调控性细胞死亡包括内源性凋亡、外源性凋亡、坏死性凋亡、焦亡、铁死亡、MPT 驱动的细胞死亡、parthanatos。针对可调控性细胞坏死进行干预是 AKI 治疗的新策略，但这种治疗策略从基础研究到临床应用仍存在许多障碍。在 AKI 的不同阶段、不同程度损伤下，肾小管上皮细胞表现出的细胞可调控性死亡方式不同。例如，内毒素血症 AKI 中，在相对较轻的损伤下，肾小管上皮细胞表现为凋亡；重症内毒素血症 AKI 模型中，则出现明显的肾小管上皮细胞焦亡。临床上如何在特定损伤状态下，尤其是如何通过无创性检查（例如血、尿生物学标志物检测）判定肾小管上皮细胞死亡方式是首先需要解决的临床问题。另外，同种病因所致 AKI 可能同时存在多种肾小管上皮细胞可调控性死亡，例如缺血再灌注损伤 AKI 中存在凋亡、坏死性凋亡、MPT 驱动的细胞死亡、铁死亡等细胞死

亡方式。因此联合使用不同的可调控性细胞死亡抑制剂可能能够进一步抑制肾小管上皮细胞死亡,从而减轻 AKI。但是,联合治疗进入临床困难重重,包括联合治疗中各个药物剂量确定与选择、临床研究中实验设计的复杂性等。因此,抑制肾小管上皮细胞可调控性死亡进入临床用于防治 AKI 仍任重而道远。

（董　伟）

参考文献

[1]　SANZ A B, SANCHEZ-NIÑO M D, RAMOS A M, et al. Regulated cell death pathways in kidney disease[J]. Nat Rev Nephrol, 2023, 19(5):281-299.

[2]　NI L, YUAN C, WU X. Targeting ferroptosis in acute kidney injury[J]. Cell Death Dis, 2022, 13(2):182.

[3]　YANG H, LI R, ZHANG L, et al. p53-cyclophilin D mediates renal tubular cell apoptosis in ischemia-reperfusion-induced acute kidney injury[J]. Am J Physiol Renal Physiol, 2019, 317(5): F1311-F1317.

[4]　YE Z, ZHANG L, LI R, et al. Caspase-11 mediates pyroptosis of tubular epithelial cells and septic acute kidney injury[J]. Kidney Blood Press Res, 2019, 44(4):465-478.

[5]　MIAO N, YIN F, XIE H, et al. The cleavage of gasdermin D by caspase-11 promotes tubular epithelial cell pyroptosis and urinary IL-18 excretion in acute kidney injury[J]. Kidney Int, 2019, 96(5):1105-1120.

[6]　XU Y, MA H, SHAO J, et al. A role for tubular necroptosis in cisplatin-induced AKI[J]. J Am Soc Nephrol, 2015, 26(11):2647-2658.

[7]　LINKERMANN A, SKOUTA R, HIMMERKUS N, et al. Synchronized renal tubular cell death involves ferroptosis[J]. Proc Natl Acad Sci U S A, 2014, 111(47):16836-16841.

[8]　FRIEDMANN ANGELI J P, SCHNEIDER M, PRONETH B, et al. Inactivation of the ferroptosis regulator Gpx4 triggers acute renal failure in mice[J]. Nat Cell Biol, 2014, 16(12):1180-1191.

[9]　WEI Q, DONG G, CHEN J K, et al. Bax and Bak have critical roles in ischemic acute kidney injury in global and proximal tubule-specific knockout mouse models[J]. Kidney Int, 2013, 84(1):138-148.

[10]　SUN L, WANG H, WANG Z, et al. Mixed lineage kinase domain-like protein mediates necrosis signaling downstream of RIP3 kinase[J]. Cell, 2012, 148(1/2):213-227.

[11]　LINKERMANN A, BRÄSEN J H, HIMMERKUS N, et al. Rip1 (receptor-interacting protein kinase 1) mediates necroptosis and contributes to renal ischemia/reperfusion injury[J]. Kidney Int, 2012, 81(8):751-761.

[12]　ZHENG J, DEVALARAJA-NARASHIMHA K, SINGARAVELU K, et al. Poly(ADP-ribose) polymerase-1 gene ablation protects mice from ischemic renal injury[J]. Am J Physiol Renal Physiol, 2005, 288(2): F387-F398.

[13]　TANAKA T, NANGAKU M, MIYATA T, et al. Blockade of calcium influx through L-type calcium channels attenuates mitochondrial injury and apoptosis in hypoxic renal tubular cells[J]. J Am Soc Nephrol, 2004, 15(9): 2320-2333.

[14]　NOGAE S, MIYAZAKI M, KOBAYASHI N, et al. Induction of apoptosis in ischemia-reperfusion model of mouse kidney: possible involvement of Fas[J]. J Am Soc Nephrol, 1998, 9(4):620-631.

第三节

自噬障碍

一、自噬的概念及调控机制

(一)自噬概念

自噬是一种分解代谢，其高度保守，广泛存在于真菌及哺乳动物中。1963年，比利时细胞生物学家 Christian de Duve 首先提出"自噬(autophagy)"一词，指"自我吞噬"。细胞通过自噬将细胞质中蛋白质和脂质等物质及线粒体等细胞器传递到溶酶体进行分解，从而形成新的营养物质供细胞代谢。根据自噬底物的不同，哺乳动物细胞中的自噬可分为巨自噬(macroautophagy)、微自噬(microautophagy)及分子伴侣介导的自噬(chaperone-mediated autophagy)。巨自噬(之后简称为自噬)是研究得最多的一种类型，其特点为形成具有双层膜结构的自噬体(autophagosome)，其包裹大量细胞质内物质，并进一步与溶酶体融合。微自噬指溶酶体直接吞噬少量细胞质内物质。分子伴侣介导的自噬指通过分子伴侣选择性地将未折叠的蛋白质运输到溶酶体的过程。

自噬过程包含一系列级联反应，首先形成双层膜结构，即自噬泡(autophagic vacuole)，自噬泡进一步延伸包含自噬底物最终形成完整的环形结构，即自噬体。随后，自噬体外膜与溶酶体膜融合，形成自噬溶酶体(autophagolysosome)，其内膜及内含物被溶酶体腔内的酸性水解酶分解后重新释放回细胞质再循环利用。完整的自噬是动态及连续的过程，被称作自噬流(autophagic flux)。数十年来，自噬泡膜的来源问题一直是自噬研究的争论所在，近几年研究普遍认为自噬泡膜的形成与内质网有关。自噬泡形成起始，在自噬泡附近的内质网膜突起形成"Ω"状的奥米伽体(omegasome)，是自噬体形成的支架。此外，自噬泡通过形成囊泡或直接与周围的细胞器短暂地接触进行物质交换从而促进膜的形成与延伸。

(二)自噬过程及调控

哺乳动物细胞中，30余种自噬相关基因(autophagy-related genes，ATG)构成核心调控元件，共同协作调控自噬流的不同阶段。自噬泡形成的初始阶段受 ULK1/2(unc-51-like kinase 1/2)复合体调控。ULK1/2复合体通过与其他 Atg 蛋白或复合体相互作用将上游信号整合并传递至自噬信号通路从而启动自噬泡形成。Ⅲ型磷脂酰肌醇3激酶复合体(phosphatidylinositol 3-kinase class Ⅲ complex，PI3KC3)进一步促进自噬泡形成，该复合体由 PIK3C3/VPS34(vacuolar protein sorting 34)lipid kinase、PIK3R4/VPS15、Beclin1/BECN1以及 Atg14L 构成，在自噬泡形成的部位通过合成大量3-磷酸磷脂酰肌醇(phosphatidylinositol 3-phosphate，PtdIns3P)维持膜弯曲并招募下游的相关蛋白。3-磷酸磷脂酰肌醇的支架蛋白 Atg18/WIPIs(WD repeat phosphoinositide interacting proteins)以及跨膜蛋白 Atg9L 将膜结构物质传递至自噬泡。自噬泡膜延伸及闭合形成自噬体需要两种类泛素化共轭系统的参与，即 Atg12-Atg5-Atg16L 系统及 MAPLC3/LC3-PE(microtubule-associated protein light chain 3-phosphatidyl ethanolamine)系统。在 Atg7(E1 样酶)及 Atg5(E2 样酶)的作用下 Atg12 与 Atg5 结合形成 Atg12-Atg5 复合体，Atg12-Atg5 复合体进一步与 Atg16L 结合形成 Atg12-Atg5-Atg16L 复合体，参与调控 MAPLC3/LC3-PE 系统。LC3 前体被半胱氨酸蛋白酶 Atg4 剪切后形成 LC3-Ⅰ，在 Atg7 及 Atg3(E2 样酶)的作用下，磷脂酰乙醇胺(phosphatidyl ethanolamine，PE)与 LC3-Ⅰ结合成 LC3-Ⅱ，Atg12-Atg5-Atg16L 复合体进一步介导 LC3-Ⅱ 插入到自噬体膜上，这种从 LC3-Ⅰ到膜结合态 LC3-Ⅱ的转化提示了自噬诱导及自噬体的形成。自噬体与溶酶体的融合及形成阶段受到多类分子的调控，包括细胞骨架分子及其相关动力蛋白、栓系因子(tethering factors)、磷脂及 SNARE(soluble NSF attachment protein receptor)蛋白。微管动力蛋白 dynein 介导自噬体向溶酶体移动并使两者紧密靠近，从而为后续反应提供空间上的保证。UVRAG(UV radiation resistance associated gene)蛋白通过与磷脂酰肌醇 3 激酶复合体相互作用活化 GTP 酶 Rab7(ras-related protein 7)，促进自噬体连接到微管、调控自噬体的空间转运并促进自噬体与溶酶体融合。SNARE 蛋白是调控自噬体与溶酶体融合的核心元件，可直接或通过调控其他融合相关调控分子调控膜融合。哺乳动物雷帕霉素靶蛋白(mammalian target of rapamycin，mTOR)通路，特别是 mTORC1 复合体，是自噬信号的感受器及主要的负性调控分子，营养、生长及能量相关的多种信号通路在 mTOR 通路进行整合从而调控自噬，研究发现自噬的调控也存在一些 mTOR 通路非依赖的调控机制。此外，低氧、氧化应激、内质网应激及 DNA 损伤等细胞应激状态亦能调控自噬，这与多种信号通路的调节相关。

(三)选择性自噬及其调节机制

经典的自噬降解是非选择性的过程，但自噬也可选择性地降解细胞质内物质及细胞器，例如选择性地降解 p62/SQSTM 及其链接的泛素化蛋白、受损的线粒体(线粒体自噬，mitophagy)、内质网(内质网自噬，ER-phagy)、脂质(脂质体自噬，lipophagy)、过氧化物酶体(过氧化物酶体自噬，pexophagy)以及病原体和微生物(异源或异体自噬，xenophagy)。

错误折叠的蛋白质或细胞器被不同的泛素化修饰是决定其被运输到蛋白酶体或自噬体进行选择性自噬降解的重要机制。被泛素修饰的底物通过自噬接头蛋白(autophagy adaptors)与自噬体相连接。自噬接头蛋白具有泛素结构域(ubiquitin binding domain，UBD)和 LC3 结合区(LC3-interacting region，LIR)，能同时识别泛素蛋白和自噬体膜上的 Atg8/LC3/GABARAP，将被泛素修饰的底物和自噬体连接，从而介导选择性自噬，研究得较多的自噬接头蛋白是 p62/SQSTM1。

线粒体自噬是线粒体被选择性自噬降解的过程，在控制线粒体质量和数量、代谢重编程及组织分化等方面都起到了重要的作用。由于线粒体自噬可以清除受损的线粒体并将功能正常的线粒体数量维持在适当水平，对于维持细胞正常生理功能是必需的。目前发现至少有两条通路参与了线粒体自噬的调节，PINK1/Parkin 通路和线粒体受体通路，对 PINK1/Parkin 通路的研究相对较多。生理条件下线粒体膜电位维持在正常水平，丝氨酸/苏氨酸激酶 PINK1 被降解。当线粒体受损时，线粒体膜电位降低，抑制了 PINK1 的降解，PINK1 表达活化后将细胞质中的 Parkin 蛋白招募到线粒体膜上。Parkin 是一种 E3 泛素连接酶，在正常生理条件下位于细胞质中，线粒体受损时 Parkin 被招募到线粒体膜上，通过泛素化修饰招募自噬接头蛋白并介导线粒体自噬。线粒体自噬的另一种调控方式不依赖 Parkin 通路和自噬接头蛋白，通过线粒体自噬受体（mitophagy receptors）进行调节，这是一类锚定在线粒体外膜上的蛋白，能直接与自噬体膜上的 Atg8/LC3/GABARAP 分子相互作用从而介导选择性自噬。在哺乳动物细胞内，BCL2L13、Nix、BNIP3、Fundc1 以及 FKBP8 等能在不同条件下作为线粒体自噬受体介导线粒体自噬。

二、自噬与急性肾损伤

（一）概述

生理条件下肾小管上皮细胞的基础自噬水平相对较低，但仍对维持肾小管细胞稳态起到重要的作用。近端肾小管上皮细胞 *ATG5* 敲除小鼠的近端小管中出现畸形线粒体、p62/SQSTM1 和多聚泛素阳性包涵体堆积及肾小管细胞损伤。这些结果表明，生理条件下，近端肾小管细胞内的基础自噬水平是维持其细胞稳态的必要条件。在多种病理条件下，近端肾小管上皮细胞中的自噬水平明显提高，在对抗肾小管损伤及坏死中发挥了重要作用。

（二）自噬与缺血再灌注损伤诱导的急性肾损伤

在体外或动物缺血再灌注损伤诱导的急性肾损伤（ischemia reperfusion injury induced acute kidney injury，IRI-AKI）模型中，肾小管细胞中自噬体标志物 Beclin1 和 LC3 明显增高，溶酶体标志物 LAMP2 阳性囊泡，以及 LC3 和 LAMP2 双阳性的细胞都增加，提示自噬流多个环节均有改变。RFP（或 mCherry）-GFP-LC3 转基因小鼠是检测自噬流变化的常用工具鼠模型。GFP 发出绿色荧光信号而 RFP（或 mCherry）发出红色荧光信号。自噬诱导后 RFP（或 mCherry）-GFP-LC3 锚定在自噬体膜上，当自噬体与溶酶体融合后，GFP 对溶酶体内的酸性环境敏感而被淬灭，但 RFP 或 mCherry 稳定，因此此在荧光显微镜下，黄色斑点（红色荧光阳性，绿色荧光阳性）代表自噬体，红色斑点（红色荧光阳性，绿色荧光阴性）代表自噬溶酶体（图2-3-1）。有研究利用 RFP-GFP-LC3 转基因小鼠检测自噬流的变化，在生理条件下，肾小管中仅有少量自噬体及自噬溶酶体，肾脏缺血再灌注 1 天后，形成大量自噬体及少量自噬溶酶体，缺血再灌注 3 天后，自噬体减少而自噬溶酶体形成增多，即 IRI-AKI 时肾小管细胞中自噬被诱导。进一步研究表明，氯喹或 3- 甲基腺嘌呤等自噬抑制剂加重了 IRI 导致的肾小管凋亡和肾脏损伤；敲除小鼠近端小管 *ATG5* 或 *ATG7* 可加重 IRI-AKI，这表明了自噬对 IRI-AKI 的保护作用。

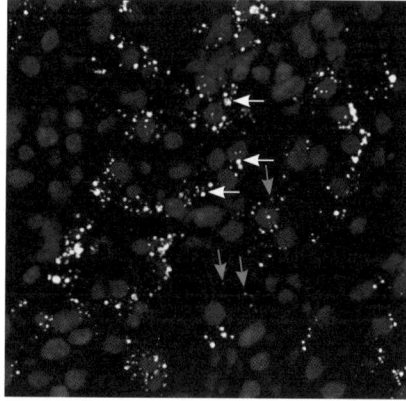

图 2-3-1 肾小管细胞特异性 mCherry-GFP-LC3 荧光报告小鼠（见文末彩图）

注：利用 Ksp-Cre 转基因小鼠与 R26-LSL-mCherry-GFP-LC3/+ 小鼠构建肾小管细胞特异性 mCherry-GFP-LC3 高表达转基因小鼠。自噬诱导时 mCherry-GFP-LC3 蛋白锚定在自噬体膜上，此时 LC3 蛋白同时发出红色及绿色荧光信号，荧光显微镜下呈黄色斑点（白色箭头所示），代表自噬体。随着自噬过程的进行，自噬体与溶酶体融合形成自噬溶酶体，自噬溶酶体内的酸性环境使 GFP 淬灭，而 mCherry 信号稳定，此时仅呈现红色信号，荧光显微镜下呈红色斑点（红色箭头所示），代表自噬溶酶体（600 倍，比例尺 =25μm）。

IRI 诱导自噬的机制仍不十分清楚，BNIP3 和 PINK1/PARK2 通路介导的线粒体自噬可能参与其调控。miR-20a-5p 靶向结合 ATG16L1mRNA 的 3'UTR 区从而抑制 Atg16L1 表达。在 IRI 肾脏及低氧处理的 HK-2 细胞中，miR-20a-5p 表达降低从而促进自噬。丝氨酸 / 苏氨酸激酶、mTOR 是自噬重要的负性调控分子。在肾脏移植所致 IRI-AKI 中，再灌注时同时使用 mTOR 抑制剂西罗莫司（又名雷帕霉素）具有肾脏保护效应。再灌注的 24 小时内（尤其是再灌注 8 小时内），西罗莫司诱导自噬，抑制内质网应激，减轻肾小管凋亡并维持肾功能。这提示抑制 mTOR 是促进自噬、保护 IRI-AKI 的一种新治疗策略。值得注意的是，适度的 mTOR 对维持肾小管稳态也非常重要。除了调控自噬，mTOR 在调控细胞生长、增殖、存活及代谢等方面都发挥了多种重要作用。过度抑制 mTOR，细胞生长和存活受到抑制，肾小管 mTOR 失活的小鼠出现严重的肾小管丢失和肾脏纤维化，这些效应可能抵消促进自噬带来的效益。

（三）自噬与肾毒性急性肾损伤

近端小管是肾毒性药物（例如顺铂，环孢素）以及重金属（例如砷，镉）在肾脏的主要靶点。顺铂能诱导肾小管上皮生成大量的多阶段自噬结构，这些改变发生在凋亡之前。在顺铂刺激的 RPTC 细胞中，通过药物（自噬抑制剂 3- 甲基腺嘌呤或巴弗洛霉素 A1）或敲低自噬相关分子基因（Beclin1 或 ATG5）等方式抑制自噬均加重肾小管凋亡，表明自噬在顺铂所致肾小管细胞损伤中起到保护性作用。同样，自噬在 LLC-PK1 细胞系中起到抗凋亡作用。顺铂对 NRK-52E 细胞自噬水平的作用呈剂量依赖性。10μmol/L 顺铂促进自噬及细胞生存，具有抗凋亡作用；50μmol/L 则抑制自噬，可发生细胞凋亡。敲除原代小鼠近端小管 ATG7 可进一步加重顺铂诱导的脱天蛋白酶（caspase）活化和凋亡。在顺铂诱导的肾毒性小鼠模型中，自噬抑制剂氯喹加重肾脏损伤；相反，自噬活化剂西罗莫司减轻肾脏损伤。近端小管 *ATG7* 敲除的小鼠以及近端小管 *ATG5* 敲除的小鼠与其各自野生型对照相比出现更严重的肾小管凋亡、肾功能障碍及组织病理变化。此外，在环孢素诱导的人近端肾小管损伤体外模型中，自噬仍发挥了保护性作用。在 NRK52 细胞中，马兜铃酸通过 ERK 通路诱导自噬从而帮助细胞存活。综合起来，这些研究结果证明自噬在肾毒性急性肾损伤中起保护作用。

氧化应激可能是介导肾毒性药物相关自噬活化的原因之一。在顺铂干预的小鼠肾脏和体外培养的肾小管细胞中，血红素加氧酶（heme oxygenase 1，HO-1）和氧化应激的水平增高。敲除血红素加氧酶基因提高了氧化应激水平，并导致自噬水平进一步增高。内质网应激能通过未折叠蛋白反应和细胞内钙离子调控自噬。环孢素诱导肾小管上皮细胞发生自噬的同时，也促进了细胞内内质网应激，内质网应激抑制剂可抑制环孢素诱导的自噬，这表明在肾小管中内质网应激可能参与自噬调节。

（四）自噬与脓毒血症相关急性肾损伤

目前关于自噬在脓毒血症相关急性肾损伤中的研究相对较少。有研究报道在盲肠结扎穿孔诱导的脓毒血症相关急性肾损伤动物模型中，脓毒血症早期（3～8 小时）出现短暂自噬水平增高，脓毒血症 9～24 小时随着肾功能障碍及肾小管损伤，自噬水平明显降低。而在脂多糖（lipopolysaccharide，LPS）诱导的脓毒血症相关急性肾损伤模型中，LC3- Ⅱ 在 LPS 注射 4 小时后开始增加，24 小时达到高峰，48 小时后回落到基线水平。进一步利用 GFP-RFP-LC3 小鼠观察到，LPS 注射 8 小时后肾小管中开始出现大量自噬体（提示自噬的诱导），LPS 注射 24 小时后自噬体数目减少而形成大量自噬溶酶体（提示自噬流的终末阶段），该研究表明在 LPS 诱导的脓毒血症相关急性肾损伤模型中自噬水平增高。此外，有研究观察到在年轻小鼠中 LPS 诱导自噬，而在老年小鼠中 LPS 抑制自噬并伴随相对严重的肾脏损伤。进一步研究观察到使用自噬抑制剂或基因干预的方法抑制自噬导致脓毒血症 AKI 损伤加重。西罗莫司等 mTOR 抑制剂和 AICAR（5-aminoimidazole-4-carboxamide ribonucleotide）等 AMPK 激活剂增强自噬水平，能缓解脓毒血症肾小管及肾脏损伤，提示 mTOR 和 AMPK 通路可能参与了脓毒血症时自噬的调节。综上，脓毒血症相关急性肾损伤时自噬的变化情况可能与脓毒血症造模方式、肾脏损伤的严重程度等有关，自噬在脓毒血症相关急性肾损伤中发挥肾脏保护作用，但其具体机制仍不十分清楚。

（五）线粒体自噬与急性肾损伤

肾脏需要大量能量维持人体正常新陈代谢，线粒体数量和氧气消耗方面仅次于心脏。线粒体作为体内的"能源站"，对维持正常的肾功能至关重要。受损的线粒体不仅减弱了能量供应，还产生了过量的活性氧及促凋亡物质（如细胞色素 C），以往研究表明，急性肾损伤时维持线粒体结构及功能正常可以防止肾小管死亡、保护肾功能。AKI 时线粒体自噬在线粒体稳态、肾小管及肾脏功能中的作用在近几年才逐渐被揭示。IRI 肾脏的肾小管及低氧处理的 NRK-52E 细胞中，PINK1/PARK2 通路介导的线粒体自噬发挥了重要的肾脏保护作用。体外用线粒体解偶联剂 CCCP 抑制 HK2 细胞线粒体 ATP 生成，ATP 耗竭 - 恢复是诱导线粒体自噬的体外模型。在该模型中，沉默 PINK1、PARK2 或同时沉默两者能明显抑制线粒体自噬并加重 HK2 细胞的凋亡。敲除小鼠 *PINK1* 可明显抑制肾小管中线粒体自噬、使大量损伤的线粒体聚集，并加重肾小管凋亡及肾脏损伤。这些工作证实肾小管线粒体自噬在 AKI 中有重要的肾脏保护功能。此外，线粒体受体 BINP3 也参与线粒体自噬。

以往对线粒体自噬的检测多属于"静态"检测，即反映自噬流中单一阶段的状态，而线粒体自噬是一个动态过程，近几年线粒体自噬流检测的工具日趋成熟。2019 年，Livingston 等用多种方法阐明了 IRI-AKI 时线粒体自噬流的变化情况：①在 RPTC 细胞中利用 GFP-LC3 转染并利用线粒体指示剂 MitoTracker Red 和 CMXRox 分别标记自噬体和线粒体，观察线粒体自噬的诱导情况。在正常细胞中，GFP-LC3 斑点数较少，线粒体呈丝状，并且 GFP-LC3 与线粒体基本无共定位，提示此时线粒体具有正常形态，线粒体自噬处于较低水平；而在 ATP 耗竭 - 恢复处理的细胞中，GFP-LC3 斑点数增加，碎片化的线粒体出现并与 GFP-LC3 共定位，提示 IRI 情况下线粒体受损并伴随线粒体自噬体的诱导。②利用 COX8-EGFP-mCherry 转染 RPTC 细胞观察线粒体与溶酶体的融合。COX8（cytochrome c oxidase subunit 8）是一种线粒体内膜蛋白，在正常情况下，该探针同时发出红色和绿色荧光而呈现黄色，当线粒体与溶酶体融合后，由于溶酶体内的酸性环境使绿色荧光淬灭，该探针仅呈现红色。利用共聚焦显微镜检测到正常 RPTC 细胞中的丝状黄色线粒体，而 ATP 耗竭 - 恢复干预的细胞中出现大量碎片化的红色线粒体，这表明在 IRI 条件下大量受损线粒体被传递到溶酶体，自噬流从起始发展到线粒体自噬溶酶体形成。③利用线粒体指示剂 MitoTracker Red 和 CMXRos 以及自噬抑制剂氯喹干预 RPTC 细胞，从而观察线粒体被溶酶体清除的过程，即线粒体自噬流的终末步骤。氯喹能抑制自噬溶酶体对底物的降解，阻碍 ATP 耗竭 - 恢复介导的线粒体降解，这证明 IRI 条件下，线粒体自噬介导了受损自噬体的降解。此外，McWilliams 等建立了动态检测线粒体自噬的 mito-QC（mitochondria-quality-control）小鼠，该小鼠高表达与两种荧光蛋白 mCherry 和 GFP 嵌合的线粒体蛋白 FIS1（fission mitochondrial 1），在荧光显微镜检测下，该嵌合体发出荧光反应线粒体的形态、分布及数量。此外，该嵌合体对 pH 敏感，在正常生理条件下发出红色和绿色荧光，即呈现黄色。线粒体自噬被诱导并与溶酶体融合后，溶酶体内的酸性条件使绿色荧光淬灭，此时仅呈现红色，因此 mito-QC 小鼠除了检测线粒体的形态外，也能反映线粒体自噬的进行阶段。Livingston 等利用 mito-QC 小鼠研究了正常及 IRI-AKI 肾脏中线粒体自噬的变化情况。在正常对照组小鼠中，肾皮质中的一部分近端小管具有组成性高线粒体自噬水平，这些小管中的线粒体溶酶体呈现极化分布，主要位于肾小管管腔侧；而在肾皮质、S3 段近端小管中的线粒体自噬处于相对较低的水平。在肾脏缺血再灌注损伤条件下，肾皮质及 S3 段近端小管中出现大量管腔侧分布的线粒体溶酶体，提示线粒体自噬水平增加。

三、自噬与急性肾损伤后修复

肾小管在 AKI 后具有再生能力以进行修复，其机制复杂，包括生成及分泌生长因子、细胞因子和炎症因子。肾小管修复过程始于肾小管细胞的去分化、迁移和增殖，从而替换受损细胞，最终再分化以恢复正常的肾小管上皮结构和功能。但是，在严重 AKI 时，常发生不完全或适应不良性修复,这使 AKI 进展为肾间质纤维化和慢性肾脏病(chronic kidney disease,CKD)。尽管从 AKI 进展为 CKD 的机制仍不十分清楚,但越来越多的研究提示肾小管在这一过程中起到了核心的作用。肾小管损伤通过自分泌和旁分泌等方式介导肾脏间质纤维化及 AKI 到慢性肾损伤。

在急性损伤阶段,自噬诱导具有肾脏保护作用;在后期修复阶段,自噬终止可能促进细胞增殖从而帮助肾小管再生及修复。在 RFP-EGFP-LC3 融合蛋白的自噬报告小鼠中,Li 等学者观察到在 IRI-AKI 及损伤后修复阶段自噬的动态变化,AKI 阶段(再灌注后 1 天)近端肾小管中的自噬体和自噬溶酶体均增多,自噬诱导;在之后的修复阶段(再灌注后 3 天),大量自噬体与溶酶体融合后被清除,自噬终止,这一过程受活化的 mTOR 调控。值得注意的是,在一些持续表达红色荧光的 LC3 斑点(自噬溶酶体)且 mTOR 活性受到抑制的细胞中,肾小管增殖受到抑制,这表明具有自噬活性的肾小管细胞增殖能力较低,不利于肾小管修复。这些结果与早期研究一致,该研究观察到西罗莫司延迟缺血性急性肾损伤后的修复。

自噬在适应不良性修复和 AKI 向 CKD 过渡中的作用仍需要进一步研究。在这些情况下,肾小管细胞内的自噬过程似乎无法降解细胞内新合成的纤维化蛋白,而与其他反应(去分化、细胞周期变化和代谢变化等)共同作用,此过程起初可能是适应性的,但最终会发展为适应不良,从而促进间质纤维化和 AKI 向 CKD 转变,因此,在缺血后肾纤维化的小鼠模型中自噬具有促纤维化作用。在缺血性急性肾损伤后的修复阶段,自噬的持续激活(30 天)促进 S3 段近端小管衰老,通过选择性敲除近端小管中的 *ATG5* 基因抑制自噬,可阻止肾小管衰老表型改变以及 AKI 向 CKD 发展。有趣的是,在缺血再灌注后 2 小时,与野生型小鼠相比,近端小管 *ATG5* 敲除的小鼠出现了更多 S3 段肾小管死亡,但再灌注 3 天后肾小管损伤和炎症较轻。这表明自噬抑制在严重受损的肾小管中加重受损肾小管的死亡,而在细胞修复阶段,则有利于肾小管进行适应性修复。这些具有自噬活性的肾小管细胞在急性阶段存活下来后,在修复阶段更易出现衰老表型,促进肾间质纤维化。

四、总结与展望

自噬可能成为 AKI 的潜在治疗靶点,但是仍有很多问题亟待解决。自噬的药物性激活剂常具有脱靶效应。mTOR 抑制剂是常用的自噬激活剂,但 mTOR 通路在维持细胞生长、增殖及稳态方面也发挥了关键作用,mTOR 抑制剂的副作用不容忽视,例如西罗莫司延缓术后伤口愈合,并延缓肾脏缺血后的修复。因此,针对特定器官组织及自噬通路的药物更有望在临床应用,这依赖于对急性肾损伤时自噬调控机制的深入了解。自噬是一个动态变化的过程,在观察自噬的变化时,需理解自噬流的概念,例如自噬体增多并非一定源于自噬水平提高,也有可能是由于溶酶体功能障碍。在不同的条件下观察自噬流的变化将有助于我们对自噬的判断及理解。此外,由于目前的实验及细胞模型多利用成年的健康动物,而在临床上 AKI 患者常伴随其他严重的基础疾病,在这些条件下自噬流如何变化,调控自噬能否带来肾脏获益以及是否会影响其他基础疾病,有待阐明。尽管自噬在急性肾损伤阶段发挥了肾脏保护作用,但其在 AKI 后的作用仍具有争议,目前的一些研究表明自噬可能不利于急性肾损伤后的修复,能够促进纤维化。自噬如何从促生存因素转变为促死亡因素、其转变机制及时机仍需要进一步研究,从而为确定临床用药干预的时间窗提供理论依据。因此,今后的研究需要阐明急性肾损伤时自噬诱导及调控的机制、自噬轴的详细变化情况。对肾小管细胞自噬调控网络的详细研究有助于发现包括急性肾损伤在内的肾脏病防治的药物及基因干预靶点。

(赵星辰 梁馨苓 董 政)

参考文献

[1] TANG C, HAN H, LIU Z, et al. Activation of BNIP3-mediated mitophagy protects against renal ischemia-reperfusion injury[J]. Cell Death Dis, 2019, 10(9):677.

[2] LIVINGSTON M J, WANG J, ZHOU J, et al. Clearance of damaged mitochondria via mitophagy is important to the protective effect of ischemic preconditioning in kidneys[J]. Autophagy, 2019, 15(12):2142-2162.

[3] SHARMA V, VERMA S, SERANOVA E, et al. Selective autophagy and xenophagy in infection and disease[J]. Front Cell Dev Biol, 2018, 6:147.

[4] LIU J, LIVINGSTON M J, DONG G, et al. Histone deacetylase inhibitors protect against cisplatin-induced acute kidney injury by activating autophagy in proximal tubular cells[J]. Cell Death Dis, 2018, 9(3):322.

[5] DONG W, LI Z, CHEN Y, et al. Necrostatin-1 attenuates sepsis-associated acute kidney injury by promoting autophagosome elimination in renal tubular epithelial cells[J]. Mol Med Rep, 2018, 17(2):3194-3199.

[6] YU L, CHEN Y, TOOZE S A. Autophagy pathway: cellular and molecular mechanisms[J]. Autophagy, 2018, 14(2):207-215.

[7] LI X, ZHU G, GOU X, et al. Negative feedback loop of autophagy and endoplasmic reticulum stress in rapamycin protection against renal ischemia-reperfusion injury during initial reperfusion phase[J]. FASEB J, 2018:fj201800299R.

[8] ZHANG D, PAN J, XIANG X, et al. Protein kinase Cδ suppresses autophagy to induce kidney cell apoptosis in cisplatin nephrotoxicity[J]. J Am Soc Nephrol, 2017, 28(4):1131-1144.

[9] BASILE D P, BONVENTRE J V, MEHTA R, et al. Progression after AKI: understanding maladaptive repair processes to predict and identify therapeutic treatments[J]. J Am Soc Nephrol, 2016, 27(3):687-697.

[10] HAVASI A, DONG Z. Autophagy and tubular cell death in the kidney[J]. Semin Nephrol, 2016, 36(3):174-188.

[11] LI L, WANG Z V, HILL J A, et al. New autophagy reporter mice reveal dynamics of proximal tubular autophagy[J]. J Am Soc Nephrol, 2014, 25(2):305-315.

[12] HUBER T B, EDELSTEIN C L, HARTLEBEN B, et al. Emerging role of autophagy in kidney function, diseases and aging[J]. Autophagy, 2012, 8(7):1009-1031.

[13] JIANG M, WEI Q, DONG G, et al. Autophagy in proximal tubules protects against acute kidney injury[J].

Kidney Int, 2012, 82(12):1271-1283.

[14] MIZUSHIMA N, LEVINE B, CUERVO A M, et al. Autophagy fights disease through cellular self-digestion[J]. Nature, 2008, 451(7182):1069-1075.

[15] PERIYASAMY-THANDAVAN S, JIANG M, WEI Q, et al. Autophagy is cytoprotective during cisplatin injury of renal proximal tubular cells[J]. Kidney Int, 2008, 74(5):631-640.

第四节

线粒体损伤

肾脏是全身耗氧量最大的器官之一，其线粒体含量仅次于心脏，尤其是肾小管细胞内富含线粒体，其正常的生理功能高度依赖细胞内线粒体结构和功能的稳定。种种证据均强有力地证实线粒体损伤在急性肾损伤（acute kidney injury，AKI）的发生发展中起着重要作用。减轻线粒体损伤、维持其形态和功能的稳定，可以减轻 AKI、保护肾功能。关于 AKI 中肾脏线粒体功能障碍的研究已成为寻找防治 AKI 新策略的热点领域。

一、线粒体氧化应激

缺血再灌注（ischemia reperfusion，IR）损伤是 AKI 的诱因，IR 时活性氧（reactive oxygen species，ROS）的早期爆发则是最主要的器官损伤因素之一，而线粒体产生的超氧化物则是这些 ROS 的主要来源。线粒体初始的超氧化物形成爆发之后，包括黄嘌呤氧化酶和还原型烟酰胺腺嘌呤二核苷酸磷酸（reduced nicotinamide adenine dinucleotide phosphate，NADPH）氧化酶在内的许多其他超氧化物酶也在 IR 肾损伤中发挥重要作用。

生理情况下，ROS 作为重要的信号分子调节诸如细胞稳态、分裂、分化等一系列生理活动。而在病理情况下，随着缺血时间的延长，线粒体损伤后呼吸链漏出的电子与再灌注摄入的游离氧结合产生过多的 ROS，出现线粒体超氧化物的爆发，导致下游多种组织损伤途径激活。ROS 通过脂质过氧化或蛋白质羰基化对线粒体造成直接破坏，导致 ATP 生成下降、钙离子水平失调以及线粒体通透性转换孔（mitochondrial permeability transition pore，MPTP）异常开启。MPTP 是线粒体膜上 Ca^{2+} 依赖的非选择性小孔，是线粒体内外分子信息交流的中心枢纽。正常情况下 MPTP 处于闭合状态，线粒体受损导致 MPTP 异常开启，使大量水和离子进入线粒体基质，线粒体出现肿胀、外膜破裂、膜电位下降和细胞色素 C 释放，随后导致细胞坏死/凋亡。组织损伤还可以通过损伤相关分子模式（damage-associated molecular patterns，DAMPs）激活固有免疫应答和适应性免疫应答而间接发生。这些 DAMPs 可以起源于细胞或直接来自线粒体,异常开放 MPTP 的线粒体会释放针对其他线粒体的 DAMP,如线粒体 DNA、细胞色素 C、琥珀酸酯和 N- 甲酰基肽。上述损伤过程也参与了 AKI 向慢性肾脏病(chronic kidney disease,CKD)转化的机制。

线粒体氧化应激在 AKI 中的重要作用为使用抗氧化剂作为治疗干预措施提供了有力的依据。但传统抗氧化剂在体内无法靶向进入线粒体内发挥作用,临床应用价值有限。新型线粒体靶向抗氧化剂选择性作用于线粒体,可有效清除线粒体内的 ROS,避免干扰线粒体外 ROS 的生理作用,因而具有独特的应用前景。

新近研究的抗氧化剂代表药物有泛醌类似物 MitoQ、Szeto-Schiller 肽(SS 肽)。MitoQ 的生物活性分子是泛醌,由三苯基膦阳离子与泛醌共价结合组成,三苯基膦阳离子可直接穿过线粒体膜,高浓度聚积在线粒体基质,在线粒体中迅速还原为抗氧化剂泛醇,后者直接清除线粒体 ROS,抑制下游脂质过氧化和线粒体损伤。MitoQ 已被证实可以防止多种形式的氧化损伤。Bendavia(SS-31)作为 SS 肽的代表药物,可经线粒体穿透肽的肽递送系统发挥递送作用,通过与线粒体内膜上的心磷脂结合来抑制细胞色素 C 过氧化物酶活性,从而避免线粒体受损。研究证实 SS-31/ 心磷脂复合物可在早期再灌注期间保护线粒体的结构和功能,加速 ATP 恢复,减少肾小管细胞凋亡、氧化应激和炎症浸润。

通过对线粒体 ROS 产生的上游代谢途径的研究,为抑制 ROS 产生提供了治疗的可能性。在对人类心肌和肾脏的研究中,发现琥珀酸脱氢酶的积聚是缺血性组织损伤的代谢特征,竞争性抑制琥珀酸脱氢酶已在多种体内模型证实可以减轻 IR 损伤。尽管目前的研究结果还有一些矛盾,但是通过抑制琥珀酸脱氢酶活性来防止琥珀酸蓄积仍然是潜在的 IR 肾损伤治疗策略,值得进一步研究。

二、线粒体生物合成

研究证实,AKI 后肾脏的恢复主要通过细胞功能的恢复,而不是细胞的再生和增殖。严重的 AKI 导致大量线粒体损伤,损伤的线粒体又通过自噬途径清除,使得行使正常功能的线粒体不断消耗。为维持线粒体稳定,细胞必须生成新的线粒体替代受损的线粒体,这就是线粒体生物合成(mitochondrial biogenesis)。促进线粒体生物合成有利于受损肾脏的恢复,刺激线粒体生物合成可能是治疗 AKI 的可行疗法。

过氧化物酶体增殖物激活受体 -γ 共激活因子 -1α(peroxisome proliferator-activated receptor-γ coactivator-1α,PGC-1α)是线粒体生物合成的关键调节因子,它可以激活转录因子如核呼吸因子 1(nuclear respiratory factor 1,Nrf1)、Nrf2、雌激素受体相关受体 α(estrogen receptor-related receptor α,ERRα)和过氧化物酶体增殖物激活受体 α(peroxisome proliferator-activated receptor α,PPARα),进而调节线粒体 DNA、抗氧化剂和生物合成基因的转录,*PGC1α* 基因敲除小鼠肾脏更易受到损伤。刺激 PGC-1α 表达和活性的试剂包括 AMP 活化蛋白激酶(AMP-activated protein kinase,AMPK)的激活剂 [如二甲双胍和阿卡地新(acadesine,AICAR)]、sirtuin 1 的激活剂(包括异黄酮、白藜芦醇和小分子 SIRT1720)都可以增加线粒体的数量,增强线粒体的功能。PGC-1α 的活化可减少氧化损伤和细胞死亡,并加速肾小管细胞线粒体稳态的恢复。在脓毒血症诱导的 AKI 中，过表达 PGC-1α 可通过改善线粒体呼吸、恢复线粒体电子传递链蛋白基因的表达促进肾脏恢复。福莫特罗（formoterol）是一种长效的 β₂-肾上腺素受体激动剂，可通过 cAMP/PKA/CREB 轴恢复线粒体蛋白（包括 PGC-1α）的表达和功能，从而促进肾功能的恢复并保护肾小管免受伤害。此外，采用选择性的商品化小分子化合物和 cGMP 选择性磷酸二酯酶抑制剂（cGMP-selective phosphodiesterase inhibitors）激活 5-羟色胺 1F 受体（5-hydroxytryptamine 1F receptor），可通过增加 PGC-1α 和线粒体电子传递链蛋白基因的表达来促进线粒体生物合成，从而促进 AKI 的恢复。

三、线粒体动力学

线粒体是复杂的、相互连接的、高度动态的细胞器。在生理状况下，线粒体处于不断分裂（fission）与融合（fussion）的动态变化中，这种动态平衡控制着线粒体形态和形状这两项决定线粒体功能的关键因素，可修复线粒体的结构，维持线粒体 DNA 的遗传完整性，并保证细胞的能量代谢供应。当线粒体分裂过度和/或融合受阻则会发生线粒体碎片化（mitochondria fragmentation）。研究显示，缺血的肾组织活检标本和多种 AKI 动物模型中，肾小管细胞在损伤极早期已发生线粒体碎片化，并随损伤时间的延长，线粒体碎片化增加。改善线粒体动力学的稳态可促进线粒体能量代谢的恢复，是防治 AKI 的另一项策略。

目前已发现了多个参与线粒体分裂和融合的蛋白，其中促融合蛋白有线粒体融合蛋白 1 和 2（mitofusin 1 and 2）、视神经萎缩蛋白 1（optic atrophy protein 1，OPA1）；促分裂蛋白有动力相关蛋白 1（dynamin-related protein 1，DRP1）。研究证实，DRP1 的激活可导致 DRP1 向线粒体外膜转移，促进线粒体分裂从而加重 AKI 损伤。在 AKI 小鼠模型中采用药物抑制 DRP1 可通过减少线粒体分裂而改善 AKI。去乙酰化酶 sirtuin 3（SIRT3）是一种线粒体沉默调节蛋白，可通过防止 DRP1 移位来保持线粒体完整性，改善线粒体动力学。体外研究证实，上调 SIRT3 可保护顺铂损伤的近端肾小管上皮细胞。此外，在 AKI 小鼠模型中，SIRT3 的上调导致线粒体分裂减少，而 *Sirt3⁻/⁻* 小鼠因为缺乏 SIRT3 而加重了顺铂诱发的 AKI。线粒体融合蛋白 2（mitofusin 2）是线粒体外膜中参与线粒体融合的必不可少的 GTP 酶，通过激活 Ras-ERK1/2 信号来促进细胞的增殖。但有趣的是，敲除近端肾小管中的线粒体融合蛋白 2 基因反而可以加速肾脏恢复并改善肾脏缺血后的存活率。因此，通过调节线粒体动力学可能为 AKI 提供新的治疗方案，但是具体的机制和细节仍需要进一步研究。

四、线粒体自噬

线粒体自噬（mitophagy）是巨自噬（macroautophagy）的一种，指损伤的线粒体被特异性包裹进自噬体中，而后与溶酶体融合形成自噬溶酶体被降解吸收的过程。线粒体自噬可以保证线粒体的质量，完成对损伤线粒体的降解，维持细胞内环境稳定。研究发现，正常小鼠的肾脏中线粒体自噬高度活跃，在减轻肾脏的组织损伤中起着不可或缺的作用。在肾损伤的起始阶段，线粒体自噬可清除肾小管上皮细胞和组织中受损的线粒体，防止细胞损伤和死亡，但随着疾病的进展，线粒体自噬不足，受损的线粒体积聚，导致氧化应激增加、细胞死亡。

目前的研究显示有两条信号通路调节线粒体自噬，一条是 PINK1/E3 泛素连接酶 Parkin 信号通路。在正常的线粒体内 PINK1 通过蛋白酶体系统被降解，然而在受损或者去极化的线粒体内，PINK1 会选择性地积聚在线粒体外膜，进而磷酸化 Parkin，促进 Parkin 由细胞质向线粒体转位。Parkin 被募集到线粒体后能通过介导电压依赖性通道蛋白 1（voltage-dependent anion channels 1，VDAC1）的泛素化参与线粒体自噬，在这个过程中 p62 也被募集到线粒体上，启动线粒体自噬。另一个途径就是 BNIP3/NIX 和 FUNDCI 通过 LC3 相互作用区域（LC3 interacting region，LIR），促进受损的线粒体通过线粒体自噬被清除。

研究显示，AKI 时近端肾小管上皮细胞中自噬增多，表现为自噬相关蛋白表达增多、自噬流（autophagy flux）增强、电镜下自噬体增多等。研究显示用氯喹或 *ATG7*、*ATG5* 基因敲除的方法抑制自噬，AKI 小鼠模型的近端肾小管细胞凋亡和肾功能损伤均较对照组加重。有些研究还表明，细胞死亡机制和线粒体自噬之间也存在相互作用（crosstalk）。敲除促凋亡蛋白编码基因 *BAK* 对 AKI 小鼠模型有肾脏保护作用，这种保护作用与减少肾小管上皮细胞色素 C 释放和线粒体碎片有关。相应地，用哺乳动物雷帕霉素靶蛋白（mammalian target of rapamycin，mTOR）抑制剂西罗莫司上调自噬可以减轻顺铂和庆大霉素诱导的 AKI。但学术界对于这种上调自噬的手段仍然存在争议，因为抑制 mTOR 会促进细胞凋亡，抑制小管细胞增殖，并不利于 AKI 的恢复。

五、线粒体损伤导致的细胞凋亡和坏死

线粒体损伤是 AKI 肾小管坏死 / 凋亡过程中不可或缺的一部分。在哺乳动物细胞中，凋亡由两层相互连接的线粒体膜释放出细胞色素 C 等前凋亡因子引发。B 细胞淋巴瘤 2（B cell lymphoma 2，Bcl-2）家族蛋白是线粒体膜的重要调节因子，同时具有正向和负向调节作用。线粒体细胞膜间隙中细胞色素 C 和其他蛋白的释放触发由细胞色素 C、apaf-1 和胱天蛋白酶 9（caspase9）组成的凋亡小体形成，之后凋亡小体激活下游胱天蛋白酶信号通路导致细胞凋亡。上述机制研究的结果提示抑制细胞凋亡是 AKI 的潜在治疗方法。目前，小干扰 RNA 抑制应激反应基因 p53 治疗 AKI 的药物已完成 II 期临床试验（NCT02610283），证明其可降低心脏术后 AKI 及重症 AKI 的发生率。其他靶向同一凋亡途径的小分子化合物、胱天蛋白酶抑制剂和重组蛋白也在研制当中。

六、线粒体免疫调节

AKI 的线粒体损伤也可通过一系列途径在激活和调节免疫系统中发挥关键作用。线粒体在巨噬细胞从 M1 向 M2 表型转化中发挥了关键作用。

七、总结与展望

线粒体损伤是 AKI 发病机制的中心环节，它会导致 ROS 爆发，引发下游组织损伤，包

括固有免疫应答的直接激活、免疫调节、凋亡和坏死。纠正线粒体功能障碍有望为未来治疗AKI 提供有效的策略。

（彭　晖）

参考文献

[1]　THIELMANN M, CORTEVILLE D, SZABO G, et al. Teprasiran, a small interfering RNA, for the prevention of acute kidney injury in high-risk patients undergoing cardiac surgery: a randomized clinical study[J]. Circulation, 2021, 144(14):1133-1144.

[2]　KEZIĆ A, STAJIC N, THAISS F. Innate immune response in kidney ischemia/reperfusion injury: potential target for therapy[J]. J Immunol Res, 2017, 2017:6305439.

[3]　MILLS E L, KELLY B, O'NEILL L A J. Mitochondria are the powerhouses of immunity[J]. Nat Immunol, 2017, 18(5):488-498.

[4]　CHOUCHANI E T, PELL V R, JAMES A M, et al. A unifying mechanism for mitochondrial superoxide production during ischemia-reperfusion injury[J]. Cell Metab, 2016, 23(2):254-263.

[5]　MORIGI M, PERICO L, ROTA C, et al. Sirtuin 3-dependent mitochondrial dynamic improvements protect against acute kidney injury[J]. J Clin Invest, 2015, 125(2):715-726.

[6]　WONG Y C, HOLZBAUR E L F. Optineurin is an autophagy receptor for damaged mitochondria in parkin-mediated mitophagy that is disrupted by an ALS-linked mutation[J]. Proc Natl Acad Sci U S A, 2014, 111(42):E4439-E4448.

[7]　ZHAN M, BROOKS C, LIU F, et al. Mitochondrial dynamics: regulatory mechanisms and emerging role in renal pathophysiology[J]. Kidney Int, 2013, 83(4):568-581.

[8]　HALL A M, RHODES G J, SANDOVAL R M, et al. In vivo multiphoton imaging of mitochondrial structure and function during acute kidney injury[J]. Kidney Int, 2013, 83(1):72-83.

[9]　YOULE R J, NARENDRA D P. Mechanisms of mitophagy[J]. Nat Rev Mol Cell Biol, 2011, 12(1):9-14.

[10]　TRAN M, TAM D, BARDIA A, et al. PGC-1α promotes recovery after acute kidney injury during systemic inflammation in mice[J]. J Clin Invest, 2011, 121(10):4003-4014.

[11]　WEST A P, SHADEL G S, GHOSH S. Mitochondria in innate immune responses[J]. Nat Rev Immunol, 2011, 11(6):389-402.

[12]　BROOKS C, WEI Q, CHO S G, et al. Regulation of mitochondrial dynamics in acute kidney injury in cell culture and rodent models[J]. J Clin Invest, 2009, 119(5):1275-1285.

第五节

免疫学异常的机制

急性肾损伤(acute kidney injury,AKI)是住院患者常见的并发症,明显增加其他并发症发生风险及死亡风险,延长住院时间,增加进展至慢性肾脏病(chronic kidney disease,CKD)及终末期肾病(end-stage renal disease,ESRD)的风险。AKI 一旦发生,无有效治疗手段。目前可用的保守治疗手段仍然是补液和透析。理解 AKI 的病理生理学机制,是寻求和探索AKI 诊治新手段的基石。目前认为免疫学机制在 AKI 的发生发展中占有重要地位。

AKI 按病因可分为非脓毒血症性(缺血性、肾毒性)及脓毒血症性。在脓毒血症相关AKI 发生过程中,外来抗原和内在因素触发初始免疫反应,机体继发复杂的炎症反应,从而促进肾脏损伤。脓毒血症相关 AKI 与非脓毒血症相关 AKI 有不同的病理生理学特点。过去认为在非脓毒血症相关 AKI 发生过程中,免疫机制并不发挥重要作用。但是近 20 年的研究显示,免疫系统介导的炎症反应在缺血性 AKI 以及顺铂诱导的肾毒性 AKI 发生中均发挥重要作用。固有免疫和适应性免疫直接参与了缺血性 AKI 的发生机制,各种细胞和体液免疫系统成分参与了 AKI 的发生,其中一些也被认为参与了肾脏缺血再灌注损伤(ischemia reperfusion injury,IRI)后的修复过程。本节将介绍缺血性和肾毒性 AKI 的免疫学机制,脓毒血症相关 AKI 的机制见第五章第三节。

原位免疫细胞(如树突状细胞、巨噬细胞、肥大细胞和淋巴细胞)在肾组织中占很少的一部分。正常情况下,肾脏单核吞噬细胞主要由位于肾髓质和肾包膜的巨噬细胞和肾小管间质中的树突状细胞组成。树突状细胞不仅是中性粒细胞趋化因子和细胞因子等其他因子的有效来源,而且还向 T 细胞提呈抗原。肾内巨噬细胞通过吞噬肾脏中的抗原,并经历表型变化,从而参与炎症和抗炎过程。树突状细胞和巨噬细胞都在很大程度上促进了稳态和免疫反应的调节(作为原位肾脏单核吞噬细胞)。肥大细胞也存在于肾小管间质,介导新月体和其他形式肾小球肾炎的发病过程。然而,树突状细胞、巨噬细胞和肥大细胞在正常肾脏中的确切作用尚待阐明。相比之下,淋巴细胞(包括 T 细胞和 B 细胞)在正常肾脏中的比例相对较高,即使经过放血和灌洗,仍可在肾脏中发现淋巴细胞。肾内原位 T 细胞的表型与脾脏和血液中的 T 细胞表型有明显不同:①含有更高比例的 $CD3^+CD4^-CD8^-$ 双阴性 T 细胞;②含有高比例的活化、效应和记忆表型;③含有少量调节性 T 细胞和自然杀伤 T 细胞。

一、缺血性 AKI

免疫系统介导的强烈炎症反应在最初缺血损伤时开始,在肾脏缺血再灌注时加重。然而,缺血后肾脏不仅是免疫系统的攻击靶点,而且可以与全身免疫因子相互作用,募集和激活免疫细胞，其机制涉及促炎性损伤相关分子模式（damage-associated molecular patterns，DAMPs）与缺氧诱导因子（hypoxia-inducible factors，HIFs）和黏附分子。这些炎症过程的启动子引起肾血管内皮细胞通透性改变和功能障碍，并与促炎性趋化因子和细胞因子的释放和 Toll 样受体（toll like receptors，TLRs）激活有关。

IRI 引起的肾血管内皮完整性的机械性中断，以及由此引起的血管通透性增加，是促使免疫细胞浸润于缺血后肾脏的另一个因素。内皮细胞功能障碍被认为是造成缺血后肾脏在清除所有物理性梗阻后血液不能再灌注缺血区（被称为"无回流"现象）的原因。一项研究发现，内皮细胞移植减轻了肾 IRI 大鼠模型的肾损伤。$CD3^+$ T 细胞缺乏小鼠 IRI 后微血管通透性增加也减弱，提示鞘氨醇 -1- 磷酸（sphingosine-1 phosphate，S1P，免疫系统和血管功能的主要调节因子）和免疫系统成分（T 细胞）也是造成 IRI 后血管通透性增加的介质。

细胞因子和趋化因子是调节免疫细胞浸润至缺血后肾脏的重要介质。细胞因子与缺氧直接诱导的转录反应相互作用，促进缺血后肾脏产生细胞因子。IRI 后肾内转录因子如核因子 -κB（nuclear factor kappa-B，NF-κB）、热休克因子蛋白 1 和 HIF-1α 等被激活，并刺激一系列促炎细胞因子如 IL-1，IL-6 和肿瘤坏死因子（tumor necrosis factor，TNF）的合成。脾切除术通过减少大鼠体内包括 TNF 在内的炎症细胞因子的产生从而减轻肾脏 IRI。趋化因子也是趋化和活化免疫细胞的直接介质。具体来说，它们引导中性粒细胞和促炎性（M1）巨噬细胞进入损伤部位。先前的研究表明，白细胞介素 -8（interleukin-8，IL-8）诱导中性粒细胞向缺血后肾脏募集。IRI 后趋化因子（C-X-C 基序）受体 3 [chemokine（C-X-C motif）receptor 3，CXCR3]表达增强，协调 1 型辅助性 T 细胞（helper T cell 1，Th1）向缺血后肾脏募集，因为该受体主要表达于活化的 Th1 上。C-C 基序趋化因子 2 也称为单核细胞趋化蛋白 1（monocyte chemotactic protein 1，MCP-1）增强了 IRI 后巨噬细胞的浸润，通过 C-C 基序趋化因子受体 2（chemokine C-C-motif receptor 2，CCR2）信号和 C-X3-C 基序趋化因子受体 1（C-X3-C motif chemokine receptor 1，CX3CR1，又称 fractalkine 受体）信号，调节巨噬细胞的浸润和表型变化，并影响肾间质纤维化。

TLR 在肾小管上皮细胞上的表达是免疫细胞，尤其是固有免疫系统效应细胞募集和激活的重要因素。TLR2 和 TLR4 在正常肾小管上皮细胞上表达，IRI 后表达进一步增强。坏死小管释放的组蛋白或高迁移率族蛋白 B1 激活树突状细胞或巨噬细胞上的 TLRs 和细胞质中的炎症小体，触发缺血后肾脏中促炎细胞因子和趋化因子的分泌。

（一）中性粒细胞

中性粒细胞是固有免疫系统的重要效应细胞，吞噬病原体和颗粒，产生活性氧和氮，并释放抗菌肽。在缺血后小鼠肾脏和早期 AKI 患者的活检标本中检测到中性粒细胞浸润。因此，中性粒细胞在 IRI 后肾损伤的发病机制中具有重要作用。

肾脏缺血后，中性粒细胞产生的 IL-17 介导中性粒细胞向肾脏迁移，但中性粒细胞在缺血后的肾缺血再灌注过程中的确切作用和动力学仍然存在争议。有研究发现抑制大鼠中性粒细胞浸润或活化可减轻肾损伤，但也有研究发现中性粒细胞阻断或耗竭并无肾脏保护作用。许多影响中性粒细胞浸润或活化的因子可促进 IRI 后肾损伤，这些因子包括中性粒细胞弹性蛋白酶(neutrophil elastase)、组织型纤溶酶原激活物(tissue-type plasminogen activator, t-PA)、肝细胞生长因子(hepatocyte growth factor,HGF)和 CD44 等。参与中性粒细胞(以及其他白细胞)迁移的黏附分子,如选择素、ICAM-1 和 CD11a-CD18(整合素 αLβ2,也称为淋巴细胞功能相关抗原 -1),在肾脏缺血后发挥部分保护作用。ICAM-1 封闭抗体的 I 期临床试验显示,治疗组肾移植后移植肾功能延迟率降低。然而,抗 ICAM-1 单克隆抗体在尸体肾移植受者中的随机对照试验未能显示移植肾功能延迟率降低。

尽管迄今为止报道的结果相互矛盾,中性粒细胞可能通过阻塞肾微血管和分泌氧自由基和蛋白酶参与诱导肾损伤,其在肾 IRI 中的作用可能比在心肌或骨骼肌 IRI 中的作用小得多。

(二)巨噬细胞

巨噬细胞在免疫介导的肾损伤中具有重要的作用,因为这些细胞既是效应细胞又是抗原提呈细胞,从而连接了固有免疫系统和适应性免疫系统。活化的巨噬细胞具有强大的吞噬活性,并释放一些重要的细胞因子,如 IL-1、IL-6、IL-8、IL-12 和 TNF。正常肾脏中的原位巨噬细胞很少,但在缺血后肾脏(尤其是外髓质)中,它们的数量在缺血后不久明显增加。单核细胞在再灌注后 2 小时黏附于直小血管,大部分巨噬细胞聚积在髓质外毛细血管后微静脉周围。IRI 促进内皮损伤和微血管基底膜硫酸肝素蛋白聚糖的修饰,促进其与 L- 选择素的结合,并诱导 MCP-1 表达。这些变化导致单核细胞和巨噬细胞早期进入缺血后肾脏。

缺血后肾脏再灌注时大量涌入的巨噬细胞可能通过分泌细胞因子、募集中性粒细胞和诱导凋亡促进炎症级联反应,从而导致肾损伤的发生。采用氯膦酸脂质体(liposomal clodronate)对单核细胞和巨噬细胞进行系统性耗竭可减轻肾 IRI 小鼠模型的早期肾损伤。IL-18 被认为是 IRI 发病机制中巨噬细胞内流的一个关键介质,但氯膦酸脂质体治疗野生型和编码 caspase 1 的基因敲除小鼠的研究结果表明,巨噬细胞不是缺血性 AKI 发生中 IL-18 的来源。

巨噬细胞除了在 IRI 早期中起一定作用,在 IRI 后的肾脏修复中也可能发挥重要作用。在一项研究中,骨桥蛋白(一种巨噬细胞趋化剂)编码基因敲除的小鼠缺血后肾脏的巨噬细胞浸润程度和纤维化程度低于野生型小鼠。一些报道显示巨噬细胞在 IRI 恢复期影响肾纤维化的发展,支持巨噬细胞对缺血后肾脏修复有不良影响的观点。然而,特异性敲除巨噬胞 TGF-β1 的编码基因并不能阻止严重 IRI 后肾纤维化进程。集落刺激因子 -1(colony-stimulating factor-1,CSF-1)通过诱导巨噬细胞胰岛素样生长因子 -1 和抗炎基因的表达,促进肾脏修复,减轻间质纤维化。有研究表明,巨噬细胞通过改变表型[从以表达诱导型一氧化氮合酶为特征的促炎 M1 表型,向以表达精氨酸酶 -1 和甘露糖受体为特征的抗炎(M2)表型转化],促进肾脏修复过程。该研究提示巨噬细胞在 IRI 诱导的炎症和随后的修复过程中具有复杂的作用。

巨噬细胞向抗炎 M2 表型的转变可能是由肾内微环境的变化以及缺血后肾脏损伤期巨噬细胞吞噬凋亡中性粒细胞引起的。在白喉毒素诱导的肾 IRI 和选择性近端小管损伤的小鼠模型中,M2 表型巨噬细胞数量的增加主要是由肾脏巨噬细胞的原位增殖所致。此外,采用基因敲除或药物抑制巨噬细胞集落刺激因子 1（macrophage colony-stimulating factor-1，M-CSF-1）信号，可减少巨噬细胞和树突状细胞的肾内增殖及 M2 极化，抑制肾功能的恢复。Netrin 1 诱导巨噬细胞向 M2 表型转化，抑制炎症反应，保护 IRI 的肾脏免受损伤。IL-1 受体相关激酶（IL-1 receptor associated kinase，IRAK）参与 IL-1 受体 -TLR-Myd88 依赖的 NF-κB 激活，是巨噬细胞表型极化的重要调节因子。IRAK-M 选择性抑制 IRAK-4 介导的 TNF 受体相关因子 6 磷酸化，这是单核细胞和巨噬细胞信号通路中的一个重要步骤。IRAK-M 在肾 IRI 恢复期通过抑制 M1 型巨噬细胞依赖的炎症反应，促进肾恢复；而抑制 IRAK-M（通过丧失功能突变或暂时暴露于细菌 DNA 实现）则会停止巨噬细胞相关肾脏炎症的修复及诱导过程。

（三）树突状细胞

树突状细胞的基本功能是向 T 细胞提呈抗原，是固有免疫系统和适应性免疫系统之间的信使。多项研究结果表明，树突状细胞参与了缺血性 AKI。在移植诱导的 IRI 大鼠模型中，表达 MHC Ⅱ类抗原的受体白细胞在没有急性排斥反应迹象的情况下被运输到移植肾中，其中一些被鉴定为树突状细胞。IRI 后肾脏树突状细胞数量及 MHC Ⅱ类抗原表达增加。随后的研究表明，IRI 后 AKI 早期，原位树突状细胞主要由分泌 TNF 的细胞组成。此外，树突状细胞与内皮细胞的结合及其迁移可能促进了 IRI 后的初始炎症反应。在 IRI 后，未成熟的髓样树突状细胞向移植肾的运输也增加，导致髓系树突状细胞与浆系树突状细胞比率增加，可能导致移植物功能延迟和急性排斥反应。在野生型大鼠与表达绿色荧光蛋白的转基因大鼠的同基因肾移植研究中，IRI 与移植物特异性树突状细胞的丢失和宿主树突状细胞和 T 细胞的逐渐募集有关，与以往的研究结论相反，该研究提示肾脏原位树突状细胞可能在缺血后具有保护性功能。

（四）淋巴细胞

淋巴细胞是适应性免疫系统的关键细胞。传统观念认为，淋巴细胞对同种抗原或自身抗原反应延迟，因而不可能参与缺血后 AKI。然而，过去十年的多项研究已经揭示了不同淋巴细胞亚群在缺血后和肾毒性 AKI 中的重要作用。

1. CD4+ 和 CD8+ T 细胞　CD4+ 和 CD8+ T 细胞是 T 淋巴细胞介导细胞免疫的两种主要细胞类型，在 T 细胞识别和活化中起重要作用。它们分别与主要组织相容性复合体（major histocompatibility complex，MHC）Ⅱ类分子和 MHC Ⅰ类分子相关。T 细胞活化后，幼稚的 CD4+ T 细胞分化为 1 型辅助性 T 细胞（Th1）和 2 型辅助性 T 细胞（Th2），产生细胞因子干扰素 -γ（interferon-γ，IFN-γ）和 IL-4。CD8+ T 细胞则分化为可产生 IFN-γ 和 TNF-α 的细胞毒性效应细胞，与病原体反应并迁移以清除感染。

传统免疫学观点认为，T 细胞参与细胞介导的免疫应答为迟发性，并且在人类 AKI 肾活检标本中很少检测到 T 细胞。因此，过去认为 T 细胞未参与 AKI 的发生。然而，后来有学者发现 T 细胞，特别是 CD4+ T 细胞，可直接或间接参与 IRI 早期肾损伤。*CD4*、*CD8* 双基因敲除后可减轻夹闭双侧肾动脉小鼠模型的早期肾损伤，其 T 细胞在缺氧和复氧后体外肾小管上皮细胞的黏附性增加了两倍。另一种 *CD4* 基因敲除小鼠中，也可观察到 IRI 后肾脏损伤减轻。过继性移植 $CD4^+$ T 细胞至这些小鼠体内可导致 IRI 后的早期肾损伤,表明 T 细胞缺乏可保护肾脏免受 IRI 后损伤的作用。$CD4^+$ T 细胞对缺血后肾损伤的促进作用的关键因素是 CD28 的表面表达和 IFN-γ 的产生。*CD8* 基因敲除小鼠的肾功能情况与 IRI 后的野生型小鼠相似,但 $CD8^+$ T 细胞在缺血性 AKI 中的作用尚未完全确定。

T 细胞的作用似乎延伸到 IRI 的损伤晚期或修复期,而不局限于损伤早期。IRI 后 6 周,小鼠缺血后肾脏中活化 T 细胞和效应记忆 T 细胞数量增加,提示 T 细胞也参与缺血后肾脏的长期结构改变,可能参与 AKI 向 CKD 的转变。

T 细胞也直接介导顺铂诱导 AKI 的发病。T 细胞缺失小鼠在顺铂诱导的急性肾毒性 AKI 模型中肾功能受到保护,而从野生型小鼠移植的 T 细胞可修复肾功能和肾小管损伤。此外,$CD4^+$ 和 $CD8^+$ T 细胞缺乏的小鼠,在给予顺铂后,也可使肾功能得到保护,病死率降低。顺铂处理后数小时内 $CD4^+$ T 细胞浸润至肾脏,可能通过 $CD4^+$ T 细胞产生炎症性 Th1 极化细胞因子来介导肾脏损伤。

基于 T 细胞在 AKI 发病中的作用机制,T 细胞靶向药物如他克莫司和吗替麦考酚酯可减轻 IRI 后的早期肾损伤。哺乳动物雷帕霉素靶蛋白(mammalian target of rapamycin,mTOR)在进化上高度保守,能够在多种免疫调节环境中控制固有免疫应答和适应性免疫应答。mTOR 通过丝氨酸 / 苏氨酸激酶调节一系列细胞活动,mTOR 抑制剂西罗莫司可促进 $CD11b^+Gr1^+Ly6C^{high}$ 髓源性免疫抑制细胞向炎症部位的募集,减少 $CD4^+$ 和 $CD8^+$ T 细胞的转运来对抗小鼠 AKI,进而起到保护作用。

值得注意的是,尽管大量研究表明 T 细胞在早期肾损伤中发挥了重要作用,但也有研究表明 T 细胞并不介导早期肾损伤。有研究发现,缺血性 AKI 后采用抗 CD4 抗体(GK1.5)在肾组织学及功能学方面均未观察到保护作用。对肾 IRI 小鼠模型中 $CD4^+$ T 细胞亚群的研究表明,Th1 表型的 $CD4^+$ T 细胞具有致病性,而 Th2 表型的 $CD4^+$ T 细胞具有保护性。信号转导及转录活化因子(signal transducer and activator of transcription,STAT)4 和 STAT6 分别调节 T 细胞向 Th1(产生 IFN-γ)或 Th2(产生 IL-4)表型分化。*STAT4* 基因缺陷对小鼠肾 IRI 有部分保护作用,而 *STAT6* 基因缺陷明显损伤小鼠肾功能和肾小管。这些证据表明,仍需进一步的研究来阐明 T 细胞在 AKI 发生中的作用。

2. 自然杀伤 T 细胞(NK-T 细胞) NK-T 细胞是一种独特的淋巴细胞亚群,表达 NK 受体和 T 细胞受体(T cell receptors,TCRs),在固有免疫和适应性免疫之间起桥梁作用。这些细胞能够识别由 MHC 的 CD1d 所提呈的脂质抗原(MHC I 抗原类似的提呈分子)。NK-T 细胞在 IRI 后 3 小时内最早进入缺血后肾脏,通过分泌 IL-4、IL-10、IFN-γ 和 TNF-α 等多种细胞因子,促进炎症过程,激活巨噬细胞和中性粒细胞,从而导致 AKI 的早期损伤。NK-T 细胞活化可通过三种途径被抑制:①抗 CD1d 抗体治疗;②用抗 NK1.1 抗体野生型小鼠清除 NK-T 细胞;③用 NK-T 细胞缺陷小鼠。这三种方法在 IRI 早期均具有肾脏保护作用,可减少 IRI 后产生 IFN-γ 的中性粒细胞转运。尽管目前关于 NK-T 细胞在 AKI 中的作用的报道较少,但有研究发现,NK-T 细胞通过杀死肾小管上皮细胞直接参与 IRI 后肾损伤;NK-T 细胞耗竭后可从功能和结构上减轻 IRI 后肾损伤。此外,树突状细胞(dendritic cell,DC)通过激活 NK-T 细胞促进肾脏 IRI 的固有免疫和适应性免疫。

3. 上皮细胞内的 γδT 细胞　大多数 T 细胞的 TCR 由一条 α 链和一条 β 链组成,而 γδT 细胞的 TCR 由一条 γ 链和一条 δ 链组成。IL-17A 主要来源于 γδT 细胞,可促进 AKI 进展。γδT 细胞缺陷的小鼠在 IRI 后早期肾小管损伤的保护程度与 αβT 细胞缺陷的小鼠相似,但是,这种小细胞群是否真的参与了 IRI 后肾损伤的发病机制尚不清楚。

4. 调节性 T(Treg)细胞　Treg 细胞具有抗炎作用,促进肾小管上皮细胞增生,在 IRI 后的晚期损伤和早期修复中起一定作用。IRI 后第 3 天和第 10 天,肾组织中 Treg 细胞增加。从 IRI 后第 1 天开始,使用抗 CD25 抗体使 Treg 细胞耗竭,第 3 天,肾小管损伤加重,肾小管增殖减少,浸润 T 细胞产生的细胞因子增加;第 10 天,CD4$^+$ T 细胞生成的肿瘤坏死因子增加。相反,在 IRI 后第 1 天过继性转移 Treg 细胞,导致 CD4$^+$ T 细胞在第 3 天产生 IFN-γ 减少,以及在第 10 天改善修复和促炎细胞因子产生减少。在早期修复阶段,吗替麦考酚酯治疗降低了肾脏浸润性单个核细胞的总数,特别是减少了肾内 Treg 细胞的数量,在肾 IRI 早期加重了肾小管损伤。Treg 细胞通过 IL-10 抑制固有免疫系统,调节肾脏损伤。在该项研究中,IRI 后用抗 CD25 单克隆抗体部分清除 Treg 细胞,通过增加产生 IFN-γ 的活化中性粒细胞和巨噬细胞的浸润,增强缺血后肾损伤,并上调编码固有免疫系统细胞因子(如 IL-6、TNF-α 和 INF-β)的 mRNA 的表达。

自分泌腺苷信号是 Treg 细胞介导的肾脏保护的关键机制。合成的 S1P 类似物 fingolimod 可减轻缺血后肾损伤,部分通过 Treg 细胞介导。IL-2- 抗 IL-2 复合物也通过增加 Treg 细胞数目,减少 IRI 后肾损伤。缺血预处理后,Treg 细胞和成熟的 CD11c$^+$ 细胞(巨噬细胞和树突状细胞)数量显著增加,这与缺血后肾脏的肾脏保护作用有关,但 Treg 细胞在正常肾和缺血后早期肾损伤阶段的细胞数量都很少,关于 Treg 细胞在缺血性 AKI 中的作用,有许多问题需要回答,包括如此少的 Treg 细胞如何在损伤早期调节炎症反应。固有免疫系统和适应性免疫系统的效应细胞是 Treg 细胞,但具体机制目前尚不清楚。

CD3$^+$CD4$^-$CD8$^-$T 细胞有可能参与肾 IRI 发病。在正常小鼠肾脏中,这些细胞所占的比例高于在其他器官中所观察到的比例。尽管来自肾脏和外周血的 CD4$^+$ 和 CD8$^+$ T 细胞大量减少,但用小鼠抗胸腺细胞球蛋白治疗并不能减轻 IRI 后肾损伤。在本研究中,抗胸腺细胞球蛋白治疗的小鼠缺血后肾脏中仍有相当一部分 CD3$^+$CD4$^-$CD8$^-$T 细胞,这表明这些细胞在 IRI 后早期肾损伤中可能具有致病作用。

5. B 细胞　只有少数研究探讨了 B 细胞在肾 IRI 中的作用。B 细胞缺失在小鼠肾 IRI 早期具有肾脏保护作用。B 细胞在 IRI 修复期也进入缺血后肾脏并分化为浆细胞。缺血后肾脏中 B 细胞趋化剂的增加先于 B 细胞进入肾脏。B 细胞缺失的小鼠肾脏缺血后,肾组织 IL-10 和血管内皮生长因子的表达明显高于野生型小鼠,修复期肾小管增生增多,萎缩减少。肾 IRI 后 24 小时过继性移植 B 细胞可减少肾小管增生,增加肾小管萎缩。这些结果提示 B 细胞对肾 IRI 后修复过程有不良影响,提示靶向 B 细胞增强 IRI 后肾脏修复的治疗潜力。需要进一步的研究来阐明 B 细胞在缺血后肾脏中的确切作用和动力学,特别是 B 细胞作为影响移植肾长期存活的一个因素正受到广泛关注。

B-1 细胞是 B 细胞的一个小的亚群,与传统的 B-2 细胞的鉴别主要是通过细胞表面蛋白 CD5 的表达情况,以及 B-1 细胞主要存在于腹膜腔和胸膜腔。尽管天然抗体(在缺乏特异性抗原刺激的情况下产生的免疫球蛋白)的产生被认为是 B-1 细胞的主要作用,但它们在 AKI 中的确切作用尚未明确。B-1 细胞产生的 IgM 天然抗体参与了小鼠肠 IRI 模型的初始损伤。在缺血 AKI 小鼠模型中,缺血后 10 天,表达 CD5 和 IgM 的 B 细胞(表面标记类似于 B-1 细胞,但功能不确定)增多,提示这些细胞可能在早期修复阶段发挥作用。

二、肾毒性 AKI

免疫细胞在肾毒性 AKI 发生过程中的病理生理学和作用机制研究相对较少,主要来自对顺铂诱导的 AKI 小鼠模型的研究。在该模型中,免疫细胞的浸润和激活似乎是由损伤或死亡的细胞或肾毒性物质本身作为无菌炎症刺激物引起的。

(一)中性粒细胞

在顺铂诱导的 AKI 小鼠模型中,中性粒细胞向肾脏的浸润,IL-1β、IL-18 和 IL-6 表达增加,但阻断中性粒细胞浸润或这些细胞因子并不能阻止顺铂诱导的 AKI 的发生发展。肾实质细胞 TLR4 的活化,可激活 p38 丝裂原活化蛋白激酶途径,从而增加促炎细胞因子(如 TNF)的产生和中性粒细胞的浸润,介导肾损伤。

(二)巨噬细胞

巨噬细胞在顺铂诱导的 AKI 中的作用尚不清楚,尽管巨噬细胞的快速增多(可能是由顺铂诱导的骨髓抑制所致)促进重复使用顺铂后肾纤维化的发展。在顺铂诱导的 AKI 小鼠模型中,尽管抑制巨噬细胞向肾脏浸润不足以预防 AKI,但巨噬细胞向肾脏的浸润的发生先于肾功能的损害。

(三)肾脏树突状细胞

在顺铂诱导的 AKI 小鼠模型中,树突状细胞显示出在 IRI 小鼠模型中未观察到的肾保护作用。在顺铂治疗前或治疗过程中树突状细胞耗竭的小鼠,与非耗竭组相比,显示出更严重的肾功能障碍、肾小管损伤和中性粒细胞浸润,病死率更高。需要进一步的研究来揭示肾树突状细胞作为抗原提呈细胞和效应细胞在肾损伤中的作用。

(四)淋巴细胞

1. T 细胞　T 细胞,尤其是 CD4+ T 细胞,是顺铂诱导的 AKI 小鼠肾损伤发病机制中的重要介质。野生型小鼠肾脏 T 细胞数量在顺铂给药后 1 小时显著增加,12 小时达到高峰,24 小时下降。CD4+ T 细胞缺失小鼠与野生型小鼠相比,顺铂诱导的病死率和肾功能损害降低。顺铂诱导的 AKI 的发生似乎依赖于 Fas 介导的细胞凋亡,而 Fas 介导的细胞凋亡是由肾小管细胞和浸润性免疫细胞,特别是 T 细胞表达的 FasL 所驱动的。然而,肾小管细胞 FasL 的表达在顺铂诱导的 AKI 的发生过程中的作用比 T 细胞 FasL 的表达更为重要,需要进一步的研究来揭示顺铂诱导 AKI 的免疫学机制。

2. 调节性 T 细胞　Treg 细胞在肾毒性 AKI 模型中也有肾脏保护作用。在顺铂诱导的 AKI 小鼠模型中,Treg 细胞的过继转移减轻了 Foxn1−/− 小鼠(成熟 T 细胞缺失)和野生型小鼠的肾损伤和巨噬细胞浸润。Treg 细胞在 C-C 基序趋化因子受体 7（chemokine C-C-motif receptor 7，CCR7）的引导下迁移到淋巴结。野生型而非 *CCR7* 基因敲除的 Treg 细胞可保护肾脏免受兔抗鼠肾小球基膜抗体引起的肾毒性血清性肾炎的影响，并可避免因兔免疫球蛋白的预先免疫而恶化。

固有免疫系统和适应性免疫系统的各种免疫细胞（包括 CD4+ T 细胞、B 细胞、NK-T 细胞、巨噬细胞和肾树突状细胞）在 AKI 的损伤和修复中起着关键作用。最新的研究表明免疫细胞在减轻肾损伤和促进 IRI 后组织重建修复中的复杂作用。大量使用 AKI 动物模型的研究在我们理解免疫细胞在 AKI 中的作用方面取得了实质性进展。在过去的几十年中，许多药物通过调节免疫细胞的数量和功能，显示出改善肾脏预后的治疗潜力。然而，大多数新的治疗药物未能显示出对 AKI 患者肾功能的显著改善。深入探索特异性免疫细胞在缺血性 AKI 和肾毒性 AKI 中的作用，并进一步了解不同免疫细胞之间的相互作用，将有助于阐明 AKI 背后复杂的免疫机制。

（李志莲）

参考文献

[1] KURTS C, GINHOUX F, PANZER U. Kidney dendritic cells: fundamental biology and functional roles in health and disease[J]. Nat Rev Nephrol, 2020, 16(7):391-407.

[2] GHARAIE FATHABAD S, KURZHAGEN J T, SADASIVAM M, et al. T lymphocytes in acute kidney injury and repair[J]. SeminNephrol, 2020, 40(2):114-125.

[3] SINGBARTL K, FORMECK C L, KELLUM J A. Kidney-immune system crosstalk in AKI[J]. Semin Nephrol, 2019, 39(1): 96-106.

[4] UCHIDA T, NAKASHIMA H, ITO S, et al. Activated natural killer T cells in mice induce acute kidney injury with hematuria through possibly common mechanisms shared by human CD56(+) T cells[J]. Am J Physiol Renal Physiol, 2018, 315(3): F618-F627.

[5] HUEN S C, CANTLEY L G. Macrophages in renal injury and repair[J]. Annu Rev Phyisol, 2017, 79:449-469.

[6] LEE S A, NOEL S, SADASIVAM M, et al. Role of immune cells in acute kidney injury and repair[J]. Nephron, 2017, 137(4):282-286.

[7] JANG H R, RABB H. Immune cells in experimental acute kidney injury[J]. Na Rev Nephrol, 2015, 11(2):88-101.

[8] LI L, HUANG L, SUNG S S, et al. NKT cell activation mediates neutrophil IFN-gamma production and renal ischemia-reperfusion injury[J]. J Immunol, 2007, 178(9):5899-5911.

[9] BURNE M J, DANIELS F, EL GHANDOUR A, et al. Identification of the CD4(+) T cell as a major pathogenic factor in ischemic acute renal failure[J]. J Clin Invest, 2001, 108(9):1283-1290.

[10] RABB H, DANIELS F, O'DONNELL M, et al. Pathophysiological role of T lymphocytes in renal ischemia-reperfusion injury in mice[J]. Am J Physiol Renal Physiol, 2000, 279(3):F525-F531.

第六节

细胞周期阻滞

一、细胞周期概述

细胞周期(cell cycle)是指细胞从一次分裂完成开始到下一次分裂结束所经历的全过程，按照发生顺序分为 DNA 合成前期(G_1 期)、DNA 合成期(S 期)、DNA 合成后期(G_2 期)以及有丝分裂期(M 期)。当细胞停止增殖时，离开细胞周期，进入休眠期(G_0 期)。通过一些分子标志物的变化，可以判断细胞处于何种周期。Ki-67 是一种核蛋白，与核糖体 RNA 转录有关，Ki-67 在细胞增殖的各期(G_1，S，G_2 和 M)中均有表达，但在细胞静止期 G_0 期不表达，因此可以作为细胞进入细胞周期开始增殖的标志物。增殖细胞核抗原(proliferating cell nuclear antigen，PCNA)是一种分子量为 36kD 的蛋白质，在细胞核内合成，并存在于细胞核内，为 DNA 聚合酶 δ 的辅助蛋白，在 G_0-G_1 期细胞中无明显表达，G_1 晚期，其表达大幅度增加，S 期达到高峰，G_2-M 期明显下降，因此可以作为细胞进入 G_1/S 期的标志物。组蛋白(histone，H)3 的第 10 位丝氨酸于 G_2 期发生磷酸化(pH3)，并在 M 期结束时去磷酸化，因此可作为 G_2/M 期的标志。

细胞周期的进行是单向、不可逆的，在其中起到关键作用的是细胞周期蛋白 cyclin 家族。cyclin 家族通过周期性的生成及降解来调节细胞周期。cyclin D 在 G_1 早期合成，在退出 G_1 期进入 S 期时降解；cyclin E 在 G_1 晚期合成，在 S 期降解；cyclin A 在 S 期合成，在 G_2 期降解；cyclin B 在 G_2 晚期合成，在 M 期降解后停止有丝分裂。cyclin 与周期蛋白依赖激酶(cyclin-dependent kinase，CDK)亚基结合，形成异二聚体，并激活 CDK 的丝氨酸/苏氨酸激酶活性。CDK 能促进细胞周期进行，对维持细胞周期的稳定非常关键。CDK 本身也存在多个丝氨酸磷酸化位点，CDK 的激活受到这些丝氨酸位点磷酸化/去磷酸化的调节。不同的 cyclin 蛋白都有可特异性结合的 CDK，如 cyclin D 与 CDK4/6 配对结合，而 cyclin A 则与 CDK1/2 结合。

细胞周期检查点(checkpoint)是细胞周期中保证 DNA 复制及染色体组装分配的一种检测机制。当细胞周期进程中出现 DNA 损伤时，该调节机制被激活，并及时地中断细胞周期，待细胞修复或排除故障后，细胞周期才能恢复运转。共济失调毛细血管扩张突变(ataxia telangiectasia mutated，ATM)和共济失调毛细血管扩张 Rad3 相关(ataxia telangiectasia Rad3-related，ATR)分子是 DNA 损伤的感受器，也是 DNA 修复的启动分子。当细胞 DNA 发生损伤后，ATM 或 ATR 激活，启动 DNA 的修复，但是当 DNA 无法修复时，细胞则将进入周期停滞，以避免进一步加重损伤。对细胞周期停滞调节的蛋白质主要有两类：一类是包括 p21、p27 和 p57 的蛋白家族，主要与 CDK2 结合并抑制其功能，阻止细胞进入 G_1 晚期或 S 期；

另一类蛋白家族是"INK4"家族，主要与 CDK4/6 结合使细胞停滞于 G_1 期。

二、肾小管上皮细胞周期阻滞

在正常肾脏中，仅有不到 1% 的肾小管上皮细胞处于增生期，而其余细胞均处于休眠期（G_0 期）。当发生急性肾损伤（acute kidney injury, AKI）时，G_0 期的细胞结束休眠，开始进入细胞周期的循环中。同时，研究发现在多种 AKI 发生时，均存在肾小管上皮细胞内的细胞周期抑制性蛋白 p21 水平明显增加。上调肾小管上皮细胞 p21 可以减少 PCNA 阳性肾小管上皮细胞，预示诱导细胞周期在 G_1/S 期停滞，并且可改善肾功能；而敲除肾小管上皮细胞 P21 则加重肾脏损伤。这些研究的结果提示 AKI 发生时，肾小管上皮细胞周期阻滞蛋白的上调起到保护性作用。组织金属蛋白酶抑制物 -2（tissue inhibitor of metalloproteinase-2, TIMP-2）和胰岛素样生长因子结合蛋白 7（insulin-like growth factor binding protein 7, IGFBP7）分别可以诱导 p27 和 p21 的增加，从而使细胞周期停滞于 G_1 期。在 AKI 发生早期，肾小管上皮细胞 TIMP-2 和 IGFBP7 均明显升高，并且起到保护性作用。在一项探索 AKI 早期生物学标志物的临床研究中，发现 AKI 患者尿 TIMP-2 和 IGFBP7 水平明显升高，并且可以作为 AKI 早期诊断的灵敏标志物。后续的一系列临床研究进一步验证了该研究的结论。这些研究进一步在人体层面验证了细胞周期阻滞蛋白在 AKI 中的重要作用。

目前一些研究提示，CDK 可能对调节 AKI 肾小管上皮细胞周期具有重要作用。多种小分子化合物可通过抑制不同 CDK 起到阻滞细胞周期的作用，并对 AKI 起到保护性作用。使用 CDK4/6 抑制剂 PD 0332991 在缺血再灌注前预处理，可以增加肾小管上皮细胞 S 期阻滞，虽然肾小管上皮细胞增殖减弱，但是却降低了缺血再灌注损伤 AKI 小鼠血肌酐及尿素氮，改善了肾功能。另一种 CDK4/6 抑制剂瑞波西利（LEE011）同样增加细胞周期阻滞，减轻顺铂诱导 AKI 程度。而小分子化合物 purvalanol 可以通过抑制 CDK2 从而促使肾小管上皮细胞进入 G_1/S 期阻滞，减轻顺铂肾毒性。因此，通过小分子化合物抑制 CDK 促进细胞周期，可成为 AKI 潜在防治手段。

除了小分子 CDK 抑制剂可以诱导细胞周期阻滞、减轻 AKI 外，缺血预处理也可以引起细胞周期阻滞蛋白增加，改善肾脏损伤。缺血预处理后的大鼠 p21 上调，缺血再灌注导致的肾脏损伤减轻，但在 P21 敲除的大鼠中这一效应消失，这提示缺血预处理可能导致 p21 上调，以致细胞周期停滞，从而起到肾脏保护作用。近期发表在 JAMA 上的一项关于缺血预处理降低心脏术后 AKI 风险的 RCT 研究也进一步对这一机制进行了验证。该研究发现，缺血预处理的患者，心脏手术前尿液中肾小管上皮细胞的细胞周期阻滞标志物 TIMP-2 和 IGFBP7 上调；而术前具有高水平 TIMP-2 和 IGFBP7 的患者 AKI 的风险明显减低。

三、细胞周期阻滞与损伤慢性化的关系

虽然在 AKI 早期肾小管上皮细胞发生细胞周期 G_1/S 期阻滞起到保护性作用，但是在 AKI 后期肾小管上皮细胞阻滞则会导致肾脏修复不良，发生肾小管萎缩、间质纤维化，进而进入慢性肾脏病阶段。一项代表性研究表明，肾小管上皮细胞 G_2/M 期阻滞在 AKI 向慢性

肾脏病（chronic kidney disease，CKD）转化中的关键作用，干预 G_2/M 期阻滞可减少肾脏 AKI 后纤维化。该研究建立了 5 种肾脏损伤模型来研究肾小管上皮细胞周期阻滞和肾脏纤维化的关系，包括轻度双侧缺血再灌注损伤、重度双侧缺血再灌注损伤、马兜铃酸肾病、单侧缺血再灌注损伤以及单侧输尿管梗阻模型。研究者在小鼠腹腔注入不同的染料标记 DNA 合成期（S 期）、G_2/M 期、G_1 期以及所有增殖期细胞。除了轻度缺血再灌注损伤模型未表现为肾小管萎缩和间质纤维化，其他模型均出现肾小管和间质慢性化改变。与此相对应的是，较少细胞通过了 G_2/M 期，而多数细胞存在 G_2/M 期停滞。而相比于这些发生纤维化的模型，则较少出现 G_2/M 期阻滞。这些结果提示肾小管上皮细胞 G_2/M 期停滞可能参与了 AKI 向 CKD 转化。进一步在体外马兜铃酸肾小管损伤模型中分离 G_2/M 期与 G_0/G_1 期细胞，发现 G_2/M 期细胞 COL4A1（编码Ⅳ型胶原 α_1）及 ACTA2（α 平滑肌肌动蛋白）转录水平明显高于 G_0/G_1 期细胞，提示 G_2/M 期肾小管上皮细胞生成Ⅳ型胶原、α 平滑肌肌动蛋白的能力更强。p53 可通过激活 p21 介导细胞周期阻滞，使用 p53 抑制剂可以减少单侧肾缺血再灌注损伤模型中肾小管上皮细胞 G_2/M 期阻滞，并发挥抑制肾脏纤维化及胶原蓄积作用；在体外模型中促进 G_2/M 期阻滞则增加肾小管上皮细胞纤维化相关基因表达。

一些小分子化合物可以通过促进细胞周期从而减轻 AKI 向 CKD 的转变。有研究者在斑马鱼 AKI 模型中筛选出一种可以促进 AKI 后肾小管修复的组蛋白去乙酰化酶抑制剂 m4PTB。这种小分子物质可以通过减轻肾小管上皮细胞 G_2/M 期阻滞来减轻缺血再灌注损伤 AKI 后的肾脏纤维化。

ATR 是 AKI 后 DNA 修复的感受器和修复的起始环节，是潜在的干预靶点。目前已有的证据表明，ATR 表达在 AKI 早期上调。敲除 ATR 基因后，缺血再灌注损伤、顺铂等诱导的 AKI 后期肾小管上皮细胞 G_2/M 期阻滞均明显增加，组织损伤及纤维化程度加重，证实了 ATR 在肾小管 G_2/M 期阻滞过程中的关键调节作用。但 ATR 是否可作为减轻 AKI 向 CKD 转化的靶点目前还不清楚。

四、总结与展望

肾小管上皮细胞周期变化在 AKI 发生、发展以及 AKI 向 CKD 转变的过程中均起到关键性作用。调控肾小管上皮细胞周期可能可以作为未来防治 AKI 的新策略。细胞周期停滞在 AKI 的不同阶段表现形式不同，尤其在早期损伤和后续修复中发挥截然不同的作用，然而目前仍无法在临床中精确地判断某一患者 AKI 的具体阶段及其细胞周期阻滞的具体形式，故而将细胞周期调控这一治疗策略引入临床尚需时日。

（董　伟）

参考文献

[1] KISHI S, BROOKS C R, TAGUCHI K, et al. Proximal tubule ATR regulates DNA repair to prevent maladaptive renal injury responses[J]. J Clin Invest, 2019, 129(11): 4797-4816.

[2] ZARBOCK A, SCHMIDT C, VAN A H, et al. Effect of remote ischemic preconditioning on kidney injury

among high-risk patients undergoing cardiac surgery: a randomized clinical tria[J]. JAMA, 2015, 313(21): 2133-2141.

[3] PABLA N, GIBSON A A, BUEGE M, et al. Mitigation of acute kidney injury by cell-cycle inhibitors that suppress both CDK4/6 and OCT2 functions[J]. Proc Natl Acad Sci U S A, 2015, 112(16): 5231-5236.

[4] DIROCCO D P, BISI J, ROBERTS P, et al. CDK4/6 inhibition induces epithelial cell cycle arrest and ameliorates acute kidney injury[J]. Am J Physiol Renal Physiol, 2014, 306(4): F379-F388.

[5] NISHIOKA S, NAKANO D, KITADA K, et al. The cyclin-dependent kinase inhibitor p21 is essential for the beneficial effects of renal ischemic preconditioning on renal ischemia/reperfusion injury in mice[J]. Kidney Int, 2014, 85(4): 871-879.

[6] COSENTINOC C, SKRYPNYK N I, BRILLI L L, et al. Histone deacetylase inhibitor enhances recovery after AKI[J]. J Am Soc Nephrol, 2013, 24(6): 943-953.

[7] ZUO S, LIU C, WANG J, et al. IGFBP-rP1 induces p21 expression through a p53-independent pathway, leading to cellular senescence of MCF-7 breast cancer cells[J]. J Cancer Res Clin Oncol, 2012, 138(6):1045-1055.

[8] YANG L, BESSCHETNOVA T Y, BROOKS C R, et al. Epithelial cell cycle arrest in G2/M mediates kidney fibrosis after injury[J]. Nat Med, 2010, 16(5): 535-543.

[9] PRICE P M, SAFIRSTEIN R L, MEGYESI J. The cell cycle and acute kidney injury[J]. Kidney Int, 2009, 76(6): 604-613.

[10] SEO D W, LI H, QU C K, et al. Shp-1 mediates the antiproliferative activity of tissue inhibitor of metalloproteinase-2 in human microvascular endothelial cells[J]. J Biol Chem, 2006, 281(6): 3711-3721.

[11] PRICE P M, YU F, KALDIS P, et al. Dependence of cisplatin-induced cell death in vitro and in vivo on cyclin-dependent kinase 2[J]. J Am Soc Nephrol, 2006, 17(9): 2434-2442.

[12] PRICE P M, SAFIRSTEIN R L, MEGYESI J. Protection of renal cells from cisplatin toxicity by cell cycle inhibitors[J]. Am J Physiol Renal Physiol, 2004, 286(2): F378-F384.

[13] JEFFREY P D, RUSSO A A, POLYAK K, et al. Mechanism of CDK activation revealed by the structure of a cyclinA-CDK2 complex[J]. Nature, 1995, 376(6538):313-320.

[14] NADASDY T, LASZIK Z, BLICK K E, et al. Proliferative activity of intrinsic cell populations in the normal human kidney[J]. J Am Soc Nephrol, 1994, 4(12):2032-2039.

[15] HARTWELL L H, WEINERT T A. Checkpoints: controls that ensure the order of cell cycle events[J]. Science, 1989, 246(4930):629-634.

第七节

遗传学机制

　　急性肾损伤（acute kidney injury，AKI）的发生具有遗传倾向。不同个体在应对传统 AKI 发生的危险因素（包括感染、缺血缺氧、肾毒性药物、糖尿病、高血压以及合并慢性肾脏疾病等）时，遗传差异可能会影响肾脏对这些危险因素的反应，从而参与并影响 AKI 的发生及严重程度。由此可见遗传因素在 AKI 的发生及转归中起着重要作用。

　　在既往的研究中，通过连锁分析、单核苷酸多态性（single nucleotide polymorphism，SNP）、全基因组关联分析（genome-wide association studies，GWAS）、全外显子测序或全基因组测序等方法，发现可能与 AKI 发生有关的遗传基因或其表型情况如表 2-7-1 所示。其中较多研究聚焦在参与 AKI 发病，包括炎症反应、细胞凋亡、血管调节因子以及氧化应激等信号通路的相关基因。

表 2-7-1　与 AKI 发生有关的可能基因

基因符号	中文名	基因符号	中文名
ACE	血管紧张素转换酶	IL8	白细胞介素 -8
AGT	血管紧张素原	IL10	白细胞介素 -10
AGTR1	1 型血管紧张素 Ⅱ 受体	LTA	淋巴毒素 α
APOE	载脂蛋白 E	MPO	髓过氧化物酶
BCL2	B 淋巴细胞瘤 2	NAPDH	还原型烟酰胺腺嘌呤二核苷酸磷酸
COMT	邻苯二酚 -O- 甲基转移酶基因	PBEF	Pre-B 细胞集落增强因子
CYBA	细胞色素 b-245α 亚基	PNMT	苯乙醇胺 -N- 甲基转移酶
NOS3	内皮型一氧化氮合酶	PTCH1	补丁同源物 1
EPO	红细胞生成素	PTCH2	补丁同源物 2
FCGR2A	免疫球蛋白 G Fc 部分的受体 Ⅱ a	SERPINA4	Serpin 肽酶抑制剂抗胰蛋白酶 4
FCGR3A	免疫球蛋白 G Fc 部分的受体 Ⅲ a	SERPINA5	Serpin 肽酶抑制剂抗胰蛋白酶 5
FCGR3B	免疫球蛋白 G Fc 部分的受体 Ⅲ b	SIK3	盐诱导激酶 3
GLI1	Gli 家族锌指蛋白 1	SMO	平滑基因
HHIP	相互作用蛋白	SUFU	融合同源基因抑制子

基因符号	中文名	基因符号	中文名
HIF1A	缺氧诱导因子 -1α	*TGFB1*	转化生长因子 β1
HLA-DRB1	人类白细胞抗原 -DRβ1	*TNFA*	肿瘤坏死因子 α
IL6	白细胞介素 -6	*VEGF*	血管内皮生长因子

一、炎症、免疫反应因子相关基因

炎症反应在 AKI 发生及进展中发挥重要作用，其中促炎和抗炎因子相关基因的遗传多态性与其密切相关。

1. IL-6 在心脏冠状动脉旁路移植术中，携带 *IL6*174GG* 或 *IL6*572C* 基因的患者术后容易发生 AKI。在危重症患者中，*IL6*174CC* 基因型携带者更易出现血肌酐和尿素氮水平升高，更易发生 AKI。

2. IL-10 在 AKI 需要行肾脏替代治疗的危重症患者中，校正多器官功能衰竭评分后，*IL10*1082G* 等位基因携带者的死亡风险明显降低。然而，在接受经皮冠状动脉介入治疗的患者中，*IL10*1082G* 等位基因携带者容易出现对比剂诱发的 AKI。近期研究中也发现，在危重症患者中，*IL10*1082A* 等位基因携带者容易出现 AKI，甚至需要行肾脏替代治疗或出现与肾损伤相关的死亡事件。

3. TNF-α 在 AKI 需要行肾脏替代治疗的危重症患者中也发现，*TNF*308AA* 或 *TNF*GA* 等位基因携带者，其肿瘤坏死因子 -α（TNF-α）水平和病死率均明显升高。近期研究发现，在接受经皮冠状动脉介入治疗的患者中，*TNF*308A* 等位基因携带者也容易出现对比剂诱发的 AKI。同时，在住院 *TNF*308A* 等位基因携带者中，研究发现其血肌酐和尿液肾损伤因子（kidney injury molecule-1，KIM-1）均明显升高，甚至容易发生多器官功能衰竭。并且在危重症患者中，*TNF*308GG* 与 *IL10*1082A* 等位基因联合携带者更容易出现 AKI，甚至需要行肾脏替代治疗，出现与肾损伤相关的死亡事件的风险更高。

二、细胞凋亡因子相关基因

肾小管上皮细胞凋亡在脓毒血症所致 AKI 发病中发挥重要作用，其中 B 细胞淋巴瘤 2（B cell lymphoma-2，Bcl-2）蛋白和丝氨酸蛋白酶抑制物（serine protease inhibitor，SERPIN）A4 是该过程中重要的细胞凋亡因子。近期研究发现 *BCL2* 基因的 2 个多态性（rs8094315，rs12457893）和 *SERPINA4* 基因的 1 个多态性（rs2093266）与脓毒血症所致 AKI 易感风险降低密切相关。同时也发现盐诱导激酶 3（salt-inducible kinase 3，*SIK3*）基因的 1 个多态性（rs625145）明显增加脓毒血症所致 AKI 的易感风险。

三、血管调节因子相关基因

1. *ACE* 基因 在脓毒症休克时，随着肾血管反应性收缩及血浆肾素活性增加，肾素 - 血管紧张素 - 醛固酮系统（renin-angiotensin-aldosterone system，RAAS）和交感神经系统

（sympathetic nervous system，SNS）被激活，其中血管紧张素转换酶在维持血管稳态中起到重要作用。研究发现 *ACE* 基因插入或缺失多态性与 AKI 易感性密切相关。在危重症患者中，*ACE* 等位基因的纯合子插入型是 AKI 发生的独立危险因素。在冠状动脉旁路移植术患者中，*ACE* 等位基因缺失者术后血浆 ACE 水平明显升高，且 AKI 发病率也显著增加。

2. **儿茶酚 -O- 甲基转移酶（catecho1-Omethyl-transferase，*COMT*）基因**　COMT 是血液循环中儿茶酚胺分解代谢过程的关键酶。在冠状动脉旁路移植术患者中发现：*COMT*472AA* 纯合子患者术后儿茶酚胺水平升高，容易发生舒张性休克和 AKI，并且 AKI 程度更加严重，需要进行肾脏替代治疗的比例增加，甚至在 ICU 住院时间延长。

3. **内皮型一氧化氮合酶（endothelial nitric oxide synthase，*eNOS*）基因**　血管内皮细胞衍生的一氧化氮可调节血管的松弛和舒张。eNOS 是一氧化氮合成的关键酶。研究发现 eNOS 的编码基因 *NOS3* 多态性与内皮细胞的功能密切相关。在接受体外循环心脏手术患者中，*NOS3*786C* 等位基因携带者术后肌酐清除率降低，需要行肾脏替代治疗的比例高，甚至需要使用更大剂量的去甲肾上腺素和多巴酚丁胺等血管活性药物。在接受冠状动脉旁路移植术的高加索裔和非洲裔患者中，*NOS3*894T* 等位基因携带者与术后发生 AKI 存在一定程度相关性。但是，在另一研究中发现，*NOS3*894TT* 纯合子的供体可明显增加肾移植的存活率。

4. **苯基乙醇胺 -N- 甲基转移酶（phenylethanolamine-N-methyltransferase，*PNMT*）基因**　PNMT 是参与调控儿茶酚胺应激反应的终端酶。研究发现 *PNMT* 基因多态性可能参与 AKI 发生机制。在高加索人中，*PNMT*1543G*（rs5638）等位基因携带者容易发生 AKI，其中 *PNMT*1543G/A* 等位基因携带者容易发生少尿型 AKI。然而，在 AKI 患者中，*PNMT*161A*（rs876493）等位基因携带者出现低血容量性休克和住院死亡率却明显降低。

5. **血管内皮生长因子（vascular endothelial growth factor，*VEGF*）基因**　在严重脓毒血症患者中，携带 *VEGF*936CC*（rs3025039）等位基因是 AKI 发生的独立危险因素。然而在低出生体重儿中，*VEGF*2578AA* 基因型携带者 AKI 发生风险却显著降低。

四、氧化应激相关基因

活性氧介导的氧化应激反应是 AKI 一个重要发病机制。因此，氧化应激反应信号通路的相关基因可能是 AKI 发生相关的重要候选基因。

1. **缺氧诱导因子 -1α（hypoxia inducible factor-1α，*HIF1A*）基因**　HIF-1α 是细胞应答组织缺氧的重要转录因子之一。*HIF1A*（rs11549465）多态性与 AKI 的严重程度和不良预后密切相关。在 AKI 患者中，*HIF1A*T*（rs11549465）等位基因携带者需要透析治疗、机械辅助通气以及住院死亡率明显增加。

2. **还原型烟酰胺腺嘌呤二核苷酸磷酸（reduced nicotinamide adenine dinucleotide phosphate，*NADPH*）氧化酶和过氧化氢酶基因**　NADPH 氧化酶（NADPH oxidases，NOX）是一种在中性粒细胞和内皮细胞中高度表达的膜相关酶，它可以催化生成超氧化物。*NOX*242C/T* 多态性与 AKI 患者不良预后相关。研究发现，在 AKI 患者中，*NOX*242T* 等位基因携带者住院时间延长、需要行透析治疗以及住院死亡风险明显增加。

3. 髓过氧化物酶（myeloperoxidase，*MPO*）基因 MPO 是一种溶酶体酶，其在缺血或脓毒血症介导的 AKI 中可诱导细胞氧化损伤，因此，*MPO* 基因变异可能参与 AKI 发生或进展。在住院治疗的 AKI 患者中，*MPO* 基因 4 个多态位点（rs2243828、rs7208693，rs2071409 和 rs2759）与氧化应激标志物血浆 MPO 和尿 $^{15}F_{2t}$- 异前列烷存在密切相关。其中 *MPO*765T/C*（rs2243828）等位基因、*MPO*157G/T*（rs7208693）等位基因、*MPO*9890A/C*（rs2071409）等位基因或 *MPO*2149T/C*（rs2759）等位基因携带者需接受血液透析和 / 或机械通气以及住院死亡率复合事件的风险明显增加。

五、其他基因

载脂蛋白 E（apolipoprotein E，APOE）是一种参与脂蛋白转化与代谢过程的多态性蛋白，研究发现在冠状动脉旁路移植术或其他心脏手术的患者中，非 *APOE*E4* 等位基因的多态性（rs429358 和 rs7412）与术后血肌酐升高或发生 AKI 的风险相关。同时，细胞色素 b245 的 α 亚基（cytochrome b-245 alpha polypeptide，*CYBA*）基因多态性也可能与 AKI 相关。研究发现 *CYBA*GG* 基因比 *CYBA*A* 基因（rs8854）携带者更容易出现 AKI。同时在 AKI 患者中，携带 *CYBA*（rs4782390，rs4673，rs3794624 和 rs8854）单倍型 A-A-G-G 与透析需求或医院内死亡风险增加密切相关。在接受体外循环心脏手术的患者中，红细胞生成素（erythropoietin，*EPO*）基因启动子区 rs1617640 单核苷酸多态性 *EPO*T* 等位基因与发生术后急性肾损伤、肾脏替代治疗需求增加密切相关。激肽释放酶 1（kallikrein 1，KLK1）是一种高度保守的丝氨酸蛋白酶，其在肾脏中表达并参与血压调节。研究发现在 AKI 患者中，*KLK1* 基因启动子区 *KLK1*I*、*KLK1*G* 等位基因携带者血肌酐水平、少尿发生、需要接受透析治疗比例以及住院死亡率增加。另有研究显示，融合同源基因抑制子（suppressor of fused homolog，*SUFU*）基因的 rs10786691，rs12414407，rs10748825 和 rs7078511 多态性与住院患者容易发生脓毒血症相关 AKI。

（李锐钏）

参考文献

[1] VILANDER L M, KAUNISTO M A, PETTILÄ V. Genetic predisposition to acute kidney injury: a systematic review[J]. BMC Nephrol, 2015, 16:197.

[2] BELOPOLSKAYA O B, SMELAYA T V, MOROZ V V, et al. Clinical associations of host genetic variations in the genes of cytokines in critically ill patients[J]. Clin Exp Immunol, 2015, 180(3):531-541.

[3] CHANG C F, LU T M, YANG W C, et al. Gene polymorphisms of interleukin-10 and tumor necrosis factor-α are associated with contrast-induced nephropathy[J]. Am J Nephrol, 2013, 37(2):110-117.

[4] DALBONI M A, QUINTO B M, GRABULOSA C C, et al. Tumour necrosis factor-α plus interleukin-10 low producer phenotype predicts acute kidney injury and death in intensive care unit patients[J]. Clin Exp Immunol, 2013, 173(2):242-249.

[5] CARDINAL-FERNÁNDEZ P, FERRUELO A, EL-ASSAR M, et al. Genetic predisposition to acute kidney injury induced by severe sepsis[J]. J Crit Care, 2013, 28(4):365-370.

[6] HENAO-MARTÍNEZ A F, AGLER A H, LAFLAMME D, et al. Polymorphisms in the SUFU gene are associated with organ injury protection and sepsis severity in patients with Enterobacteriacea bacteremia[J]. Infect Genet Evol, 2013, 16:386-391.

[7] SUSANTITAPHONG P, PERIANAYAGAM M C, KANG S W, et al. Association of functional kallikrein-1 promoter polymorphisms and acute kidney injury: a case-control and longitudinal cohort study[J]. Nephron Clin Pract, 2012, 122(3/4):107-113.

[8] FRANK A J, SHEU C C, ZHAO Y, et al. BCL2 genetic variants are associated with acute kidney injury in septic shock[J]. Crit Care Med, 2012, 40(7):2116-2123.

[9] PERIANAYAGAM M C, TIGHIOUART H, LIANGOS O, et al. Polymorphisms in the myeloperoxidase gene locus are associated with acute kidney injury-related outcomes[J]. Kidney Int, 2012, 82(8):909-919.

[10] PERIANAYAGAM M C, TIGHIOUART H, NIEVERGELT C M, et al. CYBA gene polymorphisms and adverse outcomes in acute kidney injury: a prospective cohort study[J]. Nephron Extra, 2011, 1(1):112-123.

[11] ALAM A, O'CONNOR D T, PERIANAYAGAM M C, et al. Phenylethanolamine N-methyltransferase gene polymorphisms and adverse outcomes in acute kidney injury[J]. Nephron Clin Pract, 2010, 114(4):c253-c259.

[12] POPOV A F, HINZ J, SCHULZ E G, et al. The eNOS 786C/T polymorphism in cardiac surgical patients with cardiopulmonary bypass is associated with renal dysfunction[J]. Eur J Cardiothorac Surg, 2009, 36(4):651-656.

[13] KOLYADA A Y, TIGHIOUART H, PERIANAYAGAM M C, et al. A genetic variant of hypoxia-inducible factor-1alpha is associated with adverse outcomes in acute kidney injury[J]. Kidney Int, 2009, 75(12):1322-1329.

[14] DU CHEYRON D, FRADIN S, RAMAKERS M, et al. Angiotensin converting enzyme insertion/deletion genetic polymorphism: its impact on renal function in critically ill patients[J]. Crit Care Med, 2008, 36(12):3178-3183.

[15] PERIANAYAGAM M C, LIANGOS O, KOLYADA A Y, et al. NADPH oxidase p22phox and catalase gene variants are associated with biomarkers of oxidative stress and adverse outcomes in acute renal failure[J]. J Am Soc Nephrol, 2007, 18(1):255-263.

[16] JABER B L, RAO M, GUO D, et al. Cytokine gene promoter polymorphisms and mortality in acute renal failure[J]. Cytokine, 2004, 25(5):212-219.

第八节

表观遗传学机制

表观遗传学是与遗传学相对应的概念，指除 DNA 序列改变外的其他调控基因表达的遗传信息，主要包括 DNA 甲基化、组蛋白修饰、非编码 RNA（non-coding RNA，ncRNA）调控等，是理解疾病的病理生理学的一个新的方向。表观遗传学参与肾脏发育、慢性肾脏病（chronic kidney disease，CKD）的发生发展，在基因转录调控中起重要作用，近年来其在急性肾损伤（acute kidney injury，AKI）中的作用也越来越受到重视。

一、DNA 甲基化

DNA 甲基化指 DNA 胞嘧啶 - 鸟嘌呤（cytosine-guanine，CG）的胞嘧啶环 C5 位置在 DNA 甲基转移酶（DNA methyltransferase，DNMT）作用下与 1 个甲基基团共价结合形成 5-甲基胞嘧啶（5-methylcytosine，5-mC）。5-mC 分布在整个基因组，通常以 CpG 二核苷酸的形式存在，这些成簇出现的二核苷酸即称为 CpG 岛。DNA 甲基化可以调控基因表达，其水平升高可以通过直接干扰转录因子结合或招募由甲基 DNA 结合蛋白组成的抑制复合物来间接抑制基因表达。然而，DNA 甲基化的调节作用也可以根据基因启动子、基因体、增强子和重复序列等基因组背景从基因抑制到激活而变化。新近的研究发现，N^6- 甲基腺嘌呤（N^6-methyladenine，m^6A），即腺嘌呤的甲基化，是真核生物中另一种 DNA 甲基化形式。m^6A 则围绕转录起始位点富集，对转录起激活作用，是基因转录活性高的标记。

DNA 甲基化是一种相对稳定的表观遗传修饰，DNMT 是调控 DNA 甲基化的关键酶。目前，在哺乳动物中已发现了 DNMT 蛋白家族的 5 个成员，分别是 DNMT1、DNMT2、DNMT3a、DNMT3b 和 DNMT3L，其中只有 3 个成员具有甲基转移酶催化活性，分别是 DNMT1、DNMT3a 和 DNMT3b。它们在基因组中发挥特定的作用。除了 DNMT，DNA 去甲基化也参与调控基因表达的变化以及从发育到疾病发生的各个过程。

DNA 甲基化在 AKI 中的作用近年来也越来越受到重视。Pratt 等在 2006 年首次报道大鼠肾脏去甲基化机制参与缺血再灌注损伤诱导的急性肾损伤（ischemia reperfusion injury induced acute kidney injury，IRI-AKI），后续多个研究表明 AKI 中存在特异性相关基因启动子甲基化改变（表 2-8-1）。

表 2-8-1　不同形式 AKI 中的 DNA 甲基化改变

基因	AKI 模型	甲基化区域	甲基化水平	检测方法
SLC22A12	小鼠接触冷冻诱导 AKI，血浆	启动子区域	降低	基于 TaqMan 探针的非甲基化特异 PCR；亚硫酸盐测序
CXCL10 和 IFNGR2	小鼠 IRI，肾脏	启动子区域	5- 羟甲基胞嘧啶降低	羟甲基化 DNA 免疫共沉淀，定量 PCR
RASAL1	小鼠单侧 IRI，肾脏	启动子区域	增加	DNA 甲基化免疫共沉淀
IRF8	顺铂诱导小鼠，肾脏	5' 非编码区	降低	简化代表性亚硫酸氢盐测序
C3	大鼠肾移植，肾脏	补体 C3 启动子区 IL-1、IL-6 反应元件 和 NF-κB 结合位点 2	降低	焦磷酸测序
C3	大鼠 IRI，肾脏	补体 C3 启动子区 INF-γ 反应元件	降低	亚硫酸盐测序
CALCA	肾移植患者，尿液	启动子区域	增加	甲基化特异 PCR
KLK1	AKI 患者，血液	启动子区域	增加	焦磷酸测序

注：AKI，急性肾损伤；IRI，缺血再灌注损伤；IFN-γ，干扰素 γ；IL-1，白细胞介素 1；IL-6，白细胞介素 6；NF-κB，核因子 κB；PCR，聚合酶链反应。

二、组蛋白修饰
（一）组蛋白修饰类型

DNA 缠绕组蛋白八聚体形成真核细胞染色质的基本单位——核小体，核小体的结构改变会影响基因复制、转录和翻译。组蛋白修饰可以改变其与 DNA 或其他蛋白质的亲和性，对染色质结构和功能具有重要作用。单个或多个组蛋白修饰对转录的影响较为复杂，组蛋白氨基末端（N 末端）存在多种形式的修饰，包括乙酰化、甲基化、磷酸化、泛素化、类泛素化和 ADP 核糖基化等，其中研究最多的是组蛋白乙酰化、甲基化及磷酸化。

1. 组蛋白乙酰化　组蛋白乙酰化是解除核小体抑制的主要方式，通过中和组蛋白负性电荷以调节染色质结构和基因活性，从而减弱与 DNA 的相互作用（顺式效应）。而此过程主要是由组蛋白乙酰转移酶（histone acetyltransferase，HAT）和具有拮抗作用的组蛋白脱乙酰酶（histone deacetylase，HDAC）动态调节，特定基因的表达状态取决于这两种酶的动态平衡状态。HAT 是一组将乙酰辅酶 A 的乙酰基转移到组蛋白氨基末端的特定赖氨酸残基上形成 N- 乙酰赖氨酸的酶。HDAC 则将乙酰基从组蛋白或非组蛋白氨基末端的赖氨酸残基上移除，导致染色质致密卷曲，从而阻碍基因的转录。目前共发现 18 种 HDAC，根据序列同源性及进化分析，被分为 4 种类型：Ⅰ 型 HDAC 包括 HDAC1 ~ 3、8，Ⅱ 型 HDAC 包括 HDAC4 ~ 7、9、10，Ⅲ 型 HDAC 包括 SIRT1 ~ 7，Ⅳ 型 HDAC 为 HDAC11。Ⅰ、Ⅱ 和 Ⅳ 型

HDAC 催化活性需要锌，被认为是经典 HDAC，而Ⅲ型 HDAC 催化活性依赖于烟酰胺腺嘌呤二核苷酸。

2. 组蛋白甲基化　组蛋白甲基化由组蛋白甲基转移酶催化介导，不同位点上的甲基化由不同的酶所负责。组蛋白 H3 赖氨酸残基（K4、K9、K23、K27、K36、K56 和 K79）、组蛋白 H4 赖氨酸残基（K20）、组蛋白 H1 赖氨酸残基（K26）、组蛋白 H3 精氨酸残基（R2、R8、R17 和 R26）、组蛋白 H2A 精氨酸残基（R11、R12）和组蛋白 H4 精氨酸残基（R3）是已知的甲基化位点。赖氨酸可以单甲基化（mono-methylation，me1）、双甲基化（di-methylation，me2）和三甲基化（tri-methylation，me3），精氨酸可以单甲基化或双甲基化，双甲基化可以呈现对称双甲基化或者不对称双甲基化。一般情况下，H3K4、H3K36 和 H3K79 促进转录活化，而 H3K9、H3K27 和 H4K20 抑制基因转录。组蛋白赖氨酸和精氨酸甲基化修饰受甲基转移酶和去甲基化酶调控。组蛋白甲基转移酶包括两大类，即赖氨酸甲基转移酶和精氨酸甲基转移酶。赖氨酸特异性去甲基化酶（lysine specific demethylase，LSD）和含有 JmjC 结构域的去甲基化酶蛋白家族参与去甲基化。

3. 组蛋白磷酸化　组蛋白磷酸化是组蛋白改变染色质结构的另一种主要修饰方式。它主要发生在四个核心组蛋白（H2A、H2B、H3 和 H4）的丝氨酸、苏氨酸和酪氨酸残基。组蛋白磷酸化需要不同的蛋白质激酶介导，例如酵母中 MEC1 激酶负责 H2A 磷酸化，哺乳动物中哺乳动物不育系 20 样激酶（mammalian sterile 20-like kinase 1，MST1）负责 H2B 磷酸化，酵母中 Aurora 激酶负责 H3 磷酸化，SPS1（一种孢子特异性激酶）负责 H4 磷酸化。组蛋白磷酸化通常与转录激活相关，如组蛋白 H3 丝氨酸残基 10 磷酸化（H3S10ph）、组蛋白 H3 苏氨酸残基 11 磷酸化（H3T11ph）、组蛋白 H3 丝氨酸残基 28 磷酸化（H3S28ph）、组蛋白 H3 酪氨酸残基 41 磷酸化（H3Y41ph）和 H2B 丝氨酸残基 32 磷酸化（H2BS32ph）；但有的位点磷酸化与转录抑制相关，如 H2A 丝氨酸残基 1 磷酸化（H2AS1ph）、H2B 酪氨酸残基 37 磷酸化（H2BY37ph）和 H4 丝氨酸残基 1 磷酸化（H4S1ph）。越来越多的证据表明，组蛋白磷酸化与有丝分裂和减数分裂的染色质压缩、染色质功能调节、转录的激活与抑制、DNA 损伤修复等多种机制相关。

（二）组蛋白乙酰化和 AKI

在缺血再灌注损伤（ischemia reperfusion injury，IRI）引起 AKI 过程中组蛋白乙酰化水平呈动态改变。在不同研究中，组蛋白乙酰化改变方向和水平存在差异，这可能与损伤程度、小鼠品系、检测时间点和组蛋白乙酰化分析方法有关。

组蛋白乙酰化参与缺血性 AKI 相关基因的表达。上调胆固醇合成中限速酶 HMG-CoA 还原酶（*HMGCR* 编码）可降低胆固醇负荷，减轻缺血性诱导 AKI。组蛋白变体 H2A.Z 和组蛋白修饰（*HMGCR* 基因启动子 H3K4me3 和 H3K19Ac 增加），可能促进 HMG-CoA 还原酶表达。

HDAC1 也调控转录阻遏物激活转录因子 3（activating transcription factor 3，ATF3）的转录活性。ATF3 通过下调炎症细胞因子如 IL-6 和 IL-12β 的表达，对缺血性 AKI 发挥保护作用。缺血性 AKI 小鼠模型诱导 ATF3 表达，可募集 HDAC1 到 IL-6 和 IL-12β 的启动子区域，抑制 IL-6 和 IL-12β 表达及炎症反应。沉默 HDAC1 加重 AKI,与 IL-6 和 IL-12β 高表达水平相关。在另一项研究中,上调纤溶酶原激活物抑制物 1(plasminogen activator inhibitor type 1,PAI-1)会增加雄性小鼠对缺血性 AKI 的敏感性,与 HDAC11 表达减少和 Serpine1 启动子 H3 高乙酰化有关。

除肾脏 IRI 诱导 AKI 外,组蛋白乙酰化也在其他方式诱导的 AKI 发生中发挥作用,例如脓毒血症、叶酸和顺铂诱导的 AKI,以及单侧输尿管梗阻诱导的 AKI。

(三)组蛋白甲基化与 AKI

组蛋白甲基化在 AKI 中的作用研究较少。单侧输尿管梗阻模型中,组蛋白 H3 赖氨酸 9 位点的三甲基化(H3K9me3)水平增加。缺血 AKI 时,*TNF-α* 基因外显子上的组蛋白 H3 赖氨酸 4 位点的三甲基化(H3K4me3)水平增加;HMG-CoA 还原酶基因外显子 H3K4me3 水平升高。在脂多糖、马来酸和 UUO 模型中,*MCP-1*、*TNF-α* 基因外显子 H3K4me3 水平增加;尿液中 *MCP-1*、*TNF-α* 和 *HMGCR* 基因外显子的组蛋白 H3K4me3 水平增加,这些组蛋白甲基化变化可能作为潜在 AKI 的生物标志。此外,zeste 增强子同源物 2(enhancer of zeste homolog 2,EZH2)介导组蛋白 H3 赖氨酸 27 位点三甲基化(H3K27me3),该分子具有促纤维化功能。抑制 EZH2 能降低 H3K27me3,改善肾功能。

(四)其他组蛋白修饰

组蛋白磷酸化和巴豆酰化在 AKI 中的作用的相关研究数量非常有限,本书不进行介绍。

(五)组蛋白变异体与 AKI

每种组蛋白都有变异体,这些变异体残基上的一些氨基酸变化可以导致组蛋白活性改变,从而上调或下调基因表达。组蛋白变异体主要是通过改变核小体的稳定性和高级结构的形成,直接改变染色质的结构,进而促进或抑制基因转录。H3 和 H2A 的变异体被发现最广泛存在并且在细胞中发挥着多样化的功能。既往研究显示,组蛋白 H2A.Z 变异体在转录活化位点高度富集,并且随着转录激活,H2A.Z 替代典型 H2A 也增加。与 H2A.Z 类似,组蛋白 H3.3 也是一种被发现可以替代传统组蛋白 H3 的变异体,位于基因活化位点。组蛋白变异体在 AKI 中的研究有限。有研究发现在缺血再灌注损伤诱导的 AKI 中,单核细胞趋化因子 -1(monocyte chemoattractant protein-1)、转化生长因子 β₁(transforming growth factor-β₁)及Ⅲ型胶原(*COL3*)基因的 H2A.Z 水平上调。

三、非编码 RNA

非编码 RNA 系指不能翻译为蛋白质的功能性 RNA 分子,与基因表达转录和转录后调控相关,主要包括小核 RNA(small nuclear RNA,snRNA)、小核仁 RNA(small nucleolar RNA,snoRNA)、微小 RNA(micro RNA,miRNA)、长链非编码 RNA(long noncoding RNA,lncRNA)、环状 RNA(circular RNA,circRNA)等。ncRNA 的每一种类型和亚类均有其特定的生物学生成途径、作用机制和生物学作用,其中研究最多的是 miRNA 和 lncRNA。①miRNA:miRNA 是内源性小非编码 RNA(约包含 22 个核苷酸),主要与 mRNA 转录本的 3' 非翻译区(3'untranslated region,3'UTR)特异性结合,通过翻译抑制和 / 或 mRNA 失活或衰变调节转录后基因表达。② lncRNA：lncRNA 是一类长度大于 200 个核苷酸、缺乏完整可读框（又称开放阅读框）、不编码蛋白质的 RNA 转录本。近年来研究表明非编码 RNA，尤其是 miRNA 和 lncRNA，已成为 AKI 和肾脏修复的重要表观遗传调控因子。另外，循环非编码 RNA 可能代表了 AKI 的潜在生物标志物。

（一）miRNA 与 AKI

已有研究表明 miRNA 参与包括 AKI 在内的肾脏病理过程。miRNA 在 AKI 中的作用首先是在一个肾小管特异性敲除 *Dicer*（一种调控 miRNA 生成的酶）基因的小鼠模型中被证实的，基因敲除后大约 80% 的 miRNA 被去除。这些基因敲除小鼠对缺血性 AKI 存在明显的抵抗，提示 miRNA 在缺血性 AKI 中的致病作用。微阵列数据分析表明缺血性 AKI 小鼠 miRNA 的表达水平明显改变。此外，在缺血性 AKI 中大量 miRNA 已经被确定具有致病或保护作用。例如：miR-24，miR-150，miR-494 和 miR-687 具有致病及促进肾损伤的作用，而其他包括 miR-17-5p，miR-26a，miR-126，miR-127，miR-146a、miR-205 和 miR-489 则能够预防缺血性 AKI。通常认为 miR-21 在缺血性 AKI 中具有保护作用，但最近的一项研究表明，过表达 miR-21 会增强体外缺氧 - 复氧培养的大鼠肾小管上皮细胞凋亡。而抑制 miR-21 则恢复细胞内膜运输蛋白 Rab11a 的表达，抑制自噬激活，减轻大鼠肾脏 IRI。通过有限的人体实验发现 miRNA 似乎通过不同的机制发挥作用。一些 miRNA 主要通过促进炎症因子释放促进 AKI 发生，其中包括 miR-101（IL-2、NF-κB 途径），miR-494（激活 NF-κB 途径中的 ATF3），miR-16（Bcl-2）和 miR-107（TNF）。在 Ge 等人的研究中发现，与非脓毒血症相关 AKI 患者相比，脓毒血症相关 AKI 患者血清存在 37 个 miRNA 表达差异，其中 8 个 miRNA 与 13 个线粒体氧化应激和功能障碍反应相关基因有关。这些基因包括 PCG-1α，Sirtuin1，哺乳动物雷帕霉素靶蛋白，氧化应激反应蛋白 1，NADPH 氧化酶 5。与这些研究一致，顺铂诱导的 AKI 会上调 miR-709，导致线粒体功能抑制，诱导细胞凋亡。

（二）lncRNA 与 AKI

尽管研究比 miRNA 少，但有证据表明 lncRNA 在 AKI 中发挥作用。一项使用 RNA 测序（RNA sequencing，RNA-seq）进行全转录组分析的研究发现，低氧和炎症条件下，近端肾小管上皮细胞表达的 lncRNA 存在系列差异。其中，特别值得注意的是 3 个在缺氧和细胞因子刺激条件下及肾移植肾活检标本中明显被诱导的 lncRNA（MIR 210HG、Linc-ATP13A4-8 和 Linc-KIAA1737-2），但是这些 lncRNA 在 AKI 中的作用还不清楚。另一项采用 RNA-seq 和染色质免疫沉淀测序（chromatin immunoprecipitation，ChIP-seq）识别 HIF-1 的结合位点的研究中，鉴定出了一种新的低氧可诱导的 HIF-1 依赖长链非编码 RNA（long non-coding RNA，lncRNA），被称为 DARS 反义 RNA1（DARS antisense RNA 1，DARS-AS1）。体外沉默 DARS-AS1 促进缺氧诱导的肾小管上皮细胞凋亡，表明 DARS-AS1 可拮抗缺氧诱导的细胞损伤作用。此外，通过基于 PCR 的疾病相关 lncRNA 阵列，另一种缺氧诱导的 HIF-1α 依赖性 lncRNA-PRINS（应激诱导的银屑病相关的非编码蛋白 RNA）被鉴定。lncRNA-PRINS 与炎症介质 RANTES（激活后调节正常 T 细胞表达和分泌因子）相互作用，在缺氧条件下调控其分泌，提示 lncRNA-PRINS 在 AKI 发病机制中发挥作用。

有研究鉴定出与缺血性 AKI 相关的 lncRNA,如肺腺癌转移相关转录因子 1(metastasis-associated lung adenocarcinoma transcript 1,MALAT1),又名核富集常染色体转录产物 2(nuclera-enriched autosomal transcript 2,NEAT2)和 GAS5(growth arrest-specific 5)。MALAT1 的长度大约 6.5kb,核富集,高度保守,是第一个发现的与人类疾病相关的 lncRNA。2015 年一项研究发现在吸入性缺氧小鼠肾脏,特别是在肾小管上皮细胞中 MALAT1 表达明显增加。最近的一项研究也表明在缺血性损伤人肾活检样本、AKI 患者血浆、IRI 小鼠肾脏和缺氧 - 复氧条件下培养的肾脏细胞中,MALAT1 水平明显升高。然而,反义寡核苷酸抑制 MALAT1 并不影响缺氧 - 复氧诱导的 HK-2 细胞周期的进展、细胞增殖或细胞凋亡。此外,*MALAT1* 基因敲除小鼠的肾功能,双侧 IRI 小鼠生存率及外髓损伤、细胞增殖、间质纤维化、炎症及单侧 IRI 后毛细血管稀疏程度不受影响,表明 MALAT1 在肾脏缺血再灌注损伤和肾脏修复中可有可无。2019 年的一项研究将 GAS5(一种调节细胞凋亡和生长停滞的肿瘤抑制 lncRNA)鉴定为缺血性 AKI 中的功能性 lncRNA。与其他 AKI 相关 lncRNA 类似,GAS5 也是低氧应答的,在肾 IRI 和肾小管上皮细胞缺氧再复氧处理的肾脏中表达增加。*GAS5* 基因敲除可减少缺氧 - 复氧条件下的肾小管细胞死亡,机制可能是通过调节血栓反应蛋白 1 的表达。与在缺血性 AKI 中,*MALAT1* 基因敲低的结果相反,*MALAT1* 基因敲低抑制体外 LPS 诱导的肾小管上皮细胞死亡。MALAT1 在 LPS 诱导的肾小管上皮细胞死亡中的损伤效应,可能是通过减轻 miR-146a 对 NF-κB 信号的抑制起作用的。此外,lncRNA- 母系表达基因 3(maternally expressed gene 3,MEG3)通过调节 miR-21-程序性细胞死亡蛋白 4(programmed cell death 4,PDCD4)轴加重 LPS 诱导的肾损伤。此外,体内外模型中抑制 lncRNA HOX 转录反义 RNA(HOTAIR)能够减轻脓毒血症相关 AKI,机制可能是通过调控 miR-22- 高机动性分组框 1(HMGB1)信号路径。这些数据表明,lncRNA 可能作为缺血性和脓毒血症相关 AKI 的治疗新靶点;但是,在其他原因 AKI 中仍旧缺乏有关 lncRNA 的报道。

循环中的 lncRNA 有助于包括 AKI 在内的各种疾病的诊断和预后,有可能成为新的生物标志物。在 AKI 患者的血浆和肾脏活检样本中发现几个循环 lncRNA,包括 MALAT1 和 TapSAKI(也称为 MGAT3-AS1)上调。重要的是,TapSAKI 与 AKI 严重程度相关。

四、总结与展望

尽管关于 AKI 的分子机制研究已经取得了很大进展,但是可用于临床治疗的结果还非常有限。近年来表观遗传学机制研究加深了我们对 AKI 发生发展的理解,但这些研究也强调了表观遗传修饰的复杂性。DNA 甲基化、组蛋白修饰及 ncRNA 构建了研究 AKI 表观遗传学的基本要素,继续深入研究 AKI 以及 AKI 到 CKD 的表观遗传学,将极可能为寻找新的治疗靶点及诊断生物标志物提供理论基础。

(张　丽)

参考文献

[1] GUO C Y, DONG G, LIANG X L, et al. Epigenetic regulation in AKI and kidney repair: mechanisms and therapeutic implications[J]. Nat Rev Nephrol, 2019, 15(4):220-239.

[2] GENG X M, XU X L, FANG Y, et al. Effect of long non-coding RNA growth arrest-specific 5 on apoptosis in renal ischaemia/reperfusion injury[J]. Nephrology (Carlton), 2019, 24(4):405-413.

[3] GUO Y, NI J J, CHEN S, et al. MicroRNA-709 mediates acute tubular injury through effects on mitochondrial function[J]. J Am Soc Nephrol, 2018, 29(2): 449-461.

[4] KOLLING M, GENSCHEL C, KAUCSAR T, et al. Hypoxia-induced long non-coding RNA Malat1 is dispensable for renal ischemia/reperfusion-injury[J]. Sci Rep, 2018, 8(1):3438.

[5] DING Y, GUO F, ZHU T, et al. Mechanism of long non- coding RNA MALAT1 in lipopolysaccharide-induced acute kidney injury is mediated by the miR-146a/NF-κB signaling pathway[J]. Int J Mol Med, 2018, 41(1):446-454.

[6] YANG R, LIU S X, WEN J, et al. Inhibition of maternally expressed gene 3 attenuated lipopolysaccharide-induced apoptosis through sponging miR-21 in renal tubular epithelial cells[J]. J Cell Biochem, 2018, 119(9):7800-7806.

[7] SHEN J, ZHANG J H, JIANG X, et al. LncRNA HOX transcript antisense RNA accelerated kidney injury induced by urine-derived sepsis through the miR-22/high mobility group Box 1 pathway[J]. Life Sci, 2018, 210:185-191.

[8] HEWITSON T D, HOLT S G, TAN S J, et al. Epigenetic modifications to H3K9 in renal tubulointerstitial cells after unilateral ureteric obstruction and TGFβ1 stimulation[J]. Front Pharmacol, 2017, 8: 307.

[9] GE Q M, HUANG C M, ZHU X Y, et al. Differentially expressed miRNAs in sepsis-induced acute kidney injury target oxidative stress and mitochondrial dysfunction pathways[J]. PLoS One, 2017, 12(3): e0173292.

[10] MIMURA I, HIRAKAWA Y, KANKI Y, et al. Novel lncRNA regulated by HIF-1 inhibits apoptotic cell death in the renal tubular epithelial cells under hypoxia[J]. Physiol Rep, 2017, 5(8):e13203.

[11] ZHOU X X, ZANG X J, PONNUSAMY M, et al. Enhancer of zeste homolog 2 inhibition attenuates renal fibrosis by maintaining Smad 7 and phosphatase and tensin homolog expression[J]. J Am Soc Nephrol, 2016, 27(7):2092-2108.

[12] YU T M, PALANISAMY K, SUN K T, et al. RANTES mediates kidney ischemia reperfusion injury through a possible role of HIF-1α and lncRNA PRINS[J]. Sci Rep, 2016, 6:18424.

[13] LIU X J, HONG Q, WANG Z, et al. MiR-21 inhibits autophagy by targeting Rab11a in renal ischemia/reperfusion[J]. Exp Cell Res, 2015, 338(1):64-69.

[14] LIN J, ZHANG X, XUE C Y, et al. The long noncoding RNA landscape in hypoxic and inflammatory renal epithelial injury[J]. Am J Physiol Renal Physiol, 2015, 309(11): F901-F913.

[15] LELLI A, NOLAN K A, SANTAMBROGIO S, et al. Induction of long noncoding RNA MALAT1 in

hypoxic mice[J]. Hypoxia (Auckl), 2015, 3:45-52.

[16] LORENZEN J M, SCHAUERTE C, KIELSTEIN J T, et al. Circulating long noncoding RNATapSaki is a predictor of mortality in critically ill patients with acute kidney injury[J]. Clin Chem, 2015, 61(1): 191-201.

[17] KIM J I, JUNG K J, JANG H S, et al. Gender-pecific role of HDAC11 in kidney ischemia and reperfusion-induced PAI-1 expression and injury[J]. Am J Physiol Renal Physiol, 2013, 305(1): F61-F70.

[18] JOHNSON A C, WARE L B, HIMMELFARB J, et al. HMG-CoA reductase activation and urinary pellet cholesterol elevations in acute kidney injury[J]. Clin J Am Soc Nephrol, 2011, 6(9): 2108-2113.

[19] MUNSHI R, JOHNSON A, SIEW E D, et al. MCP-1 gene activation marks acute kidney injury[J]. J Am Soc Nephrol, 2011, 22(1):165-175.

[20] LI H F, CHENG C F, LIAO W J, et al. ATF3-mediated epigenetic regulation protects against acute kidney injury[J]. J Am Soc Nephrol, 2010, 21(6):1003-1013.

[21] WEI Q, BHATT K, HE H Z, et al. Targeted deletion of Dicer from proximal tubules protects against renal ischemia-reperfusion injury[J]. J Am Soc Nephrol, 2010, 21(5): 756-761.

[22] GODWIN J G, GE X P, STEPHAN K, et al. Identification of a microRNA signature of renal ischemia reperfusion injury[J]. Proc Natl Acad Sci U S A, 2010, 107(32): 14339-14344.

[23] NAITO M, BOMSZTYK K, ZAGER R A. Renal ischemia induced cholesterol loading: transcription factor recruitment and chromatin remodeling along the HMG CoA reductase gene[J]. Am J Pathol, 2009, 174(1):54-62.

[24] NAITO M, BOMSZTYK K, ZAGER R A. Endotoxin mediates recruitment of RNA polymerase Ⅱ to target genes in acute renal failure[J]. J Am Soc Nephrol, 2008, 19(7): 1321-1330.

[25] PRATT J R, PARKE M D, AFFLECK L J, et al. Ischemic epigenetics and the transplanted kidney[J]. Transplant Proc, 2006, 38(10): 3344-3346.

第九节

急性肾损伤向慢性肾脏病转化

一、概述

急性肾损伤（acute kidney injury, AKI）是由于缺血、感染、肾毒性药物等多种原因造成的肾功能急剧下降，具有高发病率和病死率。慢性肾脏病（chronic kidney disease, CKD）以多种原因引起的肾脏结构变化或肾功能在数月或更长时间内慢性下降为特征。尽管最初认为AKI与CKD是两种不同的疾病，但目前认为，AKI是CKD的独立预测因子，能进展为CKD

或使 CKD 恶化，即 AKI 向 CKD 转化。肾小管细胞致死或亚致死性损伤是 AKI 的主要病理特征，AKI 后肾脏进行一系列损伤后修复，包括肾小管去分化、增殖、向损伤区迁移并再次分化为成熟的肾小管细胞，从而重建肾脏结构并恢复肾功能。然而，在严重或持续性损伤因素作用下，肾小管细胞发生不完全或异常修复，在炎症细胞、成纤维细胞及其他环境因素共同作用下，出现肾脏纤维化并导致 CKD 的发生或进展。

二、肾脏近端小管失代偿性修复

肾小管由多种具有不同功能的细胞构成，具有多种转运载体及转运通道，在肾脏重吸收肾小球滤过液离子、二氧化碳、葡萄糖及氨基酸等成分的过程中发挥了重要作用，并参与多种内、外源性大分子物质的转运。肾脏近端小管由于耗能高且无氧糖酵解能力有限，对缺血再灌注等应激条件敏感性较高；此外，多种肾毒性物质在近端小管转运，因此近端小管是 AKI 的主要受损部位。在近端小管细胞特异性表达白喉毒素受体的动物模型中，白喉毒素能特异性靶向近端小管，有研究观察到单次注射白喉毒素导致近端小管死亡并诱导严重的炎症反应发生，此后肾小管细胞发生适应性修复并逆转肾小管损伤。三次注射白喉毒素后出现近端小管失代偿性修复及肾间质纤维化，这表明近端小管在损伤后具有再生修复的潜能，仅近端小管损伤即可导致肾间质纤维化及肾小球硬化。后续大量研究表明近端小管损伤不仅是 AKI 的主要致病机制，也在 AKI 向 CKD 转化过程中发挥重要作用，其主要致病机制如下。

（一）近端小管 G_2/M 细胞周期阻滞

在真核细胞中，细胞周期由四个不同的阶段（G_1，S，G_2，M）组成。细胞分裂始于 G_1 期，细胞生长以及合成 DNA 复制所需的 mRNA 和蛋白质。细胞进入 G_1 期之前所处的阶段通常称为 G_0 期，此时细胞处于非增殖状态的静止期。细胞在 S 期进行 DNA 复制。随后进入 G_2 期，这是细胞快速生长和大量蛋白质合成的阶段，并为 M 期做准备。在 M 期细胞进行有丝分裂，遗传物质和细胞成分被精确地划分到两个子代细胞中。细胞周期由一系列检查点调控，这些检查点确保细胞（尤其是 DNA）只有处于适当状态时，才能进入不同的细胞周期。若在细胞周期进行过程中出现异常事件，细胞周期被立即终止，修复机制被激活。细胞周期主要有四个检查点：G_1/S 检查点，S 期检查点，G_2/M 检查点和 M 期检查点。

生理条件下，处于增殖状态的肾小管上皮细胞比例低于 1%，其余处于静息状态，停留在 G_0 期。在缺血、肾毒性药物等多种 AKI 动物模型中出现近端小管 DNA 损伤，AKI 后处于增殖状态（G_1 期）的近端小管细胞明显增多。有研究利用不同程度及原因诱导的 AKI 向 CKD 转化的动物模型观察到，严重的 AKI 损伤导致近端小管细胞周期停滞在 G_2/M 期，导致其修复异常并进一步导致肾脏纤维化。处于 G_2/M 期阻滞的近端小管细胞分泌大量的促纤维化及促炎症因子，这种表型转变在介导肾脏纤维化中起到了重要作用。AKI 时这种 G_2/M 期阻滞至少部分是由 c-jun 氨基末端激酶信号通路介导的。针对近端小管 G_2/M 细胞周期阻滞可能成为一种新的治疗途径。p53 及组蛋白脱乙酰酶等细胞周期调节分子的抑制剂药物能缓解受损肾小管细胞的 G_2/M 期阻滞并减轻间质纤维化。周期蛋白依赖性激酶 4/6

的特异性抑制剂能促进 G_1 期向 S 期转化，可有效优化受损近端小管的细胞周期。此外，肾小管细胞中的巨噬细胞迁移因子能通过消除肾小管细胞的细胞周期阻滞来限制炎症和纤维化。

(二)线粒体损伤

近端小管细胞是依赖有氧代谢供能的高耗能细胞，线粒体通过脂肪酸氧化产生的 ATP 是近端小管主要的能量来源。在多种原因(尤其是缺血再灌注损伤)造成的 AKI 中均出现线粒体损伤，造成肾小管细胞能量缺乏，产生过量活性氧，线粒体内 DNA 等有害物质释放到细胞中，并通过多种途径导致氧化应激、细胞死亡及炎症。线粒体损伤亦与 AKI 向 CKD 转化有关，在单侧急性肾脏缺血及对侧肾脏切除诱导的 AKI 向 CKD 转化的大鼠模型中，再灌注 14 天时萎缩的肾小管细胞中线粒体数量明显减少，形态变圆并出现线粒体自噬。有研究利用双侧急性肾脏缺血再灌注损伤的大鼠模型观察到 AKI 后 9 个月，肾小管细胞、足细胞等多种肾脏细胞中均出现线粒体形态改变，从再灌注 1 个月开始用线粒体保护剂(SS-31，elamipretide)连续干预 6 周，能维持线粒体完整性，改善肾小球硬化和肾间质纤维化。在多次顺铂注射诱导的 AKI 后肾脏纤维化动物模型中，顺铂注射 1 个月后小鼠肾脏中出现线粒体电子传递链复合物 I、超氧化物稳态水平升高等线粒体代谢改变表现，利用线粒体特异性超氧化物歧化酶模拟物干预改善线粒体代谢、肾小管和肾脏损伤以及缓解肾间质纤维化。而在叶酸诱导的肾损伤模型中持续的线粒体 β 氧化水平降低可能与 AKI 向 CKD 转化有关。有研究进一步利用诱导性近端小管 dynamin 相关蛋白 1(dynamin related protein 1，*Drp1*)基因敲除小鼠模型观察了线粒体损伤在 AKI 向 CKD 转化中的作用，Drp1 通过介导线粒体分离导致线粒体损伤，在单侧急性肾脏缺血再灌注 3 天后开始诱导敲除近端小管中 *Drp1*，敲除组小鼠在再灌注 14 天时肾间质纤维化病变、胶原沉积、α- 平滑肌肌动蛋白(α-SMA)水平以及巨噬细胞浸润均明显减轻。因此，近端小管中损伤的线粒体促进 AKI 向 CKD 转化，可能与损伤线粒体诱导的氧化应激有关，但具体调控机制还有待进一步阐明。

(三)其他信号通路在 AKI 向 CKD 转化中的作用

Wnt/β-catenin 信号通路与肾脏发育密切相关。经典的 Wnt/β-catenin 信号通路由 Wnt、细胞膜蛋白膜受体卷曲蛋白(Frizzled)、共受体蛋白 LRP5/6、糖原合成激酶 -3β(GSK-3β)等分子构成，生理条件下，细胞质中的 β-catenin 与 GSK-3β 等蛋白构成复合体，该复合体被 GSK-3β 磷酸化后通过蛋白酶体降解。Wnt 蛋白家族是分泌型的脂质修饰糖蛋白，Wnt 出现后作为配体与 Frizzled 及 LRP5/6 特异性结合，通过一系列蛋白质间相互作用使信号传递到细胞内导致 GSK-3β 失活，阻碍了 β-catenin 降解，β-catenin 之后进入细胞核与 T 细胞转录因子(T cell factor，TCF)等蛋白结合后调控下游靶基因的转录。在未受损的成熟肾组织中 β-catenin 的表达量相对较低，在缺血或叶酸诱导的 AKI 动物模型中其表达水平及活性明显增加，敲除肾小管中编码 β-catenin 的基因导致肾功能损伤及肾脏纤维化加重、肾小管细胞凋亡增加，这表明 Wnt/β-catenin 信号通路在 AKI 时发挥肾脏保护作用。与之相反，在单侧输尿管梗阻(unilateral ureteral obstruction，UUO)模型诱导的 CKD 动物模型中，肾小管中活化的 β-catenin 加重了肾脏纤维化。为了观察 Wnt/β-catenin 信号通路在 AKI 向 CKD 转化过程中的作用,有研究观察了该通路在不同程度肾脏缺血再灌注损伤动物模型中的变化情况,轻度缺血再灌注损伤导致 Wnt/β-catenin 通路在 AKI 时短暂激活,但在 AKI 后 Wnt/β-catenin 活性恢复并伴随肾功能及肾脏结构的修复。重度缺血再灌注损伤导致 Wnt/β-catenin 在 AKI 时及 AKI 后的持续激活并伴随明显的肾脏纤维化。该研究进一步观察到肾脏缺血再灌注 5 天后,肾脏高表达外源性 Wnt1 蛋白导致肾脏纤维化程度加重,相反,β-catenin 抑制剂减轻肾脏纤维化,这提示 Wnt/β-catenin 信号通路在促进 AKI 向 CKD 转化中发挥了重要作用。

p53 是一种抑癌蛋白,作为转录因子促进或抑制下游靶基因或 miRNA 的转录,p53 亦能通过与细胞质中的蛋白(如凋亡效应分子及代谢酶)相互作用从而发挥非转录依赖的作用。p53 在 DNA 损伤、低氧、营养缺乏、氧化应激等多种应激条件下被活化和 / 或表达增加,在调控细胞凋亡、细胞周期、增殖、衰老及分化等方面起到了重要作用。在 AKI 急性损伤期,p53 表达及活性增强并在介导肾脏及肾小管损伤中发挥了重要的致病作用。在缺血再灌注损伤、多次顺铂注射诱导的 AKI 后肾脏纤维化动物模型中,肾脏中 p53 表达和 / 或活性增高。在单侧肾脏缺血再灌注损伤诱导的肾脏纤维化小鼠模型中,缺血再灌注后第 3 天予 p53 抑制剂 pifithrin-α 单次干预能明显减轻再灌注后第 10 天肾间质纤维化水平;再灌注后第 3 天、第 14 天予 pifithrin-α 双次干预能缓解再灌注后第 42 天肾间质纤维化病变程度,这些结果提示 p53 促进 AKI 向 CKD 转化。此外,利用条件性近端小管编码 p53 的基因敲除的小鼠构建双侧肾脏缺血再灌注损伤小鼠模型,再灌注 16 天后肾脏胶原沉积、α-SMA 和 TGF-β 等纤维化指标在编码 p53 的基因敲除小鼠中明显降低,提示近端小管 p53 可能在 AKI 向 CKD 转化的过程中发挥了重要作用。与此相反,有研究报道在双侧肾脏缺血再灌注损伤大鼠模型中,系统性敲除编码 p53 的基因或从缺血开始连续 7 天给予 pifithrin-α,与缺血再灌注损伤野生型小鼠相比,再灌注 8 周后敲除或抑制编码 p53 的基因出现更严重的肾间质纤维化及纤维连接蛋白沉积,提示 p53 有助于缺血再灌注损伤后的肾脏修复。尽管这些研究结果尚未统一,它们均提示 p53 与 AKI 向 CKD 转化密切相关。组织或细胞特异性 p53 功能研究以及 AKI 后肾脏修复不同阶段对 p53 的干预将有助于更深入揭示 p53 在 AKI 向 CKD 转化中的作用。p53 在 AKI 致病机制中的相关研究较多,包括调控细胞凋亡、坏死性凋亡等细胞死亡途径、细胞周期以及自噬等途径。p53 在 AKI 向 CKD 转化中的作用尚待阐明,可能与其介导的肾小管细胞 G_2/M 期阻滞、早衰有关。

三、血管内皮细胞损伤与低氧

与肾小管具有较强的再生及修复能力不同,肾脏的微循环系统再生能力较弱。AKI 导致血管损伤及肾脏微循环障碍,AKI 后肾脏以微血管稀疏为特征。有研究利用血管对比剂在双侧急性肾缺血再灌注损伤大鼠模型中观察到,再灌注后 4 ~ 40 周时尽管肾功能和肾脏病理损伤恢复,肾小管周毛细血管密度仍明显降低(30% ~ 50%),此后多个研究也表明在急性缺血再灌注损伤后存在持续的毛细血管密度降低。随着检测技术的发展,有研究利用荧光微血管造影方法观察到在严重的急性缺血再灌注损伤小鼠模型中,再灌注 8 周后肾小管周毛细血管不仅数量减少,而且其直径长度明显缩短,这两者均与降低的肾小管周灌注相关。该研究进一步表明 AKI 的严重程度与 AKI 后肾小管周灌注减少相关。其他一些研究通过检测内皮细胞标志物(如 CD31 等)或利用转基因动物模型观察到,在 AKI 急性期及 AKI 后均存在内皮细胞数量减少,AKI 后一些 CD31 阳性的毛细血管荧光素微血管造影呈阴性,提示存在局部"无回流"区域。鉴于内皮细胞的再生能力有限,微血管损伤和丢失的严重程度可能决定了肾脏损伤的可逆性程度。AKI 后肾小管周毛细血管稀疏的机制并不完全清楚。目前认为,AKI 后肾脏中出现内皮细胞 - 间充质细胞转分化,受损的内皮细胞由于再生能力有限而无法进行有效修复可能导致 AKI 后肾小管周毛细血管稀疏。肾小管细胞及周细胞对内皮细胞的作用也可能与 AKI 后肾小管周毛细血管稀疏有关。肾小管细胞分泌的血管内皮生长因子(vascular endothelial growth factor,VEGF)对维持肾小管周毛细血管密度具有重要作用,AKI 后早期出现短暂的 VEGF 减少可能与缺血早期肾小管周毛细血管损伤有关。AKI 后周细胞从血管周脱落至间质中,原有的周细胞 - 内皮细胞结构体被破坏而导致内皮细胞损伤。此外,肾间质中的周细胞可转分化为肌成纤维细胞并分泌抗血管生成因子从而加重肾间质纤维化。

肾小管周毛细血管稀疏使肾脏处于低氧环境,进一步加重肾脏损伤并导致肾间质纤维化。通过检测缺氧标志物哌莫硝唑、低氧诱导因子(hypoxia-inducible factor,HIF)表达水平或血氧水平依赖性磁共振成像等方法能够反映肾组织中氧浓度。有研究在缺血、脓毒血症及肾毒性药物等原因诱导的 AKI 模型中均观察到 AKI 急性期及 AKI 后肾脏处于低氧环境。除了 AKI 外,包括高血压肾病和糖尿病肾病等多种肾脏疾病模型中均出现肾小管周毛细血管稀疏及肾脏低氧现象,慢性低氧导致肾间质纤维化是多种病因导致终末期肾病的共同通路。低氧对肾小管细胞、成纤维细胞及炎症细胞等的作用可能与 AKI 向 CKD 转化有关。有研究利用不同程度肾实质减少的肾脏缺血再灌注损伤大鼠模型观察到,再灌注 4 周时,再分化失败的肾小管生成 VEGF 减少而促纤维化因子增多,并且肾小管再分化失败的程度与肾小管周毛细血管稀疏程度及肾间质纤维化相关,这提示低氧阻碍肾小管再分化,导致其修复不良,而再分化失败的肾小管进一步介导微循环障碍,最终导致肾间质纤维化。低氧能使成纤维细胞产生更多胶原蛋白,诱导白细胞黏附于内皮细胞并且招募巨噬细胞在肾脏聚集。低氧对肾小管细胞、成纤维细胞及炎症细胞的损伤作用会加重肾间质纤维化,而肾间质纤维化又进一步加重肾脏微循环障碍,产生更严重的低氧环境,低氧与肾间质纤维化之间的恶性循环最终导致 CKD 的进展。

HIF 是低氧下游重要的信号通路分子,通过促进包括红细胞生成素、VEGF 和葡萄糖转运蛋白 1(glucose transporter 1,GLUT1)等多种靶蛋白的基因转录诱导红细胞生成、血管生成、无氧糖酵解和其他适应性过程,从而维持机体稳态。HIF 是一种蛋白质异二聚体,具有 α 亚基和 β 亚基。HIF-β 在细胞内稳定表达,HIF-α 的表达受氧浓度调控。在常氧条件下,HIF-α 被脯氨酸羟化酶(proline hydroxylase,PHD)羟基化后被蛋白酶体降解;在低氧条件下,PHD 对 HIF-α 的羟基化作用被抑制,HIF-α 稳定表达后进入细胞核与 HIF-β 形成二聚体促进靶基因转录。HIF 具有 3 种亚型,即 HIF-1、HIF-2 和 HIF-3。在肾脏中,HIF-1α 存在于大多数肾上皮细胞中,而 HIF-2α 主要在肾间质成纤维样细胞和内皮细胞中表达。在低氧早期,HIF-1α 被迅速激活,之后随着低氧时间的延长,HIF-1α 表达下降,而 HIF-2α 在慢性缺氧条件下被激活。尽管低氧与 CKD 进展密切相关,有趣的是,在缺血及顺铂等诱导的 AKI 动物模型中 HIF 可能起到肾脏保护作用。在急性肾缺血再灌注损伤及顺铂诱导的 AKI 动物模型中,利用缺血预处理及 HIF-1α 药物诱导剂促进 HIF-1α 的表达能减轻肾脏损伤,相反,敲除(或敲低)编码 HIF-1α 或 HIF-2α 的基因后肾脏损伤加重。此外,特异性活化内皮细胞或肾小管细胞中的 HIF 在 AKI 动物模型中表现出肾脏保护作用。HIF 也与 AKI 向 CKD 转化过程密切相关。在肾脏缺血再灌注损伤大鼠模型中,AKI 急性期及再灌注 3 天时肾脏中 HIF-1α 以及其下游靶基因编码的 VEGF 和 EPO 表达水平明显增高,而在再灌注 24 小时后注射 HIF-1α siRNA 抑制 HIF-1α 表达,导致再灌注 3 天时肾功能及肾脏病理损伤恶化。有研究利用 HIF 药物激动剂预处理肾脏缺血再灌注损伤 AKI 小鼠模型,再灌注 21 天后激动剂预处理组肾脏炎症、纤维化水平及肾功能明显降低。与之相反,在 UUO、血管紧张素等诱导的 CKD 动物模型中,持续激活 HIF 加重肾脏纤维化程度及肾脏损伤,而抑制 HIF 起到肾脏保护作用。这些结果提示 AKI 早期激活的 HIF 可能在 AKI 向 CKD 转化过程中发挥肾脏保护作用,而持续的 HIF 激活可能导致肾间质纤维化进一步加重。此外,HIF 在肾脏损伤中的作用可能具有细胞特异性。特异性敲除小鼠内皮细胞编码 HIF-2α 的基因(而非 HIF-1α 的基因)会加重急性缺血后肾间质纤维化程度;特异性敲除小鼠近端小管中编码 HIF-1α 的基因能降低 UUO 小鼠肾脏纤维化水平。综上,尽管 HIF 在 AKI 向 CKD 转化过程中发挥促纤维化或抗纤维化的作用仍有争议,这些研究均表明了 HIF 在 AKI 向 CKD 转化的过程中发挥了重要作用,对 HIF 不同亚型及其在不同细胞或组织中、疾病不同进程中的研究将有助于深化我们对 HIF 功能的理解。

四、免疫细胞的作用

尽管炎症反应有利于清除致病物并促进组织修复,但持续及严重的炎症反应阻碍组织正常修复,在 AKI 向 CKD 进展中起着重要作用。AKI 后,多种免疫细胞及其产物影响肾脏修复过程。巨噬细胞在 AKI 急性期及 AKI 后修复期具有不同作用。在 AKI 急性期,肾脏中巨噬细胞主要为 M1 型并具有促炎作用,其迅速聚集在肾脏中并通过促进炎症引起局部组织损伤并导致疾病进展;而在 AKI 后修复期,M1 型巨噬细胞转化为具有抗炎作用的 M2 型,减轻炎症反应并促进组织修复。淋巴细胞,尤其是 CD4+ T 细胞与 AKI 的致病过程密切相关。AKI 时,T 细胞在受损肾脏聚集并产生 IFN 等促炎症细胞因子,这进一步激活巨噬细胞,促进肾脏炎症反应。在 AKI 后修复阶段,肾脏中出现 Treg 细胞,例如 CD4+CD25+Foxp3+ Treg 细胞及 CD4− CD8− αβT 细胞,它们通过抑制多种免疫细胞的活化,产生 IL-10 等抗炎物质减轻炎症反应,促进损伤修复。

五、肾小管间质纤维化和修复异常

AKI 后异常修复的一个关键特征是肌成纤维细胞数量增加。α-SMA 阳性肌成纤维细胞是导致胶原蛋白和其他纤维化基质（如细胞外基质、纤连蛋白、糖蛋白等）在肾脏中沉积的重要来源,在导致肾间质纤维化及 CKD 进展过程中发挥了重要作用,找到肌成纤维细胞的来源并抑制其生成可能成为防止肾间质纤维化的新干预手段。肾脏中肌成纤维细胞可能具有多种来源。肾间质中固有的成纤维细胞能感受低氧条件并产生 EPO,维持肾脏稳态。在受损肾脏中,这些成纤维细胞能转分化为 α-SMA 阳性肌成纤维细胞,其丧失产生 EPO 的能力并介导肾间质纤维化。有研究报道肾脏固有的（而非循环中的）Gli1$^+$ 血管周间充质干细胞样细胞在肾脏损伤后能转化为肌成纤维细胞并介导肾脏纤维化。此外,周细胞在肾间质纤维化时转分化为 α-SMA 阳性肌成纤维细胞。尽管大量研究报道体外培养的肾小管上皮细胞在有害因素刺激下表达间充质细胞标志物,但对肾脏的基因谱系追踪研究并没有找到证据证明受损伤肾脏中的肌成纤维细胞由上皮细胞转分化而来,体外研究中观察到的上皮细胞表达间充质细胞标志物反映了上皮细胞的去分化状态,而并不能证明上皮细胞转分化为成纤维细胞。

六、总结与展望

AKI 后失代偿性修复与肾脏纤维化及 CKD 进展密切相关。CKD 发病率及患病率日益增加,并在全球范围内造成严重的医疗、社会和经济负担,深入了解 AKI 对 CKD 的影响及其致病机制,对于寻找新的 CKD 防治方案至关重要。多个研究利用不同的 AKI 向 CKD 转化的动物模型进行实验,为解释其发病机制提供了重要线索。肾小管损伤后修复不良、肾小管周毛细血管稀缺与低氧、肾脏炎症及肌成纤维细胞介导的肾脏纤维化是 AKI 向 CKD 转化的关键步骤。然而,调控这些过程的具体分子机制尚待进一步阐明。目前,尚无有效干预措施预防 AKI 后 CKD 的进展,这表明动物源性与人源性 AKI 致病过程之间可能存在差异。最近有研究利用 CKD 患者肾脏干细胞建立了三维类人源性肾组织,这提示将来利用类人源性肾组织研究 AKI 向 CKD 转化的致病过程的可能性。深入理解 AKI 向 CKD 转化的致病机制及发病机制异质性将为防治 AKI 后失代偿性修复提供新的治疗靶点及干预方案。

（赵星辰　梁馨苓）

参考文献

[1] ZHU Z J, HU J J, CHEN Z W, et al. Transition of acute kidney injury to chronic kidney disease: role of metabolic reprogramming[J]. Metabolism, 2022, 131:155194.

[2] TANG C Y, MA Z W, ZHU J F, et al. P53 in kidney injury and repair: mechanism and therapeutic potentials[J]. Pharmacol Ther, 2019, 195: 5-12.

[3] LI L, KANG H M, ZHANG Q, et al. FoxO3 activation in hypoxic tubules prevents chronic kidney disease[J]. J Clin Invest, 2019, 129(6): 2374-2389.

[4] ULLAH M M, BASILE D P. Role of renal hypoxia in the progression from acute kidney injury to chronic kidney disease[J]. Semin Nephrol, 2019, 39(6): 567-580.

[5] SHARMA R, KINSEY G R. Regulatory T cells in acute and chronic kidney diseases[J]. Am J Physiol

Renal Physiol, 2018, 314(5): F679-F698.

[6] CPC O, NGO J P, ULLAH M M, et al. Absence of renal hypoxia in the subacute phase of severe renal ischemia-reperfusion injury[J]. Am J Physiol Renal Physiol, 2018, 315(5): F1358-F1369.

[7] SATO Y, YANAGITA M. Immune cells and inflammation in AKI to CKD progression[J]. Am J Physiol Renal Physiol, 2018, 315(6): F1501-F1512.

[8] DJUDJAJ S, MARTIN I V, BUHL E M, et al. Macrophage migration inhibitory factor limits renal inflammation and fibrosis by counteracting tubular cell cycle arrest[J]. J Am Soc Nephrol, 2017, 28(12): 3590-3604.

[9] SZETO H H, LIU S Y, SOONG Y, et al. Mitochondria protection after acute ischemia prevents prolonged upregulation of IL-1β and IL-18 and arrests CKD[J]. J Am Soc Nephrol, 2017, 28(5): 1437-1449.

[10] CHEVALIER R L. The proximal tubule is the primary target of injury and progression of kidney disease: role of the glomerulotubular junction[J]. Am J Physiol Renal Physiol, 2016, 311(1): F145-F161.

[11] EDELING M, RAGI G, HUANG S, et al. Developmental signalling pathways in renal fibrosis: the roles of Notch, Wnt and Hedgehog[J]. Nat Rev Nephrol, 2016, 12(7): 426-439.

第十节

衰老增加急性肾损伤易患性

普通人群中急性肾损伤（acute kidney injury, AKI）发病率为 2%，65 岁以上的老年人 AKI 发病率为 11%，表明年龄越大发生 AKI 风险越高。肾脏是伴随年龄增长最容易出现衰老的重要器官之一，衰老的肾脏可出现结构异常和功能衰退，使肾脏功能储备下降，肾脏损伤易患性增加。加上老年人常因合并慢性基础疾病（如糖尿病、高血压、冠心病等），服用利尿剂、抗高血压药、抗生素等多种药物，手术或者介入治疗机会增多，导致 AKI 发病率进一步增高。此外，有 30% 的 65 岁以上老年人发生 AKI 后，肾功能不能完全恢复，最终进展为慢性肾脏病（chronic kidney disease, CKD）。近年大量研究表明，细胞衰老是 AKI 修复障碍的关键细胞生物学事件，在 AKI 向 CKD 进展过程中发挥重要作用。本节主要围绕衰老与 AKI 的研究现状展开论述，旨在为 AKI 的致病机制及防治提供依据。

一、细胞衰老的特征和机制

细胞衰老（cell senescence）是 1961 年美国生物学家 Leonard Hayflick 在体外培养正常人的成纤维细胞时发现的一种细胞周期"不可逆"的停滞状态，即 Hayflick 极限。

首先,细胞衰老后在结构上可表现为体积增大,细胞核凹陷,核膜崩解和染色质结构改变等;细胞功能主要呈现退行性变,主要包括细胞周期停滞和增殖能力丢失,细胞周期抑制因子和其他衰老相关基因表达上调等。已证实衰老细胞的细胞周期主要停滞于 G_1/S 期。与静止期细胞不同的是,衰老相关的细胞周期停滞是永久性、不可逆的,在受到特定的信号刺激时也不能进行细胞增殖。其次,细胞衰老后会表达衰老特异性标志物。衰老相关 β 半乳糖苷酶是目前为止用于鉴别衰老细胞的特异度最高、应用最广泛的标志,在大多数衰老细胞中都能够检测到此标志物。最后,衰老细胞核内可表达细胞周期依赖性蛋白激酶(p16^{INK4a}和 p21^{Cip1})、衰老相关异染色质。虽然衰老细胞已老化,但仍具有代谢活性,可分泌炎症细胞因子、趋化因子等衰老相关分泌表型。衰老细胞还具有凋亡抵抗能力,促使衰老细胞堆积滞留,衰老相关分泌表型(senescence-associated secretory phenotype,SASP)持续分泌增多,加速疾病进展。

细胞衰老包括细胞端粒缩短引起的复制性衰老与各种病理性刺激(DNA 损伤、氧化应激、癌基因过表达等)引起的应激性衰老。p16^{INK4a}/Rb 和 p19^{Arf}/p53/p21^{Cip1} 是参与细胞衰老最主要的信号途径,这两条途径相互作用的同时又相互独立地调控细胞周期的进程。在应激性细胞衰老中,尤其是在上皮细胞中,p16^{INK4a}/Rb 信号途径发挥主要作用;而端粒受损的衰老细胞(调控复制性细胞衰老的途径)则具有种属特异性,在小鼠体内主要是 p19^{Arf}/p53/p21^{Cip1} 途径,而人类细胞则受到两个途径的共同调控作用。近年来有研究发现,一些衰老刺激物如膜血管瘤抑制因子等诱导的细胞衰老可不依赖 p53 或 p16 信号途径。

细胞衰老后可分泌炎症因子、生长因子、基质金属蛋白酶类蛋白分子等 SASP,不仅可以促进机体启动免疫系统清除衰老细胞,延缓组织器官衰老,而且在组织修复中亦发挥了重要作用。此外,SASP 可通过自分泌或旁分泌方式加速周边正常细胞衰老,导致组织慢性炎症与纤维化。在不同组织器官或者不同疾病类型中,SASP 的组成不同并且发挥不同的病理生理作用。在皮肤创伤中发现,SASP 的主要成分胱氨酸蛋白 61(cysteine-rich protein 61,CYR61)和血小板源性生长因子 -AA(platelet-derived growth factor-AA,PDGF-AA)在修复过程中发挥关键作用;在肿瘤诱导的肝脏细胞衰老中,C-C 基序趋化因子配体 2(C-C motif chemokine ligand 2,CCL-2)诱导了免疫监视效应;在年龄增加引发的慢性细胞衰老过程中,SASP 以白细胞介素 -6 和纤溶酶原激活物抑制物 1(plasminogen activator inhibitor-1,PAI-1)为主,可导致组织慢性损伤与器官功能丢失;在慢性肾脏病中,SASP 主要包括白细胞介素 -1、4、6 和 18,TGF-β,TNF-α,基质金属蛋白酶 -2(matrix metalloproteinase-2,MMP-2),PAI-1 等,可导致肾组织炎症与纤维化,加速肾功能丢失。

二、细胞衰老增加易患性的机制

(一)衰老和肾脏

伴随年龄增加肾脏可出现肾脏衰老(renal aging)的表现,形态学上主要表现为肾脏体积缩小,肾实质尤其是肾皮质减少,皮质瘢痕、肾囊肿、肾动脉硬化、肾实质钙化等增加;病理学上主要表现为肾小球硬化、肾小管萎缩与间质纤维化、小动脉硬化、肾单位丢失和代偿性肥大等;病理生理学方面主要表现为肾血管阻力增加,肾血浆流量、肾小球滤过功能、肾小管浓缩与稀释功能随着年龄增加而逐渐减低。研究表明,伴随年龄增加,估算的肾小球滤过率(estimated glomerular filtration rate,eGFR)以每 10 年 $6.3ml/(min \cdot 1.73m^2)$ 的速度下降,导致肾脏储备功能降低,使得老年人肾脏对肾毒性药物、缺血、感染等损伤因素的敏感性增加,导致发生 AKI 的风险明显增高;同时,老年人肾脏因 GFR 下降和肾单位的减少易导致有毒物质或者药物的蓄积,进一步促使 AKI 的发生发展。

(二)衰老和 AKI

肾小管上皮细胞增殖是 AKI 修复的关键。存活的细胞通过快速从 G_0 或 G_1 期重新进入细胞周期,进而增殖以恢复肾小管结构的完整性。衰老肾脏细胞的增殖能力有限。细胞周期抑制蛋白 p16 和 p21 被激活,导致细胞停滞于 G_0/G_1 期,从而导致细胞更新应答不充分,肾脏修复不良。在啮齿类动物模型中发现,随着年龄的增加,AKI 病死率升高,肾脏衰老标志表达量增加,肾间质炎症与纤维化加剧,导致肾脏不良修复。在早衰小鼠中靶向清除衰老细胞可改善老年相关的肾组织损伤,如肾小球硬化、肾间质纤维化等,同时可降低尿素氮水平。在异体共生小鼠模型中,老年 - 年轻 AKI 小鼠较老年 - 老年小鼠具有更好的肾功能,肾组织氧化应激水平、炎症反应及凋亡水平降低,自噬水平增加。在肾移植动物模型中,老年供体肾脏移植后较年轻供体肾更易出现肾功能减退、移植成功率下降,在急性排斥反应后肾脏再生能力明显降低。以上证据表明年龄增加引起的肾脏衰老,在发生 AKI 后,肾脏损伤和肾功能损害程度更重、肾脏治愈率较年轻肾脏更低。

肾小管细胞应激性衰老是 AKI 发生发展中关键的细胞生物学事件之一。在缺血再灌注损伤诱导的 AKI、叶酸或顺铂诱导的 AKI 以及移植肾 AKI 模型中,在损伤早期即可见大量 p16 和 p21 阳性的衰老肾小管细胞;在修复不良的 AKI 肾组织中可见大量堆积的衰老细胞。敲除编码 p16 的基因后抑制了肾小管细胞衰老,促进了 AKI 肾小管细胞增殖和肾功能恢复,改善了肾小管萎缩与间质纤维化,促进了肾功能的修复。此外,敲除编码 p21 的基因后,在 AKI 损伤期发现虽然抑制了肾小管细胞衰老、促进了细胞增殖,但是肾组织损伤加重,肾小管细胞坏死、凋亡增加,肾功能下降并且病死率增高,这说明不同信号途径导致的细胞衰老在 AKI 损伤与修复过程中可能发挥不同的病理生理作用。

细胞衰老参与 AKI 可能与 Wnt9/β-catenin 信号通路有关。在缺血再灌注损伤诱导的 AKI 模型中,Wnt9/β-catenin 信号激活诱导了肾小管细胞衰老,衰老的细胞分泌 TGF-β 激活肾间质成纤维细胞并促进其增殖,二者共同作用导致 AKI 后肾脏纤维化。此外,固有免疫信号途径 Toll 样受体(toll protein receptor,TLR)/IL-1R 的关键分子——髓样分化因子 88(myeloid differentiation primary response protein-88,MyD88),在 AKI 后肾小管细胞衰老中亦扮演重要角色。特异性抑制肾小管细胞 MyD88 可以有效减少衰老细胞的产生、聚集和肾间质纤维化,说明肾小管细胞固有免疫激活是 AKI 后肾小管细胞衰老的重要机制,清除衰老细胞可以减缓 AKI 向 CKD 发展。目前研究还发现 AKI 肾小管细胞衰老与编码 klotho 的基因缺陷、端粒缩短、自噬、氧化应激等密切相关,表明 AKI 中细胞衰老的发生并非仅依赖单一的信号途径,而是多种信号分子共同作用的结果。

三、老年急性肾损伤的特点

在我国引起老年 AKI 的危险因素主要是药物（约 40%），引发 AKI 的最常见药物包括抗生素、血管紧张素转化酶抑制剂、非甾体抗炎药、肾毒性的中药制剂，其他原因还包括感染、缺血、介入检查或手术等。而在国外引起老年 AKI 的最常见原因是缺血（53%）。老年人一旦发生 AKI 后死亡风险较非老年 AKI 患者明显增高，在我国住院患者中 65 ~ 80 岁老年人 AKI 发病率为 10.3%，80 岁以上则高达 19.6%。若老年 AKI 患者伴有一个或多个器官功能障碍时死亡风险会进一步增高，当发生功能障碍的器官数量由 2 个增至 5 个时，病死率将从 39% 增至 100%。存活的老年 AKI 患者中，33% 肾功能不能完全恢复，而年轻患者仅有 26%，表明高龄是 AKI 预后不良的独立危险因素。

血肌酐是诊断 AKI 的关键指标，其水平受肌肉含量影响，与年龄、体重、性别相关。随着年龄的增长，人体肌肉质量下降，在肾小球滤过率不变的情况下，血肌酐水平将会逐渐下降。因此单纯根据血肌酐水平诊断老年 AKI，灵敏度降低，尤其是对于营养不良的老年患者。

四、预防策略

细胞衰老作为 AKI 进展中的关键细胞生物学事件，目前已有学者研究抑制细胞衰老或促进衰老细胞清除对肾脏预后的影响。

目前认为延缓细胞衰老的常见方法包括热量限制、增加锻炼等，不仅可以延长寿命，还可以降低体内氧化应激水平、与年龄增加相关的炎症因子水平。在抗衰老药物方面，二甲双胍或西罗莫司具有激活自噬、改善线粒体功能、调节 SASP 分泌与释放、抑制 mTOR、延长寿命等作用。白藜芦醇可激活长寿基因 *SIRT*，进而发挥抗氧化、抗炎等作用。此外，控制血压、抑制肾素 - 血管紧张素 - 醛固酮系统，可以通过减少衰老细胞数目达到延缓肾脏衰老的目的。而针对 AKI 细胞衰老的发生机制，有研究在 IRI 模型中发现，编码 p21 的基因敲除后虽然促进了肾小管细胞增殖，但是对肾功能并无保护作用，并且增加了病死率。在顺铂诱导的 AKI 模型中，编码 p21 的基因敲除后肾小管细胞坏死和凋亡增加，肾组织病理损伤加重。然而，在编码 p16 的基因敲除后，AKI 肾小管细胞增殖和肾功能恢复，改善了肾小管萎缩与间质纤维化情况，减少了胶原蛋白的沉积。以上证据表明干预 p16、抑制细胞衰老可作为促进 AKI 修复、防治 AKI 进展的有效措施，而 p21 并非有效的干预靶点。

近年来，靶向清除衰老细胞作为防治衰老相关疾病进展已成为研究热点，目前的干预方式主要包括转基因、靶向药物或者特异性干扰肽以及免疫细胞靶向清除等。有研究在早衰小鼠模型中发现，肾脏、心脏等组织器官出现大量衰老细胞，通过转基因方法靶向清除 p16 阳性衰老细胞可抑制肾脏纤维化；靶向促进 p16 阳性衰老细胞凋亡，可以改善肾功能，抑制 SASP 表达。最近有研究在叶酸诱导的 AKI 模型中观察到，靶向敲除肾小管编码 MyD88 的基因或者是靶向诱导 p16 阳性衰老细胞凋亡，能够抑制肾小管细胞衰老标志表达，进而改善肾间质纤维化。同时，靶向清除衰老细胞并未诱发肿瘤等不良事件，故通过转基因方式靶向清除衰老细胞在未来可作为防治 AKI 进展的安全有效的新方法。还可以使用治疗血液系统肿瘤和实体肿瘤的 Bcl-2 抑制剂 ABT-263/ABT-737 来特异性诱导衰老细胞凋亡。此外，有研究合成小分子肽 FOXO4-DRI,通过抑制 FOXO4 与 p53 之间的相互作用,选择性诱导衰老细胞凋亡。在免疫细胞靶向清除衰老细胞方面,通过蛋白质组学筛选发现衰老成纤维细胞通过在膜上特异性表达 DPP4,避免被 NK 细胞清除,给予 DPP4 抗体可以促进 NK 细胞清除衰老细胞;同时有研究发现衰老成纤维细胞高表达诱骗受体 DcR2 从而发挥凋亡抵抗效应,下调 DcR2 表达可促进 NK 细胞清除衰老细胞。还有研究发现去除 F4/80⁺ 巨噬细胞或抑制其功能可导致衰老细胞产生增加、大量堆积,表明巨噬细胞在衰老细胞清除中发挥重要作用。

五、总结与展望

我国已进入老龄化社会,衰老是肾脏疾病发生的主要危险因素之一,因此老年人群必将成为我国今后肾脏疾病患者的主体。年龄增加性衰老肾脏发生 AKI 和肾脏修复不良的风险增高,最终导致 AKI 进展为 CKD,因而我们需要更加重视老年人群 AKI 的防治。细胞衰老虽在胚胎发育、再生修复及肿瘤防御中发挥重要的生理功能,但作为 AKI 发生发展的关键细胞生物学事件,在肾脏修复障碍和肾间质纤维化中同样发挥重要作用。虽然,目前有研究通过抑制肾小管细胞衰老、促进衰老肾小管细胞清除等方式促进肾脏修复,改善 AKI 肾脏预后,这表明该方法具有广阔的应用前景,但是尚未应用于临床。在未来的研究中,进一步开展对 AKI 细胞衰老的发生机制及防治研究,可为促进 AKI 再生修复,遏制其向 CKD 进展提供新的理念和方法。

(何娅妮)

参考文献

[1] JIN H, ZHANG Y, DING Q, et al. Epithelial innate immunity mediates tubular cell senescence after kidney injury[J]. JCI Insight, 2019, 4(2):e125490.

[2] LIU H, WANG L, WENG X D, et al. Inhibition of Brd4 alleviates renal ischemia/reperfusion injury-induced apoptosis and endoplasmic reticulum stress by blocking FoxO4-mediated oxidative stress[J]. Redox Biol, 2019, 24:101195.

[3] O'SULLIVAN E D, HUGHES J, FERENBACH D A. Renal aging: causes and consequences[J]. J Am Soc Nephrol, 2017, 28(2):407-420.

[4] XIAO L, ZHOU D, TAN R J, et al. Sustained activation of Wnt/β-catenin signaling drives AKI to CKD progression[J]. J Am Soc Nephrol, 2016, 27(6):1727-1740.

[5] REWA O, BAGSHAW S M. Acute kidney injury-epidemiology, outcomes and economics[J]. Nat Rev Nephrol, 2014, 10(4):193-207.

[6] FERENBACH D A, NKEJABEGA N C, MCKAY J, et al. The induction of macrophage hemeoxygenase-1 is protective during acute kidney injury in aging mice[J]. Kidney Int, 2011, 79(9):966-976.

[7] CHRONOPOULOS A, ROSNER M H, CRUZ D N, et al. Acute kidney injury in elderly intensive care patients: a review[J]. Intensive Care Med, 2010, 36(9):1454-1464.

第三章

急性肾损伤的实验动物模型

第一节

啮齿类实验动物模型

一、急性肾损伤动物实验概述

人类急性肾损伤（acute kidney injury，AKI）的病因复杂。目前，AKI 的发生发展机制仍未完全被阐明。人类 AKI 的病理形态学资料的贫乏使我们对 AKI 的了解仍然很大程度建立在动物研究之上。因此，使用合适的实验动物模型能够帮助我们认识 AKI 的发生发展机制，进而将动物实验中的治疗手段向人类临床治疗进行转化。当然，如果使用了不恰当的实验动物模型很有可能会导致我们将对疾病的错误理解及次要信息等应用于临床。

啮齿类在实验动物中占据非常重要的地位。由于饲养环境、操作难度等实验条件因素，啮齿类是 AKI 研究中最常见的实验动物。实验用啮齿类动物主要包括大鼠、小鼠、豚鼠、地鼠等，大鼠和小鼠是 AKI 中最常用的实验动物，其中又以小鼠为主要使用的实验动物。小鼠是实验动物中繁育品种最多的，实验用的小鼠主要包括近交系、封闭群和杂交群动物。其中近交系包括 C57BL/6、C3H/He、BALB/c 等 250 多种；封闭群包括昆明小鼠、NIH 小鼠等；杂交群动物具有清楚的遗传背景和双亲特征。大鼠的种类分类与小鼠相似，其中近交系主要包括 ACI、F344、LEW 等；封闭群主要包括 Wistar、SD、Long-Evans 等。此外，利用基因工程等手段培育的实验动物也被越来越多的研究者用于实验研究中。

研究中常用的几种 AKI 疾病模型包括肾毒性物质所致 AKI、缺血再灌注损伤（ischemia reperfusion injury，IRI）所致 AKI、感染或脓毒血症所致 AKI 等。不同原因所致 AKI 的病理生理也存在着很大差异。

本节主要介绍几种常用的 AKI 动物模型（表 3-1-1）。值得注意的是，即使相同的实验动物模型在世界不同的实验室中，具体的实验条件也并非一成不变的，这就需要实验设计者及操作者根据实验动物情况、环境、预实验结果等结合文献具体把握。

表 3-1-1　常用的 AKI 实验动物模型条件

模型	常用实验动物	实验方式
缺血再灌注损伤	大鼠及小鼠	①夹闭双侧肾动脉，缺血 30 ~ 60min，再灌注 24h； ②切除右肾，夹闭左侧肾动脉 30 ~ 60min，再灌注 24h
顺铂	大鼠及小鼠	单次腹腔注射顺铂 5 ~ 40mg/kg，72h
庆大霉素	大鼠及小鼠	腹腔注射庆大霉素 40 ~ 200mg/kg，连续 4 ~ 10d

续表

模型	常用实验动物	实验方式
脓毒血症	大鼠及小鼠	①单次腹腔注射 LPS 10 ~ 15mg/kg,12 ~ 24h; ②盲肠结扎穿刺术,24h
横纹肌溶解	大鼠	后肢肌肉等量注射甘油[50%(V/V)],8 ~ 10ml/kg,禁食禁水 24h
对乙酰氨基酚	大鼠及小鼠	单次腹腔注射对乙酰氨基酚 300 ~ 1 000mg/kg,12 ~ 24h

注:AKI,急性肾损伤;LPS,脂多糖。

二、常见的啮齿类实验动物模型

(一)缺血再灌注损伤所致 AKI 模型

IRI 是 AKI 的常见原因。心肺旁路手术、不恰当地使用血管收缩药物、术后失血及创伤相关的低血压等是导致缺血再灌注损伤的常见原因。通常情况下,肾脏组织能够适应一定程度的血流量减少,但当氧气和代谢底物的输送减少到一定程度时,肾脏上皮细胞无法产生维持细胞活动所需的三磷酸腺苷(adenosine triphosphate,ATP),发生 ATP 耗竭(ATP-depletion),造成细胞损伤。而当组织血流得到恢复时,反而会对组织产生"二次打击",其影响往往大于初始缺血事件,这是 IRI 的特征。肾单位的所有部分均会受到缺血再灌注损伤影响,但最易受损的是近端肾小管上皮细胞。当损伤严重时,会发生细胞死亡,进而导致器官功能障碍。

用大鼠或小鼠构建 IRI-AKI 模型具有简单易行的优点,通常只需要使肾脏血流完全中断 25 ~ 45 分钟。当伴有肾静脉淤滞时,炎症在其中起着至关重要的作用。在缺血再灌注损伤、肾毒性物质等发挥作用时,AKI 内在的病理机制表现为"急性肾小管坏死",主要表现为肾小管上皮细胞坏死、变性、刷状缘脱落、肾小管管腔扩张、管型形成等。在这些情况下,肾小管损伤和改变的肾小球血流动力学可能共存,甚至形成恶性循环。

不同实验室所用的实验条件会有差别,下面以笔者所在实验室构建 IRI 大鼠模型的条件为例进行介绍。

1. 选择 200 ~ 250g 的雄性 SD 大鼠为实验动物。

2. 饲养于实验动物中心 SPF 级环境中,环境湿度恒定在 55% 左右,温度恒定在 24℃左右;光照模式采用 12 小时黑暗 -12 小时光照系统。实验动物分笼饲养(每笼 4 ~ 5 只),每日给予充足饮水及饲料。

3. 大鼠在实验动物中心适应 1 周后用于实验,实验前准备手术器械(高温灭菌的手术剪、软组织镊、线剪、手术刀柄、持针器、角针、血管夹、4.0 手术线、一次性无菌纱布、一次性无菌棉签、一次性手术刀片、一次性注射器、医用酒精、碘伏、EP 管等)。术前大鼠禁食 12 小时,自由饮水。

4. 大鼠称重后,以 50mg/kg 的剂量腹腔注射 2% 戊巴比妥。观察大鼠是否进入麻醉状态,麻醉成功的表现为:肌张力降低、无疼痛反射、翻正反射消失、心搏减慢,手术过程中随时注意大鼠状态。

5. 麻醉成功后,仰卧位固定实验动物(也可俯卧位选择背部切口入路),用备皮刀将手术区域备皮,常规碘伏消毒皮肤,铺无菌洞巾。用手术剪腹部正中小心剖开皮肤后,逐层分离腹直肌和腹膜,暴露腹腔;轻柔地将肠道拨出并用温暖生理盐水湿润的无菌纱布覆盖(避免手术过程中体液丢失,提高术后大鼠的存活率),暴露两侧肾脏后钝性分离两侧肾蒂的周围组织,暴露肾蒂,游离肾动脉。用血管夹夹闭双侧肾动脉,开始计时,观察肾脏是否因为缺血由鲜红色转为酱紫色;回纳腹腔内容物,小心收紧腹壁结构并用温暖生理盐水湿润的无菌纱布覆盖伤口,将大鼠放置在 37℃恒温加热板上 35 分钟(小鼠缺血时间相对更短,通常为 25 ～ 30 分钟)。

6. 暴露肾脏,松开血管夹,5 分钟内肾脏恢复鲜红色,说明肾脏恢复灌注,IRI 模型构建成功。逐层缝合肌肉、筋膜、皮肤,缝合后常规消毒,待大鼠麻醉苏醒后将大鼠放回饲养笼,并恢复正常饮食及饮水。

7. 手术前后记录实验动物体重、饮食、尿量等。

8. 缺血再灌注实验时,除了未手术实验动物用作基线对照外,还须额外设置假手术组以排除手术过程对实验结果造成的影响,假手术组实验动物的处理方法除了暴露肾蒂后用血管夹夹闭血管并复流外,其余操作与实验组一致。

9. 再灌注 24 小时后(根据实验需要决定再灌注时间,通常再灌注 24 ～ 48 小时肾脏损伤程度达到高峰),处死实验动物,收集相关标本用于实验分析。

(二)肾毒性物质所致 AKI 模型

常见的肾毒性物质有临床常用的抗生素、抗肿瘤药物、放射性对比剂等。庆大霉素、顺铂、两性霉素或含汞化合物是目前最稳定、一致性最强的肾毒性物质。这些毒性物质累积在近端肾小管上皮细胞中,其肾毒性呈剂量依赖性,在钠耗竭或脱水状态时肾毒性增强。当然,不同肾毒性物质所致肾小管损伤的细胞机制是不同的,包括对肾小管的直接毒性作用、诱导活性氧(reactive oxygen species,ROS)生成、阻断细胞代谢和能量储存过程等。放射检查所用的对比剂、非甾体抗炎药及甘油介导的横纹肌溶解中,肾脏缺氧可能是导致 AKI 的主要原因。

1. 顺铂所致 AKI 顺铂(cisplatin)是一种具有肾毒性的抗肿瘤药,临床上广泛应用于卵巢癌、头颈部肿瘤、生殖细胞瘤等肿瘤的治疗。其介导 AKI 的可能机制主要包括:通过炎症介导肾小管上皮细胞凋亡和/或坏死、诱导 ROS 生成、细胞钙超载、磷脂酶活化、耗竭还原型谷胱甘肽、抑制线粒体氧化呼吸链功能、诱导细胞凋亡、开放线粒体通透性转换孔、ATP 耗竭等。

文献报道诱导大鼠或小鼠 AKI 的顺铂药物浓度在 5 ～ 40mg/kg,单次腹腔注射,通常能在 72 小时内诱导 AKI。

2. 庆大霉素所致 AKI 庆大霉素是一种带多聚阳离子的氨基糖苷类抗生素,可以通过与刷状缘带负电荷的磷脂结合,从而被肾单位中的近端小管上皮细胞大量吸收。氨基糖苷通过内吞作用被肾小管上皮细胞内吞后,转运至溶酶体,并与脂质双分子层中的磷脂紧密结合,导致磷脂酶活性降低、磷脂代谢物产生减少。此外,庆大霉素还可以影响线粒体的氧化呼吸能力、诱导生成超氧阴离子和羟基自由基、影响细胞抗氧化防御系统、耗竭还原型谷胱甘肽、抑制钠钾 ATP 酶、开放线粒体通透性转换孔、激活肾素 - 血管紧张素系统等,这些都可能是其肾毒性的机制。

不同的实验室使用庆大霉素诱导 AKI 的浓度和作用时间存在差异,其中最常用的实验条件是:大鼠腹腔注射庆大霉素 100mg/(kg·d)(溶解于生理盐水中),持续 5 ~ 8 天,在最后一次给药 24 小时后收集需要的实验标本评估肾衰竭程度。这种方法同时也是最能够模拟临床抗生素使用方案的。此外,文献中还报道过其他实验条件:大鼠皮下给药 150mg/(kg·d),连续 5 天;大鼠皮下给药 80mg/(kg·d),连续给药 10 天;小鼠使用庆大霉素诱导 AKI 的方式与大鼠相似,文献报道腹腔注射 80 ~ 100mg/(kg·d),连续 7 天左右,即可诱导 AKI。

3. 脓毒血症所致 AKI 脓毒血症所致 AKI 的发病机制目前仍不清楚。然而目前脓毒血症所致 AKI 临床尸检结果及实验动物研究均显示,其发病机制明显不同于缺血再灌注损伤或肾毒性药物所致的 AKI。缺血再灌注损伤或肾毒性药物所致的 AKI 肾脏病理可观察到明显的急性肾小管坏死。而脓毒血症所致 AKI 患者尸检结果及脓毒血症所致 AKI 实验动物研究均提示肾小管上皮细胞空泡变性,细胞凋亡及坏死罕见。随着研究的不断深入,目前发现肾脏微循环障碍、炎症介导的免疫抑制、肾小管上皮细胞功能障碍均参与了脓毒血症 AKI 的发生发展。

常用的脓毒血症所致 AKI 实验动物模型是通过直接向实验动物体内注射脂多糖(lipopolysaccharide,LPS)构建的。LPS 是革兰氏阴性菌细胞壁外壁的组成成分,是由脂质和多糖构成的物质(糖脂质),可以通过与肾小管上皮细胞的 Toll 样受体(Toll-like receptor 4,TLR4)结合等方式,直接引起肾小管上皮细胞损伤,导致 AKI。文献报道中,有实验人员向大鼠左股静脉内静脉注射 LPS(10mg/kg),30 分钟后可以诱导大鼠发生 AKI,亦有实验人员使用 2.5mg/kg LPS 作用相同时间,诱导 AKI 发生。除了静脉给药外,腹腔注射 LPS 是更为常用的构建模型的方式,文献报道中单次腹腔注射来自大肠埃希菌的 LPS(10 ~ 15mg/kg)可以诱导大鼠潜在的 AKI,笔者所在课题组对小鼠腹腔注射 LPS(10mg/kg)干预 6 小时后,小鼠表现出食物摄入减少和唾液分泌增加的症状,与脓毒血症一致,干预 24 小时后通过血肌酐、尿素氮水平及肾脏病理观察到显著的肾脏损伤。

有研究者认为单纯的 LPS 入体并不能完全模拟脓毒血症下机体复杂的一系列改变,并不能完全代表脓毒血症诱导的 AKI。盲肠结扎穿孔术(cecal ligation perforation,CLP)因其对实验动物的影响与临床中的情景十分相似,也被越来越多的研究者应用于构建脓毒血症相关的实验动物模型。

将大鼠麻醉后,常规消毒备皮,于腹正中沿腹正中线切开 2 ~ 2.5cm 长的纵行切口,显露盲肠,将盲肠内容物轻轻推至远侧盲肠,减少结扎盲肠的气体,小心分离肠系膜,避免伤及回盲结肠动脉的分支。将游离的远端盲肠放入盛有亚甲蓝溶液的无菌瓶中,直至盲肠周围出现明显的蓝色标记。根据盲肠的标记,用 4-0 号丝线结扎盲肠。注意结扎的部位应位于回盲瓣远端,以防发生严重的肠梗阻。然后用 16G 穿刺针从盲肠肠系膜一侧向对侧穿刺,确保刺穿肠管,重复 2 次。穿刺后,从两个穿刺孔中挤出少量粪便,以保证穿孔。在清除盲肠外残留的粪便后,将盲肠放回腹腔内。此外,也有研究提出,在盲肠结扎穿刺的基础上,在穿刺道中留置引流条更有助于构建脓毒血症实验动物模型,具有更高的 72 小时病死率及机体炎症水平。无论哪种方式,均须在关闭动物腹腔后,向实验动物皮下注射预温的 37℃生理盐水(50ml/kg),用以模拟临床的液体复苏。

(杨　欢　李锐钊)

参考文献

[1] HUKRIEDE N A, SORANNO D E, SANDER V, et al. Experimental models of acute kidney injury for translational research[J]. Nat Rev Nephrol, 2022, 18(5):277-293.

[2] HUANG H H, JIN W W, HUANG M. Gentamicin-induced acute kidney injury in an animal model involves programmed necrosis of the collecting duct[J]. J Am Soc Nephrol, 2020, 31(9):2097-2115.

[3] YANG H, LI R Z, ZHANG L, et al. P53-cyclophilin D mediates renal tubular cell apoptosis in ischemia-reperfusion-induced acute kidney injury[J]. Am J Physiol Renal Physiol, 2019, 317(5): F1311-F1317.

[4] ZHANG S, LI R Z, DONG W, et al. RIPK3 mediates renal tubular epithelial cell apoptosis in endotoxin-induced acute kidney injury[J]. Mol Med Rep, 2019, 20(2): 1613-1620.

[5] 秦川,谭毅,张连峰. 医学实验动物学 [M].2 版. 北京:人民卫生出版社,2014.

[6] RAMESH G, RANGANATHAN P. Mouse models and methods for studying human disease, acute kidney injury (AKI)[J]. Methods Mol Biol, 2014, 1194: 421-436.

[7] WEI Q Q, DONG Z. Mouse model of ischemic acute kidney injury: technical notes and tricks[J]. Am J Physiol Renal Physiol,2012,303(11):F1487-F1494.

[8] SINGH A P, JUNEMANN A, MUTHURAMAN A, et al. Animal models of acute renal failure[J]. Pharmacol Rep, 2012, 64(1): 31-44.

[9] 陈香美. 肾脏病学实验技术操作规程 [M]. 北京:人民军医出版社, 2011.

[10] SEELY K A, HOLTHOFF J H, BURNS S T, et al. Hemodynamic changes in the kidney in a pediatric rat model of sepsis-induced acute kidney injury[J]. Am J Physiol Renal Physiol, 2011, 301(1):F209-F217.

[11] IZUWA Y, KUSABA J, HORIUCHI M, et al. Comparative study of increased plasma quinidine concentration in rats with glycerol- and cisplatin-induced acute renal failure[J]. Drug Metab Pharmacokinet, 2009, 24(5): 451-457.

[12] ERDEM A, GUNDOGAN N U, USUBUTUN A , et al. The protective effect of taurine against gentamicin-induced acute tubular necrosis in rats[J]. Nephrol Dial Transplant, 2000, 15(8): 1175-1182.

第二节

斑马鱼模型

一、斑马鱼模型

斑马鱼是一种淡水鱼,受精后在宫外发育,因此一般用受精后小时数(hours post fertilization,hpf)表示鱼龄。斑马鱼与人类同源基因比例高达87%,某些疾病相关基因与人类基因相似度高达99%,是近年被广泛关注的一种模式生物。

和哺乳动物比较,斑马鱼作为实验动物具有以下显著的优势:①受精后120小时内的幼鱼几乎没有痛觉,因此在这一时期内实验被认为符合实验动物福利和医学实验伦理原则。②繁殖能力强,每对斑马鱼可产生50～200尾子代,幼鱼一般在3个月内可发育成年,适合高通量实验。③幼鱼皮肤色素细胞少,几乎透明,可观察内脏。一些荧光素标记的成年鱼也可进行荧光显像。④受精卵显微注射DNA或RNA进行基因修饰,可研究遗传性疾病。锌指核酸酶、TALE核酸酶和CRISPR/Cas系统等基因编辑技术均可使用。⑤吗啉环修饰的反义寡核苷酸(morpholino,MO)技术可实现体内特定基因沉默。MO是第三代反义寡核苷酸,其基本原理是用吗啉环取代核苷酸的五碳糖环,同时对原有的磷酸基团也做了改变,使得MO可以以碱基特异性配对方式同RNA或DNA单链结合。由于MO结构改变,整个分子不带有任何电荷,不会被DNA酶(DNase)和RNA酶(RNase)等降解酶识别,在细胞内具有极强的稳定性,且几乎没有细胞毒性。进入细胞的MO分子可通过与RNA结合、阻断翻译或阻断RNA剪接过程从而发挥基因沉默作用。MO还可以被标上荧光基团、亲和标签以及活性反应基团以供不同的研究需要。

斑马鱼肾脏发育经历前肾和中肾两个阶段。前肾为胚胎阶段,由两个起源于中胚层的肾单位组成,两侧的原管肾位于胚胎中线,将肾小球连接到泄殖腔。在24hpf,前肾的肾单位即开始出现,48hpf开始滤过血液。成年斑马鱼的肾脏由前肾逐渐发育为具有几百个肾单位的中肾,为永久性肾脏。不同于人类肾脏,斑马鱼没有后肾,不会发育膀胱。此外,斑马鱼的肾小管没有近直小管和髓袢升支粗段。前肾的肾单位结构简单,共分为8个结构节段,主要节段与人类的肾单位相互对应(图3-2-1)。斑马鱼前肾具有高等脊椎动物肾脏的所有细胞,包括足细胞、带有窗孔的内皮细胞和肾小管上皮细胞,此期的斑马鱼体表透明,易于进行形态学观察,适合毒理学和遗传学研究,对研究人类肾脏疾病具有重要价值。大多数研究都以此期的斑马鱼为研究工具。

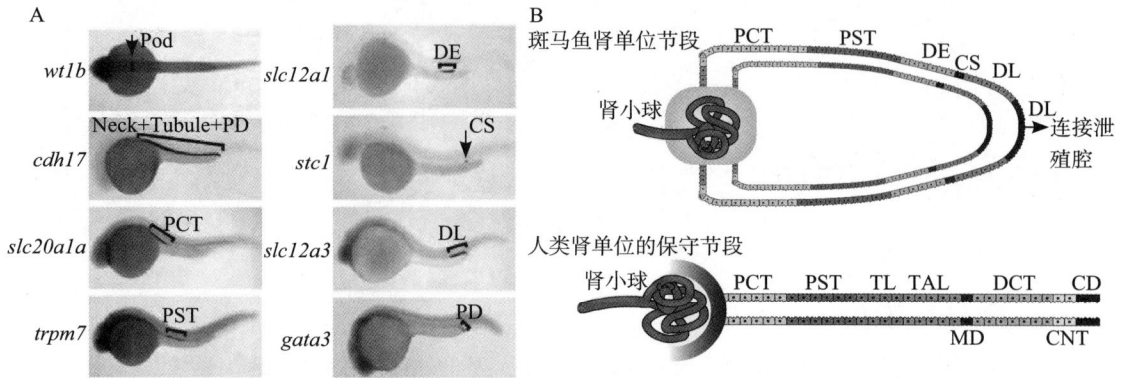

图 3-2-1　斑马鱼前肾肾单位的节段及其与人类肾单位节段比较（见文末彩图）

注：A. 原位杂交显示斑马鱼不同节段；B. 斑马鱼肾单位节段和人类肾单位节段比较模式图。CD，集合管；CNT，连接小管；CS，Stannius 小体；DCT，远曲小管；DE，早期远端小管；DL，晚期远端小管；MD，致密斑；Neck，颈（肾小管与肾小囊相连部）；PCT，近曲小管；PD，前肾管；Pod，足细胞；PST，近直小管；TAL，髓袢升支粗段；TL，髓袢细段；Tubule，肾小管。

二、不同的急性肾损伤斑马鱼模型

本部分主要介绍研究中常用的几种斑马鱼模型，包括肾毒性物质所致 AKI、感染或脓毒血症所致 AKI 等。

（一）肾毒性物质所致 AKI 模型

诱导 AKI 最常用的药物为庆大霉素和顺铂。

1. 庆大霉素所致 AKI　庆大霉素是常用的肾毒性抗生素，可导致斑马鱼幼鱼发生以组织学和功能变化为特征的急性肾衰竭，具有如同高等动物肾衰竭时的典型特征。此外，庆大霉素促进近曲小管上皮细胞损伤标志物肾脏损伤分子 -1（kidney injury molecule-1，KIM-1）的表达，KIM-1 在庆大霉素诱导损伤后的肾脏中的表达明显上调，通过 mTOR 通路导致斑马鱼慢性肾损伤，使肾小管出现刷状缘丢失，表现为肾小球滤过率（glomerular filtration rates，GFR）降低、心包积液和病死率增加。此外，KIM-1 诱导的肾损伤也与成鱼的生长减缓有关。

斑马鱼幼体的体积小，适合采用 96 孔板进行高通量筛选。实验过程中，可在含有微量二甲基亚砜（DMSO）的化合物溶液中饲喂幼体。这种简便的暴露方法不仅能够快速筛选多种化合物，而且无需开展复杂的体内药理学研究，从而显著提高了筛选效率。使用幼体斑马鱼进行肾毒素模型构建及干预药物筛选，可以为以后的 AKI 小鼠模型构建及干预提供候选方案。

2. 顺铂所致 AKI　顺铂是一种具有肾毒性的抗肿瘤药，尽管成年斑马鱼摄入顺铂等肾毒性药物可存活，但顺铂对胚胎期斑马鱼具有致死作用。鱼饲养液中添加肾毒性物质或试剂是最经济和简便的方法，但要求添加物为水溶性，且难以精确控制实际摄入量。显微注射胚胎是更精准的给药方法，通常注射到心脏的静脉窦内。最近的显微注射技术可对 24 ~ 26 体节期（通常为 24 ~ 25hpf）的胚胎斑马鱼进行尾静脉注射。显微注射肾毒性药物的另外一个优点是可以同时注射示踪剂。利用肾小管特异性荧光素标记的斑马鱼,也可通过激光特异性消融不同节段的肾小管上皮细胞,构建多种节段的小管上皮损伤模型。

(二)脓毒血症相关 AKI 模型

脓毒血症相关 AKI 模型的构建也早已用于斑马鱼。一项早期研究表明,将有活性的铜绿假单胞菌注射到斑马鱼胚胎会导致致死性感染,从而对抗生素产生反应。迟钝爱德华菌可用于模拟脓毒血症相关 AKI。注射迟钝爱德华菌使其进入斑马鱼幼鱼的血液循环可导致肾功能不全,超过 50% 的幼鱼死亡和出现心包积液。AKI 标志物胰岛素样生长因子结合蛋白 -7,金属蛋白酶组织抑制剂 -2 和 KIM-1 在脓毒血症斑马鱼的肾小管内表达增加。这些研究表明,斑马鱼可以作为脓毒血症相关 AKI 模型来研究宿主 - 病原体相互作用、免疫反应和潜在的治疗方法。

虽然幼鱼和成年斑马鱼的研究结果非常重要,但仍须考虑到一些局限性。由于斑马鱼幼鱼的肾脏由两个肾单位组成,如果损伤严重,幼体很容易死亡。此外,幼鱼和成年斑马鱼都缺乏哺乳动物的纤维化反应。最后,成年斑马鱼有强大的肾脏再生能力,这与哺乳动物显著不同。成年斑马鱼 AKI 后的远期再生效应可能会掩盖治疗的效果,这提示斑马鱼模型可能不适合用于研究 AKI 再生修复。

三、模型的建立和观察方法

利用胚胎期斑马鱼开展肾脏病实验是一种简便、快捷和经济的研究方式。因为斑马鱼尿量很少,而且尿液会释放到饲养液中,因此无法记录尿量。卵黄囊着色加深和心包积液是肾功能受损的典型表型(图 3-2-2)。由于前肾太小,获取肾脏病理困难,肾脏病理多需要在成年斑马鱼的中肾进行观察,少数具备条件的实验室观察了前肾病理。以庆大霉素诱导的 AKI 为例,96hpf 斑马鱼的近端小管上皮刷状缘扁平、肾小管及肾小球扩张、溶酶体功能障碍、管型和白细胞浸润。此外,肾小管 Na^+/K^+-ATP 酶和 TUNEL 染色结果也被用来评估前肾的肾小管损伤。

对照	庆大霉素显微注射实验		

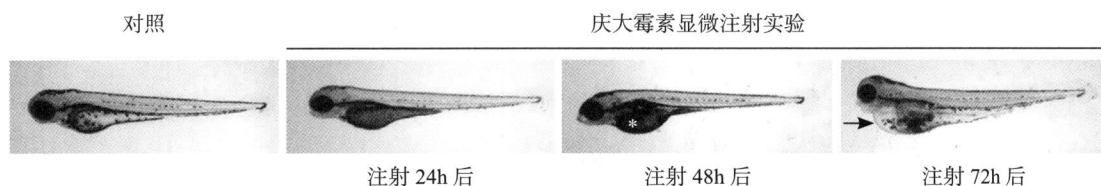

| 注射 24h 后 | 注射 48h 后 | 注射 72h 后 |

图 3-2-2　庆大霉素诱导斑马鱼急性肾损伤的表型(见文末彩图)

注:星号指示卵黄囊位置,箭头指示心包积液。注射庆大霉素 24 小时后卵黄囊着色加深,注射 72 小时后心包积液明显。

染料和荧光示踪技术是观察前肾肾脏损伤和功能改变的主要方法。一些经肾脏排泄的小分子染料可进入肾小管,显示肾小管形态。例如给胚胎期斑马鱼饲喂或给成年斑马鱼心包注射 PT-Yellow 染料(BDNCA3-D2),可以显示肾小管形态并反映近端肾小管功能。常用的荧光示踪剂为罗丹明标记的葡聚糖。当肾小球滤过率下降时，这些物质不能被滤过而在血液中潴留。大分子量示踪剂可用来反映足细胞滤过功能，例如绿色荧光标记的维生素 D 结合蛋白（VDBP-GFP）和绿色荧光标记的白蛋白家族。当足细胞损伤时，这些蛋白滤过肾小球被排泄，血管内荧光信号减弱；可观察到近端小管上皮内 VDBP-GFP 蛋白堆积，提示肾小管重吸收 VDBP-GFP 蛋白。此外，近年构建的转基因鱼可过表达绿色荧光蛋白或增强绿色荧光蛋白来标记肾单位的不同节段（表 3-2-1）。与注射示踪剂相比，经基因修饰的荧光标记鱼能更清楚地显示不同肾单位节段，不需要有创性注射操作，实验结果更为可靠。Lhx1（LIM1 homeobox protein）是包含 LIM 结构域的保守蛋白，富含锌指结合和半胱氨酸基序。该分子是肾脏发育的标志物，肾脏损伤后再生时也会表达。*Lhx1a*-EGFP 转基因斑马鱼在表达 Lhx1 时会发出荧光，可在体内进行实时定量观察。

表 3-2-1　标记肾单位不同节段的斑马鱼基因型

基因型	表达节段
Tg(wt1b: GFP)	肾小球和部分近端小管
Tg(atp1a1a.4: GFP)	远端小管到肾小球
Tg(cdh17: GFP)	远端小管到肾小球
Tg(cdh17: EGFP)	远端小管到肾小球
Tg(ret1: GFP)	晚期远端小管、前肾管
Tg(enpep: GFP)	远端小管到肾小球
ET(krt8: EGFP)sqet11-9	近直小管，早期远端小管
ET(krt8: EGFP)sqet33-d10	集合小管

近年来，随着基因编辑技术的发展，直接干预斑马鱼基因构建的 AKI 模型逐渐增多，正成为流行趋势。可以预期，斑马鱼将成为未来研究 AKI 的重要模型生物。

（陈源汉）

参考文献

[1] DATTA R, WONG A, CAMARATA T, et al. Precise cellular ablation approach for modeling acute kidney injury in developing zebrafish[J]. J Vis Exp, 2017(124):55606.

[2] MCKEE R A, WINGERT R A. Nephrotoxin microinjection in zebrafish to model acute kidney injury[J]. J Vis Exp, 2016(113):10.3791/54241.

[3] THOMASOVA D, EBRAHIM M, FLECKINGER K, et al. MDM2 prevents spontaneous tubular epithelial cell death and acute kidney injury[J]. Cell Death Dis, 2016, 7(11): e2482.

[4] SANDER V, PATKE S, SAHU S, et al. The small molecule probe PT-Yellow labels the renal proximal

tubules in zebrafish[J]. Chem Commun (Camb), 2015, 51(2): 395-398.

[5]　MAHMOOD F, MOZERE M, ZDEBIK A A, et al. Generation and validation of a zebrafish model of EAST (epilepsy, ataxia, sensorineural deafness and tubulopathy) syndrome[J]. Dis Model Mech, 2013, 6(3): 652-660.

[6]　SANKER S, CIRIO M C, VOLLMER L L, et al. Development of high-content assays for kidney progenitor cell expansion in transgenic zebrafish[J]. J Biomol Screen, 2013, 18(10): 1193-1202.

[7]　STRÄHLE U, SCHOLZ S, GEISLER R, et al. Zebrafish embryos as an alternative to animal experiments: a commentary on the definition of the onset of protected life stages in animal welfare regulations[J]. Reprod Toxicol, 2012, 33(2): 128-132.

[8]　ZHOU W B, HILDEBRANDT F. Inducible podocyte injury and proteinuria in transgenic zebrafish[J]. J Am Soc Nephrol, 2012, 23(6): 1039-1047.

[9]　WINGERT R A, SELLECK R, YU J, et al. The cdx genes and retinoic acid control the positioning and segmentation of the zebrafish pronephros[J]. PLoS Genet, 2007, 3(10): 1922-1938.

[10]　HENTSCHEL D M, PARK K M, CILENTI L, et al. Acute renal failure in zebrafish: a novel system to study a complex disease[J]. Am J Physiol Renal Physiol, 2005, 288(5): F923-F929.

第四章

急性肾损伤的
临床诊断与预测

第一节

急性肾损伤的诊断

急性肾损伤(acute kidney injury,AKI)是一种复杂的综合征,其特征是肾功能下降,具有多种病因和病理生理机制。AKI 在住院人群中常见,发病率持续升高,临床危害大,且缺乏有效的治疗措施。因此,AKI 的早期诊断及早期干预非常重要。目前的研究发现,临床中大量的 AKI 患者被漏诊,漏诊与患者的不良预后有关。AKI 的早期、正确诊断是有效防治的前提。本章节从 AKI 的定义及新的诊断方法进行阐述。

一、定义及分级标准

世界各地 AKI 发病率存在显著差异,除了与研究人群的特征、AKI 的病因有关,另外一个重要的原因是所采用的诊断标准不一致。因此,统一诊断定义及诊断标准有利于明确 AKI 的流行病学情况。

在过去的一个世纪里,AKI 定义有了很大的发展。AKI 的诊断已经从临床、生化水平转向分子水平。随着新的肾小管损伤生物标志物的发现,提高诊断的准确性成为可能。使用标准 AKI 定义和危险分层报道 AKI 的发病率,以及评估 AKI 与不良结果的关联性,有助于流行病学研究,并指导临床实践。AKI 的诊断及定义经历了以下几个变迁。

(一)危险、损伤、衰竭、肾功能丧失、终末期肾病(risk,injury,failure,loss of kidney function,end-stage kidney disease,RIFLE)

为了统一 AKI 定义,急性透析质量倡议(acute dialysis quality initiative,ADQI)协作组于 2004 年在 *Critical Care* 上发表了 AKI 的定义,即血肌酐值增加 50% 或肾小球滤过率下降超过 25%。同时,提出了基于生化指标的急性肾损伤分类和分级标准,即我们通常所说的 RIFLE 标准。该标准通过以上指标的变化幅度,把 AKI 划分为三个严重程度(危险、损伤和衰竭)和两个结果(肾功能丧失和终末期肾病)(见表 4-1-1)。根据近年的观点,RIFLE 标准相对保守。但是,RIFLE 标准的提出统一了各种急性肾功能受损的标准,使急性肾损伤领域的研究更加规范。

婴儿和儿童体重存在较大的变异性。由于肌肉量少,婴幼儿血肌酐水平可能无法达到 $353.6\mu mol/L(4mg/dl)$。因此,根据 Schwartz 公式计算经身高校正的估算肌酐清除率(estimated creatinine clearance rate,eCcr),并以此制定了儿科 pRIFLE 标准。根据 pRIFLE 标准,如果患者 eCcr $<$ 35ml/$(min\cdot1.73m^2)$ 则判定为 3 期 AKI。

表 4-1-1　RIFLE 分期标准

分期	血肌酐或 GFR	尿量
危险	血肌酐超过基线肌酐的 1.5 倍或 GFR 较基线下降 > 25%	< 0.5ml/(kg·h)，时间 > 6h
损伤	血肌酐超过基线肌酐的 2 倍或 GFR 较基线下降 > 50%	< 0.5ml/(kg·h)，时间 > 12h
衰竭	血肌酐超过基线肌酐的 3 倍或 GFR 较基线下降 > 75%，或血肌酐 ≥ 353.6μmol/L，急性增加 ≥ 44.2μmol/L	< 0.3ml/(kg·h)，时间 > 24h，或无尿 12h
肾功能丧失	持续肾衰竭时间大于 4 周	
终末期肾病	持续肾衰竭时间大于 3 个月	

注：GFR，肾小球滤过率。

（二）急性肾损伤网络（acute kidney injury network，AKIN）

不断有证据提示小幅度的血肌酐水平改变，与 AKI 的不良预后也相关。因此在 RIFLE 标准基础上，AKIN 采用了更灵敏的 AKIN 分类标准（见表 4-1-2）。由于 RIFLE 标准的 L 和 E 分级实际上已经属于慢性肾脏病（chronic kidney disease，CKD）范畴，故 AKIN 标准只分为 1 ~ 3 级，分别对应 RIFLE 标准的 R、I 和 F 级；AKIN 标准不需要考虑肾小球滤过率（glomerular filtration rate，GFR）的改变；在机体充分水化及排除尿路梗阻的前提下，48 小时内两次血肌酐值，如果升高 ≥ 26.5μmol/L 或升高 ≥ 50%，或尿量少于 0.5ml/(kg·h) 超过 6 小时，则可诊断 AKI。

RIFLE 标准和 AKIN 标准的诊断及严重程度分级都与结局独立相关。在诊断的灵敏度、特异度方面，AKIN 标准可能优于 RIFLE 标准。但是，没有证据提示 AKIN 标准可以更好地预测预后。

表 4-1-2　AKIN 分期标准

分期	血肌酐	尿量
1	血肌酐较基线升高 ≥ 26.5μmol/L，或增加至基线的 150% ~ 200%	< 0.5ml/(kg·h)，时间 > 6h
2	血肌酐升高大于基线肌酐的 200% ~ 300%	< 0.5ml/(kg·h)，时间 > 12h
3	血肌酐升高大于基线肌酐的 300%，或血肌酐较基线肌酐升高 44.2μmol/L 以上，超过 353.6μmol/L	< 0.3ml/(kg·h)，时间 > 24h 或无尿 ≥ 12h

（三）改善全球肾脏病预后组织（Kidney Disease: Improving Global Outcomes，KDIGO）

KDIGO 于 2012 年提出了 KDIGO 标准。符合以下情况之一者可临床诊断为 AKI：①血肌酐 48 小时内升高 ≥ 26.5μmol/L；②血肌酐在 7 天内较基础值升高 ≥ 50%；③尿量 < 0.5ml/

(kg·h),持续 ≥ 6 小时。KDIGO 分级标准见表 4-1-3。

　　KDIGO 指南是第一个真正意义的 AKI 临床实践指南,指南充分评价了临床证据,并参考了 RIFLE 标准和 AKIN 标准的实用性和可操作性,融合了 AKIN 标准和 RIFLE 标准的优点,在一定程度上提高了诊断的灵敏度。笔者所在课题组纳入急性心力衰竭的患者进行观察,发现 KDIGO 标准在预测 I 型心肾综合征患者短期院内病死率方面优于 RIFLE 标准、AKIN 标准。但是,也有研究显示 KDIGO 标准与 RIFLE 标准、AKIN 标准在 AKI 的诊断及分期上一致性较高,KDIGO 标准没有明显的优势。

表 4-1-3　KDIGO 分级标准

分级	血肌酐	尿量
1	基础值的 1.5 ~ 1.9 倍,或增高 ≥ 26.5μmol/L	< 0.5ml/(kg·h),持续 6 ~ 12h(不含 12h)
2	基础值的 2.0 ~ 2.9 倍	< 0.5ml/(kg·h),持续 ≥ 12h
3	≥基础值的 3.0 倍,或血肌酐增加至 ≥ 353.6μmol/L 或开始肾脏替代治疗;< 18 岁的患者,eGFR 下降至 < 35ml/(min·1.73m^2)	< 0.3ml/(kg·h),持续 ≥ 24h 或无尿 ≥ 12h

　　注:AKI,急性肾损伤;eGFR,估算的肾小球滤过率。

(四)AKI 定义的适用性

　　尽管目前 KDIGO 标准的 AKI 定义被普遍采用,但是是否适用于所有的患者仍有争议,其中儿童 AKI 的诊断标准是主要问题之一。目前采用的成人 KDIGO 标准或儿童 RIFLE 标准,均没有考虑儿童血肌酐水平的高度变异性。血肌酐水平会随着肌肉总量的改变而改变。我国的一个研究团队发现血肌酐水平超过正常的变异范围 [参考变化值(reference change value,RCV)] 才提示肾功能障碍。该团队对一个多中心队列进行研究,估算出儿童血肌酐变化的 RCV 上限值为 > 20μmol/L 并超过基线血肌酐值的 30%。根据儿童血肌酐的 RCV,提出了儿童 AKI 的诊断新标准(pROCK),即 7 天内血肌酐增高超过 RCV 上限,即 > 20μmol/L 并超过基线血肌酐值的 30%。研究结果显示该定义能提高儿童 AKI 的诊断准确性,避免基线血肌酐过低患儿的过度诊断,能够检出根据 KDIGO 标准漏诊的患儿。另外,肌肉肌酐水平变化也常见于老年人、肿瘤患者、产妇,仍需要探讨 KDIGO 标准在这些人群中的适用性。

(五)AKI 定义的局限性

　　从本质上讲,血肌酐、eGFR、尿量均不是 AKI 的灵敏性或特异性指标,更不能反映 AKI 的病程或病因。AKI 是由不同病因和不同发病机制引起的一组临床综合征,血肌酐和尿量是非特异性的指标,对判断病因和机制以及后续的治疗无直接引导作用。

　　血肌酐变化持续的时间对预后有重要意义。即使是较低水平的血肌酐升高,持续时间越长,预后越差。

按血肌酐水平判断 AKI 及其危险程度存在以下缺陷。

1. 血肌酐是反映肾小球滤过率的生化指标，并不能灵敏地反映肾脏损伤情况，尤其是肾小管损伤情况。另外，血肌酐与肾小球滤过率呈指数关系，在血肌酐升高前，可能已经存在明显的肾小球滤过率下降；血清半胱氨酸蛋白酶抑制剂 C（胱抑素 C，Cys-C）是肾小球滤过率的另一个标志物，半衰期短，更有利于 AKI 的早期发现。

2. 血肌酐受年龄、性别、容量、肌肉量、饮食等因素的影响，不能完全反映肾功能状态。在相同血肌酐水平条件下，不同病因 AKI 的预后和治疗要求差异很大。例如，与肾小管坏死的患者比较，容量扩张合并心力衰竭的 AKI 患者利尿的效果更好。

3. 目前的 AKI 诊断需要检测两次血肌酐值，检测血肌酐次数过少可导致漏诊。我国一项全国多中心流行病学研究中，重复检测血肌酐的患者仅有 25.3%，而在这项研究中报道的 AKI 的检出率仅有 2.03%。

4. 缺乏基线值，是导致社区获得性 AKI 不能及时诊断的原因之一。尽管对于基线血肌酐值缺失者，可以按人群的平均水平假定该对象的 GFR 为 75ml/（min·1.73m²），根据估算 GFR 公式反推出基线肌酐值，但对于原有 CKD 的患者，这种方法会带来较大误差。此外，基线血肌酐可有多种判定方法，包括本次血肌酐检测前 3 个月、6 个月、12 个月等时段的血肌酐平均值、中位值或最低值，以上哪种取值最优尚无定论。

尽管尿量评估在一定程度上弥补了单纯血肌酐的缺陷，但是临床工作中，除了危重症病房，普通病房很难进行准确的尿量评估。

二、诊断思路

AKI 患者个体差异大、病情多样，目前尚无标准治疗方法。及时纠正病因成为改善 AKI 病情的关键。临床上，除了根据定义诊断 AKI 并分级外，还需进一步明确 AKI 的病因。AKI 的病因一般可分为肾前性、肾性和肾后性三类。肾前性病因主要包括液体丢失过多或摄入不足所致的低血容量等；肾性病因包括肾血管、肾小球、肾小管、肾间质的病变；肾后性病因包括膀胱、输尿管、肾盂等病变导致的梗阻。

三、辅助检查与鉴别诊断

血肌酐、尿量是诊断 AKI 的两个主要指标。另外，AKI 可能伴随代谢性酸中毒（低碳酸血症）、血钾升高（高钾血症）、血钠降低（低钠血症）以及磷酸水平升高（高磷酸血症），生化检查一般需要包括以上项目。

尿液分析有助于进一步明确 AKI 的病因，如尿常规、尿电解质、尿白蛋白水平可以提示是否存在肾灌注不足、肾实质损害。另外，尿液分析、尿显微镜检查、尿钠排泄分数、尿钠浓度也可用于鉴别肾前性 AKI 和急性肾小管坏死（表 4-1-4），其中，尿钠排泄分数的参考价值优于尿钠浓度。血尿素氮/血肌酐、尿肌酐/血肌酐、尿渗透压、肾衰指数等也可能有助于两者的鉴别。在使用利尿药时，钠排泄分数的结果也会受到干扰。临床上也可采用补液试验和/或呋塞米利尿试验协助诊断。给患者输液和/或注射呋塞米后患者尿量明显增加，则支持肾前性 AKI 诊断；如果尿量无明显变化，则考虑患者已从肾前性 AKI 进展成急性肾小管坏死。

肾脏超声或 CT 有助于了解肾脏的大小、形态，尤其是发现有无肾后性病因。当怀疑肾血管病变时，可行肾血管（动脉和静脉）造影，但需注意碘对比剂对肾脏的进一步损害。行 MRI 检查时，需警惕钆有引起肾源性纤维化的风险。有文献提示，由于钆的高渗性，也有可能引起肾小管损害。因此，目前 MRI 已很少被应用。如果上述这些检查都不能明确肾衰竭的原因，条件许可时可考虑行肾脏活检。

表 4-1-4　肾前性 AKI 及急性肾小管坏死的鉴别诊断

项目	肾前性 AKI	急性肾小管坏死
尿沉渣	透明管型和 / 或细颗粒管型	棕色颗粒管型
尿比重	> 1.018	< 1.012
尿渗透压 /$(mOsm \cdot kg^{-1} \cdot H_2O^{-1})$	> 500	< 250
钠排泄分数 [（尿钠 / 血钠）/（尿肌酐 / 血肌酐）× 100%]	< 1	> 1
尿钠浓度 /$(mmol \cdot L^{-1})$	< 10	> 20
肾衰指数 [尿钠 /（尿肌酐 / 血肌酐）]	< 1	> 1
血尿素氮 $(mg \cdot dl^{-1})$/ 血肌酐 $(mg \cdot dl^{-1})$	> 20	< 10 ~ 15
尿肌酐 / 血肌酐	> 40	< 20

注：AKI，急性肾损伤。

四、诊断标志物和诊断方法的进展

（一）生物标志物

理想的 AKI 生物标志物应该具备以下特点：①灵敏度高，能够识别出处于风险期或损伤期的 AKI，有利于早期诊断；②特异度高，只在 AKI 患者中升高，并且可以提示可能的病因；③能够反映病情的严重程度，并可以预测预后。作为可在临床推广的标志物，也必须具备以下条件：非侵袭性，容易被检测，经济快速；标本容易获取，例如血液、尿液、唾液等。

显然，AKI 定义中的血肌酐、尿量不能满足以上条件。随着对 AKI 病理生理过程的进一步了解，近年来研究者们陆续发现了一些 AKI 相关的生物标志物，如肾小球滤过的蛋白、肾小管损伤后释放的酶和一些炎症介质，包括胱抑素 C、中性粒细胞明胶酶相关脂质运载蛋白（neutrophil gelatinase-associated lipocalin，NGAL）、N- 乙酰 -β-D- 氨基葡萄糖苷酶（N-acetyl-β-D-glucosaminidase，NAG）、肾损伤分子 1（kidney injury molecule-1，KIM-1）、白细胞介素 6（interleukin-6，IL-6）、IL-8、IL-18、肝型脂肪酸结合蛋白质（liver-type fatty acid-binding protein，L-FABP）、尿血管紧张素原（urine angiotensinogen，AGT）、尿 microRNA、胰岛素样生长因子结合蛋白 -7（insulin like growth factor binding protein 7，IGFBP7）和基质金属蛋白酶组织抑制

剂 -2(tissue inhibitor of matrix metalloproteinase-2，TIMP-2)等。这些生物标志物已经在各种临床环境下进行了评估，但是主要针对危重患者和外科患者。

NGAL 是研究较多的生物标志物。血和尿 NGAL 水平在危重症、心脏手术、脓毒血症、创伤和对比剂肾病导致的 AKI 患者中显示出较高的预测价值。IGFBP7 和 TIMP-2 显示出比以前的生物标志物更高的准确性和稳定性，其在危重症患者的 AKI 预测中有很好的应用前景。

尽管目前的研究在开发新的生物标志物方面取得了进展，但一些突出的缺陷限制了其在临床上的广泛应用。一项研究中发现尿液中的生物标志物 L-FABP、IL-18、KIM-1 对肾小管坏死的预测价值不大。虽然尿 NGAL 比血肌酐能更好地预测肾小管坏死，但是受试者工作特征曲线下面积不高。生物标志物在不同的临床环境下的适用性仍需要进一步确认。目前，生物标志物的特异度不够高，不能直接用于 AKI 病因的判断。患者的临床特征，例如年龄、性别、糖尿病和慢性炎症等，也限制了生物标志物的有效性。此外，这些生物标志物能否预测患者预后尚不明确。

事实上，AKI 是一个复杂的临床综合征，需要不同的生物标志物联合检测，覆盖 AKI 的不同发展阶段，有利于更好地了解 AKI 的病因和病理生理改变，并进一步确定治疗的靶点。

(二)智能临床诊断模型

AKI 可以发生在临床的各个科室，大多数医师对 AKI 的认识和管理不足。在过去几年中，自动 AKI 电子预警(e-alerts)系统的使用受到了广泛关注。这些软件配置在临床信息系统中。电子预警系统可以自动检测到血肌酐的变化，自动判断 AKI。有的预警系统通过更加复杂的算法，甚至可以预警即将发生的 AKI。电子预警有利于 AKI 的早期临床评估、采取针对性的预防措施及治疗策略。这为 AKI 的诊断提供一个便捷、自动化的临床工具，在非肾脏病区的临床应用价值明显。然而，现有的研究显示，电子预警系统可能仅仅能改善患者的临床管理情况，但仍不能改善 AKI 患者的临床结局。这和电子预警系统的不完善、临床医师对电子预警系统不了解等有关。这部分内容将在电子预警系统章节详细介绍。

机器学习技术是一门新兴的技术，也是人工智能的核心，近年来在 AKI 的诊断和治疗中发挥的作用日益突出。来自美国的研究者在 *PLoS Medicine* 上发表了一项回顾性队列研究，评估了机器学习技术在预测经皮冠脉介入术(percutaneous coronary intervention，PCI)后 AKI 发生中的价值。研究共纳入 947 091 例接受 PCI 术的患者，其中有 69 826 例患者发生 AKI。研究者将 70% 和 30% 的患者分别作为训练队列和测试队列。结果显示最优的模型共纳入 13 个变量，受试者曲线下面积可达 0.752(0.749 ~ 0.754)，同时拥有更好的 Brier 评分，更宽的预测范围和更准确的 AKI 分级。

21 世纪是信息化的世纪，现今的人工智能是热门的研究领域，也是未来社会发展的方向。机器学习有望在 AKI 预测、诊断、治疗等领域发挥更广泛的作用。

(三)影像学进展

分子肾探针(molecular renal probe，MRP)在肾脏的排泄率很高，现有研究发现它能应用于药物性肾损伤的早期诊断。MRP 能特异地被 AKI 的早期生物标志物(如超氧阴离子、N-

乙酰 -β-D- 氨基葡萄糖苷酶和胱天蛋白酶 3)激活近红外荧光或化学发光信号,从而实现活体小鼠模型肾脏中多种分子事件的纵向成像。更重要的是,它们可以报告氧化应激、溶酶体损伤和细胞凋亡的连续发生,这种情况均先于 AKI 的临床表现(肾小球滤过率降低)。这种成像机制使 MRP 至少比现有成像方法至少提早 36 小时检测到 AKI 发生,并通过非侵入性方法检测到顺铂诱导的 AKI 发生。MRP 还可以作为光学尿分析的外源性示踪剂,优于典型的临床 / 临床前测定,证明了其对 AKI 早期诊断的临床应用前景。

(四)其他临床诊断工具

钠排泄分数的应用受到限制,最近发现尿素清除分数可用于诊断肝硬化合并的 AKI。肝硬化合并的 AKI 常分为 3 种情况:①血容量减少(如利尿治疗、腹泻)导致的肾前性氮质血症;② 1 型肝肾综合征,在没有明确原因的情况下对白蛋白输注和停用利尿剂无反应的 AKI;③由肾脏损伤引起的急性肾小管坏死(acute tubular necrosis,ATN)。通过简单地计算尿素清除分数 [(尿尿素 / 血清尿素)÷(尿肌酐 / 血浆肌酐)× 100%],可以对肾前性氮质血症、肝肾综合征与 ATN 进行初步鉴别。尿素经肾小球滤过,绝大多数会在近端小管和远端小管被重吸收。抗利尿激素和 RAAS 增加尿素的重吸收。氮质血症、肝肾综合征时会发生肾灌注减少,抗利尿激素、RAAS 活性增加,因此尿素排泄分数降低,而 ATN 时则相反。

AKI 是一种复杂的临床综合征,对患者的预后有着重要的影响。预防、早期发现和及时治疗对降低 AKI 相关的发病率和病死率具有重要意义。KDIGO 标准统一了以往的定义,提高了临床医师对 AKI 的认识。寻找理想的 AKI 生物标志物及临床支持工具的工作仍在进行中。

(吴燕华)

参考文献

[1] HUANG J G, LI J C, LYU Y, et al. Molecular optical imaging probes for early diagnosis of drug-induced acute kidney injury[J]. Nat Mater, 2019, 18(10):1133-1143.

[2] PATIDAR K R, KANG L, BAJAJ J S, et al. Fractional excretion of urea: a simple tool for the differential diagnosis of acute kidney injury in cirrhosis[J]. Hepatology, 2018, 68(1):224-233.

[3] HUANG C X, MURUGIAH K, MAHAJAN S, et al. Enhancing the prediction of acute kidney injury risk after percutaneous coronary intervention using machine learning techniques: a retrospective cohort study[J]. PLoS Med, 2018, 15(11): e1002703.

[4] XU X, NIE S, ZHANG A H, et al. A new criterion for pediatric AKI based on the reference change value of serum creatinine[J]. J Am Soc Nephrol, 2018, 29(9):2432-2442.

[5] BARASCH J, ZAGER R, BONVENTRE J V. Acute kidney injury: a problem of definition[J]. Lancet, 2017, 389(10071):779-781.

[6] SCHETZ M, SCHORTGEN F. Ten shortcomings of the current definition of AKI[J]. Intensive Care Med, 2017, 43(6):911-913.

[7] MOLEDINA D G, HALL I E, THIESSEN-PHILBROOK H, et al. Performance of serum creatinine and

kidney injury biomarkers for diagnosing histologic acute tubular injury[J]. Am J Kidney Dis, 2017, 70(6):807-816.

[8] BRISCO M A, ZILE M R, HANBERG J S, et al. Relevance of changes in serum creatinine during a heart failure trial of decongestive strategies: insights from the DOSE trial[J]. J Card Fail, 2016, 22(10):753-760.

[9] YANG L, XING G L, WANG L, et al. Acute kidney injury in China: a cross-sectional survey[J]. Lancet, 2015, 386(10002):1465-1471.

[10] ZENG X X, MCMAHON G M, BRUNELLI S M, et al. Incidence, outcomes and comparisons across definitions of AKI in hospitalized individuals[J]. Clin J Am Soc Nephrol, 2014, 9(1):12-20.

[11] FUJII T, UCHINO S, TAKINAMI M, et al. Validation of the Kidney Disease Improving Global Outcomes criteria for AKI and comparison of three criteria in hospitalized patients[J]. Clin J Am Soc Nephrol, 2014, 9(5):848-854.

[12] Kidney Disease: Improving Global Outcomes (KDIGO) Acute Kidney Injury Work Group. KDIGO clinical practice guideline for acute kidney injury[J]. Kidney Int Suppl, 2012, 2(1):1-138.

[13] MEHTA R L, KELLUM J A, SHAH S V, et al. Acute Kidney Injury Network: report of an initiative to improve outcomes in acute kidney injury[J]. Crit Care, 2007, 11(2): R31.

[14] BELLOMO R, RONCO C, KELLUM J A, et al. Acute renal failure: definition, outcome measures, animal models, fluid therapy and information technology needs: the Second International Consensus Conference of the Acute Dialysis Quality Initiative (ADQI) Group[J]. Crit Care, 2004, 8(4): R204-R212.

第二节

急性肾损伤的肾功能评估

急性肾损伤（acute kidney injury, AKI）与慢性肾脏病、住院时间、费用、患者的长期预后密切相关。大量的临床研究认为，即使轻微的肾功能变化，也与预后相关。因此，早期、准确、快速评估肾功能变化，对患者进行危险分层和及时治疗至关重要。

单位时间内两肾生成的滤液的量称为肾小球滤过率（glomerular filtration rates, GFR），是临床最常用的肾功能评价指标。在 AKI 的早期阶段，实现快速、准确测量 GFR 将有以下利处：快速识别和确定损伤程度；指导早期药物使用和 / 或透析治疗；临床研究的登记和预后分层；确定临床操作对 GFR 的影响，例如容量复苏和使用升压类血管活性药物。为此，近 50 年来，GFR 的快速准确测定一直是临床研究的目标，本节将对 AKI 患者 GFR 评估的研究进展进行介绍。

一、标志物测量法

GFR 难以直接测量,多数通过测量滤过标志物的尿液清除率来确定。计算方法为:标志物的尿液浓度乘定时尿液样品的体积,除以同一时间段内的平均血浆浓度。对于处于稳定状态的患者,在收集期开始或结束时获得的单个血液样品的浓度可以被认为是尿液收集期间的平均血清浓度。理想的滤过标志物是可以在肾小球中自由滤过的溶质,无毒,既不被细胞分泌也不被肾小管重吸收,并且在肾脏排泄期间性质不会改变。菊粉仍然是外源性滤过标志物的"金标准"。然而,菊粉昂贵、难以分析,并且需要连续输注和采集多个血液样品。替代的滤过标志物,如肌酐、碘海醇等在临床实践中更实用。然而,这些标志物都有缺点,一定程度上限制了它们在临床实践中的应用,并影响对研究结果的解释。

(一)内源性标志物的清除率

1. 肌酐清除率　肌酐清除率(creatinine clearance rate,Ccr)常用于估计重症监护病房患者的 GFR,因为患者通常使用导尿管,同时每日测量血肌酐是可行的。肌酐作为标志物存在一些缺点,比如:肌酐由肌肉中的肌酸代谢形成,可被肾小球滤过。近端小管可分泌肌酐,占排泄负荷的 10% ~ 20%,当 GFR 降低时可达到 50%。重症患者由于营养不良,肌酐生成可能减少,或者由于代谢疾病而分解增加。这些患者常见的全身水分增加会加大肌酐分布量,以减弱由 AKI 引起的血肌酐浓度的增加。此外,已知用于治疗重症患者的各种药物,例如西咪替丁和甲氧苄氨嘧啶/磺胺甲噁唑,能够影响血肌酐浓度。尽管肌酐不是理想的标志物,但具有广泛可用、易于测量的优点,已用于评估肾功能超过 80 年。

血肌酐检测对肾功能早期变化不敏感,其原因有以下几种可能。在肾功能储备正常的患者中,尽管发生急性肾小管损伤,由于其他肾单位功能的代偿性增加,血肌酐可能不会改变,导致损伤的诊断延迟。在非稳态情况下,随着 GFR 的急剧下降,血肌酐被肾脏滤过不足,血肌酐的滤过和排泄减少,而血肌酐的生成并未变化。非稳态指生成与滤过和排泄不相等的时期,导致血清肌酐滞留并使血浆水平上升。只有当血浆肌酐水平达到一个新的稳态平台时,测得的 GFR 才会反映实际的 GFR 水平。肌酐达到新的稳定状态通常需要 24 ~ 72 小时,大约是肌酐半衰期的 3 ~ 5 倍。肌酐增加的幅度取决于 AKI 和 GFR 下降的严重程度,也取决于肌酐的产生量,从而决定达到稳定状态的时间。血肌酐测量的不精确性要求肌酐浓度至少有 10% 的变化,以便检测出显著变化。在危重患者中,液体的正负荷会稀释血肌酐浓度,并进一步推迟诊断,加剧了血肌酐的不准确性。相反,在 GFR 增加后,血肌酐的水平比 GFR 上升得慢,并且测得的 GFR 小于实际 GFR。因此,当肾功能开始恢复时,血肌酐的下降存在延迟。肾功能不稳定的重症患者由于不稳定状态,导致 GFR 的损失程度与血清和尿液用于估计 GFR 参数的下降程度不对应。此外,由于肾脏具有储备能力,在 GFR 急剧下降后内源性标志物的上升存在可变的延迟。

危重患者中,正常血肌酐常与低 Ccr 相关,重复测量 Ccr 可能是 AKI 的早期指标。Ccr 的测量可以在 1 ~ 24 小时的收集期内进行。收集时间越长,由于记录时间不准确和尿液收集不完整而导致错误的可能性加大。一些研究表明,短期(1 ~ 4 小时)肌酐测量在危重患者中是可行的,并且证实在 AKI 患者中使用 4 小时 Ccr 检测肾功能是一种有价值的方法。

然而,在 AKI 患者中进行的两项研究质疑了对不稳定患者缩短采集时间检测 Ccr 的准确性和实用性,这可能与脓毒血症患者肌酐的产生减少,创伤患者肌酐的产生增加有关。

    2. 基于血肌酐的估算公式 临床中用估算公式来评估 GFR,这些公式包括年龄、性别、种族、体重和血肌酐(作为肌肉质量的替代品)等变量,因此可以克服与单独使用血肌酐相关的局限性。在由慢性肾病和血肌酐浓度稳定的患者组成的研究人群中,已经开发了 GFR 的估计公式,如 MDRD 公式和 CKD-EPI(chronic kidney disease epidemiology collaboration)公式,然而这些公式在 AKI 重症患者中的效能较差。在 AKI 中,两个因素影响肾功能的估计:血肌酐的产生和液体平衡的波动。为了克服这个问题,Jelliffe 对公式进行改良,改良后的公式如下:

    估计的 GFR(ml/min)={ 分布容积(L)×[第 1 天血肌酐浓度(mg/dl)－ 第 2 天血肌酐浓度(mg/dl)]}＋ 肌酐产生量(mg/d)×100/1 440/ 平均血肌酐浓度(mg/dl)

    肌酐产生量(mg/d)={[29.305 － [0.203× 年龄(岁)]}× 体重(kg)×{1.037 － [0.033 8× 平均血肌酐浓度(mg/dl)]}× a(男性:a=0.85 ;女性:a=0.765)。Jelliffe 公式考虑了血肌酐会随时间波动,尤其是在重症监护病房(intensive care unit,ICU)的 AKI 患者中,另外,肌酐的持续生成也被考虑在内。然而,上述公式并未考虑可能影响血肌酐的液体平衡变化。肌酐是一种水溶性物质,过量补液可以降低肌酐,并错误地高估 GFR。为了克服这一点,对公式进行了校正,被称为校正后的 Jelliffe 公式。公式如下:

    校正肌酐 = 血肌酐(mg/dl)× 校正因子

    校正因子 =[入院时体重(kg)×0.6＋ 每日液体平衡之和(L)]/ 入院时体重(kg)×0.6× 肌酐清除率(ml/min)

    Bouchard 等进行一项比较 CG,MDRD、Jelliffe 和校正后的 Jelliffe 公式估计 GFR 的一项研究发现,Jelliffe 公式与 Ccr 的关联性最好。使用 Ccr 作为参考,CG 公式,MDRD 公式和 Jelliffe 公式估计的 GFR 与实际相比分别高了 80%,33%,10%,校正后的 Jelliffe 公式低估的 GFR 降低了 2%。

    3. 胱抑素 C 胱抑素 C 是机体所有有核细胞以恒定速率产生的非糖基化蛋白质,随着 GFR 的降低而增加。与血肌酐相比,胱抑素 C 受肌肉质量(年龄、性别和种族)相关因素的影响较小,故被认为是替代血肌酐用于评估 GFR 的潜在指标,但其受糖皮质激素的使用、甲状腺状态、癌症、肥胖、糖尿病和炎症的影响。在 Patricia Villa 等人的一项研究中,对 50 例重症患者[年龄 21 ～ 86 岁,平均 APACHE Ⅱ评分(20±9)分]测定血肌酐、血胱抑素 C 和 24 小时肌酐清除率,结果显示血胱抑素 C 与 GFR 的相关性优于血肌酐(胱抑素 C 的倒数与肌酐清除率的相关性系数 r=0.832,$P < 0.001$;肌酐的倒数与肌酐清除率的相关性系数 r=0.426,P=0.002)。这表明在重症患者中,血胱抑素 C 是比血肌酐更好的 GFR 标志物。

    以下两个公式可用于基于胱抑素 C 浓度估计 GFR:

    Grubb 公式:GFR=83.93× 胱抑素 $C^{-1.676}$(mg/L)

    Larsson 公式:GFR=77.239× 胱抑素 $C^{-1.262\,3}$(mg/L)

(二)外源性标志物的清除率

当使用外源性滤过标志物时,皮下或静脉给药后,每 20 ～ 30 分钟收集 2 ～ 4 个尿液标本,测量每个周期尿液中标志物的清除率,并取平均值。在测量方案进行期间,液体管理通常是必要的,以完成尿液收集。在高 GFR 的患者中,标志物被迅速排泄,方案可以更快地完成。然而,对于功能减退的患者,采集时间应更长,以提高结果的准确性。对于危重患者,使用外源性标志物具有烦琐、昂贵等缺点,同时,缺乏标准化的方案阻碍了对 ICU 中 AKI 患者用外源性标志物清除率测量 GFR 的临床应用。开发更便宜、简单的检测方法可能有助于增加一些标志物在危重患者(需更精确测量 GFR)中的使用。

1. 碘酞酸盐　碘酞酸盐是一种放射性碘,最常用的是通过皮下注射 ^{125}I- 碘酞酸盐来测量 GFR。大部分比较尿碘酞酸盐与尿菊粉清除率测量 GFR 的研究提示,尿碘酞酸盐测量 GFR 存在一定的正偏差,可能是因为肾小管会分泌碘酞酸。对于碘酞酸盐的清除率,重复测量的中位数变异系数为 6.3%(快速皮下注射) ～ 18.7%(连续皮下输注)。

2. 血浆清除率　测量血浆清除率避免了定时收集尿液的不便和引起的错误。静脉注射外源性滤过标志物后,使用标志物的量除以血浆浓度随时间变化的曲线下面积计算 GFR。血清水平的下降分两个阶段发生:标志物分布到全身各处的快速消失阶段,以及由于肾脏排泄导致的第二个缓慢期。两室模型需要 60 分钟时的血液标本,一到三个从 120 分钟到 5 小时的血液标本。对于 GFR 非常低的患者,需要更长的监测时间,甚至 8 ～ 10 小时。需要多个血液样本和确定消失曲线所需的时间过长是该方法的主要缺点。

3. 碘海醇　碘海醇是一种非放射性射线对比剂,尽管其可用于计算尿液清除率,但最常用于静脉注射以计算血浆清除率。其价格低廉、使用广泛,低剂量时不良反应少。主要的缺点是高效液相色谱或质谱分析的费用高。一些小型研究比较了碘海醇的血浆清除率与菊粉的尿清除率,结果显示前者略低估了 GFR,表明肾小管可能存在重吸收或蛋白结合。

4. 乙二胺四乙酸(ethylenediaminetetraacetic acid,EDTA)　与菊粉清除率相比,^{51}Cr-EDTA 的尿清除率显示低估了 GFR 5% ～ 15%,表明肾小管存在重吸收。它在美国尚未商业化,通常使用 ^{99}mTc 标记的 EDTA 类似物——二乙基三胺五乙酸(diethylenetriaminepentaacetic acid,DTPA)。它的半衰期为 5 小时,最大限度地减少了辐射。DTPA 在肾小球自由滤过,肾小管重吸收少,但存在肾外清除,令其不可预测地与血浆蛋白解离或结合,致 GFR 低估。

二、氨基糖苷类抗生素清除率

一些肾脏排泄的药物如庆大霉素,半衰期比肌酐更短,并且其清除率可能比血肌酐更能反映肾功能的早期变化。氨基糖苷类抗生素用于估计肾功能,因为其可自由滤过,既不会在肾脏中分泌也不会被重吸收,且几乎没有肾外清除。

根据给药标准,该方法可用于估计 ICU 患者的肾功能,使用的药物通常是庆大霉素和妥布霉素。T.E. Jones 等人在 ICU 进行的一项研究中,比较了庆大霉素和妥布霉素清除率与标准 MDRD 公式和 CG 公式以及血清胱抑素 C。这些氨基糖苷类药物是通过计算机控制的泵在 30 分钟内给药的,第一个血样是在 30 分钟后采集的。第二个样本是在估计药物半衰期的两倍时间后采集的。这些血样也被用于计算从定时尿液收集中得到的肌酐清除率。当氨基糖苷类抗生素输注开始时，开始了 2 小时的尿液收集，24 小时尿液的收集在 2 小时收集结束时开始。结果提示，庆大霉素清除率评估肾功能效果最好。在使用菊粉清除率作为参照的研究中，庆大霉素清除率先被证明对肾小球滤过率的估计更好。单纯给予氨基糖苷类药物来评估肾功能可能不是明智的选择，但对于使用氨基糖苷类药物治疗的患者，药物清除率可作为评估肾功能的选择之一。

三、磁共振成像

磁共振成像（magnetic resonance imaging，MRI）在注射钆 - 螯合物对比剂后短至 4 分钟的时间，就可直接测量 GFR。但少数 GFR < 15ml/（min·1.73m^2）的患者，包括 AKI 或近期移植肾功能障碍患者，存在肾源性系统性纤维化的发生风险。开发具有精确分子大小、结构和安全的对比剂，可以促进 GFR 测量方式的改进。然而，重症患者高场磁体成像的物理难度，也在一定程度上限制了 MRI 的使用。

四、荧光标志物

已在动物实验中评估了荧光标志物用于测量 GFR 的价值，并且可成为一种替代策略。然而，一些荧光标志物是铕与 DTPA 的螯合物，这在 AKI 患者中应用可能较困难。该成分可能存在肾毒性，且在低 GFR 的 AKI 患者中可能引起肾源性系统性纤维化。Yu 等开发了一种比率法，通过活体双光子显微镜监测可滤过和不可滤过荧光标记物在肾小球毛细血管中的比例变化。低分子量（分子量 3 ~ 5kDa，代表性显影剂为 FITC- 菊粉）和高分子量（代表性显影剂为 Texas 红 - 葡聚糖，分子量 500kDa）的荧光标记物分别发出黄光和红光，随着低分子量标记物的滤过和高分子量标记物的滞留，毛细血管的荧光强度图在 244 秒内从绿色变为红色。该研究创建了一种在各种条件下检测 GFR 的检查策略，并建立了利用非特异性组织分布产生的肾外清除常数。Exing Wang 等在他们的动物模型中，发现便携式光纤比率荧光分析仪可快速测定 GFR，其对 6 小时碘海醇血浆清除率进行了标准化。尽管该技术仍需在不同的临床情况下进行验证，但对于 GFR 变化较大的重症患者，该技术有很大的应用前景。

五、其他

评估主要肾动脉的血流，可以充分识别疾病中由于微循环改变引起的灌注改变。尽管肾功能丧失，但一些病理生理过程可能与全肾血流增加有关。因此，肾血流量与 GFR 之间的相关性并不是线性的，评估微循环参数的技术和区域组织氧合测量在肾功能受损的 AKI 患者中可能更有价值。在一项针对心脏术后患者的临床研究中，Redfors 等评估了有和没有 AKI 的患者的肾脏氧消耗、肾血流量和肾小球滤过的数据。使用肾静脉热稀释技术和对氨基嘌呤清除来测量肾血流量，通过 ^{51}Cr-EDTA 的肾脏分泌评估滤过分数，通过滤过和排泄钠的差异评估肾脏钠的重吸收。结果显示 AKI 组的肾小球滤过率和钠重吸收率较低。与非

AKI 患者相比，AKI 患者重吸收一个单位钠肾耗氧量增加 2.4 倍。他们的研究结果表明，在术后 AKI 中，由于肾血管收缩和肾小管钠的重吸收需要高耗氧量，肾的氧合作用严重受损。该研究进一步说明了在肾小管功能改变的情况下评估 GFR 的重要性。对肾脏血流量和氧气消耗的新见解，将有助于制定评估肾小管和肾小球功能的策略。

六、总结与展望

测量 AKI 患者的 GFR 一直是临床医师长期追求的目标。目前的技术较为烦琐、耗时且昂贵，尚未满足这一重要的临床需求。因此，开发一种快速、准确、安全、简便和廉价的技术，在医院内外都具有很高的临床重要性。廉价、无毒的荧光分子评估 GFR 已经成为可能的候选方法。商业开发的评估 GFR 的方法大多用于临床前研究，这些方法中的一些可能会进入临床阶段研究。检测方法的快速性、便利性、成本、安全性、准确性和可重复性都是关键，未来还有待进一步研究。

（胡鹏华）

参考文献

[1] PICKERING J W, FRAMPTON C M, WALKER R J, et al. Four hour creatinine clearance is better than plasma creatinine for monitoring renal function in critically ill patients[J]. Crit Care, 2012, 16(3): R107.

[2] WANG E, MEIER D J, SANDOVAL R M, et al. A portable fiberoptic ratiometric fluorescence analyzer provides rapid point-of-care determination of glomerular filtration rate in large animals[J]. Kidney Int, 2012, 81(1):112-117.

[3] REDFORS B, BRAGADOTTIR G, SELLGREN J, et al. Acute renal failure is not an "acute renal success": a clinical study on the renal oxygen supply/demand relationship in acute kidney injury[J]. Crit Care Med, 2010, 38(8):1695-1701.

[4] BOUCHARD J, MACEDO E, SOROKO S, et al. Comparison of methods for estimating glomerular filtration rate in critically ill patients with acute kidney injury[J]. Nephrol Dial Transplant, 2010, 25(1):102-107.

[5] STEVENS L A, LEVEY A S. Measured GFR as a confirmatory test for estimated GFR[J]. J Am Soc Nephrol, 2009, 20(11):2305-2313.

[6] VILLA P, JIMENEZ M, SORIANO M C, et al. Serum cystatin C concentration as a marker of acute renal dysfunction in critically ill patients[J]. Crit Care, 2005, 9(2): R139-R143.

[7] GRUBB A, NYMAN U, BJORK J, et al. Simple cystatin C-based prediction equations for glomerular filtration rate compared with the modification of diet in renal disease prediction equation for adults and the Schwartz and the Counahan-Barratt prediction equations for children[J]. Clin Chem, 2005, 51(8):1420-1431.

[8] LARSSON A, MALM J, GRUBB A, et al. Calculation of glomerular filtration rate expressed in ml/min from plasma cystatin C values in mg/L[J]. Scand J Clin Lab Invest, 2004, 64(1):25-30.

[9] DAGHER P C, HERGET-ROSENTHAL S, RUEHM S G, et al. Newly developed techniques to study and diagnose acute renal failure[J]. J Am Soc Nephrol, 2003, 14(8):2188-2198.

[10] JELLIFFE R. Estimation of creatinine clearance in patients with unstable renal function, without a urine specimen[J]. Am J Nephrol, 2002, 22(4):320-324.

[11] ZAROWITZ B J, ROBERT S, PETERSON E L. Prediction of glomerular filtration rate using aminoglycoside clearance in critically ill medical patients[J]. Ann Pharmacother, 1992, 26(10):1205-1210.

[12] JELLIFFE R, JELLIFFE S. A computer program for estimation of creatinine clearance from unstable serum creatinine levels, age, sex, and weight[J]. Math Biosci, 1972, 14(1/2):17-24.

第三节

急性肾损伤的生物学标志物

一、生物学标志物的概述

(一)生物学标志物的概念

生物学标志物最早由美国国家科学研究委员会在 1983 年提出,是指可以标记系统、器官、组织、细胞及亚细胞结构或功能改变或可能发生改变的生化指标,目前在科研及临床领域应用广泛。基于其在临床上的指导作用,美国国立卫生研究院生物学标志物定义工作组指出,理想的生物学标志物为"能作为生理性过程、病理性过程或者对治疗的药理性反应的指标,并且能够被客观检测和评估",其应具备以下 7 个特点:

1. 非侵袭性,容易被检测,经济快速。

2. 来源稳定且易于获取,通常为血液和尿液。

3. 灵敏度高,患病人群和健康人群没有重叠。

4. 特异度高,只在患者人群中显著升高或下降。

5. 伴随治疗能快速改变。

6. 有助于危险分层及预后评价。

7. 具有生物学活性,能反映指标相关机制。

(二)AKI 生物学标志物的特点

AKI 标志物的开发和研究,对早期诊断、鉴别诊断、治疗指导及预后判断具有重要意义,尤其是在早期诊断以及风险和预后判断方面,所以理想的 AKI 生物学标志物还应该具备以下特性:

1. 可定位原发性损伤的信息,如近端小管、远端小管、肾间质或是肾血管等。

2. 可判断 AKI 的持续时间,是急性、慢性,还是慢性基础上急性加重。

3. 可区分肾前性、肾性或肾后性因素。

4. 可提供病因学信息,如脓毒血症、药物性或是其他混合性因素。

5. 可区分 AKI 和其他急性肾脏疾病,如急性泌尿系统感染。

6. 可提供危险和预后的分层信息,如预测 AKI 的风险、AKI 疾病进展的风险、持续时间、可恢复的程度、是否需要肾脏替代治疗及远期转归等。

7. 可指导对治疗效果的评估和预后判断,如预测连续性肾脏替代治疗的时间或死亡风险。

(三)探索 AKI 生物学标志物需要掌握的原则

血肌酐及尿量是目前业界肯定的诊断及疗效判断指标,但由于受干扰因素多且反应相对滞后,仍然不是最理想的生物学标志物。人体血液中至少有 3 000 种蛋白质,尿液中有超过 1 500 种蛋白质,所以潜在的 AKI 生物学标志物的可选择范围非常大。因此,寻找 AKI 早期诊断及指导治疗的生物标志物具有重要的科研及临床意义,也有广泛的应用前景。以下 6 条是在探索 AKI 生物学标志物的过程中需要掌握的基本原则:

1. 检测标本应为非侵袭性样本,如血液、尿液。

2. 检测容易获得,或其获取有规范的实验室操作流程。

3. 检测结果可靠、经济快速、易于推广。

4. 灵敏度高。

5. 检测结果有较宽的参考范围,可进行分层分析。

6. 特异度高,有助于 AKI 亚类划分。

目前尚未开发出同时符合以上原则的生物学标志物,除了少数几个指标在临床上有应用,多数暂时无临床推广价值,因此,本节重点介绍目前 AKI 生物学标志物的研究进展。

二、常见的生物学标志物

为便于快速检索及介绍,本节按生物学标志物的原理进行分类介绍。

(一)肾小球滤过损伤的生物学标志物

1. **尿素氮**　尿素氮是人体蛋白质代谢的最终产物,为血浆蛋白以外的含氮化合物的一种。尿素氮主要通过肾小球排泄,是传统的肾脏损伤标志物。但血清尿素氮水平受饮食蛋白含量、分解代谢状态的影响较大;另外,消化道出血和服用大剂量甾体类药物也会引起血清尿素氮的升高。因此,目前一般不用血清尿素氮作为诊断 AKI 的标志物。

2. **肌酐**　肌酐是肌肉经非酶学代谢途径由肌酸和磷酸肌酸转换而来的一种 113Da 的小分子物质,随体液分布在全身。肌酐不与血浆蛋白结合,主要经肾小球排泄且不被肾小管吸收,肾小管也分泌少量肌酐。肌酐主要由肌肉恒速释放到血液中,因此血肌酐被称为反映肾小球滤过率的经典内源性标志物。目前临床上常用的肌酐测定方法有两种,苦味酸法和酶法,酶法使用得更多。除了检验方法对血肌酐值有所影响,一些肾外因素也可能干扰血肌酐值,如年龄、性别、种族、肌肉含量、营养状态、全胃肠外营养、感染、药物和运动等。剧烈运动能促进肌肉释放肌酐,引起血肌酐升高;富含肌酸的饮食会引起血肌酐升高,外源性肌酐能通过胃肠道吸收入血,所以将血肌酐作为反映肾小球滤过率指标的最大问题是其灵敏度欠佳，最好的证明是移植肾的供者丧失单侧肾后血肌酐值保持不变。此外，AKI 后血肌酐值升高往往在损伤真正发生 2 ~ 3 天后才开始出现，而 AKI 治疗的黄金时期在早期，故滞后性明显限制了肌酐作为 AKI 标志物的临床实用性。

尽管血肌酐有如上所述的局限，但由于其使用广泛，研究证据多，目前仍然是诊断 AKI 的重要生物学标志物。从 RIFLE 标准到 AKIN 标准，再到 2012 年的 KDIGO 标准，血肌酐的改变仍然是 AKI 诊断和分级的主要指标。有研究表明，血肌酐改变的百分比受基线肌酐水平的影响，而肌酐增加的绝对值则较少受肌酐基线水平的影响，因而有人提出用基线肌酐增加的绝对值来表示。所以，从 AKIN 标准开始，AKI 的诊断及分级标准中仍将血肌酐增加的绝对值作为诊断标准之一。

3. 胱抑素 C 胱抑素 C 是有核细胞产生的一种 13.3kDa 的、由 122 个氨基酸残基组成的小分子蛋白，在蛋白电泳中出现在 γ 球蛋白后带，最初被命名为 γ 后蛋白。因为这些蛋白能抑制半胱氨酸蛋白酶，而将其归为半胱氨酸蛋白酶抑制剂家族，而又因为其为该家族第三个被发现的酶，故命名为胱抑素 C。由于胱抑素 C 产生速率恒定，仅经肾小球滤过清除，虽然胱抑素 C 在肾小管被部分重吸收，但重吸收后能被完整代谢分解，不返回血液，因此，胱抑素 C 在血中的浓度仅由肾小球的滤过情况决定，而不受任何外部因素，如年龄、性别、饮食的影响，是一种反映肾小球滤过率变化的理想的内源性标志物，加上目前检测技术趋于成熟，胱抑素 C 对于评价肾小球滤过率有非常重要的价值。AKI 发生后，血清胱抑素 C 应用于 AKI 的另外一个优势是评估持续血液透析治疗患者的残余肾功能。这是由于评估持续血液净化治疗患者的残余肾功能非常困难，肌酐及尿素氮会被滤器清除，而血清胱抑素 C 不受持续血液净化治疗的影响，故其可作为评估残余肾功能的标志物。但是因为 AKI 不仅仅涉及肾小球滤过率变化，所以关于胱抑素 C 替代传统的血肌酐指标还需要更多的研究。

（二）肾小管损伤生物学标志物

1. 中性粒细胞明胶酶相关脂质运载蛋白 中性粒细胞明胶酶相关脂质运载蛋白（neutrophil gelatinase-associated lipocalin，NGAL）是一种分子大小为 25kDa 的脂质运载蛋白超家族成员，正常情况下表达极低，而在肾小管损伤后表达上调，也是目前研究最多的 AKI 标志物，在很多医院已经开始应用于临床。2003 年通过基因芯片技术在缺血性 AKI 模型中发现，肾组织在缺血后不久，肾小管上皮细胞及尿液中 NGAL 的编码基因表达都明显升高，进一步给缺血性 AKI 模型注射重组 NGAL 后，可保护肾小管上皮细胞免于凋亡和损伤。这些研究表明 NGAL 是肾脏损伤后的一种保护性反应蛋白，也为其在临床上的广泛应用提供了基础。此后开发出 NGAL 的 ELISA 检测试剂盒加速了该项目的进程。

接受心脏手术的儿童，术后 2 小时其血、尿中 NGAL 水平就开始升高，术后 2 小时尿 NGAL 的 ROC 曲线下面积高达 0.998。后续也有多项研究证实了 NGAL 作为儿童和成人不同亚型 AKI 标志物的可靠性。在一项前瞻性研究中，纳入 60 例接受标准心肺旁路循环或微型心肺旁路循环手术的患者，按照血肌酐的标准，两组患者 AKI 发生情况相同，而微型心肺旁路术组的尿 NGAL 水平显著低于标准手术组，这一结果提示尿 NGAL 可能是较血肌酐更灵敏的肾脏损伤指标，但是单纯的 NGAL 升高能否诊断 AKI 尚待进一步观察。但在不同的研究中,NGAL 诊断 AKI 的界值和诊断准确性差别较大,这些差别可能与 AKI 亚型、检验方法、样本储备条件、年龄、基础疾病及肾脏损伤持续时间等因素相关。另外,慢性肾脏病(chronic kidney disease,CKD)合并全身性疾病或者泌尿系统感染时,NGAL 也会升高。一项纳入 143 例系统性炎症反应综合征或脓毒症休克患儿的多中心研究中,尽管 AKI 患儿较非 AKI 患儿血中的 NGAL 更高,但是所有患儿的 NGAL 水平都较健康儿童高,这说明尽管血 NGAL 是 AKI 灵敏的标志物,但其特异度会受到感染的干扰。不同的研究采用 AKI 的诊断标准不同也会导致结果的不一致。2012 年的一项多中心研究纳入了 1 635 例非选择性急诊患者,观察了 5 种反映肾单位损伤的尿液标志物,NGAL、肾脏损伤分子 -1(kidney injury molecule,KIM-1)、肝型脂肪酸结合蛋白、白细胞介素 -1 和胱抑素 C,结果发现 NGAL 诊断 AKI 的能力优于其他指标,NGAL 水平也和 AKI 最大损伤程度和持续时间有关,且能预测透析和住院期间死亡的复合终点,在血肌酐的基础上,尿 NGAL 能提高 26% 的危险分层能力。值得一提的是,随着 AKI 诊断标准逐渐放宽,NGAL 的诊断价值可能更高。

2. KIM-1 KIM-1 是一种包含免疫球蛋白结构域的上皮细胞黏附分子。KIM-1 主要表达在近端肾小管管腔侧发生纤维化和炎症的部位。在正常肾脏中,KIM-1 的 mRNA 和蛋白表达量极低,但是在缺血性肾损伤时显著升高。给大鼠注射顺铂或诱导缺血再灌注损伤后,尿 KIM-1 升高 5 ~ 10 倍,而此时血清尿素氮、肌酐、尿 NAG、尿糖和尿蛋白都没有明显的变化。

美国食品药品监督管理局(Food and Drug Administration,FDA)批准将尿 KIM-1 作为药物性肾损伤的特异性高敏标志物,除了微小病变型肾病,多种肾脏病的肾组织 KIM-1 表达增加,如局灶增生硬化性肾炎、IgA 肾病、狼疮性肾炎、高血压肾病等,合并急性肾小管坏死的 AKI 患者中,肾组织近端小管 KIM-1 水平显著升高,尿 KIM-1 水平在缺血性 AKI 患者中显著高于其他类型的 AKI 患者。笔者曾经在一项心肺旁路移植手术后 AKI 的巢式病例对照研究中观察了尿 KIM-1 对于早期诊断 AKI 的价值,研究排除了潜在的基础肾脏病,结果发现术后 6 小时和 12 小时的尿 KIM-1 水平都能诊断 AKI。由于 KIM-1 和肾脏损伤程度密切相关,因此它可能对 AKI 的预后有潜在的预测作用,在合并 AKI 的住院人群中,KIM-1 和不良预后相关。也有研究发现在尿白细胞介素 -18 的基础上联合尿 KIM-1 可预测 AKI 的进展趋势。目前,尿 KIM-1 在部分医院也已应用于临床。尽管 KIM-1 是反映肾小管损伤的良好指标,具有较高的特异度,但不能很好地区分急、慢性,这限制了其广泛应用。

3. 金属蛋白酶组织抑制剂 -2 和胰岛素样生长因子结合蛋白 -7 金属蛋白酶组织抑制剂 -2(tissue inhibitor of metalloproteinase-2,TIMP-2)和胰岛素样生长因子结合蛋白 7(insulin-like growth factor-binding protein 7,IGFBP7)是近期新发现的标志物,为细胞周期阻滞生物标志物,受到业界广泛关注,也是目前的研究热点。其中 TIMP-2 是一种 21kDa 的蛋白,属于金属蛋白酶组织抑制因子家族,是金属蛋白酶活性的内源性抑制因子。IGFBP7 是一种 29kDa 的分泌性蛋白,通过与胰岛素样生长因子 -1 受体结合并产生抑制信号。研究发现,在出现肾损伤的早期,损伤的肾小管上皮细胞在 G_1 期进入短暂的细胞周期停滞。在细胞自身保护机制的作用下,为避免损伤导致的细胞死亡或衰老,在损伤修复前无法继续分裂。而作为细胞周期阻滞的标志物，IGFBP7 和 TIMP-2 会发出信号，表明肾小管上皮细胞已经受到损伤并且停止分裂，他们通常通过自分泌或旁分泌的形式，从受损部位传播，起到警告作用，因为发生时间较早，从而有机会早期发现损伤，改善预后。目前认为两者可以预测患者的 AKI 发生，已被美国 FDA 批准用于 AKI 发生的风险评估并应用于临床。

另外，尿液中的一些分子量小于 40kDa 的小分子蛋白经肾小球滤过后经肾小管重吸收，生理情况下经尿排泄量很低，但当肾小管损伤时，这些物质重吸收显著减少，形成肾小管性蛋白尿。这些物质也可作为肾小管损伤的生物学标志物，常用的包括 α_1- 微球蛋白、β_2- 微球蛋白、维生素结合蛋白和胱抑素 C。其中 α_1- 微球蛋白为 31kDa 的小分子，由肝脏合成并与 IgA 稳定结合，其游离形式可从肾小球滤过并被近端小管重吸收；β_2- 微球蛋白是分子大小为 12kDa 的人类白细胞抗原（human leukocyte antigen，HLA）同源蛋白，能自由经肾小球滤过，该分子在 pH < 6.0 时不稳定，收集标本时需要碱化尿液。维生素结合蛋白是一种 21kDa 的维生素转运体，主要与维生素及前清蛋白结合，游离的维生素结合蛋白能经肾小球滤过，几乎全部能被近端小管重吸收。胱抑素 C 能自由通过肾小球，被肾小管重吸收并降解。由于胱抑素 C 经尿液排泄较为稳定，单次尿液的胱抑素 C 浓度就能检测且能常规保存。一项纳入 72 例非少尿型急性肾小管坏死患者的前瞻性研究在 AKI 早期检测了尿 α_1- 微球蛋白、β_2- 微球蛋白、维生素结合蛋白、胱抑素 C 及 NAG 的水平，结果发现尿胱抑素 C 和尿 α_1- 微球蛋白能预测不良预后并反映肾脏替代治疗的效果。

近端肾小管微绒毛刷状缘和肾小管上皮细胞的溶酶体内富含多种酶类（如 N- 乙酰 -β- 葡萄糖苷酶和谷胱甘肽 S- 转移酶），在损伤时可以通过出胞作用分泌或渗漏释放进入尿液作为 AKI 的生物学标志物。采用酶类作为 AKI 标志物的技术困难在于酶在尿液中的稳定性低，检测需要在收集尿样后 4 小时内完成，并要求在检测前用色谱法去除干扰物质，但是尿酶的升高对肾小管损伤非常灵敏。尿酶的一过性升高并不一定意味着肾功能有损伤，单纯尿酶升高不等于真正意义上的 AKI。

（三）炎症损伤的生物学标志物

炎症对消除病原体及组织损伤修复至关重要。AKI 与肾内和全身炎症密切相关，因此，提高对炎症反应细胞及分子机制的认识，找到可能的早期标志物，对 AKI 的预防、治疗及预后改善潜力巨大。目前研究认为炎症反应参与了 AKI 发生发展的多个环节，包括死亡细胞释放的分子信号、模式识别受体的作用、免疫细胞的招募等，也发现炎症标志物在 AKI 诊断治疗中的突出作用，接下来主要介绍目前研究相对较多的炎症损伤生物学标志物。

1. 白细胞介素 -18 白细胞介素 -18（interleukin-18，IL-18）是固有免疫和获得性免疫过程中的一种促炎细胞因子。活化的巨噬细胞释放高水平 IL-18，此外，单核细胞、角质形成细胞、成骨细胞、树突状细胞都能产生 IL-18。caspase-1 能活化 IL-1β 和 IL-18，敲除编码 caspase -1 的基因能保护缺血性 AKI 肾脏功能，而 IL-18 是导致缺血性 AKI 的主要炎症介质。构建缺血性 AKI 动物模型，显示肾脏 IL-18 由前体形式转换为活化形式，注射中和 IL-18 的抗血清能保护 AKI 动物模型肾脏功能，这些结果说明 IL-18 是 AKI 的致炎介质。对于接受心肺旁路术的儿童，手术后 4 ~ 6 小时的尿 IL-18 水平能预测 AKI 的发生及其严重程度，笔者的研究表明,尿 IL-18 能预测 AKI 的进展趋势,与尿 KIM-1 联合作为心肺旁路术标志物有助于判断 AKI 的严重程度。

2. 外泌体内含物　外泌体是细胞分泌的一种直径为 30 ~ 100nm 的小囊泡,肾单位的每个部位都能分泌外泌体,它既可以直接由细胞膜分离出来,也可以由多个包含细胞膜成分的小泡融合而成。目前已知外泌体可能参与一些重要的细胞生物学活动,包括凝血过程、细胞间信号传递和代谢产物的处理等。外泌体分泌过程中包含一些重要的细胞成分,其中的内含物可能会提供一些重要的生物学信息。通过超速离心的方法能从尿液中提取外泌体。在顺铂诱导的 AKI 大鼠模型和危重症患者中,外泌体中胎球蛋白的量明显增加,由于囊泡的保护作用,尿液外泌体内含物不容易被降解,但分离外泌体需要特殊的超速离心机和技术,因操作烦琐限制了其推广。

3. 炎症 - 氧化应激指标　炎症 - 氧化应激是 AKI 的显著特征,AKI 也是系统性炎症反应综合征常见的并发症。在促炎症级联介质中,IL-6 和 IL-8 是重要的下游细胞因子,危重症患者的这些细胞因子水平在 AKI 发生后显著高于对照人群,基线 IL-6、IL-8、TNF-α 与尿量呈负相关,与 APECHE Ⅱ 评分呈正相关。多变量分析显示更高的 IL-6 和 IL-10 水平与病死率呈正相关。

三、现有标志物的临床价值和局限

急性透析质量倡议(acute dialysis quality initiative,ADQI)协作组在提出 AKI 的 RIFLE 标准时,已经指出了 AKI 是死亡的独立危险因素,与不良预后相关,但是后来对 AKI 的研究都集中在早期诊断标志物上。从严格意义上来说,AKI 只是一个中间指标,其不良预后才是临床观察的重点。

从现有的研究进展来看,NGAL、TIMP-2 和 IGFBP7 获得了较为一致的证据支持,但上述这些早期标志物多数不具有诊断及预后分层的双重功能。另外,某些生物学标志物,如血清晚期氧化蛋白产物(advanced oxidation protein product,AOPP)本身没有 AKI 诊断价值,不能单独用于危险分层评价。因此,如何早期判断具有不良预后的 AKI 仍然是阻碍临床早期决策的藩篱。下面对评估 AKI 近期和远期预后可能有价值的早期标志物作简要介绍。

(一)近期预后的生物学标志物

随着医学研究的发展,目前认为 AKI 的病理生理学改变包括肾小管损伤、肾脏血流动力学的改变以及炎症 - 氧化应激等,因此,可反映这些病理生理学特点的生物学标志物均可提供 AKI 的预后信息,以下简要列举几种常见的生物学标志物。

1. NGAL　NGAL 是 AKI 经典的早期诊断生物学标志物,在修复期可发挥促进生长和分化的作用,参与了肾脏局部的氧化应激,这些也许能解释尿 NGAL 和住院期间病死率及肾功能持续丢失的相关性。有系统评价分析了 NGAL 对 AKI 的早期诊断及预测肾脏替代治疗的双重功能价值。在 AKI 诊断价值方面,对儿童的诊断价值较成人更高,血清 NGAL 的诊断价值与尿 NGAL 类似。部分研究分析了尿 NGAL 与近期不良预后的关系,结果提示 NGAL 可预测肾脏替代治疗和住院期间死亡。

2. TIMP-2 和 IGFBP7 新近研究发现,对危重患者早期测量 TIMP-2 和 IGFBP7,可识别未来 9 个月内死亡或接受肾脏替代治疗风险增加的 AKI 患者,以及用于 AKI 的危险分层。

3. KIM-1 KIM-1 主要表达在损伤的肾小管及其周围部位,能反映肾小管和肾间质的病理损伤情况,在危重症人群中,尿 KIM-1 与需要透析及住院期间病死率等不良预后相关。

4. Netrin-1 Netrin-1 参与肾脏缺血再灌注损伤模型中肾小管上皮细胞的增生和迁移,目前尚无 Netrin-1 对 AKI 危险分层的临床价值相关研究报道。

5. AOPP AOPP 是一种具有双酪氨酸结构的大分子蛋白,主要成分是交联的氧化清蛋白,目前被认为是游离铁和尿毒症相关的炎症 - 氧化应激指标,本身也是一种会加重肾脏损伤的致病因子。前期一项前瞻性病例对照研究观察了择期行冠状动脉旁路移植术患者的 AOPP 水平,发现若采用 AKI 的恢复与否定义其近期预后,术后 7 天的 AOPP 和 AKI 短期预后相关。

除了以上的生物学标志物,其他一些可提供预后信息的生物学标志物还包括血清胱抑素 C、IL-6、IL-8、IL-18、IL-10 等。

(二)远期预后评估

目前 AKI 标志物和预后的研究终点主要采用以血肌酐为基础的短期指标,如 AKI 的 RIFLE 或 AKIN 分级、肾功能的恢复时间,另外也有住院期间死亡、肾脏替代治疗及住院时间等短期终点指标。但如前所述,血肌酐并不能反映肾脏在 AKI 后的亚临床病理性改变。动物实验提示,AKI 后的肾功能恢复并不完全。流行病学资料显示,即便血肌酐在损伤后能恢复正常,发生 AKI 的人群远期发生慢性肾脏病、终末期肾病和死亡的风险仍然高于没有发生 AKI 的人群。因此,预后相关生物学标志物还应该引入反映 AKI 后肾脏慢性损伤的指标。白蛋白尿是肾小球滤过受损的传统标志。近年来,有学者认为白蛋白尿也是肾小管损伤的结果,而大部分 AKI 的损伤是以肾小管间质损伤为主,白蛋白尿是否真的能够预测 AKI 的远期预后有待进一步研究证实。

最近有一项研究在一组接受心肺旁路术的患者中进行了巢式病例对照队列研究,研究同时检测了 KIM-1 和尿 IL-18,发现前者具有早期诊断价值,后者可预测 AKI 进展趋势。利用这两种标志物的互补性,联合预测进展性 AKI,6 小时和 12 小时的 ROC 曲线下面积分别为 0.833 和 0.902。该研究的主要局限是样本量少,只有 122 例。但该研究提示,联合不同功能的指标将有助于解决现阶段缺乏双重功能生物学标志物的困境。

目前还没有研究涉及 AKI 的远期预后分层,临床上往往把尿白蛋白水平以及传统的肾小管间质损伤标志物,如 β_2- 微球蛋白、NAG 等作为 AKI 肾脏慢性损伤的标志物。但这种思路目前还停留在经验层面上,与慢性肾脏修复机制相关的一些生物学标志物,也许能更好地判断 AKI 的远期预后,值得深入研究。

综上所述,用 AKI 标志物来评估和预测肾脏功能,类似于天气预报,尤其是预测远期预后,似乎是一个巨大的挑战,需要建立长期的研究队列或者高质量的病例对照数据库。与开发 AKI 早期诊断标志物相比,研究难度大大增加。而在目前的研究水平下,尿 NGAL 水平既能诊断 AKI,也能反映短期预后,而其余的生物学标志物并不具备诊断及预后分层的双重功能,联合检测是可能可行的替代方法,但预测 AKI 远期预后的生物学标志物尚未明确,有待进一步探究。

（肖成根）

参考文献

[1] YU J T, HU X W, YANG Q, et al. Insulin-like growth factor binding protein 7 promotes acute kidney injury by alleviating poly ADP ribose polymerase 1 degradation[J]. Kidney Int, 2022,102(4):828-844.

[2] SPRANGERS B, LEAF D E, PORTA C, et al. Diagnosis and management of immune checkpoint inhibitor-associated acute kidney injury[J]. Nat Rev Nephrol, 2022 , 18(12):794-805.

[3] BATTE A, MENON S, SSENKUSU J M, et al. Neutrophil gelatinase-associated lipocalin is elevated in children with acute kidney injury and sickle cell anemia, and predicts mortality[J]. Kidney Int, 2022, 102(4):885-893.

[4] WALD R, BAGSHAW S M. COVID-19-associated acute kidney injury: learning from the first wave[J]. J Am Soc Nephrol, 2021, 32(1):4-6.

[5] BJORNSTAD E C, MURONYA W, KAMIJA M, et al. Validity of urine NGALds dipstick for acute kidney injury in a Malawian trauma cohort[J]. Kidney Int Rep, 2020, 5(10):1791-1798.

[6] FIORENTINO M, XU Z Y, SMITH A, et al. Serial measurement of cell-cycle arrest biomarkers [TIMP-2]·[IGFBP7] and risk for progression to death, dialysis, or severe acute kidney injury in patients with septic shock[J]. Am J Respir Crit Care Med, 2020, 202(9):1262-1270.

[7] POSTON J T, KOYNER J L. Sepsis associated acute kidney injury[J]. BMJ,2019, 364:k4891.

[8] SRISAWAT N, LAOVEERAVAT P, LIMPHUNUDOM P, et al. The effect of early renal replacement therapy guided by plasma neutrophil gelatinase associated lipocalin on outcome of acute kidney injury: a feasibility study[J]. J Crit Care, 2018,43:36-41.

[9] RABB H, GRIFFIN M D, MCKAY D B, et al. Inflammation in AKI: current understanding, key questions, and knowledge gaps[J]. J Am Soc Nephrol, 2016, 27(2):371-379.

[10] THOMAS S, HAO L, RICKE W A, et al. Biomarker discovery in mass spectrometry-based urinary proteomics[J]. Proteomics Clin Appl, 2016, 10(4):358-370.

[11] KOYNER J L, SHAW A D, CHAWLA L S, et al. Tissue inhibitor metalloproteinase-2 (TIMP-2)·IGF-binding protein-7 (IGFBP7) levels are associated with adverse long-term outcomes in patients with AKI[J]. J Am Soc Nephrol, 2015, 26(7):1747-1754.

[12] MORI Y, SATO N, KOBAYASHI Y, et al. Low levels of urinary liver-type fatty acid-binding protein may indicate a lack of kidney protection during aortic arch surgery requiring hypothermic circulatory arrest[J]. J Clin Anesth,2014,26(2):118-124.

[13] KASHANI K, AL-KHAFAJI A, ARDILES T, et al. Discovery and validation of cell cycle arrest biomarkers in human acute kidney injury[J]. Crit Care, 2013, 17(1):R25.

[14] LIANG X L, LIU S X, CHEN Y H, et al. Combination of urinary kidney injury molecule-1 and

interleukin-18 as early biomarker for the diagnosis and progressive assessment of acute kidney injury following cardiopulmonary bypass surgery: a prospective nested case-control study[J]. Biomarkers，2010，15(4):332-339.

[15] WHEELER D S, DEVARAJAN P, MA Q, et al. Serum neutrophil gelatinase-associated lipocalin (NGAL) as a marker of acute kidney injury in critically ill children with septic shock[J]. Crit Care Med，2008，36(4):1297-1303.

[16] DEVARAJAN P. Proteomics for biomarker discovery in acute kidney injury[J]. Semin Nephrol，2007，27(6):637-651.

[17] MISHRA J, DENT C, TARABISHI R, et al. Neutrophil gelatinase-associated lipocalin (NGAL) as a biomarker for acute renal injury after cardiac surgery[J]. Lancet，2005，365(9466):1231-1238.

[18] HAN W K, BAILLY V, ABICHANDANI R, et al. Kidney injury molecule-1 (KIM-1): a novel biomarker for human renal proximal tubule injury[J]. Kidney Int，2002，62(1):237-244.

第四节

急性肾损伤的智能化管理

急性肾损伤（acute kidney injury，AKI）是常见的临床综合征，合并症多，病死率高，与短期及长期不良预后相关。AKI 给国家卫生体系带来了巨大的医疗及经济负担。AKI 现在仍缺乏有效的治疗方式，早期发现和及时干预有利于改善患者的预后，尤其是危重症患者的死亡相关预后。随着电子医疗管理系统的普及，使用智能手段识别 AKI 成为可能。2016 年第 15 届急性透析质量倡议（acute dialysis quality initiative，ADQI）会议，建议构建预警系统以改善 AKI 的诊疗现状。近年来，不同类型的电子预警系统应用于 AKI 临床管理。电子预警系统成为 AKI 临床研究领域一大热点。尽管电子预警系统在一定程度上有利于 AKI 的识别，但是其对临床结局的影响尚不明确。

一、构建智能化管理平台的背景

AKI 无典型的临床表现，且可能发生在不同的临床科室。AKI 患者的首诊医师大多数是急诊、危重症、外科医师。大多数情况下，AKI 患者发展到比较严重的时候，甚至是需要肾脏替代治疗时，才申请肾内科医师会诊。而 AKI 仍然缺乏有效的治疗药物，早期识别、早期处理对于改善预后非常重要。笔者在一项全国范围的调查问卷中发现临床医师对 AKI 的认识和管理存在不足，在非肾内科医师中更加明显。

随着医疗信息化管理的普及,越来越多的信息软件用于临床患者的管理。以往的预警系统,更多的集中在对药物相互作用和药物不良事件进行警报。在 ICU,电子预警系统用于脓毒血症、肺损伤、血糖的控制。这些电子预警系统的作用参差不齐。这与研究的设计、监控对象的复杂性、运行的环境等因素有关。早在 1994 年,Rind 等人开始应用电子信息系统对血肌酐值进行追踪,一旦达到阈值,则发出 AKI 警报。这是最早的 AKI 电子预警系统。AKI 电子预警有利于肾内科医师参与到其他科室 AKI 患者的管理当中。

二、电子预警系统的工作原理

预警大多数是基于血肌酐值触发的,仅有极少数是尿量触发的。AKI 电子预警系统一般是基于一定的算法,当病例符合选定的 AKI 判断逻辑,电子预警系统会通过运行预警弹窗、电子邮件、短信等形式,把患者"发生 AKI"的信息发送给管床医师、护士或药剂师。现在,绝大多数的预警为实时预警。在发出预警前可以进行人工确认,降低误判率。但是也可能因此导致工作量的增加和警报的延迟。

根据预警的形式,可以分为以下几种:①被动式预警。电子预警系统自动根据血肌酐值,发出 AKI 警报及分期弹窗,但是管床医师可以忽视警报,继续其他临床操作。因此这种预警形式可能存在延迟应答及不应答的可能,所以对临床行为影响较小。②阻断式预警。当发生警报后,临床医师原有的操作被打断,必须接收预警方能进行原来的操作,与被动式预警相比,在系统运行早期能更好地提醒临床医师,对临床行为影响更大。③主动式预警。当发生 AKI 警报后,不仅报告管床医师,而且可以直接触发肾脏专科会诊。这种形式的预警能够有更好的临床决策支持作用。

对于预警基线值的选择,至今绝大多数研究采用公认的诊断及分期(包括 RIFLE、AKIN 和 KDIGO 标准)。ADQI 推荐基于 KDIGO 定义作为电子预警系统运行的逻辑。如何选择基线血肌酐值仍然缺乏统一共识,实际上更多地依赖于人工判断。在临床中,患者往往缺乏可供参照的基线肌酐值。KDIGO 指南建议在缺乏基线血肌酐值的情况下,基于 MDRD 公式反推估算基线的血肌酐值。然而,使用估算的血肌酐基线值,可能导致对原有慢性肾脏病的患者的误判。

选择不同的逻辑、不同的基线值,会影响预警系统的灵敏度、特异度。灵敏度过高的电子预警系统,会导致"预警疲劳",也可以解释预警在运行过程中作用衰减的现象。特异度过高,则可能导致部分患者漏诊,尤其是在规定的时间范围内缺乏重复血肌酐检查结果的患者。

三、电子预警系统的研究现状

(一)对电子预警系统的评价

关于电子预警系统价值的评价尚不统一。Colpaert 等根据 RIFLE 标准对 AKI 患者进行预警,其中 AKI 风险、损伤、衰竭的比例分别为 59.8%、34.1% 和 6.1%,结果显示预警组的患者得到的治疗更加及时,肾功能恢复更好。Cho 等对对比剂肾病风险较高的患者进行预警,由于采取有效的预防措施,对比剂肾病的发生比例较低。而在 Wilson 等发表在 *Lancet* 上的一项随机对照单盲研究中,电子预警系统并没有改善住院患者的临床结果。对南方医科大学附属广东省人民医院高危病房(心内科、心外科、重症监护病房)运行的电子预警系统的研究中,虽然预警组患者的漏诊率降低,会诊率较非预警组高,但是预警并没有显著改善住院天数、住院费用、肾脏替代治疗、院内肾功能转归和死亡等临床终点。

(二)电子预警系统的设计对其作用的影响

AKI 预警系统仍然缺乏统一的规范,绝大多数系统缺乏临床决策支持的功能。尽管现有的电子预警系统可以改变临床医师的医疗行为,但是对于患者的临床结局及医疗服务的质量,未见明确的改善作用。

尽管电子预警系统能够实现实时报警,但是实时预警假阳性的风险更大,并且尚无数据支持实时预警优于经过人工判断的预警;也没有研究分析临床医师"确认"警报的及时性对结局的影响。

电子预警传递的方法也很重要。一些研究是通过医疗信息系统或电子邮件发布预警。但是,以上两种方式可能需要数小时或更长的时间才能通知到管床医师。与之相比,使用电话或短信的方式进行报警,可能更加节省时间。一方面,通过多种手段同步发出预警,可能起到更加有效的提醒作用;另一方面,也可以根据 AKI 的严重程度,选择不同的预警方式。

阻断性预警与预警疲劳之间的关系虽然尚不确定,但从现有的预警效果来看,非阻断式预警更可能被忽视。

(三)接受预警的用户对预警系统价值的影响

如何实施预警也许是决定预警质量的关键因素。为接受预警系统的临床医师提供培训,提高了临床医师对疾病及预警系统的认知,更有利于预警的实施。相反,如果没有足够的解释、培训或临床决策支持,临床医师对预警的接受程度会降低,因预警改变临床行为的可能性更小。这势必影响电子预警系统的临床价值。

不同科室的医师对电子预警系统的反应不同。在重症病房,管床医师对 AKI 的认识及重视程度更高,电子预警系统对预防重症病房 AKI 的临床价值更大。在其余非危急重症病房,例如外科病房,虽然被提示 AKI 发生风险,但缺乏足够的重视,就极有可能发生预警无效的情况。另外,也有较多的研究发现,及时的肾内科医师干预或会诊,可以改善患者的预后。

四、智能化管理平台的进展及未来方向

如何提高电子预警系统的临床效能? AKI 的集束化管理整合了电子预警系统和临床决策支持系统。针对非肾内科的医师,提供针对性的诊治建议,可以提高用户对电子预警系统的信心。Kolhe 等应用了一个简单的 AKI 集束化管理系统,结果显示该系统可降低患者的院内病死率及延缓 AKI 病程的进展。

现有的电子预警系统一般是基于血肌酐值进行判断,但是血肌酐并不是判断 AKI 的灵敏指标。即使是成熟的预警,也仅仅能改善 AKI 的二、三级预防。但是,如果能识别 AKI 的

高风险状态,做到一级预防,就能避免肾功能损伤,改善 AKI 的预后。为了早期识别 AKI,AKI 风险预测模型、积分模型及生物标志物是目前研究的热点。这些领域的进展都可以整合到将来的电子预警系统的设计中。

电子预警的运算逻辑可以用于大范围的流行病学研究,也可用于前瞻性收集临床数据。英国是最早在全国范围内推广电子预警的国家。2016 年英国发表了一项纳入 306 万例患者的前瞻性全国队列研究,该研究收集了 2015 年 3 月至 2015 年 12 月的数据,并对 90 天死亡率及肾脏结局进行评估。结果显示,与基于临床特点或 ICD 编码的研究相比,AKI 的检查率高。因为缺乏临床背景和人工判断,结果存在一定的缺陷,但是对制定临床策略有一定的指导作用。

既往大多数预警是在成人患者中应用的。Jennifer 等进行了一项前瞻性的儿童(18 岁以下)队列分析,该预警应用 KDIGO 定义对 AKI 进行判断。研究报道的发病率远高于既往依赖医院编码数据报道的发病率。同样地,该研究也存在缺乏尿量等部分临床资料的缺陷。另外,KDIGO 定义在儿童人群中是否适用也存在一定的争议。尽管如此,这是第一个基于电子预警对儿童 AKI 的发生率及结局进行的大规模研究。

电子预警在改善 AKI 患者预后中的作用始终存在争论,使用不当的电子预警不但无法给 AKI 患者带来益处,反而会引起预警疲劳。从目前的证据来看,AKI 电子预警系统不能提高患者的生存率或降低患者肾脏替代治疗率。电子预警可能会改善患者管理流程,但在不同临床环境中,作用不完全相同。AKI 电子预警系统需要从改良判断逻辑、加强培训等方面进一步优化。

(吴燕华)

参考文献

[1] WU Y H, CHEN Y H, CHEN S X, et al. Attitudes and practices of Chinese physicians regarding chronic kidney disease and acute kidney injury management: a questionnaire-based cross-sectional survey in secondary and tertiary hospitals[J]. Int Urol Nephrol, 2018, 50(11):2037-2042.

[2] WU Y H, CHEN Y H, LI S W, et al. Value of electronic alerts for acute kidney injury in high-risk wards: a pilot randomized controlled trial[J]. Int Urol Nephrol, 2018, 50(8):1483-1488.

[3] HOLMES J, ROBERTS G, MAY K, et al. The incidence of pediatric acute kidney injury is increased when identified by a change in a creatinine-based electronic alert[J]. Kidney Int, 2017, 92(2):432-439.

[4] OH J, BIA J R, UBAID-ULLAH M, et al. Provider acceptance of an automated electronic alert for acute kidney injury[J]. Clin Kidney J, 2016, 9(4):567-571.

[5] HOSTE E A, KASHANI K, GIBNEY N, et al. Impact of electronic-alerting of acute kidney injury: workgroup statements from the 15th ADQI Consensus Conference[J]. Can J Kidney Health Dis, 2016, 3:10.

[6] KOLHE N V, REILLY T, LEUNG J, et al. A simple care bundle for use in acute kidney injury: a propensity score-matched cohort study[J].Nephrol Dial Transplant, 2016, 31(11):1846-1854.

[7]　HOLMES J，RAINER T，GEEN J，et al. Acute kidney injury in the era of the AKI e-alert[J]. Clin J Am Soc Nephrol，2016，11(12):2123-2131.

[8]　WILSON F P，SHASHATY M，TESTANI J，et al. Automated, electronic alerts for acute kidney injury: a single-blind, parallel-group, randomised controlled trial[J]. Lancet，2015，385(9981):1966-1974.

[9]　COSTA E SILVA V T，LIAÑO F，MURIEL A，et al. Nephrology referral and outcomes in critically ill acute kidney injury patients[J]. PLoS One, 2013, 8(8): e70482.

[10]　COLPAERT K，HOSTE E A，STEURBAUT K，et al. Impact of real-time electronic alerting of acute kidney injury on therapeutic intervention and progression of RIFLE class[J]. Crit Care Med，2012，40(4):1164-1170.

[11]　CHO A，LEE J E，YOON J Y，et al. Effect of an electronic alert on risk of contrast-induced acute kidney injury in hospitalized patients undergoing computed tomography[J]. Am J Kidney Dis，2012，60(1):74-81.

第五节

基于人工智能的急性肾损伤预测平台

急性肾损伤(acute kidney injury，AKI)缺乏有效的治疗措施，病死率高。AKI 的早期预测非常重要，既可以改善患者预后，也可以降低医疗成本。在 2012 年改善全球肾脏病预后组织(Kidney Disease:Improving Global Outcomes，KDIGO)指南中，AKI 诊断的依据是血肌酐水平和尿量情况。然而，血肌酐和尿量，都不是灵敏的临床指标。目前，关于 AKI 的早期预测一方面着重于寻找新的生物标志物，另一方面是建立 AKI 临床积分模型。

常用建立积分模型的方法包括传统的统计学方法和机器学习方法。随着医疗数据库的建立及信息技术的发展，实时的真实世界的临床数据可用于预测模型的建立。智慧医疗是利用计算机技术、大数据分析技术、临床诊疗设备等，对患者进行更科学、智能化的诊疗，从而降低患者的发病率和病死率。目前，大数据、人工智能(artificial intelligence，AI)、机器学习(machine learning)和深度学习(deep learning)等方法逐渐在医疗服务领域得到应用，并产生了巨大的社会价值和产业空间。本节将介绍机器学习在 AKI 相关积分模型中的应用。

一、传统方法构建的预测模型

早在 20 世纪 80 年代开始陆续报道急性肾功能受损相关的病情评分系统。这些模型一般利用传统的统计学方法(如 Logistic 回归)构建，用于病情严重程度及预后的预测。经典的 AKI 病情评分模型如急性肾小管坏死 - 个体严重性指数(acute tubular necrosis-individual severity index，ATN-ISI）、SHARF 积分、Mehta 积分等。这些模型往往是建立在单中心、小样本的数据基础上，外部验证效能较低。近 30 年来，AKI 积分模型的构建一直受到广大学者的关注（表 4-5-1）。

理想的模型应该可以真正做到在风险发生时进行 AKI 的预测，而不是在 AKI 发生后计算得分。因此，预测模型不应该依赖于血肌酐、尿量这些相对滞后的标志物。在这种情况下，需要挖掘新的生物标志物（生物学和遗传学）结合经典临床预测模型，可以提高模型的效能，才可能改善患者的治疗和预后。目前已用于 AKI 相关分析预测新的生物标志物包括：中性粒细胞明胶酶相关脂质运载蛋白（neutrophil gelatinase-associated lipocalin，NGAL）、肾损伤分子 -1（kidney injury molecule-1，KIM-1）、肝型脂肪酸结合蛋白（liver-type fatty acid binding protein，L-FABP）可溶性 TNF 受体浓度、内源性哇巴因（endogenous ouabain，EO）等。AKI 增加将来发生慢性肾脏病的风险，预测 AKI 慢性化风险的模型同样有重要的临床意义。但是这些模型在临床决策上的实用性需要进一步验证。

表 4-5-1　基于传统统计方法的 AKI 及预后相关的预测模型

作者及发表时间	观察对象	参数	观察终点	统计量
Liano F. 等，1993 年	228 例急性肾小管坏死患者	年龄、性别、暴露于肾毒性因素、少尿、低血压、黄疸、昏迷、意识、机械通气（ATN-ISI 积分）	死亡风险	—
Lins R. L. 等，2000 年	197 例入住 ICU 的成年患者	0 小时：年龄、血清白蛋白、凝血酶原时间、呼吸支持、心力衰竭 48 小时：年龄、入院时血清白蛋白、凝血酶原时间、呼吸支持、心力衰竭（SHARF 积分）	院内死亡风险	AUC 值 0 小时：0.87 48 小时：0.90
Mehta R. L. 等，2002 年	605 例入住 ICU 的患者	肌酐、年龄、手术类型、糖尿病、急性心肌梗死、种族、慢性肺疾病、二次手术、纽约心脏病学会心力衰竭分级、心源性休克（Mehta 积分）	院内死亡风险	AUC 值为 0.832
Luo 等，2017 年	731 例住院 AKI 患者	年龄、AKI 类型、呼吸衰竭、中枢神经系统衰竭、血压和 ATN-ISI 积分	90 天死亡率	AUC 值 为 0.832（95% CI 0.764～0.901）
Sun 等，2017 年	527 例入住 ICU 的肝硬化合并 AKI 患者	急性肾损伤 - 慢性肝衰竭 - 顺序器官衰竭评分（AKI-CLIF-SOFA）	病死率	AUC 值 30 天为 0.74 90 天为 0.74 270 天为 0.72 365 天为 0.72

作者及发表时间	观察对象	参数	观察终点	统计量
Motwani 等，2018 年	4 481 例接受顺铂治疗的患者	年龄、顺铂剂量、高血压和血清白蛋白	AKI 风险	训练集和验证集 C 统计量分别为 0.72(95% CI 0.69 ~ 0.75)和 0.70(95% CI 0.67 ~ 0.73)
Bell 等，2015 年	外科术后患者	年龄、男性、糖尿病、处方药物数量、较低的肾小球滤过率、使用血管紧张素转化酶抑制剂或血管紧张素受体阻滞药及美国麻醉师协会分级	AKI 风险	训练集和验证集的 C 统计量分别为 0.74 和 0.70
Bhatraju 等，2019 年	入院后 24 ~ 48 小时内符合 SIRS 患者	年龄、肝硬化和可溶性肿瘤坏死因子受体 1 浓度	入住 ICU 72 小时内严重 AKI 风险	内部验证与外部验证的 C 统计量分别为 0.90(95% CI 0.82 ~ 0.96)和 0.93(95% CI 0.89 ~ 0.97)
James 等，2017 年	9 973 例住院患者建模，2 761 例患者验证	年龄、女性、基线血肌酐值较高、白蛋白尿、AKI 严重程度较高和出院时血肌酐值较高	AKI 进展为晚期慢性肾脏病	C 统计量为 0.81(95% CI 0.75 ~ 0.86)

注：AKI，急性肾损伤；AUC，曲线下面积；ICU，重症监护病房；SIRS，全身炎症反应综合征。

除了上面所述的积分模型外，心脏疾病相关 AKI 的预测模型开发一直都是热点之一。近 15 年，关于心脏术后 AKI 积分模型非常多，其中包括持续改进心脏手术研究(continuous improvement in cardiac surgery study, CICSS)、克利夫兰大学急性肾衰竭风险评分系统(the clinical score to predict acute renal failure，简称 Cleveland 评分系统)、胸外科医师学会床边危险工具(Society of Thoracic Surgeons bedside risk tool, STS)、简化肾指数(simplified renal index, SRI)、围手术期缺血评分的多中心研究(multicenter study of perioperative ischemia score, MCSPI)、心脏手术后急性肾损伤评分(acute kidney injury after cardiac surgery score, AKICS)，这些模型 AUC 值在 0.76 ~ 0.84 之间。尽管如此，这些模型也有各自的缺点。CICSS、Cleveland 评分系统、STS、SRI 这 4 个模型观察的终点是需要透析的 AKI，但是终点事件的发生率仅为 1% ~ 2%，暂无证据证明这些模型在病情较轻或不需要透析的 AKI 患者中的应用价值，限制了这些模型的应用。

目前的积分模型存在的普遍问题包括：①绝大多数预测无法显示其预测性能；②预测模型运行或验证的时间短，不足以证明该模型的临床应用价值，不能有效地指导制定干预策略。

二、人工智能方法构建的预测平台

机器学习技术是一门新兴的技术，现今的人工智能是热门的研究领域，也是医学人工智能的核心,近年来在 AKI 的诊断和治疗中发挥着日益突出的作用。机器学习有潜力在 AKI 预测、诊断、治疗等领域发挥更广泛的作用。

(一)利用机器学习方法构建 AKI 预测模型的前提条件

电子健康档案(electronic health records,EHR)的逐渐完善,是利用大数据手段进一步探究疾病规律的前提。在过去的模型中,尽管都可以比肌酐更早地预测 AKI 的发生,但是这些模型的建立往往仅包括人口学特征、既往病史、生命体征及实验室指标。然而,实际运行的电子病历包含了更多的临床信息,例如肾毒性药物的暴露、液体管理情况、特殊的处理手段等。除了需要考虑更多变量外,这些变量之间还可能存在着复杂的共线性问题和交互作用。通过人工智能的方法构建风险评估模型,可以更大限度地应用所有临床信息,分析致病的重要因素。数据挖掘与机器学习技术的发展为我们探索医疗大数据提供了技术手段。

常用的机器学习算法如支持向量机、决策树、随机森林。随机森林是经典的机器学习模型,近年来基于随机森林的预测模型在医疗领域应用广泛,它适合于处理体量大、维度高的数据。在随机森林的基础上,机器学习领域又发展出了一些提升算法,比如 Xgboost、adaboost 等。LightGBM 是近年来新发展出的一种基于决策树算法的梯度提升算法框架,采用 left-wise 的分裂方式对树模型进行了进一步优化,在理论和实践上都达到了最优性能。

(二)应用机器学习的方法构建 AKI 预测模型的现状

传统的回归模型可解释性强,然而在数据量大、数据维度高的情况下的处理能力较差。目前,基于机器学习的 AKI 预测工具可能会提供很好的预测能力,从而确定哪些患者可能患有 AKI,并在肾损伤出现之前给予干预。表 4-5-2 列举了一些利用机器学习构建的 AKI 预测模型。

2019 年 8 月 Nature 发表了一项研究,DeepMind 正在研发的新的人工智能系统能够让医师更快捷地预测病情恶化。DeepMind 运用美国退伍军人事务医疗系统中 70 多万名患者的数据构建了一个深度学习系统。该系统在标准临床诊断前 48 小时预测出 55.8%AKI,为临床医师及时采取有效手段预防病情的恶化提供可能。最近的报告显示,DeepMind 可以缩短 AKI 患者的住院时间,降低病死率。这是机器学习在 AKI 研究领域的一大进展。

表 4-5-2 基于机器学习建立的 AKI 积分模型

作者及发表年份	观察对象	参数	观察终点	统计量
Lee 等,2018 年	1 211 例患者	术前和术中麻醉以及与手术相关的变量	AKI 风险	梯度提升机最好,AUC 0.90(95% CI 0.86 ~ 0.93),决策树和随机森林技术的性能中等(AUC 分别为 0.86 和 0.85);Logistic 回归分析的 AUC 仅为 0.61(95% CI 0.56 ~ 0.66)

作者及发表年份	观察对象	参数	观察终点	统计量
Flechet 等，2017 年	大型多中心 EPaNIC 数据库 ICU 患者	AKI-123 模型：年龄、基线血肌酐、糖尿病和入院类型（内科/外科，急诊/计划的），AKI-23 模型还包括身高和体重	在 ICU 住院第 1 周内 AKI 1~3 级（AKI-123）和 AKI 2 级或 3 级（AKI-23）	AUC 值 AKI-123 模型 0.75（95% CI 0.75~0.75），AKI-23 模型 0.77（95% CI 0.77~0.77）
Koyner JL 等，2018 年	121 158 例患者	人口统计学、生命体征、诊断和干预措施	AKI 及 RRT 的风险	24 小时内 2 级 AKI AUC 为 0.90（95% CI 0.90~0.90），48 小时内 AUC 为 0.87（95% CI 0.87~0.87）在接下来的 48 小时内接受肾脏替代治疗（n=821）AUC 为 0.96（95% CI 0.96~0.96）
Huang 等，2018 年	947 091 例接受 PCI 术患者	最优的模型共纳入 13 个变量	AKI 风险	AUC 可达 0.752（95% CI 0.749~0.754）

注：AKI，急性肾损伤；ICU，重症监护病房；AUC，曲线下面积；RRT，肾脏替代治疗；PCI，经皮冠脉介入术；CI，置信区间。

（三）AKI 实时预警及在线预后计算器

利用电子健康记录构建模型并进行实时预警是另一个挑战。模型越复杂，出错的风险越大。Simonov 等开发一种简单的实时模型，用于预测住院患者的 AKI 风险。研究对 2012 年 12 月至 2016 年 2 月在美国三家研究型医院收治的 169 859 例住院成人患者的数据进行了分析，模型参数包括前文介绍的 Flechet 等开发的预测模型，通过在线预后计算器 AKIpredictor，可用于成人危重患者 AKI 的在线预后计算，为临床提供便利的辅助工具。

（四）关于机器学习方法应用的思考

DeepMind 算法的局限性在于过度依赖于血肌酐，而肌酐是一个不"可靠"的 AKI 标志物。因此，导致一定程度上的漏诊或延迟诊断。如果在模型中应用具有更高灵敏度、特异度的生物标志物，可能会进一步提高模型的预测效能。

预测模型应更加注重普适性和可推广性。模型不仅仅局限于特定的手术或干预后的住院人群、危重症患者人群，而是适用于普通住院人群。

现实世界中的数据庞大而杂乱，不可避免数据缺失，导致潜在的偏倚，从而影响预测模型的准确性和决策的科学性。数据缺失分为完全随机缺失、随机缺失和完全非随机缺失。填补缺失值的方法分为两类：一种是借补法，通过一定的规则对缺失值进行填补，又分为单一填补法和多重填补法；一种是模型法，借助数学模型填补缺失值。以上两种方法各有优劣，需要根据不同的场景选择相应的填补方法。

三、现有预测平台的临床价值和局限

AKI 的异质性限制了预测模型的应用推广。一个好的积分模型,应该具备以下特性:可以在疾病发生前进行预测;利于采用有效的干预措施;具有简单、可重复、便于推广的特性。积分模型中加入灵敏度、特异度高的生物标志物可以做到更"早"预测。AKI 的临床诊断,不仅基于血肌酐和尿量,而且可以基于临床环境。机器学习的方法可以在现实临床场景中进行运算,尽可能不牺牲潜在的临床信息,有利于提高模型性能。目前采用传统的统计学方法与机器学习方法建立的预测模型,数据质量不理想,数据预处理不够细致精确,对结果的产生和解读存在不同程度的偏倚,有进一步优化提高的空间。

临床实时运行的电子预警、在线的 AKI 计算器,可以更大程度地应用积分模型,为临床提供更大的便利。

(吴燕华)

参考文献

[1] XIAO Z X, HUANG Q, YANG Y Q, et al. Emerging early diagnostic methods for acute kidney injury[J]. Theranostics, 2022, 12(6):2963-2986.

[2] TOMASEV N, GLOROT X, RAE J W, et al. A clinically applicable approach to continuous prediction of future acute kidney injury[J]. Nature, 2019, 572(7767):116-119.

[3] BHATRAJU P K, ZELNICK L R, KATZ R, et al. A prediction model for severe AKI in critically ill adults that incorporates clinical and biomarker data[J]. Clin J Am Soc Nephrol, 2019, 14(4):506-514.

[4] SIMONOV M, UGWUOWO U, MOREIRA E, et al. A simple real-time model for predicting acute kidney injury in hospitalized patients in the US: a descriptive modeling study[J]. PLoS Med, 2019, 16(7):e1002861.

[5] MOTWANI S S, MCMAHON G M, HUMPHREYS B D, et al. Development and validation of a risk prediction model for acute kidney injury after the first course of cisplatin[J]. J Clin Oncol, 2018, 36(7):682-688.

[6] MOHAMADLOU H, LYNN-PALEVSKY A, BARTON C, et al. Prediction of acute kidney injury with a machine learning algorithm using electronic health record data[J]. Can J Kidney Health Dis, 2018, 5: 2054358118776326.

[7] HUANG C X, MURUGIAH K, MAHAJAN S, et al. Enhancing the prediction of acute kidney injury risk after percutaneous coronary intervention using machine learning techniques: a retrospective cohort study[J]. PLoS Med, 2018, 15(11):e1002703.

[8] LEE H C, YOON S B, YANG S M, et al. Prediction of acute kidney injury after liver transplantation: machine learning approaches vs. logistic regression model[J]. J Clin Med, 2018, 7(11):428.

[9] LUO M, YANG Y, XU J, et al. A new scoring model for the prediction of mortality in patients with acute kidney injury[J]. Sci Rep, 2017, 7(1):7862.

[10] SUN D Q, ZHENG C F, LIU W Y, et al. AKI-CLIF-SOFA: a novel prognostic score for critically ill

cirrhotic patients with acute kidney injury[J]. Aging (Albany NY)，2017，9(1):286-296.

[11] JAMES M T，PANNU N，HEMMELGARN B R，et al. Derivation and external validation of prediction models for advanced chronic kidney disease following acute kidney injury[J]. JAMA，2017，318(18):1787-1797.

[12] FLECHET M，GUIZA F，SCHETZ M，et al. AKIpredictor, an online prognostic calculator for acute kidney injury in adult critically ill patients: development，validation and comparison to serum neutrophil gelatinase-associated lipocalin[J]. Intensive Care Med，2017，43(6):764-773.

[13] BELL S，DEKKER F W，VADIVELOO T，et al. Risk of postoperative acute kidney injury in patients undergoing orthopaedic surgery: development and validation of a risk score and effect of acute kidney injury on survival: observational cohort study[J]. BMJ，2015，351:h5639.

第五章

急性肾损伤的常见类型

第一节

心肾综合征

心肾综合征（cardiorenal syndrome，CRS）包括一系列涉及心脏和肾脏的疾病，是指其中一个器官急性或慢性功能障碍导致另一个器官的急性或慢性功能障碍的过程。其病理生理机制涉及肾素-血管紧张素系统激活、神经激素作用、贫血、氧化应激和肾交感神经兴奋等多种心肾交互作用的途径。在疾病进展的过程中，生物标志物不仅能协助疾病的早期诊断，而且可用于评估疾病的严重程度和预后，而容量状态的评估则对于明确 CRS 的原发病因及选择治疗策略至关重要。针对 CRS 的治疗策略，不仅需要纠正原发因素，而且需根据容量状态选择利尿和超滤治疗。作为一种复杂的临床疾病综合征，CRS 需要多学科协作优化诊断和治疗，提高患者的治疗效果。

一、心肾综合征的定义演变和分型

CRS 的概念及内容处于不断演变的过程。随着对疾病认识的深入以及研究的进展，CRS 的定义经历不断地修改和完善，以更科学准确地反映疾病的实质。CRS 定义的确定主要经历 5 个阶段（图 5-1-1）：① 1951 年，心肾综合征的概念由 Ledoux 提出，起初主要指心功能不全导致肾脏功能损害的疾病状态，并未强调心脏和肾脏间的相互作用。② 2004 年 8 月，美国国立卫生研究院（National Institutes of Health，NIH）心肺血液研究所（National Heart Lung and Blood Institute，NHLBI）提出狭义的 CRS 定义，即充血性心力衰竭并发肾功能恶化且使心力衰竭治疗受限的情况。③ 2005 年初，荷兰学者 Bongartz 等针对心力衰竭合并慢性肾功能不全发病率显著增加、两种疾病共存时预后显著恶化的临床及病理生理学改变的特点，首次提出"严重心肾综合征"（severe cardiorenal syndrome，SCRS）的概念。④由于无论首发疾病是心血管病变还是肾脏疾病，心血管事件的发生率和病死率均与肾功能减退密切相关，因此在 2007 年世界肾脏病大会上，意大利肾脏病学专家 Ronco C. 重新审视心肾交互关系，提出了目前被大多数人认可的广义 CRS 定义，即心肾功能在病理生理上的紊乱，其中一个器官的急性 / 慢性病变可以导致另一器官的急性 / 慢性病变，主要突出了心肾之间的双向复杂的相互影响和作用，且根据原发病和起病情况将 CRS 分为 5 种临床亚型。⑤ 2010 年 KDIGO/ADQI 发表专家共识，对 CRS 的定义与 Ronco C. 所提出的定义基本一致，明确将 CRS 定义为心脏和肾脏其中一个器官的急性或慢性功能障碍导致另一器官的急性或慢性功能损害的临床综合征。

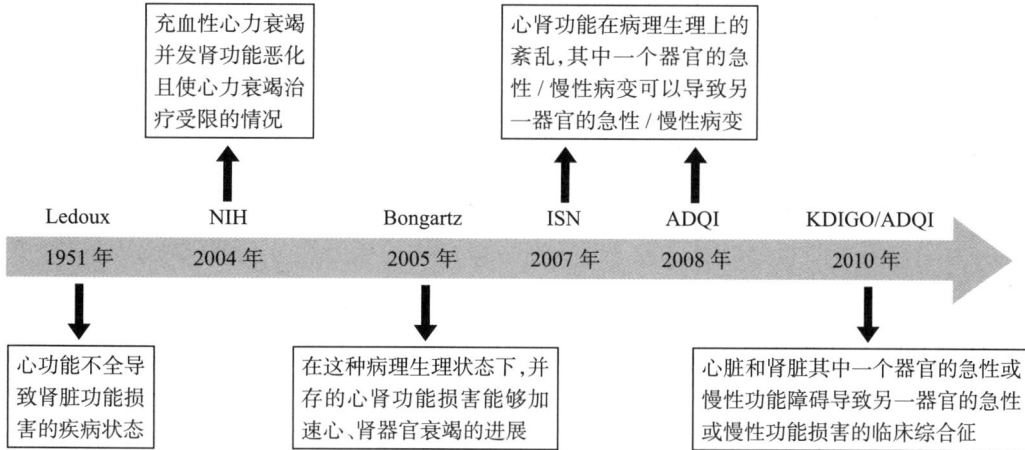

图 5-1-1 心肾综合征定义的演变

注:ADQI,急性透析质量倡议;ISN,国际肾脏病学会;KDIGO,改善全球肾脏病预后组织;NIH,美国国立卫生研究院。

最初急性透析质量倡议(Acute Dialysis Quality Initiative,ADQI)指南将 CRS 分为心肾综合征和肾心综合征,主要根据起病的原发病因进行分型。Ronco C. 根据疾病起病的缓急程度以及器官序贯受累的先后顺序,将 CRS 分为 5 个亚型(表 5-1-1),分别为急性心肾综合征(1 型 CRS)、慢性心肾综合征(2 型 CRS)、急性肾心综合征(3 型 CRS)、慢性肾心综合征(4 型 CRS)和继发性心肾综合征(5 型 CRS)。该 CRS 分型方法不仅有助于描述 CRS 的临床表型,而且可针对不同表型进行个体化的诊断和治疗,有助于规范流行病学研究的纳入标准和开发协助 CRS 管理的新型诊断工具。

表 5-1-1 心肾综合征的分型

临床表型	命名	描述	常见病
1 型 CRS	急性心肾综合征	急性心力衰竭导致急性肾损伤	急性心力衰竭或急性冠脉综合征导致急性肾损伤
2 型 CRS	慢性心肾综合征	慢性心力衰竭导致慢性肾脏病	慢性心功能不全引起慢性肾脏病进展
3 型 CRS	急性肾心综合征	急性肾损伤导致急性心力衰竭	肾功能急性恶化(如血容量减少、急性肾小球肾炎)导致急性心功能不全(如心力衰竭、心律失常和心肌缺血)
4 型 CRS	慢性肾心综合征	慢性肾脏病导致慢性心力衰竭	原有慢性肾脏病(如慢性肾小球肾炎)基础导致心功能下降,和 / 或不良心血管事件风险增加
5 型 CRS	继发性心肾综合征	非心肾因素导致心力衰竭和肾衰竭	脓毒血症、糖尿病、淀粉样变、红斑狼疮等导致的心肾功能衰竭

注:CRS,心肾综合征。

CRS 的不同临床亚型之间可能存在重叠，且不同临床亚型之间可能相互转化。在临床诊疗实践中，准确识别导致 CRS 的初始病因和其导致的不良事件并不简单，可能涉及糖尿病、高血压、心力衰竭、动脉粥样硬化、内皮细胞功能障碍、贫血和铁代谢紊乱，以及慢性炎症等多种复杂且相互关联的疾病和机制。Hatamizadeh 等根据 CRS 的各种临床表现提出了 CRS 的另一分型方法，包括血流动力学损害、尿毒症或血管表现、神经体液紊乱、贫血或铁代谢紊乱、骨矿物质代谢紊乱以及营养不良 - 炎症复合物。该分型方法能够提高对 CRS 病因和临床表现的认识，进而更好地选择治疗策略，但由于未能完全涵盖 CRS 的所有临床表型，目前并未被广泛推广应用。

二、流行病学及相关危险因素

现有 CRS 的流行病学研究，主要在特定的疾病分型中开展（见表 5-1-2）。由于不同研究中心的诊疗水平、收治原发病种以及随访时间的差异，CRS 的流行病学存在较大的差异。开展 CRS 流行病学研究以及危险因素分析，能够早期识别相关危险因素，协助疾病诊断和制定区域性疾病防治策略。

表 5-1-2　CRS 流行病学研究汇总

年份	CRS 分型	研究人群	发生率	主要结论
2014		纳入 1 005 例急性心力衰竭住院患者	使用 RIFLE、AKIN 和 KDIGO 标准诊断 AKI 的发生率分别为 32.1%，34.7% 和 38.9%	KDIGO 标准诊断 1 型 CRS 的标准优于 RIFLE 和 AKIN 标准
2016	1 型	纳入 64 项研究共 509 766 例住院患者的荟萃分析	AKI、恶化性肾衰竭和肾脏替代治疗的发生率分别为 25.4%、22.4% 和 2.6%	因心力衰竭、急性冠脉综合征和心脏手术住院的患者 AKI 的发生率接近 1/4，且 3% 需要肾脏替代治疗。急性心力衰竭导致的 AKI 的发生率高于急性冠脉综合征和心脏手术
2016		312 例年龄 ≥ 60 岁的心力衰竭患者	1 型 CRS 的发生率为 52.56%	基础肾小球滤过率低于 60ml/(min·1.73m^2) 和使用利尿剂是老年心力衰竭患者发生 CRS 的危险因素，而高水平的血清白蛋白对 CRS 的发生具有保护作用
2007	2 型	118 465 例心力衰竭住院患者	33. 4% 的男性和 27.3% 的女性诊断肾功能不全	急性心力衰竭患者容易并发肾功能不全，影响临床治疗和预后
2014	3 型	100 例 AKI 患者	3 型 CRS 的发生率为 29%	3 型 CRS 可增加 AKI 患者的病死率
2017		纳入 25 项研究共 254 408 例住院患者的荟萃分析	AKI 可增加 58% 的心力衰竭风险和 40% 的急性心肌梗死风险	AKI 可增加心血管死亡和心血管事件的发生风险

续表

年份	CRS 分型	研究人群	发生率	主要结论
2005	4 型	1 091 201 例研究人群	合并慢性肾脏病患者中 30.7% 发生慢性心力衰竭,3.9% 发生急性心肌梗死,35.7% 发生动脉粥样硬化性血管病	CKD 患者发生动脉粥样硬化性血管疾病与充血性心力衰竭的风险明显增加
2017		纳入 80 例 CKD 患者	4 型 CRS 的发生率为 76.25%	CKD 患者中 4 型 CRS 的发生率较高,影响疾病的预后
2018	5 型	纳入 602 例脓毒血症患者	5 型 CRS 的发生率为 71.4%	发生 5 型 CRS 脓毒血症患者住院死亡率增加 1.7 倍

注:AKI,急性肾损伤;AKIN,急性肾损伤网络;KDIGO,改善全球肾脏病预后组织;CRS,心肾综合征; CKD,慢性肾脏病。

1 型 CRS 是指急性心功能不全,如急性心力衰竭、急性冠脉综合征和心脏手术导致的急性肾损伤(acute kidney injury,AKI)。近期荟萃分析发现,由急性心力衰竭、急性冠脉综合征和心脏手术导致的 AKI、恶化性肾衰竭和肾脏替代治疗的发生率分别为 25.4%、22.4% 和 2.6%。其中由急性心力衰竭导致的 AKI 的发生率高于急性冠脉综合征和心脏手术(47.4% vs. 14.9% vs. 22.1%),且 AKI 的发生可增加住院期间病死率,延长住院时间。由于 AKI 的诊断标准众多,不同的流行病学研究中采用的诊断标准不同,导致临床研究结果存在一定差异。南方医科大学附属广东省人民医院完成的多中心研究发现,心力衰竭患者中使用 RIFLE、AKIN 和 KDIGO 标准诊断 AKI 的发生率分别为 32.1%,34.7% 和 38.9%。RIFLE、AKIN 标准容易导致 1 型 CRS 的漏诊,而使用 KDIGO 标准则可提高诊断的灵敏度,且在预测早期 1 型 CRS 的临床预后方面优于 RIFLE、AKIN 标准。此外,南方医科大学附属广东省人民医院在 312 例 60 岁以上老年急性心力衰竭的患者中发现,1 型 CRS 的发生率为 52.56%,基础肾小球滤过率低于 60ml/(min·1.73m^2)和使用利尿剂是老年心力衰竭患者发生 CRS 的危险因素,而高水平的血清白蛋白对 CRS 的发生具有保护作用。老年患者由于心肾代偿能力较差,1 型 CRS 的发生率更高。

随着生活方式的改变和肥胖人口的增加,心血管疾病的负担加重,2 型 CRS 的发生率也呈现增长趋势。既往有研究回顾分析 118 465 例住院心力衰竭患者,其中 56% 患者肾小球滤过率处于 15 ～ 60ml/(min·1.73m^2)之间,肾功能恢复情况与 2 型 CRS 患者的病死率密切相关。3 型和 4 型 CRS 主要指肾脏急慢性功能障碍导致心脏功能损伤。印度的流行病学数据显示,3 型 CRS 的发生率为 29%。另一项纳入 25 项研究共 254 408 例住院患者的荟萃分析显示,55 150 例患者发生 AKI。AKI 患者心血管病死率和主要心血管事件的发生风险分别增加 86% 和 38%,心力衰竭、急性心肌梗死和卒中的风险分别增加 58%、40% 和 15%。美国肾脏数据系统 1998 年和 1999 年的年度报告研究显示,经 2 年的随访观察,合并慢性肾脏病患者中,30.7% 发生慢性心力衰竭,3.9% 发生急性心肌梗死,35.7% 发生动脉粥样硬化性血管病。5 型 CRS 是指非心肾原因导致的心脏功能和肾脏功能衰竭,脓毒血症、自身免疫性疾病、病毒感染、寄生虫感染和细菌感染目前均为常见的导致 5 型 CRS 的病因。在所有临床表型中 5 型 CRS 的流行病学研究数据较少,主要集中在脓毒血症患者。近期一项随访 8年的临床队列研究发现,在脓毒血症患者中 5 型 CRS 的发生率为 71.4%,是院内死亡的危险因素。

三、病理生理学机制

CRS 的病理生理学机制涉及心脏和肾脏的交互作用,涉及以下几个层面:①心脏衰竭状态下,心脏和肾脏在血流动力学方面的相互作用;②动脉粥样硬化性疾病对两个器官系统的影响;③神经激素激活;④细胞因子;⑤慢性肾脏病中,贫血 - 炎症 - 骨矿物质代谢轴的改变;⑥肾脏疾病进展过程中特有的心脏结构变化。

不同分型的 CRS 涉及不同的病理生理学机制。1 型 CRS 患者由于急性心力衰竭导致炎症作用、水电解质紊乱、神经内分泌激活和血流动力学改变,最终导致 AKI 的发生。急性心力衰竭时心输出量减少致肾血流灌注不足,肾小球滤过率降低,肾脏缺血缺氧,进而导致肾单位的丢失。此外,急性心功能不全时,周围静脉压增高,肾静脉充血从而引起肾间质压力升高和肾小管功能不全,入球小动脉收缩,导致肾小球滤过率降低。在 1 型 CRS 的诊疗过程中,使用利尿剂可减少肾脏灌注;联用螺内酯、β 受体阻滞剂、血管紧张素转化酶抑制剂等药物时,肾功能损伤风险增加;扩血管药物治疗,可引起低血压,加重肾功能损伤;冠状动脉介入治疗过程中使用对比剂可导致对比剂肾病;心脏手术治疗时低温、心脏停搏、减少肾脏灌注可致 AKI。

2 型 CRS 患者由于慢性心力衰竭,心输出量下降引起肾灌注不足,肾脏长期缺血缺氧,增加其对各种损害因素的敏感性。另外,慢性心力衰竭时肾灌注不足激活肾素 - 血管紧张素 -醛固酮系统,一方面导致心室重塑和纤维化,另一方面导致肾脏缺氧、血管收缩、肾小球硬化和肾小管间质纤维化。此外,慢性心力衰竭时氧化应激反应增强,体内活性氧(reactive oxygen species,ROS)蓄积,使一氧化氮生物利用度降低,引起血管内皮功能损伤,造成血容量增加及血压升高。慢性心力衰竭患者中存在的氧化应激可生成及激活多种促炎症细胞因子,尤其是白细胞介素 -1、白细胞介素 -6、C 反应蛋白和 TNF-α,进而加剧心脏重构,并发血栓形成,导致心肾结构及功能改变。最后,由于充血性心力衰竭患者常出现贫血,一方面参与激活肾素 - 血管紧张素 - 醛固酮系统和交感神经系统,导致心脏扩大和心力衰竭加重,另一方面损伤肾小管细胞氧供应,肾脏慢性缺氧,最终导致肾单位减少和肾功能损伤。

3 型 CRS 状态下,肾小球滤过率降低和水钠潴留,容易导致容量负荷增加和血压升高,进而引起急性左心衰竭或急性肺水肿。其次,AKI 相关并发症例如代谢性酸中毒和尿毒素血症可致心肌收缩力降低,高血钾可引起心律失常和心脏停搏,尿毒素血症可导致心包炎。此外,缺血性肾损伤可激活炎性通路,加重心肌细胞凋亡,诱导心力衰竭。

4 型 CRS 患者慢性肾脏病状态继发慢性心力衰竭的机制,可能涉及以下几个方面:①肾小球滤过率降低,导致水钠潴留和血容量增加,容易诱发或加重心功能不全。②严重肾功能不全时红细胞生成素绝对或相对不足产生贫血,贫血使心率代偿性加快,心肌收缩力加强,引起心室重塑。③肾衰竭时,神经激素及交感神经系统(sympathetic nervous system,SNS)两者间的不协调能激活肾素 - 血管紧张素 - 醛固酮系统,导致血管紧张素原Ⅱ产生增加,进而激活还原型烟酰胺腺嘌呤二核苷酸磷酸氧化酶,促进 ROS 的产生。④慢性肾功能不全时炎症激活,促进 ROS 合成,激活肾素 - 血管紧张素 - 醛固酮系统,加速心功能不全的发生。⑤SNS 过度激活,可诱发心肌细胞凋亡、局灶性心肌坏死及释放儿茶酚胺使心脏肥大。同时,SNS 长期过度激活导致 β 肾上腺素受体不敏感,又可引起压力感受器反射失调、心律稳定性降低及心律失常的易患性增加。

5 型 CRS 患者由于急性或慢性全身性疾病,如脓毒血症、糖尿病、血管炎、免疫系统疾病和血液病(如多发性骨髓瘤),可导致继发性心肾功能同时减退。缺氧、内毒素等直接损害心肌,影响心肌收缩力,同时引起肾脏损害。此外,全身性疾病因素可激活 SNS 和肾素 - 血管紧张素 - 醛固酮系统,促使心室重塑、肾小球硬化和肾小管间质纤维化。

四、生物学标志物

心脏和肾脏损伤的生物标志物可以协助评估 CRS 早期心脏或肾脏损伤、疾病修复过程和长期预后情况。目前心肌损伤的标志物例如肌钙蛋白、N 端 - 脑利尿钠肽前体(N-terminal pro-brain natriuretic peptide,NT-proBNP)已广泛用于临床实践,而 AKI 的生物标志物也逐渐应用于临床实践协助 AKI 的诊断。

(一)心肌损伤标志物

脑利尿钠肽(brain natriuretic peptide,BNP)和 NT-proBNP 是诊断心力衰竭的首选指标。心肌细胞先合成含 108 个氨基酸的 BNP 原,称为 proBNP(BNP 前体),心肌细胞受到刺激后(如心肌细胞拉伸),proBNP 在蛋白酶作用下裂解为 NT-proBNP(氨基末端 -proBNP 或 N 端 -proBNP)和生物活性激素 BNP,两种多肽都被释放进入血液循环。BNP 的清除主要通过与钠尿肽清除受体结合继而被胞吞和溶酶体降解,还可以通过肾脏组织中中性肽内切酶进行降解,以及肾脏排泄。而 NT-proBNP 的清除缺乏主动清除机制,主要通过肾脏、肌肉、肝脏等高血流量器官被动清除。当肾脏功能减退时,BNP 和 NT-proBNP 的肾脏清除能力下降,血清中 BNP 和 NT-proBNP 表达水平升高。当心肌细胞所受容量负荷和压力负荷增加时,BNP 和 NT-proBNP 的表达水平升高,可以作为诊断急性心力衰竭的指标,同时也是急性冠脉综合征、稳定心力衰竭患者中心血管事件、全因死亡率的独立预测因子。近期有研究表明,NT-proBNP/BNP 比值的升高可以预测急性心力衰竭患者的肾功能恶化,且可以作为评估 CRS 患者风险分层的标志物。然而,如何根据肾功能不全程度选择 NT-proBNP 和 BNP 的诊断界值目前尚未达成共识。对于慢性肾脏病患者应该考虑肾脏病变的重叠效应,调整 NT-proBNP 和 BNP 诊断急性心力衰竭的界值(表 5-1-3)。

高敏肌钙蛋白 I 和 T 是急性心肌梗死诊断和预后的标志物,即使在没有急性冠脉综合征的情况下,急性失代偿性心力衰竭患者中肌钙蛋白升高常提示疾病预后较差,死亡风险较高。在慢性肾脏病患者中,随着肾脏功能的减退,高敏肌钙蛋白 T 的水平逐渐升高,在估算的肾小球滤过率（estimated glomerular filtration rate，eGFR）小于 15ml/（min·1.73m^2）的患者中尤为明显。

除了目前广泛应用的 BNP、NT-proBNP 和高敏肌钙蛋白，近年来较为公认的 CRS 心肌损伤标志物还包括致癌抑制因子 2（suppression of tumorigenicity 2，ST2）和半乳糖凝集素 -3。ST2 由机械应力诱导心肌细胞产生，有阻断 IL-33 的抗心肌肥大和抗心肌纤维化、抗动脉粥样硬化的作用。ST2 水平能够预测心力衰竭相关的死亡和住院的发生风险，且不受肾功能的影响。半乳糖凝集素 -3 是 β- 半乳糖苷结合凝集素家族的成员，由心脏巨噬细胞合成，且与特定的细胞外基质蛋白相互作用，包括层粘连蛋白、膜联蛋白和整联蛋白。半乳糖凝集素 -3 不仅与调节细胞的增殖、凋亡、黏附和迁移等细胞活动有关，还参与免疫调节、肿瘤发生和转移等生理和病理活动。一项在纽约心功能分级Ⅲ级或Ⅳ级心力衰竭患者中的研究证实，血清半乳糖凝集素 -3 水平是评估慢性心力衰竭的预后标志物，是心力衰竭严重程度和预测心力衰竭患者病死率的独立危险因素。另一项慢性心力衰竭患者的单中心研究发现，高水平的半乳糖凝集素 -3 与较差的肾功能和生存率相关，是全因死亡的独立预测因素。

表 5-1-3　NT-proBNP、BNP 诊断急性心力衰竭和排除诊断的最佳界值

指标	项目	肾功能	年龄	最佳界值
BNP	诊断急性心力衰竭	—	—	> 500ng/L
	排除急性心力衰竭	—	—	< 100ng/L
NT-proBNP	诊断急性心力衰竭	—	< 50 岁	> 450ng/L
		—	50 ~ 75 岁	> 900ng/L
		—	> 75 岁	> 1 800ng/L
	排除急性心力衰竭	eGFR ≥ 60ml/(min·1.73m^2)	—	< 300ng/L
		eGFR < 60ml/(min·1.73m^2)	—	< 1 200ng/L

注：BNP，脑利尿钠肽；NT-proBNP，N 端 - 脑利尿钠肽前体；eGFR，估算的肾小球滤过率。

（二）肾脏损伤标志物

目前血肌酐和尿量是诊断 AKI 的主要指标，因诊断标准中最快需 48 小时才能观察到血肌酐明显升高，常常容易导致 AKI 诊断滞后。胱抑素 C、中性粒细胞明胶酶相关脂质运载蛋白（neutrophil gelatinase-associated lipocalin，NGAL）、肾损伤分子（kidney injury molecule-1，KIM-1）是近些年发现较血肌酐等更早反映肾功能损害的新型生物标志物。胱抑素 C 在监测 eGFR 方面比血肌酐发挥着更优的作用，不受任何外在因素，如性别、年龄、饮食的影响，是一种反映肾小球滤过率变化的理想内源性标志物。中性粒细胞明胶酶相关脂质运载蛋白（neutrophil gelatinase-associated lipocalin，NGAL）是诊断急性肾损伤的最有效生物学标志物之一，在肾脏缺血发生的极早期（2 小时内）即可在血、尿中检测到 NGAL 明显上调。KIM-1 作为一种无创、快速、灵敏的新型 AKI 标志物，能够在损伤后的 12 ~ 24h 内持续表达且性质稳定,因而更有利于临床检测。

AKI 作为心脏术后常见的并发症,寻找新型生物标志物早期预测心脏术后 AKI 的发生有助于改善心脏手术患者预后。dickkopf-3(DKK3)是 DKK 家族成员之一,由应激诱导、损伤的肾小管上皮细胞产生,调节 Wnt/β-catenin 信号途径并触发肾小管间质纤维化通路,在尿液中可检测到,是促炎症通路的特异性调节蛋白。新近 RenalRIP 研究发现尿 DKK3 作为一种肾小管应激反应标志物,可用于预测心脏术后 AKI 及肾功能丧失风险。该队列研究纳入 733 例患者,发现尿 DKK3/ 肌酐浓度高于 471pg/mg 与 AKI 和持续性肾功能不全的风险显著相关,可作为术后 AKI 的独立预测因子,是预测择期心脏手术后 AKI 风险的潜在术前生物标志物。

近年来其他生物学标志物包括白细胞介素 -18、胰岛素样生长因子 7、组织金属蛋白酶抑制物 -2、α_1- 微球蛋白、肝型脂肪酸结合蛋白等逐渐被发现并应用于临床研究验证,目前大多数肾脏损伤的标志物由于临床价值有限,尚未在临床推广应用(详见第四章第三节急性肾损伤的生物学标志物)。

(三)影像学检查

影像学检查在协助诊断 CRS 中起到重要的作用。肾脏超声检查和肾内静脉血流频谱是判断有无肾静脉淤血的重要辅助诊断工具。急性肾脏病变的超声表现常为肾脏体积正常或增大,皮髓比仍正常,但肾脏皮质血流灌注下降;而肾脏慢性损伤时,超声可见皮髓质分界不清,肾实质回声增强。有研究表明,肾内静脉血流频谱能够评估是否存在肾静脉淤血,当肾内静脉血流受损时,常与急性心力衰竭患者利尿效果欠佳相关。

超声心动图是评估 CRS 患者心脏功能的重要手段。超声心动图能够通过血流动力学参数评估心血管充血状态,包括中心静脉压、肺毛细血管楔压 / 左心房压力和心输出量等,且对不同 CRS 表型具有特异性的预后预测价值。一项回顾性队列研究发现,超声心动图评估的左室射血分数低下、肺动脉压力增加以及右室内径增宽是 CRS 风险增加的独立危险因素。

心脏磁共振成像是评估心室大小、功能和纤维化情况的非侵入性检查方法。早期使用钆增强心脏磁共振成像评估终末期肾病的心肌纤维化时,心脏磁共振成像表现出晚期钆增强的特征,且具有非梗死的弥漫性纤维化特征。在进展期的慢性肾脏病患者中使用非钆对比剂的心脏磁共振成像能够识别亚临床左室功能不全,可作为未来心脏结构特征研究的非侵入性诊断工具,且可降低肾源性系统性纤维化的发生风险。

容量状态对于选择 CRS 的治疗策略和评估预后至关重要。2019 年美国心脏协会发布心肾综合征的科学声明,生物阻抗矢量分析、有创血压的测量、相对血容量监测装置、植入式血流动力学监测装置和有创血流动力学监测可用于评估液体负荷情况,进而选择利尿和减轻液体负荷治疗。

生物阻抗矢量分析是基于电学原理检测人体的水含量,并以图像形式表示,能够预测患者再住院和心血管死亡事件,预防大剂量利尿剂使用造成医源性 AKI。此外,近年来一种新型的降低对比剂肾病风险的水化治疗方法——RenalGuard 系统指导下的利尿剂给药能够为急性心力衰竭患者提供更加精准的液体管理策略,且可能会使急性失代偿性心力衰竭患者避免强效利尿带来的一些缺陷。

五、临床治疗策略

由于不同 CRS 临床表型具有不同的病理生理学机制，针对不同表型的 CRS 需采用不同的治疗策略。1 型 CRS 药物治疗方案包括血管扩张药（适用于血压正常或增高的心力衰竭患者）、强心药（适用于心输出量降低伴低血压的心力衰竭患者），以及利尿剂（适用于高容量负荷患者）。非药物的治疗策略包括针对严重心力衰竭的主动脉内球囊反搏治疗、针对呼吸衰竭的呼吸机辅助通气治疗，针对高容量负荷的肾脏替代治疗以及对准备接受心脏移植患者进行的心室辅助装置治疗等。

肾脏替代治疗在药物治疗无效的容量负荷过重，以及进展性 AKI 患者治疗中发挥重要的作用，但是，关于肾脏替代治疗的时机和治疗剂量，目前仍然存在争议。目前的临床实践中，开始肾脏替代治疗的时机主要取决于临床的容量负荷过多以及血生化紊乱（例如氮质血症、高血钾、酸中毒）。对于暂无生命威胁的 AKI 患者，启动透析的时机存在争议。Barbar 等的一项多中心、随机、对照研究结果提示，早期透析与延迟透析的 90 天死亡率无差别。Gaudry 等也同样发现，早期透析与延迟透析的 60 天死亡率无差别。然而，Zarbock 等则发现早期透析的病死率明显低于延迟透析组。这些结果的差异，与患者入组的标准不同、透析技术的差异有关。部分生物标志物可能可以用于预测严重 AKI 患者启动肾脏替代治疗的时机。关于肾脏替代治疗的治疗剂量，以往有研究表明，接受大剂量连续性肾脏替代治疗的患者预后更好。因此，有学者认为在应用连续性肾脏替代治疗脓毒血症相关急性肾损伤时，其剂量（即所谓"治疗脓毒血症剂量"）应该高于不伴全身炎症反应的非脓毒血症相关急性肾损伤的剂量，推荐置换剂量或超滤率应至少达到 35ml/（kg·h）。但是近年来，一些大规模临床研究并未显示大剂量的强化肾脏支持疗法较常规剂量的非强化肾脏替代治疗更具优势。南方医科大学附属广东省人民医院发起的 CRITERIA 研究纳入 211 例心脏术后发生 AKI 的患者，研究根据连续性肾脏替代治疗的治疗剂量分为 25ml/（kg·h）及 35ml/（kg·h）组，随访时间 1 年，最终发现两组间的肾功能恢复情况和住院时间未见明显差异，但低剂量组的治疗费用更低。一项荟萃分析纳入 4 项随机对照试验研究共 470 例脓毒血症并发 AKI 患者，比较高通量血液滤过和标准剂量血液滤过组病死率和肾脏预后的差异，结果显示高通量血液滤过与标准剂量血液滤过相比，并不能降低脓毒血症并发 AKI 患者的 28 天死亡率，在肾脏恢复、住院时间、不良反应等方面也未见差异。因此，2012 年 KDIGO 指南建议，AKI 患者接受间断或延长肾脏替代治疗时，每周单室尿素清除指数（spKt/V）应达到 3.9，接受连续性肾脏替代治疗（continuous renal replacement therapy，CRRT）时透析液 + 滤出液总量应达到 20 ~ 25ml/（kg·h）。考虑到处方剂量与实际剂量的差异，CRRT 处方剂量可适当增加，以 30 ~ 35ml/（kg·h）为宜。

对于慢性心力衰竭导致慢性肾脏病的患者，由于 RASI 类药物可扩张肾小球出球小动脉，降低肾小球囊内压，防止和延缓慢性肾脏病进展，因此在慢性心力衰竭患者中尽可能应用此类药物，但应注意防治高钾血症的发生。此外，针对 2 型 CRS 患者还应该加强合理的水盐管理，在控制细胞外液容量的同时，注意减少器官淤血。对于静脉注射利尿剂伴或不伴强心药无效的 2 型 CRS 患者，单纯超滤治疗可快速纠正液体负荷，药物治疗控制液体状态效果不理想的情况下可考虑使用。

3 型 CRS 的治疗效果取决于引起 AKI 的病因和严重程度,以及急性心脏损伤的类型。确定引起 AKI 的病因并纠正可逆的因素是治疗 3 型 CRS 的关键。可纠正的可逆因素包括尿路梗阻、肾前性氮质血症和急性肾小球肾炎等。此外,在临床诊疗过程中,应尽量避免使用或减量使用肾毒性药物,例如氨基糖苷类抗生素和对比剂。在治疗原发 AKI 的同时,必须同时治疗由此引起的急性心脏损伤,例如抗心律失常药物纠正心律失常,早期介入干预急性冠脉综合征等。当出现液体超载和容量负荷过重时,清除多余的液体是治疗的基石,每日保持液体负平衡和肾脏替代治疗能够改善疾病的预后。

慢性肾脏疾病患者发生心力衰竭(4 型 CRS)是多因素相互作用的结果。其中,血管紧张素转化酶抑制剂和 β 受体阻滞剂是具有心脏保护作用的药物,联合使用可改善患者的心血管和肾脏结局。此外,慢性进展性肾脏疾病的患者应积极预防水钠潴留,纠正贫血,调节钙磷平衡,改善血管钙化,治疗血脂异常,以降低心力衰竭和冠状动脉粥样硬化事件的发生风险。5 型 CRS 治疗的重点则在于纠正原发病,积极处理心脏和肾脏相关并发症,维持血流动力学稳定,保证组织灌注。

在过去的十年中,CRS 领域在疾病的病理生理学机制,协助早期诊断和评估疾病预后的生物学标志物,以及改善预后的治疗策略等方面取得了一定进展。CRS 患者心脏和肾脏之间存在交互作用机制,是一种复杂的临床综合征,需要包括心脏病学和肾病学专家进行多学科协作来优化诊断和治疗,以提高患者的治疗效果,降低 CRS 的发病率、病死率和经济负担,改善疾病预后。

(谢志勇)

参考文献

[1] RANGASWAMI J, BHALLA V, BLAIR J E A, et al. Cardiorenal syndrome: classification, pathophysiology, diagnosis, and treatment strategies: a scientific statement from the American Heart Association[J]. Circulation, 2019, 139(16): e840-e878.

[2] VALLABHAJOSYULA S, SAKHUJA A, GESKE J B, et al. Clinical profile and outcomes of acute cardiorenal syndrome type-5 in sepsis: an eight-year cohort study[J]. PLoS One, 2018, 13(1): e0190965.

[3] YANCY C W, JESSUP M, BOZKURT B, et al. 2017ACC/AHA/HFSA focused update of the 2013 ACCF/AHA guideline for the management of heart failure: a report of the American College of Cardiology/ American Heart Association Task Force on Clinical Practice Guidelines and the Heart Failure Society of America[J]. Circulation, 2017, 136: e137-e161.

[4] VANDENBERGHE W, GEVAERT S, KELLUM J A, et al. Acute kidney injury in cardiorenal syndrome type 1 patients: a systematic review and meta-analysis[J]. Cardiorenal Med, 2016, 6(2):116-128.

[5] ZARBOCK A, KELLUM J A, SCHMIDT C, et al. Effect of early vs delayed initiation of renal replacement therapy on mortality in critically ill patients with acute kidney injury: the ELAIN randomized clinical trial[J]. JAMA, 2016, 315(20):2190-2199.

[6] HU W X, HE W N, LIU W, et al. Risk factors and prognosis of cardiorenal syndrome type 1 in elderly Chinese patients: a retrospective observational cohort study[J]. Kidney Blood Press Res, 2016, 41(5):672-679.

[7] CLARK E, MOLNAR A O, JOANNES-BOYAU O, et al. High-volume hemofiltration for septic acute kidney injury: a systematic review and meta-analysis[J].Crit Care, 2014, 18(1): R7.

[8] PAVAN M. Incidence of acute cardiorenal syndrome type 3 in India[J]. Iran J Kidney Dis, 2014, 8(1):42-45.

[9] LI Z L, CAI L, LIANG X L, et al. Identification and predicting short-term prognosis of early cardiorenal syndrome type 1: KDIGO is superior to RIFLE or AKIN[J]. PLoS One, 2014, 9(12):e114369.

[10] RONCO C, MCCULLOUGH P, ANKER S D,et al. Cardio-renal syndromes: report from the consensus conference of the Acute Dialysis Quality Initiative[J]. Eur Heart J, 2010, 31(6):703-711.

[11] HEYWOOD J T, FONAROW G C, COSTANZO M R, et al. High prevalence of renal dysfunction and its impact on outcome in 118 465 patients hospitalized with acute decompensated heart failure: a report from the ADHERE database[J]. J Card Fail, 2007,13(6):422-430.

[12] FOLEY R N, MURRAY A M, LI S L,et al. Chronic kidney disease and the risk for cardiovascular disease, renal replacement, and death in the United States Medicare population, 1998 to 1999[J]. J Am Soc Nephrol, 2005,16(2):489-495.

第二节

心脏手术后急性肾损伤

急性肾损伤（acute kidney injury, AKI）是心脏手术后最常见的并发症。据估计,全世界每年进行 200 万例心脏手术。心脏手术的类型主要有:冠状动脉旁路移植术（coronary artery bypass grafting, CABG）、瓣膜手术、胸主动脉手术、心脏移植术、其他手术（如心包切除术、左心房黏液瘤切除术）。心脏手术是发生住院 AKI 的常见原因。心脏术后 AKI 的发生与围手术期病死率、重症监护病房和医院的住院时间延长,以及医疗费用的增加独立相关。即使是那些肾功能完全恢复的患者,无论其他因素如何,心脏手术后 10 年死亡的风险仍然高于未发生 AKI 的患者。因此,了解心脏手术后 AKI 的流行病学、发病机制、危险因素、诊断、治疗及预防等具有重要意义。本节将就以上要点进行重点叙述。

一、流行病学

过去的二十年,由于 AKI 的定义缺乏标准化,导致各研究关于 AKI 的发生率缺乏可比性。为此,改善全球肾脏病预后组织(Kidney Disease:Improving Global Outcomes,KDIGO)、急性透析质量倡议(Acute Dialysis Quality Initiative,ADQI)、急性肾损伤网络(Acute Kidney Injury Network,AKIN)等国际组织致力于更好地预防和管理 AKI,相应制定了 AKI 的诊断标准。然而,即使有了 AKI 的标准化定义,有些研究者仍以不同的标准定义 AKI,有时甚至使用替代标准来定义 AKI,这使不同研究间的比较变得困难。此外,研究规模、纳入和排除标准也存在差异。幸运的是,大多数研究,特别是大型的研究,已经使用标准化的 AKI 定义。不同心脏手术方式,术后 AKI 的发生率并不相同。CABG 手术后 AKI 发生率为 19%,瓣膜手术为 27.5%,主动脉手术为 29%。尽管近些年心脏手术技术和护理管理水平有所提升,但随着人口老龄化,瓣膜退行性病变的发生率逐年升高,心脏手术后 AKI 的发生率并未下降。南方医科大学附属广东省人民医院的数据显示老年人心脏手术后 AKI 的发生率为 61.8%。

AKI 的发生与患者的短期、长期病死率相关,需透析的 AKI 患者病死率通常高达 50%～80%。心脏手术患者术后血肌酐的微小变化也是死亡的独立预测因子。即使 AKI 后肾功能完全恢复,也会增加慢性肾脏病和远期死亡的发生风险,详见表 5-2-1。另外,AKI 的持续时间也与肾脏替代治疗(renal replacement therapy,RRT)需求、住院死亡率、慢性肾脏病(chronic kidney disease,CKD)的发生相关。在择期心脏手术的患者中发现,持续 3 天以上 AKI 的患者,1 年后 CKD 的发生率更高。

表 5-2-1　心脏手术后 AKI 发生率及其与预后关系

作者及发表时间	入组人数	诊断标准	AKI 发生率	预后评价指标	AKI 与预后		AKI 后肾功能与预后	
					AKI 等级	HR(95% CI)	恢复程度	HR(95% CI)
Machado 等,2014 年	2 804	KDIGO	42.0%	30 天死亡率	1 期	3.35(2.19～5.12)	未报道	
					2 期	11.94(7.05～20.20)		
					3 期	24.48(15.05～39.81)		
Xu 等,2015 年	3 245	KDIGO	39.9%	2 年病死率	1 期	1.73(1.20～2.49)	完全恢复	1.79(1.28～2.52)
					2 期	3.44(2.19～5.40)	部分恢复	8.64(6.04～12.34)
					3 期	7.75(5.28～11.36)		
				2 年内新发 CKD	1 期	2.19(1.56～3.09)	完全恢复	1.92(1.37～2.69)
					2 期	4.85(3.22～7.30)	部分恢复	15.05(10.88～20.82)
					3 期	10.32(7.18～14.84)		

注:AKI,急性肾损伤;HR,风险比;CI,置信区间;CKD,慢性肾脏病。

近些年,心脏移植术例数逐年升高,然而,关于心脏移植术后 AKI 的资料较少。基于不同的诊断标准,心脏移植术后 AKI 的发生率波动在 14% ~ 76%。南方医科大学附属广东省人民医院未发表的数据显示,AKI 的发生率为 88.49%。国外一项回顾性研究纳入 310 例心脏手术患者,采用 KDIGO 标准,125 例(40.3%)患者术后 1 周内发生 AKI,其中 1 期、2 期和 3 期 AKI 分别为 73 例(23.5%)、18 例(5.8%)和 34 例(11%)。该研究同样提示进行心脏移植的患者,术后 AKI 的发生及严重程度与住院死亡率相关,无 AKI、AKI 1 期、AKI 2 ~ 3 期患者院内病死率分别为:3.8%、4.1%、32.7%。术后 1 周内需透析的 AKI 患者的院内病死率为 46.9%。

二、发病机制

心脏手术时需建立体外循环,以维持心脏手术时的血液循环和氧气供应。体外循环即通过静脉插管将上、下腔静脉需氧合的静脉血引出,途经变温器后,由氧合器(外接氧气)将静脉血转为动脉血,后通过血泵、微血栓过滤器,由主动脉插管,回到体内,供机体利用,具体见简易示意图 5-2-1。

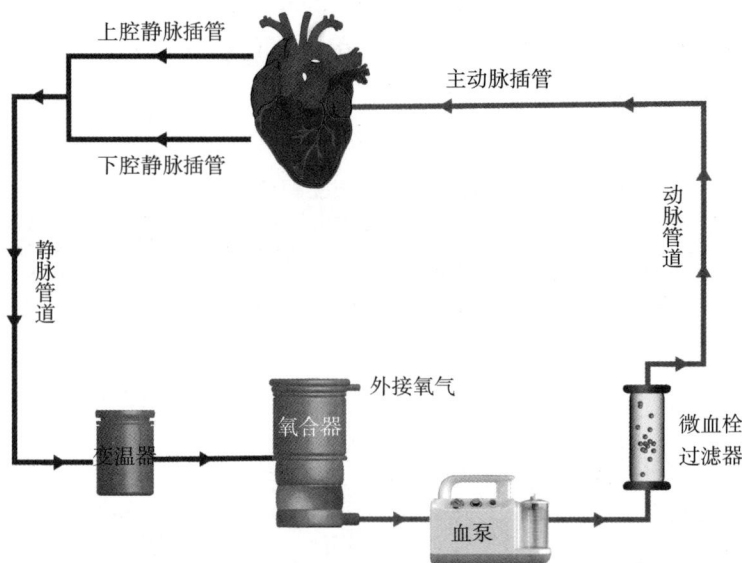

图 5-2-1　体外循环的简易示意(见文末彩图)

心脏手术涉及体外循环的建立,过程复杂。心脏手术后 AKI 的发生机制目前仍不清楚,主要包括肾脏低灌注与缺血再灌注损伤、炎症与氧化应激、静脉淤血、肾毒性物质、遗传易感性等。所有这些损伤途径彼此相互作用于术前、术中、术后或全程,不同程度地发生在不同的患者中。

(一)低灌注与缺血再灌注损伤

心脏手术后 AKI 通常与肾脏低灌注有关,这是由低血流量、血液稀释以及与体外循环相关的快速温度变化所致。出血并发症以及炎症反应可能导致肾灌注不足。低心输出量是术后早期 AKI 的常见触发因素。如果低心输出量或低血压状态持续存在,将导致交感神经系统、肾素 - 血管紧张素 - 醛固酮系统激活和抗利尿激素的释放,引起肾血流量减少和肾小球滤过率降低,发生肾损害。长时间的肾缺血可能导致肾小管上皮细胞损伤,引起肾小管功能障碍。体外循环建立后,肾灌注随之改善,但可能诱发缺血再灌注损伤,并可能致线粒体通透性转换孔开放而诱发 AKI。再灌注损伤与缺血的时间和程度有关。缺血再灌注损伤引起 AKI 的另一种损伤途径是活性氧(reactive oxygen species,ROS)的产生,ROS 可诱发炎症,加速 AKI 发生。

(二)炎症与氧化应激

心脏循环过程中可能会损害红细胞,发生血管内溶血,致游离血红蛋白和游离铁的增加。一项关于 AKI 风险的匹配病例对照研究提示,尽管两组 AKI 风险概况和体外循环持续时间相似,体外循环结束时 AKI 组游离血红蛋白是未发生 AKI 组的两倍。游离血红蛋白催化自由基的产生、消除一氧化氮而诱导肾小动脉血管收缩,引起肾脏损伤。当释放的铁超过转铁蛋白等蛋白的结合能力时,游离铁就会参与氧化反应,产生氧自由基,致组织损伤。此外,循环中不稳定的催化铁进一步增加活性氧的产生和加剧氧化应激。活性氧通过上调促炎转录因子(包括 NF-κB)表达而诱导炎症。细胞因子和趋化因子将中性粒细胞、巨噬细胞和淋巴细胞募集到肾实质中,这些炎症细胞的浸润和激活将诱发 AKI 并可导致肾脏纤维化。

(三)静脉淤血

传统观点一直认为动脉低血压导致的肾缺血是心脏手术后 AKI 的主要原因之一。然而,近几年,全身静脉淤血在心脏手术后 AKI 病理生理学中的作用逐渐得到关注。低心输出量和高中心静脉压为术后 AKI 的两个独立危险因素。慢性心力衰竭住院患者与无心力衰竭住院患者比较,心力衰竭患者的肾静脉压力较高。此外,在右心衰竭患者中,肾静脉压力的增加与心力衰竭的程度成正比。中心静脉压值维持在生理范围内,是维持肾脏灌注的病理生理学基础,应认识到"肾淤血性衰竭"对心脏手术患者的重要性。

(四)肾毒性药物

心脏手术围手术期经常接触肾毒性药物,如:糖肽或氨基糖苷类抗生素可引起急性间质性肾炎或直接损伤肾脏;血管紧张素转化酶抑制剂(angiotensin converting enzyme inhibitor,ACEI)或血管紧张素Ⅱ受体阻滞剂(angiotensin Ⅱ receptor blocker,ARB)可能致肾脏缺血。术后患者可能暴露于潜在的肾毒性药物,如利尿剂、抗生素。游离血红蛋白也被认为是另一种潜在的肾毒性物质,动物实验提示,长时间的体外循环和较低的体外循环流量与 AKI 的发生相关,可能是由于溶血和游离血红蛋白的产生。另外,心脏手术患者术后不可避免须接受抗排斥反应药物,如钙调磷酸酶抑制剂。钙调磷酸酶抑制剂可引起近端肾小管上皮细胞空泡化,平滑肌细胞丢失,血栓性微血管病变等,导致 AKI 的发生,长期可致肾小管萎缩,间质纤维化。

(五)遗传易感性

许多遗传多态性研究提示遗传易感性在心脏术后 AKI 发生中的作用。例如,对于心脏手术患者,载脂蛋白 E(一种负责脂蛋白代谢、组织修复和免疫调节的重要蛋白)的存在具有保护肾脏的作用。CABG 后患者 IL6 基因 174G > C 的多态性与术后较高水平的血浆 IL-6 和 AKI 的发生相关。此外,在 CABG 后患者中,AKI 易感基因位点的发现,为调查心脏手术患者个体化 AKI 风险评估的遗传学研究提供了潜在的框架。

三、危险因素

心脏手术后 AKI 的危险因素包括女性、高龄、多种合并症的存在(如既往慢性肾脏病、慢性阻塞性肺疾病、糖尿病、高血压、高胆固醇血症、充血性心力衰竭)、既往心脏手术史、接触肾毒性药物(如对比剂、氨基糖苷类抗生素)、接受急诊手术。南方医科大学附属广东省人民医院连续入组 4 172 例心脏瓣膜手术的患者,校正多种传统危险因素后,仍发现中重度冠脉病变患者 AKI 的发生率更高。另外,南方医科大学附属广东省人民医院数据也发现,术前高尿酸、蛋白尿是 AKI 的危险因素,且随着蛋白尿程度的加重,AKI 的风险增加。心脏手术的方式对肾脏结局也有影响。与不太复杂的手术相比,复杂心脏手术(如瓣膜置换术、瓣膜修补术、联合瓣膜和 CABG)术后 AKI 的发生风险显著增加。体外循环本身可能与 AKI 有关。非体外循环 CABG 术后 AKI 发生的风险低于体外循环 CABG(RR=0.87,95% CI 0.77 ~ 0.98),但该结论主要基于小样本的研究。两项大型的随机对照试验并未完全支持非体外循环手术的肾脏保护作用。4 752 例患者被随机分入体外循环 CABG 组与非体外循环 CABG 组,非体外循环组 AKI 的发生率低于体外循环组,但需透析 AKI 的发生率两组间无差异。另一纳入 2 203 例 CABG 患者的研究提示,与体外循环手术相比,非体外循环手术未显示出任何生存益处或肾保护作用。其他一些已报道的与手术相关的危险因素,如体外循环时间延长、主动脉阻断时间延长、溶血和血液稀释,可能都会增加 AKI 的发生风险。总体而言,这些发现表明体外循环本身对肾脏的影响是有限的。

围手术期贫血导致肾小管供氧减少,促进氧化应激,尤其是在已受损的肾髓质。红细胞也具有抗氧化作用。心脏手术致心输出量下降,进一步恶化贫血对肾灌注压的影响。贫血被认为是 AKI 的一个危险因素。暴露于肾毒性物质、术后发生心源性休克、输血超过两个单位也被报道与 AKI 相关。目前已知的心脏术后 AKI 的危险因素见表 5-2-2。在这些危险因素中,术前因素大多与患者相关,且往往是不可纠正的;而术中或术后的一些因素,如接触肾毒性药物、输血等是可纠正的危险因素。

表 5-2-2　心脏手术后 AKI 的危险因素

术前因素		术中因素	术后因素
高龄	高尿酸血症	复杂手术	低心输出量状态
女性	贫血	体外循环时间	主动脉内球囊反搏
高血压	心源性休克(需要主动脉内球囊反搏)	主动脉阻断时间	脓毒血症
既往慢性肾脏疾病	既往心脏手术史	低流量、低压灌注	肾毒性药物
心力衰竭	药物:ACEI/ARB、利尿剂、对比剂、肾毒性抗生素(氨基糖苷类等)	低温体外循环、深低温停循环	输血

续表

术前因素	术中因素	术后因素
左主干冠状动脉疾病	栓塞	静脉淤血
糖尿病	血液稀释	心搏骤停
慢性阻塞性肺疾病	再次手术	
周围血管疾病	静脉淤血	
肝脏疾病		
高脂血症		

注：AKI，急性肾损伤；ACEI/ARB，血管紧张素转化酶抑制剂/血管紧张素Ⅱ受体阻滞剂。

关于心脏移植术后 AKI 的危险因素的资料较少。心移植术后 AKI 是多因素的，一些研究提示，包括受者年龄、先前存在的肾功能障碍、受者糖尿病、术前右心血流动力学、心脏手术史、移植物缺血时间、输血和肾毒性药物。此外，早期移植物功能衰竭是心脏移植后 AKI 的危险因素。同时，临床研究结果显示，重度早期移植物功能衰竭与 2 ~ 3 期 AKI 相关（*OR*=3.63，95% *CI* 1.68 ~ 7.94）。

四、诊断

心脏手术患者发生 AKI，目前临床上使用的名称有"心脏手术相关 AKI""心脏手术后AKI"。为了区分心脏手术所致 AKI 和心脏手术相关 AKI，学者们建议区分"早期"和"晚期"AKI。"早期"即发生在心脏手术后 7 天内，而"晚期"发生在心脏手术后 7 ~ 30 天。早期的 AKI，即心脏手术所致 AKI，常命名为心脏手术后 AKI，目前共识指南推荐使用 KDIGO 标准诊断 AKI。KDIGO 标准将 AKI 定义为手术后 48 小时内血肌酐值比基线增加 ≥ 26.5μmol/L（≥ 0.3mg/dl）、手术后 7 天内血肌酐值比基线增加 50%，或尿量低于 0.5ml/（kg·h），持续 6 小时。最近 AKI 诊断的所有共识标准，包括 RIFLE、AKIN 和 KDIGO，均使用血肌酐和尿量的变化。少尿在心脏手术后很常见，通常发生在肾损伤后、血肌酐升高之前，但由于血管内低血容量，以及临床中难以准确记录每小时尿量，临床医师常使用血肌酐值的标准来诊断 AKI。然而，血肌酐对轻度肾损伤不敏感，且受生理条件（如尿肌酐清除、肌肉质量）的影响。比较采用血肌酐标准和尿量标准（RIFLE 标准）诊断 AKI 的研究显示，基于血肌酐标准的 AKI 发生率低于基于尿量标准的 AKI 发生率。此外，与基于尿量标准的 AKI 相比，基于血肌酐值的 AKI 1 年内的病死率更高，这可能与手术期间血液稀释可以人为地降低血肌酐，使其对 AKI 的检测不灵敏有关。AKI 诊断另一个有争议的方面涉及血肌酐基线值的确定。通常，如果无法获得真实测量的基线血肌酐，医生可能会根据估算 GFR 的公式来反推计算基线血肌酐。例如，患者既往没有肾脏疾病，也没有既往血肌酐检验结果，则按人群平均水平假设其 GFR 为 75ml/（min·1.73m²），根据估算 GFR 的公式计算得到基线血肌酐。实际上目前常用的几种估算基线血肌酐值的方法，都可能高估了 AKI 的严重程度和发生率。因此,我们强调在可行的情况下应该多次测量血肌酐值作为基线值的重要性。根据 KDIGO 指南的建议,对于心脏手术患者,通常更可取的是使用术前肌酐值的最低值作为基线。

鉴于血肌酐的局限性,在过去十年中,识别新的血清和尿液生物标志物以用于心脏手术后 AKI 的早期诊断一直是研究的热点。新的生物标志物有利于早期诊断 AKI,即使是在肾功能正常的人群中。在对缺血或肾毒性损伤的反应中,肾小管上皮细胞蛋白被释放到尿液中。因此,尿生物标志物用于诊断 AKI 可能比血清生物标志物具有更高的特异度和灵敏度。中性粒细胞明胶酶相关脂质运载蛋白、白细胞介素 -18、肾损伤分子 -1、肝型脂肪酸结合蛋白、胱抑素 C、金属蛋白酶组织抑制因子 -2 和胰岛素样生长因子结合蛋白 -7 等标志物可能是潜在的 AKI 早期诊断的标志物。南方医科大学附属广东省人民医院的一项前瞻性巢式病例对照研究结果提示,尿肾损伤分子 -1 的升高与 AKI 发生相关,白细胞介素 -18 与进展性 AKI 相关,两者联合可早期诊断 AKI 及判断预后,这是首次将生物学标志物联合起来对 AKI 进行早期诊断及风险分层。该团队后续的数据提示,血清终末期氧化蛋白产物对 AKI 后肾功能的恢复具有预测价值。然而,目前大部分的标志物都是在损伤因素发生后检测到的标志物,这在一定程度上限制了临床早期使用标志物的价值。尿 dickkopf-3(DKK3)的发现可能为在损伤因素发生前评估 AKI 的发生风险提供可能。DKK3 是一种分泌性糖蛋白,是 DKK 相关蛋白家族成员之一,主要调节经典 Wnt/β-catenin 联蛋白信号通路。DKK3 具有调控组织发育、凋亡、增殖、代谢和免疫反应等多种重要的生物学功能。然而,一种生物标志物相对于另一种生物标志物的优势,以及生物标志物相对于临床预测模型的优势,都是不确定的。另外,在临床实践中使用新的 AKI 生物标志物的成本效益仍不清楚。

五、治疗

AKI 的治疗方案主要集中在减轻肾脏缺血、炎症和加强支持治疗。营养支持是围手术期治疗的重要组成部分。营养不良 AKI 的患者,死亡风险增加。任何阶段的 AKI 患者,每日需通过肠外或肠内营养提供至少 $20 \sim 30$ kcal/(kg·d) 的目标热量。AKI 患者维持血葡萄糖浓度 $\leqslant 150$ mg/dl 是合适的目标,同时应避免低血糖($\leqslant 80$ mg/dl)。

重度 AKI 经常需肾脏替代治疗以纠正高钾血症、高容量负荷或酸中毒。尽管关于透析治疗时机、透析剂量、模式的研究大都是在重症监护病房的患者中进行的,在缺乏心脏手术特有数据的情况下,临床医师在决定如何对这些患者进行肾脏替代治疗时,不可避免地须参考这些研究数据。目前关于透析治疗时机、剂量、频率和模式(连续与间歇)的研究,仍未能证明一种技术优于另一种。连续性肾脏替代治疗(continuous renal replacement therapy,CRRT)相对于间歇性肾脏替代治疗,前者的优势在于血流动力学稳定,但除此之外,如果患者符合透析标准(即电解质异常、酸中毒、尿毒症后遗症或容量超负荷),则模式似乎并不影响预后。为此,第 17 届 ADQI 会议上提出精确 CRRT 的概念,即根据患者的病情、生理和代谢状况制定 CRRT 处方后,医师应经常重新评估 CRRT 处方,这可以通过监测选定的质控指标和修改 CRRT 处方来实现,以改善患者的预后,这可看作是目标导向肾脏替代治疗(goal directed renal replacement therapy,GDRRT)的发展。与每日血液滤过相比,GDRRT由几乎所有的RRT模式组成,并且RRT的方式、剂量、持续时间和频率都是动态调整的,以实现器官支持的目标。GDRRT参数、容量状态,均应根据患者具体情况进行个体化。因此,GDRRT在提高AKI患者肾功能恢复方面具有优势,同时缩短肾脏替代治疗的时间,减少费用。

间充质干细胞具有促进细胞存活和组织修复的抗炎和免疫调节特性,为AKI提供了一种潜在治疗方法。在小鼠缺血性AKI模型中,肾包膜下注射人脱落乳牙的间充质干细胞的小鼠与注射载体的小鼠相比,血肌酐、血尿素氮和炎症细胞因子浓度降低。一项关于横纹肌溶解AKI的动物实验结果提示,与注射载体相比,注射人类肝脏干细胞减少了透明管型形成和肾小管坏死,同时促进了肾小管细胞的增殖。干细胞可能为人类AKI的治疗提供新途径。

六、预防

由于心脏手术后AKI至今仍没有有效的治疗策略,预防AKI的发生显得尤为重要。

(一)药物

AKI的预防措施从静脉输液管理开始。尽管心脏手术与微血管损伤、组织水肿有关,但胶体补液并不优于晶体。与晶体相比,胶体略微改善了血管内容量的维持,白蛋白或羟乙基淀粉增加AKI的发生风险。但一项对接受非体外循环CABG的低蛋白血症患者的研究发现,与晶体相比,白蛋白给药可降低AKI的发生,该研究提示低蛋白血症可能是非体外循环CABG相关AKI的可纠正危险因素,尚不清楚其益处是否来自肾脏灌注的改善或白蛋白对肾脏的直接作用。关于晶体成分,等渗生理盐水被认为是AKI的危险因素,这可能与高氯血症有关。荟萃分析结果提示高氯化物溶液与AKI独立相关。至今,高氯血症和平衡液的临床研究表明给予生理盐水可能是有害的,或至少与危重期间给予平衡盐溶液没有区别。"目标导向治疗"运用特殊的监测技术来指导静脉液体和血管活性药物的使用,并在心脏手术期间可能减少AKI的发生,缩短住院时间。然而,目标导向治疗的最佳液体类型、血管活性药物治疗方案和血流动力学参数尚未确定。

ACEI/ARB、非甾体抗炎药、钙通道阻滞剂和对比剂等药物是心脏手术前的常用药物,通常建议手术前停用。然而,心脏手术患者围手术期ACEI使用的临床试验发现,与雷米普利或螺内酯相比,随机服用安慰剂的患者中肾衰竭的发生率更高。与安慰剂相比,使用ACEI或ARB持续到手术当天是安全的。南方医科大学附属广东省人民医院的数据提示,老年心脏手术患者术前使用ACEI/ARB是AKI发生的危险因素,术后早期使用则具有保护肾脏的作用。非甾体抗炎药是围手术期使用的有效镇痛药,但在脓毒血症或低血容量患者中,无论肾功能如何都应避免使用。术中应用钙通道阻滞剂可能具有保护肾功能的作用,但鉴于该药物可能致血管扩张,减少心输出量,尚未获得认可。

大多数患者在心脏手术前进行心脏造影,对比剂通过诱导红细胞皱缩和氧自由基释放而被公认为具有肾毒性,这与对比剂的类型、剂量、患者的年龄、基础肾功能和水合状态有关。在降低对比剂肾病风险的指南中,静脉滴注等渗液体水化仍然是推荐的方法。根据2011年美国心脏病学院基金会 / 美国心脏协会 CABG 指南，在既往存在肾功能不全的患者中，冠状动脉造影后延迟进行心脏手术可能是合理的，直到评估了对比剂对肾功能的影响。该建议基于一项回顾性研究结果，在血管造影术后不到 5 天进行手术时，AKI 的发生风险增加。

大部分心脏手术的患者术前长期服用他汀类药物。他汀类药物可改善内皮细胞功能障碍，抑制氧化途径，增加一氧化氮的生物利用度，减少炎症反应，这提示他汀类药物可能具有肾脏保护作用。一项回顾性研究表明，术后早期使用他汀类药物似乎与低 AKI 发生率相关。然而，一些大型随机对照试验并未提示使用他汀类药物可减少心脏手术后 AKI 的发生或降低住院死亡率。

静脉注射碳酸氢盐理论上可碱化尿液，可能具有抗氧化、降低补体活化，防止肾小管血红蛋白管型形成，预防肾脏损伤的功能，但目前临床研究尚不确定其肾脏保护作用。荟萃分析显示，静脉滴注碳酸氢钠与低 AKI 发生率无关，但可能会降低 CABG 患者严重 AKI 的发生率和肾脏替代治疗的需要。

目前，人们愈发关注右美托咪定和托伐普坦对心脏手术后肾功能的影响。右美托咪定是一种 α_2- 肾上腺素能受体激动剂，通过几种机制改善肾功能，其中一种是剂量依赖性和中枢介导的交感神经阻滞。动物模型中，右美托咪定可以保护肾脏免受缺血再灌注损伤。在接受选择性 CABG 的相对低风险患者中，右美托咪定没有改善肾功能，但高风险患者的 AKI 发生率降低。托伐普坦是一种口服的选择性抗利尿激素 V_2 受体拮抗剂，与常规利尿剂联合使用时，尿量增加。对于接受心内直视手术的慢性肾脏病患者，肾功能较术前改善，但该药物可导致肝脏损伤，目前在预防 AKI 中的作用仍未确定。

（二）缺血预处理

短暂的肢体缺血和再灌注，通过多种机制介导包括一氧化氮合酶、抗氧化酶、抑制促炎细胞因子和调控细胞周期信号通路，保护随后的缺血器官免受损伤。远处缺血预处理(remote ischemic preconditioning, RIPC)被假设通过诱导循环中信号分子的释放来减弱肾损伤，所述信号分子激活近端小管上皮细胞中的 Toll 样受体，调节上皮细胞以耐受随后的炎症或缺血性应激。近几年完成了三项多中心随机试验进一步检验了 RIPC 预防心脏手术后 AKI 的假设。Zarbock 等从德国四个医疗中心招募了 240 例心脏手术高危患者（克利夫兰临床评分 ≥ 6 分），并将他们随机分配到 RIPC 组或假治疗组。结果显示，与对照组相比，RIPC 组 AKI 发生率更低。此后不久，一项针对 1 385 例接受择期心脏手术的多中心、双盲随机临床试验提示，与假治疗相比，RIPC 对中度或重度 AKI 没有影响(6.1% vs. 5.1%，P=0.45)。然而，这些患者在整个手术过程中使用异丙酚全静脉麻醉。先前的研究表明，与异氟醚相比，异丙酚减弱了 RIPC 对心肌损伤的保护作用。Hausenloy 等对 1 612 例心脏手术患者进行了第三次多中心随机临床试验发现，与对照治疗相比，RIPC 对 1 期，2 期或 3 期 AKI 没有影响。因此，尽管 RIPC 预防 AKI 得到了坚实的理论支持，但大型随机临床试验结果并不支持通过 RIPC 预防 AKI。

（三）体外循环的管理

体外循环期间维持肾脏灌注是预防 AKI 的关键。缩短体外循环的持续时间可降低

AKI 发生。体外循环期间的血流动力学目标是维持平均灌注压力为 50 ～ 70mmHg,体外循环流速为 2.2 ～ 2.4L/(min·m²),这些值是基于实现足够氧合和支持正常器官功能所需的最小血流量的实验研究,没有足够的证据表明最小流速或平均动脉压可预防 AKI。

七、总结与展望

AKI 是心脏手术的常见术后并发症,与预后密切相关。AKI 的管理需要重症监护医师、肾内科医师、心外科医师和麻醉师共同参与。目前,仍缺乏足够的预防和治疗策略来管理 AKI。因此,早期识别高危人群、AKI 的早期诊断和临床策略的发展,如避免肾毒性药物、血流动力学的优化、避免血容量不足和容量负荷过大,仍然是目前 AKI 临床管理及研究的主要内容。

(胡鹏华)

参考文献

[1] HU P H, CHEN Y H, WU Y H, et al. Development and validation of a model for predicting acute kidney injury after cardiac surgery in patients of advanced age[J]. J Card Surg, 2021, 36(3):806-814.

[2] XIE Z Y, MO Z M, CHEN J M, et al. Prevalence of concomitant coronary artery disease and its impact on acute kidney injury for Chinese adult patients undergoing valvular heart surgery[J]. Cardiology, 2019, 144(1/2):60-68.

[3] 胡鹏华,储虹,梁馨苓,等. 尿蛋白在预测老年心脏术后患者急性肾损伤中的价值 [J]. 中华老年医学杂志, 2018, 37(11):1190-1195.

[4] GARCÍA-GIGORRO R, RENES-CARREÑO E, CORRES PEIRETTI M A, et al. Incidence, risk factors and outcomes of early acute kidney injury after heart transplantation: an 18-year experience[J]. Transplantation, 2018, 102:1901-1908.

[5] ZHENG Z, JAYARAM R, JIANG L X, et al. Perioperative rosuvastatin in cardiac surgery[J]. N Engl J Med, 2016, 374(18):1744-1753.

[6] ZARBOCK A, SCHMIDT C, VAN AKEN H, et al. Effect of remote ischemic preconditioning on kidney injury among high-risk patients undergoing cardiac surgery: a randomized clinical trial[J]. JAMA, 2015, 313(21):2133-2141.

[7] HAUSENLOY D J, CANDILIO L, EVANS R, et al. Remote ischemic preconditioning and outcomes of cardiac surgery[J]. N Engl J Med, 2015, 373(15):1408-1417.

[8] XU J R, ZHU J M, JIANG J, et al. Risk factors for long-term mortality and progressive chronic kidney disease associated with acute kidney injury after cardiac surgery[J]. Medicine (Baltimore), 2015, 94(45):e2025.

[9] MACHADO M N, NAKAZONE M A, MAIA L N. Prognostic value of acute kidney injury after cardiac surgery according to kidney disease: improving global outcomes definition and staging (KDIGO) criteria[J]. PLoS One, 2014, 9(5):e98028.

[10] 徐嘉琪,陈源汉,梁馨苓,等.术前血清尿酸水平对老年患者心脏手术后急性肾损伤的影响[J].中华心血管病杂志,2014,42(11):922-926.

[11] 胡鹏华,陈源汉,梁馨苓,等.术后早期使用 ACEI/ARB 或利尿剂对老年心脏术后急性肾损伤发生的影响[J].中华危重病急救医学,2013,25(7):394-398.

[12] LIANG X L, CHEN Y H, ZHUANG J, et al. Advanced oxidation protein products as prognostic biomarkers for recovery from acute kidney injury after coronary artery bypass grafting[J]. Biomarkers, 2012, 17(6):507-512.

[13] LIANG X L, LIU S X, CHEN Y H, et al. Combination of urinary kidney injury molecule-1 and interleukin-18 as early biomarker for the diagnosis and progressive assessment of acute kidney injury following cardiopulmonary bypass surgery: a prospective nested case–control study[J]. Biomarkers, 2010, 15(4):332-339.

第三节

脓毒血症相关急性肾损伤

脓毒血症是指感染引起的宿主反应失调并危及生命的器官功能障碍。脓毒血症常常累及全身多个系统,引起多脏器功能损伤,其中肾脏是常见受累器官之一。脓毒血症相关急性肾损伤是由机体被致病菌感染引起的肾脏功能急剧下降及肾脏损伤的一组综合征。因此临床对于脓毒血症相关急性肾损伤的诊断应同时满足脓毒血症及 AKI 的诊断标准。过去几十年的研究发现多种可以检测 AKI 及预测其发展的新型生物学标志物,这些标志物同样适用于脓毒血症相关急性肾损伤的早期诊断。脓毒血症相关急性肾损伤的治疗关键在于早期发现高危患者,制定干预措施,而对于重症脓毒血症相关急性肾损伤患者,则应在抗感染同时,维持血流动力学稳定,必要时积极启动肾脏替代治疗。尽管诊疗水平不断提升,脓毒血症相关急性肾损伤的预后得到了改善,但其病死率仍居高不下。因此,脓毒血症相关急性肾损伤的防治已成为全世界公共卫生事业面临的重大问题。

一、流行病学

脓毒血症是引起 AKI 的主要病因之一。一项国际多中心的研究显示,在纳入的 29 269 例重症患者中,1 737 例患者出现 AKI(5.7%),而这些 AKI 患者中,接近一半的患者是由脓毒血症所致(47.5%),同时脓毒血症也是危重患者住院死亡的独立危险因素之一。同样来自欧洲的一项多中心研究,涵盖了 198 个重症监护病房(intensive care unit, ICU)的 3 147 例重症患者,37% 的患者合并脓毒血症,而由脓毒血症诱导的 AKI 的发生率为 51%。2015 年我国一项多中心前瞻性研究发现,脓毒血症是导致社区获得性 AKI(community-acquired AKI, CA-AKI)的首要病因,由脓毒血症引起的 CA-AKI 约为 15.2%。除此之外,脓毒血症也是医院获得性 AKI(hospital-acquired AKI,HA-AKI)的主要病因之一,在 HA-AKI 中,由脓毒血症诱导的 AKI 占 32%。因此,脓毒血症相关急性肾损伤不仅是肾内科医师,也是 ICU 医师面临的重大临床问题。

二、发病机制

目前脓毒血症相关急性肾损伤的发病机制尚不清楚。临床中对脓毒血症相关急性肾损伤患者肾脏血流动力学检测技术尚不完善,且肾活检涉及伦理问题,对其机制的研究仅局限于细胞、动物实验以及部分脓毒血症相关急性肾损伤患者尸检后的病理检查。因此,目前有关脓毒血症相关急性肾损伤机制的研究,暂不能完全解释疾病的发生发展过程。

目前有关脓毒血症相关急性肾损伤发病机制的研究主要集中于以下三方面:炎症反应失调、微循环障碍、肾小管上皮细胞功能障碍。然而这些机制并不是完全独立的,而是相关联系的,贯穿疾病始终。

(一)炎症反应失调

炎症反应是机体重要的免疫防御机制,有助于机体抵抗病原微生物感染。但炎症反应失调也会导致组织器官损伤,促进疾病发生。脓毒血症时,机体释放大量炎症介质,如病原相关分子模式和损伤相关分子模式,这些炎症介质可与相应的模式识别受体结合,如 Toll 样受体。当炎症介质与受体结合后,即介导促炎因子的释放、氧自由基的大量生成以及内皮细胞的活化,进而引起肾小管上皮细胞的损伤。此外,脓毒血症常因病原微生物入侵,引起损伤性细胞因子产生增加及内毒素耐受,不同程度地抑制宿主的固有免疫及获得性免疫反应,加重病原微生物对肾脏的损伤,引起肾小管上皮细胞功能障碍。

(二)微循环障碍

既往观点认为,脓毒血症诱导的肾脏损伤为肾脏灌注不足所致的肾小管上皮细胞损伤。然而随着研究的不断深入,发现在脓毒血症早期,患者心输出量及肾脏灌注正常。进一步对肾脏微循环的研究表明,肾脏微循环障碍可能参与脓毒血症相关急性肾损伤的发生发展。脓毒血症发生时,机体微循环发生障碍,并累及多个器官,包括肾、脑、肺、肝脏等。有学者在内毒素——脂多糖(lipopolysaccharide,LPS)诱导的脓毒血症相关急性肾损伤小鼠模型中,观察到管周毛细血管血流量明显减少。同时也有学者在盲肠结扎穿刺术(caecal ligation and puncture,CLP)处理的大鼠脓毒血症相关急性肾损伤模型中,观察到肾脏毛细血管血流明显减少或无血流信号出现。上述研究均表明,脓毒血症发生时,肾脏微循环血流量明显减少甚至无血流,提示肾脏微循环血流减少可能参与脓毒血症相关急性肾损伤的病理生理过程。

(三)肾小管上皮细胞功能障碍

1. 肾小管上皮细胞自噬　自噬是真核细胞中高度保守的自我降解途径,按发生过程,将自噬分为巨自噬、微自噬及分子伴侣自噬。自噬在维持细胞稳态方面发挥重要作用,自噬水平异常会影响细胞正常生理活动，从而引发各种疾病。

研究表明，生理性自噬对维持肾小管上皮细胞稳态具有重要作用。使用 $Atg5^{flox/flox}$ KAP-Cre 小鼠，在诱导启动子 KAP（肾脏雄激素调节蛋白）的调控下，特异性地敲除近端小管上皮细胞中的自噬相关基因 5（$ATG5$）后，观察到近端肾小管上皮细胞中出现大量形态异常的线粒体，同时检测到 p62 蛋白和泛素阳性包涵体的蓄积以及 TUNEL 阳性细胞明显增多。提示生理性自噬对维持肾小管上皮细胞正常生理活动具有关键作用。

此外在 CLP 诱导的大鼠脓毒血症相关急性肾损伤模型中，脓毒血症出现后 3 小时，检测到近端肾小管上皮细胞中自噬被活化。同样，Daniel A. 等人也证实在 CLP 诱导的脓毒血症相关急性肾损伤小鼠模型中，肾组织中自噬被活化，给予自噬诱导剂后可改善脓毒血症相关急性肾损伤小鼠的肾功能，抑制自噬则加重肾损害。线粒体自噬在预防肾小管上皮细胞损伤中也具有重要的保护作用。脓毒血症相关急性肾损伤发生时，肾小管上皮细胞中产生大量的活性氧（reactive oxygen species，ROS），但是罕见小管细胞凋亡或坏死，进一步通过对线粒体超微结构的观察发现，线粒体自噬被大量激活。目前研究显示，主要参与脓毒血症相关急性肾损伤发生的线粒体自噬通路有两条，PINK1/Parkin 通路及 BCL2/BNIP3 通路。

AKI 发生时肾小管上皮细胞自噬被活化，但有关自噬在脓毒血症诱导的近端肾小管上皮细胞中的作用机制尚不十分明确。因此，深入探讨自噬在脓毒血症介导的肾脏损伤发病机制中的作用，具有重要的临床意义及科学价值。

2. 肾小管上皮细胞线粒体损伤　近年来线粒体功能障碍在脓毒血症相关急性肾损伤中的作用逐渐引起人们重视。肾小管上皮细胞重吸收过程消耗大量的能量，这些能量主要来源于线粒体产生的 ATP，因此线粒体损伤后，一方面引起肾小管上皮细胞的重吸收功能障碍，另一方面，能量供给障碍也直接损伤肾小管上皮细胞。研究发现 CLP 诱导小鼠脓毒血症相关急性肾损伤模型中，电镜下观察到近端肾小管上皮细胞线粒体肿胀，线粒体嵴紊乱。相关机制研究提示脓毒血症相关急性肾损伤小鼠中，肾组织 RIPK3 表达增加，并介导 NADPH 氧化酶 4（NADPH oxidase 4，NOX4）表达上调，以及线粒体复合物 I 和 III 的合成减少。NOX4 是调控线粒体内 NLRP3 炎症小体活化的关键分子，而线粒体复合物表达下调会导致严重的线粒体功能障碍，因此，脓毒血症相关急性肾损伤时 NOX4 及线粒体复合物表达异常会引起线粒体损伤，进而介导肾小管功能障碍。此外，过氧化物酶体增殖物激活受体 γ 共激活因子 -1α（peroxisome proliferator-activated receptor γ-coactivator 1α，PGC-1α）是线粒体生物学功能的重要调控者，PGC-1α 不仅可以促进线粒体的合成，还参与调控线粒体电子呼吸链中活性氧的产生。因此，PGC-1α 作为调控细胞能量平衡的关键分子，其表达异常会引起细胞功能异常。研究显示，LPS 可下调肾组织中 PGC-1α 的表达及细胞耗氧量。同时电镜下观察到线粒体肿胀、线粒体嵴紊乱或消失。提示 LPS 可通过下调 PGC-1α 的表达调控线粒体损伤，进而介导脓毒血症相关急性肾损伤的发生。

三、诊断

目前脓毒血症相关急性肾损伤尚无统一定义，临床常以同时符合脓毒血症 / 脓毒症休克和 AKI 的标准作为其诊断依据,也应注意除外其他诱因导致的 AKI。

脓毒血症是指感染引起的宿主反应失调的危及生命的器官功能障碍。其诊断标准为在感染基础上序贯器官功能衰竭评分(SOFA)改变≥ 2 分。脓毒症休克是指脓毒血症伴循环及细胞/代谢功能障碍。即符合脓毒血症诊断的前提下,同时经充分容量复苏仍持续低血压需缩血管药才能维持平均动脉压(mean arterial pressure,MAP)≥ 65mmHg,以及血清乳酸水平 > 2mmol/L(18mg/dl),可诊断为脓毒症休克。序贯器官功能衰竭评分(SOFA)诊断标准见表 5-3-1。急性肾损伤的诊断标准见第四章第一节。

表 5-3-1　序贯器官功能衰竭评分(SOFA)诊断标准

系统	检测项目	0分	1分	2分	3分	4分
呼吸	氧合指数(PaO$_2$/FiO$_2$)/kPa	≥ 53.33	< 53.33	< 40	< 26.67 且	< 13.33 且
	呼吸支持(是/否)				是	是
凝血	血小板(×10^9/L)	> 150	101 ~ 150	51 ~ 100	21 ~ 50	< 21
肝	胆红素/(μmol·L^{-1})	< 20	20 ~ 32	33 ~ 101	102 ~ 204	> 204
循环	平均动脉压/mmHg	≥ 70	< 70			
	多巴胺剂量/(μg·kg^{-1}·min^{-1})			≤ 5 或	> 5 或	> 15 或
	肾上腺素剂量/(μg·kg^{-1}·min^{-1})				≤ 0.1 或	> 0.1 或
	去甲肾上腺素剂量/(μg·kg^{-1}·min^{-1})				≤ 0.1	> 0.1
	多巴酚丁胺(是/否)			是		
神经	GCS 评分	15	13 ~ 14	10 ~ 12	6 ~ 9	< 6
肾脏	肌酐/(μmol·L^{-1})	< 110	110 ~ 170	171 ~ 299	300 ~ 440	> 440
	24 小时尿量/(ml·24h^{-1})				201 ~ 500	< 200

注:GCS,格拉斯哥昏迷评分。

四、危险因素

高龄(≥ 65 岁)、慢性肾脏病史[< 60ml/(min·1.73m^2)]、糖尿病史、低蛋白血症、慢性肝病史、心力衰竭史被认为是促进脓毒血症相关急性肾损伤发生的危险因素。急性心力衰竭、机械通气、肝衰竭、脓毒血症可增加 AKI 患者的病死率。因此,提高对脓毒血症相关急性肾损伤危险因素和保护因素的重视,改善心肝肾等重要脏器的功能、控制血糖、减少肾毒性药物的应用及引起 AKI 的各种危险因素,有望降低 AKI 的发生率和病死率(表 5-3-2)。

表 5-3-2　AKI 的危险因素及预后

影响因素	对风险或预后的影响		研究时间及作者
年龄 ≥ 65 岁	促进 AKI 进展	OR=1.5（95% CI 1.16 ~ 1.92）	2000 年 de Mendonça A. 等
	加速 AKI 患者死亡	OR=1.19（95% CI 1.05 ~ 1.33）	
慢性肾脏病	促进 AKI 进展	eGFR 在 45 ~ 59ml/（min·1.73m^2）之间， OR=2.9（95% CI 2.7 ~ 3.1）； eGFR 在 30 ~ 44ml/（min·1.73m^2）之间， OR=6.2（95% CI 5.7 ~ 6.8）； eGFR < 30ml/（min·1.73m^2），OR=18.3 （95% CI 16.5 ~ 20.3）	2011 年 Pannu N. 等
糖尿病	促进 AKI 进展	OR=10.3（95% CI 7.7 ~ 13.6）	2005 年 Bagshaw S. M. 等
	加速 AKI 患者死亡	OR=1.2（95% CI 1.2 ~ 1.7）	
低蛋白血症 （每降低 1g/dl）	促进 AKI 进展	OR=2.34（95% CI 1.74 ~ 3.14）	2010 年 Wiedermann C. J. 等
	加速 AKI 患者死亡	OR=2.47（95% CI 1.51 ~ 4.05）	
慢性肝病史	促进 AKI 进展	OR=2.18（95% CI 1.16 ~ 4.10）	2000 年 de Mendonça A. 等
心力衰竭	促进 AKI 进展	OR=2.18（95% CI 1.12 ~ 4.44）	
循环系统衰竭	促进 AKI 进展	OR=1.84（95% CI 1.32 ~ 2.56）	
循环系统衰竭	加速 AKI 患者死亡	OR=1.8（95% CI 1.2 ~ 2.9）	2005 年 Bagshaw S. M. 等
肝衰竭	加速 AKI 患者死亡	OR=1.90（95% CI 1.34 ~ 2.71）	2006 年 Chertow G. M. 等
脓毒血症	加速 AKI 患者死亡	OR=1.87（95% CI 1.33 ~ 2.62）	
机械通气	加速 AKI 患者死亡	OR=5.1（95% CI 2.0 ~ 12.8）	2015 年 Hobson C. 等

注：AKI，急性肾损伤；OR，优势比；CI，置信区间；eGFR，估算的肾小球滤过率。

五、预防及治疗

（一）控制感染源

首先应尽快明确或排除需要紧急控制的具体解剖部位的感染源，并且在做出诊断之后要尽快采取任何有助于控制感染源的药物或操作。感染源的控制包括快速识别具体感染部位和确定针对感染源的治疗措施，特别是脓肿引流、感染坏死组织清创、去除潜在的感染植入物、最终控制持续微生物污染的感染源。

（二）液体复苏

脓毒血症和脓毒症休克是临床急症，推荐立即开始治疗与复苏，对脓毒血症所致的低灌注进行液体复苏,需要在起始 3 小时内灌注至少 30ml/kg 的晶体液,同时注意评估血流动力学状态。详见第七章第二节。

(三)血管活性药物的应用

推荐缩血管药物治疗的初始目标是 MAP > 65mmHg。建议将去甲肾上腺素作为首选血管升压药。在充分的液体复苏及血管活性药物应用后,如果仍存在持续的低灌注,建议使用多巴酚丁胺。

(四)抗感染治疗

推荐在 1 小时内尽快静脉给予广谱抗生素,并根据药敏结果调整抗生素。对于大多数脓毒血症或感染性休克相关的严重感染,抗生素使用疗程为 7 ~ 10 天。

(五)肾脏替代治疗

使用连续性肾脏替代治疗(continuous renal replacement therapy,CRRT),有助于液体平衡的管理。CRRT 在脓毒血症相关急性肾损伤患者的救治中发挥重要作用,不仅可以维持患者血流动力学稳定、纠正酸碱平衡及电解质紊乱,还可以清除炎症介质及代谢废物。但目前对于脓毒血症相关急性肾损伤发生时,启动 CRRT 的时机仍存在争议。一项关于 CRRT 启动时机的多中心、随机、对照研究显示,确诊脓毒血症相关急性肾损伤早期(确诊 12 小时内)及晚期(确诊 48 小时后)应用 CRRT 治疗,90 天死亡率未见显著差异。也有专家提出,早期启动 CRRT 治疗可能会增加肾脏灌注不足,加重肾损伤,因此对于尚处于 1 期或 2 期(根据 KDIGO 分期)的患者应综合评估启动 CRRT 的指征,同时也应注意 CRRT 治疗过程中抗生素剂量的调整,保证治疗过程中血液中有效的抗菌浓度。

(六)糖皮质激素的应用

如果充分的液体复苏及血管加压药物能够恢复血流动力学稳定,不建议静脉使用氢化可的松,如果无法达到血流动力学稳定,建议静脉使用氢化可的松,剂量为 200mg/d。

(七)其他潜在治疗靶点

1. N- 乙酰半胱氨酸　N- 乙酰半胱氨酸作为巯基供给体,具有抗炎、抗氧化作用。大量研究均证实,脓毒血症发生时,机体会释放大量的氧自由基及各种炎症因子,N- 乙酰半胱氨酸可通过上调细胞内谷胱甘肽水平来实现其抗氧化作用,进而防止细胞损伤。此外,N- 乙酰半胱氨酸本身也是细胞中重要的抗氧化分子。因此 N- 乙酰半胱氨酸可能成为脓毒血症相关急性肾损伤的潜在治疗靶点,但 N- 乙酰半胱氨酸对脓毒血症相关急性肾损伤的防治作用仍需要大量的临床研究证实。

2. 碱性磷酸酶　碱性磷酸酶主要表达于肾、小肠、肝脏等器官,以及中性粒细胞、巨噬细胞等炎症细胞中。碱性磷酸酶通过使底物去磷酸化,进而改变底物分子的功能及活性。研究显示,碱性磷酸酶通过水解内毒素的 1- 磷酸键,进而使内毒素失活,降低毒素水平,提示碱性磷酸酶对脓毒血症疾病的进程具有抑制作用。但目前有关碱性磷酸酶在脓毒血症中的保护作用,还仅在动物实验中得到证实。

临床中脓毒血症相关急性肾损伤发病率及病死率均较高,一直以来都是国内外研究热点。近年来随着研究不断深入,对脓毒血症相关急性肾损伤的发病机制有了新的认识,诊断及治疗手段也逐渐完善，但仍不能显著降低病死率。因此深入研究脓毒血症相关急性肾损伤的发病机制，寻找灵敏且特异的早期生物学标志物，确定新的治疗靶点对降低脓毒血症相关急性肾损伤的发病率及病死率尤为重要。

（张　舒　李锐钊）

参考文献

[1] ZARBOCK A, NADIM M K, PICKKERS P, et al. Sepsis-associated acute kidney injury: consensus report of the 28th Acute Disease Quality Initiative workgroup[J]. Nat Rev Nephrol, 2023, 19(6):401-417.

[2] MOLEMA G, ZIJLSTRA J G, VAN MEURS M, et al. Renal microvascular endothelial cell responses in sepsis-induced acute kidney injury[J]. Nat Rev Nephrol, 2022, 18(2):95-112.

[3] POSTON J T, KOYNER J L. Sepsis associated acute kidney injury[J]. BMJ, 2019, 364: k4891.

[4] BARBAR S D, CLERE-JEHL R, BOURREDJEM A, et al. Timing of renal-replacement therapy in patients with acute kidney injury and sepsis[J]. N Engl J Med, 2018, 379(15):1431-1442.

[5] SINGER M, DEUTSCHMAN C S, SEYMOUR C W, et al. The third international consensus definitions for sepsis and septic shock (Sepsis-3) [J]. JAMA, 2016, 315(8):801-810.

[6] XU X, NIE S, LIU Z S, et al. Epidemiology and clinical correlates of AKI in Chinese hospitalized adults[J]. Clin J Am Soc Nephrol, 2015, 10(9): 1510-1518.

[7] LIVINGSTON M J, DONG Z. Autophagy in acute kidney injury[J]. Semin Nephrol, 2014, 34(1): 17-26.

[8] HSIAO H W, TSAI K L, WANG L F, et al. The decline of autophagy contributes to proximal tubular dysfunction during sepsis[J]. Shock, 2012, 37(3):289-296.

[9] SEELY K A, HOLTHODD J H, BURNS S T, et al. Hemodynamic changes in the kidney in a pediatric rat model of sepsis-induced acute kidney injury[J]. Am J Physiol Renal Physiol, 2011, 301(1):F209-F217.

[10] KIMURA T, TAKABATAKE Y, TAKAHASHI A, et al. Autophagy protects the proximal tubule from degeneration and acute ischemic injury[J]. J Am Soc Nephrol, 2011, 22(5):902-913.

[11] TRAN M, TAM D, BARDIA A, et al. PGC-1α promotes recovery after acute kidney injury during systemic inflammation in mice[J]. J Clin Invest, 2011, 121(10):4003-4014.

[12] BROOKS C, WEI Q Q, CHO S G, et al. Regulation of mitochondrial dynamics in acute kidney injury in cell culture and rodent models[J]. J Clin Invest, 2009, 119(5):1275-1285.

[13] PAYEN D, MATEO J, CAVAILLON J M, et al. Impact of continuous venovenous hemofiltration on organ failure during the early phase of severe sepsis: a randomized controlled trial[J]. Crit Care Med, 2009, 37(3):803-810.

[14] COSTE A, LOUET J F, LAGOUGE M, et al. The genetic ablation of SRC-3 protects against obesity and improves insulin sensitivity by reducing the acetylation of PGC-1{alpha}[J]. Proc Natl Acad Sci, 2008, 105(44):17187-17192.

[15] WU L P, TIWARI M M, MESSER K J, et al. Peritubular capillary dysfunction and renal tubular epithelial

cell stress following lipopolysaccharide administration in mice[J]. Am J Physiol Renal Physiol，2007，292(1):F261-F268.

[16] UCHINO S，KELLUM J A，BELLOMO R，et al. Acute renal failure in critically ill patients: a multinational，multicenter study[J]. JAMA，2005，294(7):813-818.

第四节

药物相关急性肾损伤

肾脏是机体排出代谢废物及药物的重要器官,因此也是药物损伤的主要靶器官。近年来,药物相关性急性肾损伤发病率逐年升高,已经成为急性肾损伤的重要病因,日益受到重视。依据急性肾损伤的新诊断标准,已有研究报道药物相关急性肾损伤在总的急性肾损伤中占比为 8%～60%,而且随着年龄的增长,药物诱导的急性肾损伤甚至占到急性肾损伤的 66%。药物相关急性肾损伤的发生与住院时间的延长和病死率的增加密切相关,报道病死率大约为 20%,而在重症监护病房更是高达 50%,而且部分患者甚至出现不可逆性慢性肾衰竭,需要依赖透析治疗,这都极大地增加了医疗资源与费用支出,给患者及社会带来沉重的负担。

药物所致急性肾损伤的临床表现和病理类型多种多样,虽然大多数药物所导致的肾损害具有一定的特征性,但是在临床上仍存在较大的个体差异。即同一种药物可引起不同的临床和病理改变,不同的药物又可能造成相同的临床表现和病理类型。本文将重点阐述药物性急性肾损伤的发病机制、临床表现、诊断和防治原则,并对几类常见药物导致的急性肾损伤进行简要介绍。

一、发病机制

(一)肾脏容易发生药物相关急性肾损伤的原因

肾脏由于具有特殊的解剖和功能特点,因此对药物造成的损害高度敏感。包括:①肾脏血流量丰富,占心输出量的 20%～25%,故大量药物可随血流到达肾脏而引起病变。②肾髓质间质存在渗透梯度可使尿液浓缩,使药物在局部浓度显著提高,引起肾脏损伤。③肾小管上皮有多种酶类和转运体参与药物的吸收和代谢,使药物及其代谢产物易在肾小管上皮细胞内外积聚产生毒副作用。④肾髓质组织耗氧量大,对缺血缺氧变化敏感,易出现肾毒性损伤。

但需要强调的是尽管存在上述易感性,用药后并非所有患者均会出现肾损害,具有很大的个体差异。许多危险因素促进了药物相关性急性肾损伤的发生,这些因素包括:①各种原因造成肾脏缺血、缺氧,比如过度利尿、脱水或心血管疾病等导致血容量不足。②合并慢性肾脏病,尤其伴有肾功能不全,可使某些药物在肾脏排泄情况发生改变,半衰期延长,在体内发生蓄积造成局部剂量过高。③原有肾脏疾病,比如肾病综合征、低蛋白血症,致使药物与蛋白结合率降低,游离部分相应增加,也增加了肾损害的风险。④老年患者肾脏储备能力减退,而且常常同时合并其他慢性疾病,比如糖尿病、动脉粥样硬化等,增加了老年人肾脏对肾毒性药物的敏感性。⑤联用多种具有肾损害的药物,增加了药物相关肾损害的发生概率。

(二)药物相关急性肾损伤的发病机制

导致药物相关急性肾损伤的药物多种多样,文献报告的致病药物高达数百种。近年来,对我国药物不良反应资料进行的分析显示,目前导致急性肾损伤最常见的药物类型仍为抗生素,约占 39% ~ 54%;其次是非甾体抗炎药(nonsteroidal anti-inflammatory drugs, NSAIDs)、化疗药物,以及一些中药或中成药。不同药物可以通过相同或不同的机制引起肾脏损伤,一种药物也可以通过多种机制造成肾脏损伤。药物引起肾损伤的主要发病机制包括以下几种。

1. 直接肾毒性 药物及其代谢产物经肾脏排泄,可直接引起肾毒性。肾小管,特别是近端肾小管,由于其具有浓缩和重吸收功能,使其暴露在高浓度药物之下,更易受药物毒性影响,因此临床表现多为急性肾小管坏死。随着药物在肾小管内浓度逐渐增高直至达到中毒剂量,会引起肾小管上皮细胞线粒体功能紊乱,干扰肾小管运输,增强氧化应激或生成自由基,促进局部炎症反应,以及促进细胞膜通透性增高等,最终导致细胞功能和结构损伤,甚至坏死。通过这种机制所导致的药物相关急性肾损伤通常呈剂量依赖性,即与药物作用的时间和剂量有关,时间越长,剂量越大,肾损伤风险越高。代表药物包括氨基糖苷类抗生素、顺铂等。

2. 免疫反应 某些药物及其代谢产物可作为抗原或半抗原,与机体反应形成循环或原位免疫复合物,激活体内免疫反应,临床主要表现为肾小管间质病变,也可表现为肾小球疾病或肾小血管疾病等多种临床类型。此外坏死的肾小管上皮细胞也可成为抗原,促进自身抗体形成,导致肾小管间质的病变,因此药物的肾损伤免疫反应机制与其直接肾毒性可单独存在,也可相互并存。免疫反应介导的肾损伤常常与药物的使用剂量无关,有时小剂量或一次用药后即可造成病变。代表药物包括 β- 内酰胺类抗生素、利福平、NSAIDs、别嘌醇等。

3. 肾缺血性损伤 凡是引起肾脏处于低血流灌注状态的药物都可以通过促进肾脏缺血缺氧,引起急性肾损伤,尤其对高危人群,比如高龄、合并缺血性肾脏病等。某些药物可以通过导致循环血流量减少进而引起肾血流量下降(如利尿剂、脱水药等),而有些药物可通过直接收缩肾血管,降低肾血流量,导致急性肾损害(如对比剂、环孢素、两性霉素 B、NSAIDs等)。还有一些药物对出球小动脉的扩张作用大于对入球小动脉的扩张作用,导致肾小球内压下降、滤过率降低而出现肾损伤[如血管紧张素转化酶抑制剂(angiotensin converting enzyme inhibitor,ACEI)或血管紧张素 Ⅱ 受体阻滞剂(angiotensin Ⅱ receptor blocker, ARB)等]。

4. 肾小管梗阻 某些药物本身或其代谢产物易在肾内组织中形成结晶,沉积于远端肾小管管腔内,引起肾内梗阻而阻塞尿流,同时激发间质炎症反应引起肾损伤,如磺胺类抗生素、阿昔洛韦等。因此尿流量减少、过量药物使用、药物快速输注都能增加肾小管管腔内药物或代谢产物浓度,从而使梗阻风险增加。另外尿液的 pH 变化也会影响药物或其代谢产物的溶解度,比如尿液的 pH < 5.5 会促进磺胺类抗生素、甲氨蝶呤等药物在肾小管管腔内形成结晶,而尿液 pH > 6.0 又会促进环丙沙星、茚地那韦等药物形成结晶。还有一些药物可能通过引起溶血或横纹肌溶解产生血红蛋白尿或肌红蛋白尿,进而间接导致肾小管梗阻,比如他汀类降脂药。

二、临床表现

药物相关性急性肾损伤可以累及肾脏各个部位,而不同部位的损伤可引起不同的临床表现,因此临床表现多样化,缺乏特异性。按照损伤的部位不同分为肾小球损伤、肾小管损伤、肾间质损伤及肾血管损伤。

(一)肾小球损伤

多由药物引起免疫反应而导致肾小球损伤,临床可表现为急性肾炎综合征或肾病综合征,包括蛋白尿、血尿、血压升高及水肿。尽管临床表现相似,但肾小球损伤病理类型不同,比如 NSAIDs 引起的肾小球损伤病理常常提示微小病变肾病,而青霉胺、汞制剂可引起膜性肾病,海洛因和帕米膦酸二钠更多导致局灶硬化性肾小球肾炎等。

(二)急性肾小管坏死

药物肾毒性所致急性肾小管坏死多为非少尿型,表现为血肌酐、尿素氮快速升高,尿比重及尿渗透压降低,代谢性酸中毒及电解质紊乱。氨基糖苷类抗生素引起者最多。

(三)急性间质性肾炎

常由药物过敏所致,因此既往将急性间质性肾炎称为药物过敏性间质性肾炎。急性间质性肾炎临床表现缺乏特异性,具有典型临床表现,即药疹、药物热及血嗜酸性粒细胞增多三联征表现者很少,在不同的研究中,同时有三联征的最高报道率只有 30%。肾脏损伤主要表现为迅速发生的少尿型或非少尿型急性肾损伤,20% ~ 30% 患者呈少尿型,老年患者更常见。因肾间质水肿,肾脏肿大可引起腰疼。患者可有不同程度的肾小管损伤,比如肾性糖尿及低比重尿,可见小分子蛋白尿及尿 N- 乙酰 -β-D- 氨基葡萄糖苷酶(N-acetyl-β-D-glucosaminidase,NAG)等标志物排出增多。尿常规约 50% 患者可出现无菌性白细胞尿或有白细胞管型,有时可发现嗜酸性粒细胞。需要注意的是嗜酸性粒细胞尿并非诊断该病的灵敏的生物标志物,有非常高的假阴性率,但是存在嗜酸性粒细胞尿可除外急性肾小管坏死。除了肾脏损伤外部分患者还可表现为其他全身症状,包括典型的三联征,也有患者会出现轻微关节痛和淋巴结肿大。而有些药物在导致急性间质性肾炎同时还可引起血液系统或肝脏等多脏器或系统受累。急性间质性肾炎常由青霉素类和头孢菌素类药物引起。

(四)血栓性微血管病变和小血管炎

在临床中可出现血栓性微血管病和抗中性粒细胞胞质抗体(anti-neutrophil cytoplasmic antibody,ANCA)相关性小血管炎的表现。血栓性微血管病的器官损伤常与微循环中血小板性血栓形成有关，其机制为免疫介导和直接内皮损伤，临床中与丝裂霉素、他克莫司等药物有关，而 ANCA 相关性小血管炎可见于服用丙硫氧嘧啶的患者。

三、诊断

目前常常根据与发病密切相关的服药史、具有可疑药物所致肾损害的主要临床特征、停药后肾脏病变可完全或部分恢复等线索来做出临床诊断。肾穿刺活检在药物相关肾损伤的诊断及鉴别诊断中具有重要的意义，有利于明确药物性肾损害的机制和损伤部位，尤其针对急性间质性肾炎和肾小管坏死，也有助于预测肾脏预后，指导治疗方案的制定。

目前最重要的诊断手段是肾穿刺活检，药物所致的急性间质性肾炎和肾小管坏死在部分患者中临床表现常常相似，但是两者的治疗方案有差别。针对肾小管坏死目前尚无针对性治疗方案，而急性间质性肾炎若能及时停药或应用激素及脱敏药物，可使肾功能恢复正常，因此对于两者的鉴别非常重要。除了传统的肾穿刺活检，也有学者探索用于鉴别诊断的生物标志物。如有研究提示尿中 TNF-α 和白细胞介素 -9 水平在急性间质性肾炎中明显高于肾小管坏死，有助于两者的鉴别。

AKI 时肌酐开始升高的时间远远滞后于肾脏损伤的起始时间，而诊断的滞后性显著影响治疗效果。为了达到早期诊断，及时干预和改善预后的目的，国内外学者均致力于将新的技术手段如蛋白质组学、基因组学、毒物代谢组学等方法应用于肾脏病领域，在探讨药物引起急性肾损伤机制的同时，以期发现灵敏的早期诊断标志物。近些年一些新型生物学标志物不断出现，比如中性粒细胞明胶酶相关性脂质运载蛋白、肾损伤分子 -1、白细胞介素 -18，以及胱抑素 C 等，它们在药物相关急性肾损伤中的早期诊断价值得到一定的证实。而利用分子肾脏探针的光学成像技术也正在尝试作为药物相关急性肾损伤的早期诊断手段。

四、预防与治疗

药物相关急性肾损伤的主要治疗措施包括：立即停用可疑药物并积极治疗并发症；给予支持治疗，病情危重者及时透析。由过敏所致的急性间质性肾炎，停用致病肾毒性药物一周肾功能仍未恢复时，可以考虑类固醇治疗；治疗期间应避免使用其他可能引起过敏或肾毒性的药物。

但是，对于大多数药物相关急性肾损伤并无针对性治疗手段，因此预防更为重要。预防的关键在于严格掌握用药适应证，按照说明书，严防配伍禁忌，避免超大剂量用药，根据患者肝肾功能调整剂量或更换种类，避免联合使用肾毒性药物，以期降低急性肾损伤的发生风险。在使用肾毒性药物的同时联合使用减少肾毒性、降低急性肾损伤发生风险的药物也是一种预防手段，对于高危人群更应密切进行临床监测。当然，随着医学手段的进步，人类后基因组时代的出现，未来可能会实现根据患者的遗传信息来制定个体化用药方案。

大多数患者经上述处理肾损害可迅速或逐渐逆转，通常预后良好。少数处理不及时、高龄、原有肾功能不全或重症患者可遗留慢性肾功能不全。

五、常见药物相关急性肾损伤

(一)β - 内酰胺类抗生素

包括青霉素、半合成青霉素、头孢菌素类抗生素和新型 β- 内酰胺类抗生素。

青霉素类抗生素主要是通过免疫机制致病,因此此类药物的肾损害主要表现为急性间质性肾炎,通常与药物剂量不相关。大多数患者停药后数日或数周内肾损害的临床表现及肾功能异常可迅速恢复,预后良好,但是对于过敏反应较重者需给予抗过敏药物,必要时应用糖皮质激素或透析治疗。

根据头孢菌素类抗生素对 β- 内酰胺酶的稳定性及对革兰氏阴性菌的作用可将其分为四代,各代均有不同程度的肾毒性,但主要以第一代头孢菌素为主,第二代及以后的各类头孢菌素肾毒性均已明显减少。发病机制除了常见的通过免疫机制导致急性间质性肾炎外,有研究发现头孢菌素可以在肾小管,尤其是近端肾小管,通过有机阴离子转运蛋白被摄取进入到肾小管细胞,进而选择性地与线粒体结合影响细胞能量代谢,引起氧化应激反应导致肾小管细胞损伤,发生直接肾毒性作用,因此头孢菌素类抗生素导致的肾损伤以表现为过敏性急性间质性肾炎或急性肾小管坏死者多见。目前认为头孢菌素类引起的肾损害主要见于易感人群,比如小儿、老年人、脱水状态或肾功能不全,其严重程度与用药剂量、静脉给药速度、联合使用肾毒性药物等因素有关。

(二)氨基糖苷类抗生素

氨基糖苷类抗生素口服几乎不被吸收,临床主要通过肌内或静脉注射途径给药,其蛋白结合率较低,主要经肾小球滤过。进入到近曲小管的带阳离子的药物与带负电荷的近曲小管上皮细胞的内吞受体 megalin-cubilin 复合物结合,通过内吞作用转运进入细胞内,当药物在细胞内大量蓄积时最终可导致细胞损伤或死亡,因此直接肾毒性是其引起肾损伤的主要机制。氨基糖苷类抗生素导致的肾损伤的主要类型为急性肾小管坏死,患者通常于用药后一周左右发病。如果治疗及时,大多数患者预后良好,但发病前已有肾功能不全者常不能完全恢复。

(三)喹诺酮类抗生素

喹诺酮类抗生素可在肾小管内产生结晶而发生梗阻,特别是在中性至碱性环境更易发生。同时,喹诺酮类也可以通过其他机制引起肾功能损害,如直接损害肾小管、免疫炎症反应、诱发小血管炎或溶血而损伤肾脏等。老年人及肾功能不全者需减量使用,使用过程中需注意加强水化并避免过度碱化尿液以防止形成药物结晶,用药过程中应注意监测尿常规及肾功能。

(四)利福平

作为抗结核分枝杆菌的主要药物之一,利福平被广泛用于临床结核病的治疗,其常见不良反应为肝毒性及胃肠道反应,但急性肾损伤也不少见。目前认为利福平作为小分子化合物是一种半抗原物质,与血浆蛋白结合后具有抗原性,当这种抗原没有被清除就会刺激机体产生抗体,进而引起免疫机制介导的肾脏损伤。因此利福平引起的药物性肾损伤主要发生在既往使用过又再次使用药物者,约占所有病例的 89.6%。两次用药间隔可长可短,且常与用药剂量无确切相关性。其肾脏损伤类型主要包括急性肾小管坏死或急性间质性肾炎，也可出现肾小球损伤，当然急性肾小管坏死是最为常见的，常为少尿型急性肾损伤。利福平引起的各类急性肾损伤虽然发病迅速，临床表现重，但若及时治疗大多预后良好，90% 以上患者的肾功能可在 1～3 个月内完全恢复。

(五)抗病毒药阿昔洛韦

作为临床常用的抗病毒药物，阿昔洛韦也可造成急性肾损伤。肾功能损害发生迅速，最快在用药过程中发生，绝大多数在用药 1～6 天出现。相较于口服用药，静脉给药导致急性肾损伤的可能性更大。剂量过大、静脉滴注速度过快、浓度过大、血容量不足和用药后未充分水化是出现肾损伤的主要易感因素。发生肾损伤的同时，部分病例伴有肾外表现，如腰疼、腰酸、恶心、呕吐等，停药后经积极治疗大多预后良好，一般不遗留肾功能损害。阿昔洛韦导致肾损伤的机制尚没有被完全阐明，其主要经肾脏排泄，在生理 pH 条件下尿中溶解度低，极易在肾小管管腔形成结晶，因此阿昔洛韦导致肾内梗阻可能是引起急性肾损伤的主要原因。

（张蓓茹　李德天）

参考文献

[1] TANG C Y, LIVINGSTON M J, SAFIRSTEIN R, et al. Cisplatin nephrotoxicity: new insights and therapeutic implications[J]. Nat Rev Nephrol, 2023, 19(1):53-72.

[2] PERAZELLA M A, ROSNER M H. Drug-induced acute kidney injury[J]. Clin J Am Soc Nephrol, 2022, 17(8):1220-1233.

[3] GRIFFIN B R, FAUBEL S, EDELSTEIN C L. Biomarkers of drug-induced kidney toxicity[J]. Ther Drug Monit, 2019, 41(2): 213-226.

[4] HUANG J G, LI J C, LYU Y, et al. Molecular optical imaging probes for early diagnosis of drug-induced acute kidney injury[J]. Nat Mater, 2019, 18(10): 1133-1143.

[5] BARNETT L M A, CUMMIGS B S. Celluar and molecular mechanisms of kidney toxicity[J]. Semin Nephrol, 2019, 39(2): 141-151.

[6] MOLEDINA D G, PARIKH C R. Differentiating acute interstitial nephritis from acute tubular injury: a challenge for clinicians[J]. Nephron, 2019, 143(3): 211-216.

[7] PERAZELLA M A. Drug-induced acute kidney injury: diverse mechanisms of tubular injury[J]. Curr Opin Crit Care, 2019, 25(6):550-557.

[8] WU H Z, HUANG J G. Drug-induced nephrotoxicity: pathogenic mechanisms, biomarkers and prevention strategies[J]. Curr Drug Metab, 2018, 19(7): 559-567.

[9] USUI J, YAMAGATA K, IMAI E, et al. Clinical practice guideline for drug-induced kidney injury in Japan 2016: digest version[J]. Clin Exp Nephrol, 2016, 20(6): 827-831.

[10] YOKOYAMA H, NARITA I, SUGIYAMA H, et al. Drug-induced kidney disease: a study of the Japan renal biopsy registry from 2007 to 2015[J]. Clin Exp Nephrol, 2016, 20(5): 720-730.

[11] KANE-GILL S L, GOLDSTEIN S L. Drug-induced acute kidney injury: a focus on risk assessment for prevention[J]. Crit Care Clin, 2015, 31(4): 675-684.

[12] LUCIANO R L, PERAZZELLA M A. Crystalline-induced kidney disease: a case for urine microscopy[J]. Clin Kidney J, 2015, 8(2): 131-136.

[13] KHAMDANG S, TAKEDA M, BABU E, et al. Interaction of human and rat organic anion transporter 2 with various cephalosporin antibiotics[J]. Eur J Pharmacol, 2003, 465(1/2): 1-7.

[14] KOHLI H S, BHASKARAN M C, MUTHUKUMAR T, et al. Treatment-related acute renal failure in the elderly: a hospital-based prospective study[J]. Nephrol Dial Transplant, 2000, 15(2): 212-217.

第五节

对比剂肾病

对比剂肾病（contrast induced nephropathy, CIN）占医院获得性 AKI 的 10% ~ 15%，是医院获得性 AKI 的第三位病因，但 CIN 极少发展为不可逆肾功能丧失。随着介入治疗手段在冠脉疾病、脑血管疾病及肿瘤领域的广泛应用和推广，对比剂的使用日益增加，CIN 的发生率亦呈逐渐上升趋势。另一方面，随着更多高质量 CIN 临床研究的出现，众多学者对对比剂与急性肾损伤之间的因果关系提出了质疑。2018 年欧洲泌尿生殖放射学会（European Society of Urogenital Radiology）特别指出，CIN 是具有因果关系的表述，建议将应用对比剂后发生的急性肾损伤统称为对比剂后急性肾损伤（post-contrast acute kidney injury, PC-AKI）。为了统一术语，本节将使用 PC-AKI 这一学术名称，并主要阐述 PC-AKI 的概念、危险因素、治疗手段及争议。

一、概念和诊断标准

经血管给予含碘对比剂后出现肾功能下降被称为对比剂肾病，其本质实际上是一种特殊的急性肾损伤。在对比剂肾病的概念中，对比剂特指经血管给药的含碘对比剂，而不包含非血管内使用的造影技术以及临床上还使用的其他对比剂，例如二氧化碳作为超声对比剂和钆作为磁共振对比剂。

1999 年欧洲泌尿生殖放射学会定义的对比剂肾病标准为暴露碘对比剂后 2 ~ 5 天内血肌酐水平增加超过 44.2μmol/L（0.5mg/dl）或从基线水平增加超过 25%。后来危重症学和肾脏病学定义的急性肾损伤标准派生于这个原则，但标准略有不同。改善全球肾脏病预后组织（Kidney Disease: Improving Global Outcomes, KDIGO）工作组提出了"对比剂引起的急性肾损伤"(contrast induced acute kidney injury)一词,其诊断标准为暴露于对比剂后7天内,血肌酐较基线值增加超过1.5倍以上,或血肌酐在48小时内较基线值增加超过26.5μmol/L(0.3mg/dl),或尿量少于0.5ml/(kg·h)且持续至少6小时。

尽管急性肾损伤的标准由对比剂肾病衍生而来,但至今放射学界和危重症/肾脏病学界的标准仍然略有不同。对比剂肾病血肌酐较基线升高的幅度是25%,而急性肾损伤为50%。目前,欧洲泌尿生殖放射学会定义的对比剂肾病标准为:排除其他肾脏损坏因素,在血管内注射对比剂后3天内发生的肾功能减低。血肌酐增加25%或44.2μmol/L(0.5mg/dl)以上预示对比剂肾病的发生。

由于血肌酐水平可受液体、药物、低血压或动脉粥样硬化等多种因素影响,血肌酐升高并不一定总是因为暴露于对比剂所导致的。特别值得注意的是,很多对比剂肾病的研究来源于血管造影术或介入手术的数据,尤其是冠状动脉造影术,这些操作后发生的急性肾损伤和原发疾病密切相关,例如心脏问题。因此,术语"对比剂相关的急性肾损伤"(contrast associated AKI 或 contrast related AKI)近年来更受青睐。2018年欧洲泌尿生殖放射学会和美国放射学会药物和对比剂委员会特别指出,对比剂肾病是具有因果关系的表述,将使用对比剂后发生的急性肾损伤统称为PC-AKI。

二、不同含碘对比剂的特点

既往的碘对比剂为高渗性,代表性药物为泛影葡胺和泛影酸钠,其渗透压高达1 551mOsm/(kg·H$_2$O)。因此,后来将较第一代高渗含碘对比剂渗透压更低的对比剂称为低渗对比剂,实际上这些对比剂的渗透压仍然高于生理水平,真正的生理性渗透压的对比剂是后来的等渗对比剂。因此,对比剂渗透压由高到低依次是高渗>低渗>等渗。目前国内主流的商用碘对比剂多为低渗和等渗试剂(表5-5-1)。对比剂的摩尔浓度是决定渗透压和黏度的关键指标。低渗对比剂的分类具有误导性,其渗透压实际上比等渗对比剂更高。这样的分类是因为第一代含碘对比剂渗透压高达1 000 ~ 2 500mOsm/(kg·H$_2$O),远高于血浆290mOsm/(kg·H$_2$O),被称为高渗对比剂。第二代对比剂的渗透压为400 ~ 800mOsm/(kg·H$_2$O),相对于高渗对比剂更低,因此被称为低渗对比剂。其后的第三代对比剂渗透压实际上较低渗对比剂更低。在类似的碘浓度和X线显影密度条件下,非离子型二聚体等渗对比剂的黏度是非离子型单体等渗对比剂的两倍。

与早期使用的高渗对比剂相比,低渗或等渗碘对比剂引起对比剂肾病的风险显著降低。欧洲心脏病学会、美国心脏病学会和中国《碘对比剂血管造影应用相关不良反应中国专家共识》都建议使用低渗或等渗对比剂(Ⅰ类推荐,证据水平A)。一般认为,大剂量对比剂(> 350ml 或 > 4ml/kg)或72小时短期内重复给药将增加对比剂肾病的发生风险。

和增强CT比较,动脉造影术会使浓度更高的对比剂进入肾脏,因此动脉造影术具有更高的对比剂肾病发生风险。

表 5-5-1　国内常用的含碘对比剂

通用名	类别	分子量	渗透压 / (mOsm·kg⁻¹·H₂O⁻¹)	浓度 / (mg·ml⁻¹)	黏度(37℃)/ (mPa·s)
碘普罗胺	非离子低渗单体	791	590	330	4.7
			774	370	10.0
碘海醇	非离子低渗单体	821	672	300	6.3
			844	350	10.4
碘帕醇	非离子低渗单体	777	616	300	4.7
			796	370	9.4
碘佛醇	非离子低渗单体	807	702	320	5.8
			792	350	9.0
碘克酸	离子低渗二聚体	1 270	600	320	7.5
碘克沙醇	非离子等渗二聚体	1 550	290	320	11.8

三、发病机制

对比剂肾病的机制尚不完全清楚。除了对比剂的直接毒性作用,对比剂损伤导致的自分泌和旁分泌作用影响肾脏血流动力学和尿流动力学,引起局部氧化应激都参与了致病。此外,预存的病理生理学状态,例如心力衰竭和脱水等,也是影响对比剂肾病的重要因素。

(一)对比剂的直接损伤

对比剂造成肾损伤的直接机制是其对肾小管上皮的肾毒性作用,导致细胞功能障碍和凋亡,严重可导致坏死。这些损伤与特定对比剂的生化特性有关,其毒性主要为对比剂光分解释放的碘所导致。几乎所有的对比剂均有细胞毒作用。

含碘对比剂的渗透压和黏度是介导对比剂肾病的直接原因。对比剂经肾脏排泄,从肾小球滤过后进入尿液。对比剂不被肾小管重吸收,在经过肾小管和集合管排泄过程中浓度逐渐增高,会增加尿液黏度。低渗对比剂本身的渗透压较高,水分重吸收和尿液黏度增加不明显。但等渗对比剂在经肾小管和集合管排泄的过程中,尿液黏度增加明显(图 5-5-1)。尿液黏度升高会导致肾小管压力和阻抗增加,充分水化可降低尿液黏度,对于等渗对比剂的作用尤其明显(图 5-5-2)。

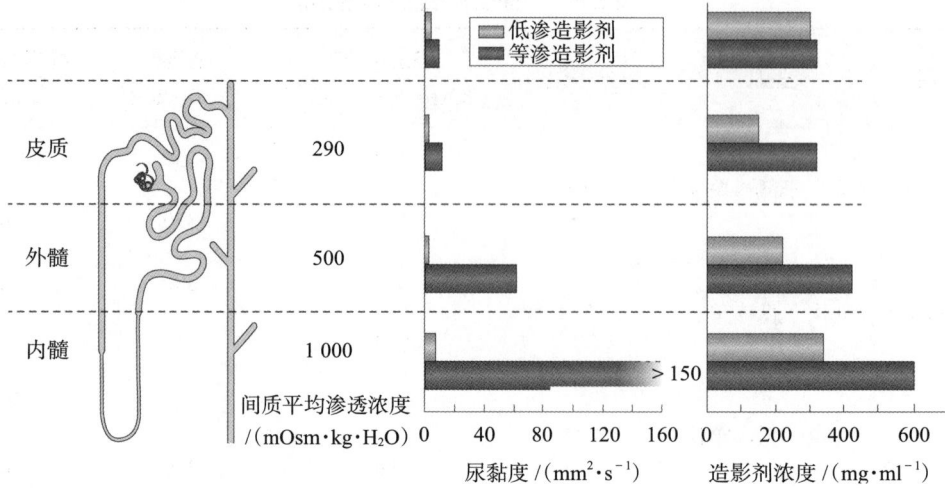

图 5-5-1　不同对比剂与尿液黏度的关系（见文末彩图）

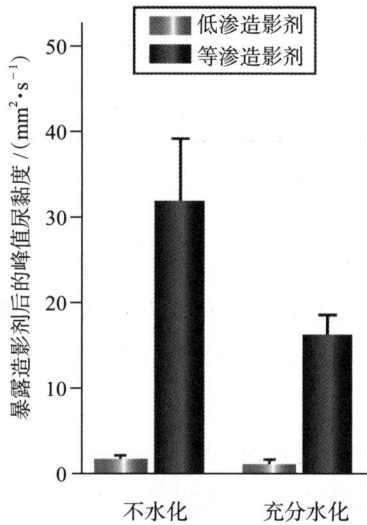

图 5-5-2　水化对尿液黏度的影响（见文末彩图）

　　高渗对比剂会增加小管上皮的氧耗量。在单个肾单位水平，早期肾小管上皮损伤表现为管腔表面 Na^+/K^+-ATP 酶的重新分布，引起细胞极性丧失，从而导致跨细胞的异常离子转运和向远端小管的钠增加。这种现象通过肾小管反馈导致进一步的肾血管收缩。随着细胞损伤的进展，上皮细胞从基底膜脱落引起管腔阻塞，增加管内压力，进一步降低肾小球滤过率。

（二）间接损伤

　　除了尿液黏度对管腔内压的影响，对比剂对血管收缩 - 舒张平衡的影响也是导致肾损伤的重要病理生理学改变。对比剂可使肾皮质和髓质血管的舒张 - 收缩平衡向收缩趋势发展。对比剂可同时导致缺血。由于肾髓质血供只占肾脏的 10%，因此对比剂对肾脏的影响主要表现为皮质血管收缩，尤其是导致入球小动脉收缩。由于髓质依赖出球小动脉形成的二次毛细血管袢供血,皮质血管收缩将进一步减少髓质血供。由于供应外髓段的直小血管距离较远,外肾髓质具有相对较低的氧分压。当对比剂暴露与代谢需求增加同时出现时,髓质特别容易受到对比剂对血流动力学的影响。

体外培养条件下,高糖能促进对比剂刺激系膜细胞引起的氧化应激。虽然在体外实验中,对比剂是否为离子型对结果中没有影响,但临床试验提示离子型对比剂的肾毒性可能更大。对比剂可导致局部血管活性物质如内皮素、一氧化氮和前列腺素介导的肾内血管收缩,导致肾小球血流减少,向肾单位代谢活跃部分的氧输送减少。此外,对比剂增加血液黏度,导致微循环血流的进一步减少和血液渗透压的变化,这会破坏红细胞的顺应性并增加微血管血栓形成的风险。

四、危险因素和预测模型

对比剂肾病的危险因素包括患者相关和造影操作相关两方面原因。欧洲泌尿生殖放射学会发布的危险因素见表 5-5-2。

表 5-5-2　对比剂肾病的危险因素

A. 患者相关的危险因素	• 动脉内注射对比剂,肾小球滤过率小于 $60ml/(min \cdot 1.73m^2)$ • 静脉内注射对比剂,肾小球滤过率小于 $45ml/(min \cdot 1.73m^2)$ 合并下列因素之一: ①糖尿病肾病 ②脱水 ③充血性心力衰竭(心功能Ⅲ~Ⅳ级)并且摄血分数低 ④近期有心肌梗死(< 24h) ⑤主动脉内球囊反搏 ⑥手术期前后低血压 ⑦血细胞比容 ⑧年龄超过 70 岁 ⑨正在服用肾毒性药物 ⑩已知或怀疑有急性肾衰竭
B. 造影相关的危险因素	• 动脉内注射对比剂 • 高渗透性药物 • 大剂量对比剂 • 几天之内使用多种对比剂

基于对比剂肾病的危险因素,构建了对比剂肾病的预测模型。但是这些预测模型的研究还主要停留在科研阶段,大多数尚未经过外部验证。有的模型需要特殊的数据,如对比剂剂量。这类数据只有造影开始实施后才能获取,无法在造影术前预测,其临床实用性有限。目前还没有模型直接应用到临床,使用较多的为 Mehran 简易评分系统。该模型为 Mehran 等人利用 5 571 例接受冠脉介入术的患者的临床资料构建。模型的项目相对简单,包括低

血压、主动脉内球囊反搏、充血性心力衰竭、年龄、贫血、糖尿病、对比剂剂量、慢性肾脏病［定义为血肌酐 > 1.5mg/dl 或估算的肾小球滤过率 < 60ml/(min·1.73m²)］，但在 2 786 例验证数据集中，反映模型区分度的统计量 C 只有 0.67。根据 2015 年的荟萃分析，有 12 个预测模型的研究质量较高。这些模型均在接受心脏介入治疗的人群中开展。这些模型中，纳入了老年、慢性肾脏病、糖尿病、心力衰竭或射血分数降低、低血压或休克等项目的模型预测效能较高。但是这些模型都没有直接应用到临床。

五、防治措施

(一)减少对比剂

可选择 MRI 或超声作为增强 CT 的替代方案。但对于肾功能不全的高危人群，选择增强 MRI 的钆对比剂会增加肾源性系统性纤维化的风险。

重复暴露于对比剂是对比剂肾病的重要风险因素。目前的主流低渗对比剂的半衰期为 2 小时，肾功能正常时需要 20 小时才能清除。因此，尽可能避免 24 小时内重复增强 CT 检查。对于肾功能不全的人群，使用低渗对比剂较高渗对比剂的急性肾损伤风险更低。但是，目前没有证据表明，应用等渗对比剂能进一步降低对比剂肾病风险。

低能量扫描可以增加血管内碘对比剂的衰减，放大血管和对比剂之间的对比。大螺距扫描和双能量 CT 显像等新的成像技术有助于减少增强 CT 所需要的对比剂剂量。

(二)预防性水化

水化是首个预防对比剂肾病的方案。水化剂量为造影前后 12 小时，生理盐水 1ml/(kg·h) 静脉滴注，或造影前 1 小时，3ml/(kg·h) 及造影后 4 ~ 6 小时，1.5ml/(kg·h)。

生理盐水是最常用的水化药物，碳酸氢钠液可作为备选药。虽然之前有部分学者提出碳酸氢钠水化液可能优于生理盐水，但这一观点并没有被证实。注射 N- 乙酰半胱氨酸是之前应用的另外一种保护措施。有趣的是，乙酰半胱氨酸只能降低造影后血肌酐升高，却并不影响胱抑素 C，这提示乙酰半胱氨酸的作用可能只是降低血肌酐，本质上并没有肾脏保护作用。

精准的个体化水化是近年预防性水化的趋势。由于部分接受动脉造影术或介入术的患者存在水负荷过重的风险，预防性水化可以联合利尿进行。欧洲广泛使用一种美国研发的 RenalGuard 装置。该装置的原理为精准匹配补液和利尿剂的剂量，使用时需要保留导尿管并精确测量尿量。RenalGuard 根据单位时间的尿量，自动计算推注呋塞米和水化补液的速度，从而个体化平衡尿量和水化的剂量。截至 2017 年，对 4 项心脏手术或介入手术研究(n=698)进行荟萃分析，采用 RenalGuard 装置联合利尿和水化能显著降低对比剂肾病的发生和肾脏替代治疗的应用。但是，最近以色列开展的减少急性肾损伤(reducing acute kidney injury, REDUCE-AKI)研究并没有证实该装置的临床获益。REDUCE-AKI 是一项随机双盲、假操作对照的单中心前瞻性研究。研究纳入了 136 例接受经导管主动脉瓣置入术的患者，随机分配到 RenalGuard 组或假操作组。手术后 RenalGuard 组和假操作组的急性肾损伤发生率相当(25% vs. 19.1%，P=0.408)。由于前组的远期病死率更高(27.9% vs. 13.2%，HR=3.744, 95%

CI 1.51 ~ 9.28 ;*P*=0.004)。因此研究被提前终止。

除了 RenalGuard,还可以根据左室舒张末压力(left ventricular end-diastolic pressure,LVEDP)指导水化速度。POSEIDON 研究纳入了 396 例接受心导管检查的患者,检查前均按 3ml/kg 的速度常规水化 1 小时。开始检查时随机接受常规水化[1.5ml/(kg·h)]或 LVEDP 指导个体化水化[如果压力 < 13mmHg,按 5ml/(kg·h)水化;压力 13 ~ 18mmHg,按 3ml/(kg·h)水化;压力 > 18mmHg,按 1.5ml/(kg·h)水化]。两种水化方案持续到检查结束后 4 小时。结果个体化水化组发生对比剂肾病的比例明显低于常规水化组(6.7% vs. 16.3%,*P*=0.005),发生对比剂肾病的相对危险度减少 51%。

另外,监测生物电阻抗和中心静脉压都被作为指导个体化水化的指标。

但是,预防性水化的有效性近年来受到挑战。2017 年发表在《柳叶刀》杂志的 AMACING(a MAstricht contrast-induced nephropathy guideline)研究分析了水化的费用和疗效,认为预防性静脉水化并未提供额外的获益。AMACING 是一项非劣效设计的、开放标签的、随机对照研究。该研究按欧洲泌尿生殖放射学会的定义纳入接受增强 CT、周围血管造影 / 介入、冠脉造影 / 介入的高危对比剂肾病 603 例择期造影患者。水化组给予标准静脉水化方案[造影前、后各按 3 ~ 4ml/(kg·h)水化 4 小时]或延长静脉水化方案[造影前、后各按 1ml/(kg·h)水化 12 小时]。设计对照组对比剂肾病发生率 < 4.5% 即认为"不劣于"静脉水化组。结果显示未静脉水化组和静脉水化组对比剂肾病发生率分别为 2.6% 和 2.7%,未静脉水化组不劣于预防性静脉水化组,但医疗花费更低。AMACING 研究团队对该结果的主要解释是静脉水化对增加容量负荷的潜在风险。研究发表后,引起了较大的争议。首先,研究纳入标准为欧洲泌尿生殖放射学会定义的高危人群,但两组对比剂肾病的发生率均很低,这让人质疑纳入的是否是真正的高危人群。AMACING 研究没有提供的 Mehran 对比剂肾病预测模型中的低血压、主动脉内球囊反搏和充血性心力衰竭等对比剂肾病强危险因素的信息。筛选的对象中近 3/4 为接受增强 CT 的患者;在纳入研究的 603 例患者中,研究者没有提供和分析接受对比剂的原因。其次,AMACING 研究为开放标签研究,没有静脉水化组的对象可能接受了口服水化,这会降低该组对比剂肾病发生率。最重要的是,研究设计并没有根据机体的水负荷指标去选择静脉水化方案,这可能增加静脉水化组不良事件,并增加该组对比剂肾病的发生风险。因此,尽管 AMACING 研究发表在《柳叶刀》杂志,但我们应该科学看待和解读其结论。AMACING 研究至少提示低、中危患者不必要常规静脉水化;考虑到操作便捷性,对这类患者可考虑口服水化。未来更需要探索能从静脉水化获益的真正高危人群。对于有条件的高危患者,应该在监测水负荷指标的条件下,采用个体化的静脉水化方案。

(三)他汀类药物

PROMISS 研究(短期使用高剂量辛伐他汀预防肾功能不全患者冠脉介入术后的对比剂肾病)及 PRATO-ACS 研究(瑞舒伐他汀及抗血小板药物对急性冠脉综合征患者对比剂肾病和心肌损伤的保护作用)均未能观察到他汀类药物对肾脏的保护作用。

(四)预防性血液净化

多数低渗对比剂是非蛋白结合的小分子,可被透析清除。一次透析可以清除 60% ~

90% 的对比剂。理论上高通量透析器的血液滤过或血液透析滤过较血液透析能更好地清除对比剂。但在现实研究中，采用血液滤过 / 血液透析滤过研究的证据级别较血液透析更高。由于透析可以降低肌酐，因此较难准确地评估透析对预防对比剂肾病的疗效。哪种血液净化模式更优，目前还没有定论。

值得注意的是，血液透析的体外循环过程本身对肾脏就存在损伤的风险。现有预防性透析的研究并没有显示其具有保护作用。一项前瞻性单中心研究连续性纳入了 424 例接受冠脉造影的患者（血肌酐在 115 ~ 309μmol/L），结果显示在水化的基础上进行透析对于预防对比剂肾病是有害无益的。由于证据不足，考虑到费用和可操作性问题，除非大剂量注射对比剂或合并心功能不全，目前的指南不推荐在造影后紧急进行预防性透析。

(五)终末期肾病患者

对于非肾移植，没有残余尿量的终末期肾病患者，由于不用考虑保护残余肾功能，可以接受造影检查。但是对比剂暴露可能促进尚有残余尿的透析患者转为无尿。这类患者该如何处理，目前尚无证据。在接受对比剂过程中，如果患者存在液体和高渗透压的风险，理论上应选择低剂量的低渗或等渗对比剂。

六、争议

理论上，如果存在对比剂肾病，接受对比剂的患者急性肾损伤发生率将高于未接受对比剂的患者。遗憾的是，很多关于对比剂肾病发生率的报告并没有纳入没有接受对比剂的患者对照。实际上，有数个研究已经观察到，部分没有对比剂暴露的患者的血肌酐本身存在波动，这种波动甚至可以达到对比剂肾病的标准。有 4 项超过 1 万例患者的大样本研究，采用了倾向性匹配方法校正混杂因素。这些研究发现，对于稳定基线估算的肾小球滤过率（estimated glomerular filtration rate，eGFR）$\geq 30ml/(min \cdot 1.73m^2)$ 的患者，静脉注射对比剂和急性肾损伤无确切的相关性，但 $eGFR < 30ml/(min \cdot 1.73m^2)$ 的 4 期或 5 期患者，注射对比剂和对比剂肾病有关。

对于更高危的重症监护病房人群，也没有观察到对比剂肾病的发生率增加。Goto 等将 339 例脓毒血症相关急性肾损伤的患者根据倾向性评分按 1 : 1 分为对比剂暴露组和非暴露组。结果这两组发生肾功能恶化（血肌酐较基线值升高超过 0.3mg/dl 或 50%）或肾脏替代治疗的比例、7 天死亡率和 90 天死亡率差异均无统计学意义。急性肾损伤分级为 2 ~ 3 级的更高危组的结果类似。因此，作者认为单次注射对比剂不会导致急性肾损伤恶化，增加近期及远期死亡风险。

目前，没有充分证据表明 $eGFR \geq 30ml/(min \cdot 1.73m^2)$ 的患者静脉注射对比剂有导致急性肾损伤的风险。

综上所述，在过去几年中，对比剂与 AKI 之间的因果关系证据受到挑战。需要更多的证据提供"真实"的 PC-AKI 流行病学数据。识别高危患者是预防 PC-AKI 的基础；造影过程中需要使用最小剂量的低渗或等渗对比剂来防止 PC-AKI 发生。规范的水化治疗是唯一被指南所公认的有效预防手段，他汀类药物、N- 乙酰半胱氨酸等对 PC-AKI 的预防作用仍需要进一步研究证实。不建议预防性应用 HD 或 HF 来清除对比剂。迄今为止，还没有充分的临床试验表明，预防 PC-AKI 能够改善患者的生存率。目前，针对 PC-AKI，尤其是关于长期预后，仍缺乏大规模、前瞻性 RCT 研究。

（李志莲）

参考文献

[1] ACR Committee on Drugs and Contrast Media. ACR manual on contrast media[EB/OL].（2023-04-01）[2024-03-05]. https://www.acr.org/-/media/ACR/files/clinical-resources/contrast_media.pdf.

[2] ARBEL Y，BEN-ASSA E，PUZHEVSKY D，et al. Forced diuresis with matched hydration during transcatheter aortic valve implantation for reducing acute kidney injury: a randomized，sham-controlled study (REDUCE-AKI) [J]. Eur Heart J，2019，40(38): 3169-3178.

[3] MEHRAN R，DANGAS G D，WEISBORD S D. Contrast-associated acute kidney injury[J]. N Engl J Med，2019，380(22): 2146-2155.

[4] FÄHLING M，SEELIGER E，PATZAK A，et al. Understanding and preventing contrast-induced acute kidney injury[J]. Nat Rev Nephrol，2017，13(3): 169-180.

[5] PUTZU A，BOSCOLO BERTO M，BELLETTI A，et al. Prevention of contrast-induced acute kidney injury by furosemide with matched hydration in patients undergoing interventional procedures: a systematic review and meta-analysis of randomized trials[J]. JACC Cardiovasc Interv，2017，10(4): 355-363.

[6] NIJSSEN E C，RENNENBERG R J，NELEMANS P J，et al. Prophylactic hydration to protect renal function from intravascular iodinated contrast material in patients at high risk of contrast-induced nephropathy (AMACING): a prospective，randomised，phase 3，controlled，open-label，non-inferiority trial[J]. Lancet，2017，389(10076): 1312-1322.

[7] QIAN G，FU Z H，GUO J，et al. Prevention of contrast-induced nephropathy by central venous pressure-guided fluid administration in chronic kidney disease and congestive heart failure patients[J]. JACC Cardiovasc Interv，2016，9(1): 89-96.

[8] SILVER S A，SHAH P M，CHERTOW G M，et al. Risk prediction models for contrast induced nephropathy: systematic review[J]. BMJ，2015，351: h4395.

[9] 陈韵岱,陈纪言,傅国胜,等 . 碘对比剂血管造影应用相关不良反应中国专家共识 [J]. 中国介入心脏病学杂志，2014，22(6): 341-348.

[10] BRAR S S，AHARONIAN V，MANSUKHANI P，et al. Haemodynamic-guided fluid administration for the prevention of contrast-induced acute kidney injury: the POSEIDON randomised controlled trial[J]. Lancet，2014，383(9931): 1814-1823.

[11] MAIOLI M，TOSO A，LEONCINI M，et al. Pre-procedural bioimpedance vectorial analysis of fluid status and prediction of contrast-induced acute kidney injury[J]. J Am Coll Cardiol，2014，63(14): 1387-1394.

[12] LEONCINI M，TOSO A，MAIOLI M，et al. Early high-dose rosuvastatin for contrast-induced nephropathy prevention in acute coronary syndrome: results from the PRATO-ACS study (protective effect

of rosuvastatin and antiplatelet therapy on contrast-induced acute kidney injury and myocardial damage in patients with acute coronary syndrome) [J]. J Am Coll Cardiol, 2014, 63(1): 71-79.

[13] SEELIGER E, SENDESKI M, RIHAL C S, et al. Contrast-induced kidney injury: mechanisms, risk factors, and prevention[J]. Eur Heart J, 2012, 33(16): 2007-2015.

[14] Kidney Disease: Improving Global Outcomes (KDIGO) AKI Work Group. KDIGO clinical practice guideline for acute kidney injury[J]. Kidney Int Suppl, 2012, 2(1): 1-138.

[15] ACT Investigators. Acetylcysteine for prevention of renal outcomes in patients undergoing coronary and peripheral vascular angiography: main results from the randomized acetylcysteine for contrast-induced nephropathy trial (ACT) [J]. Circulation, 2011, 124(11): 1250-1259.

[16] MEHRAN R, AYMONG E D, NIKOLSKY E, et al. A simple risk score for prediction of contrast-induced nephropathy after percutaneous coronary intervention: development and initial validation[J]. J Am Coll Cardiol, 2004, 44(7): 1393-1399.

[17] MORCOS S K, THOMSEN H S, WEBB J A. Contrast-media-induced nephrotoxicity: a consensus report. Contrast Media Safety Committee, European Society of Urogenital Radiology (ESUR) [J]. Eur Radiol, 1999, 9(8): 1602-1613.

第六节

横纹肌溶解症及相关急性肾损伤

横纹肌溶解症是指肌肉受到创伤、炎症、缺血或全身中毒等因素损伤时，肌肉坏死并释放肌细胞内容物进入血液循环的一种综合征。Fleche 在 1881 年首先报道了由于肌肉压迫所致的横纹肌溶解，而受到关注的反而是其导致的并发症——急性肾损伤（acute kidney injury，AKI）。英国学者 Bywaters 和 Beall 针对第二次世界大战期间遭遇轰炸时被救治的患者出现创伤后横纹肌溶解，提出横纹肌溶解症相关的急性肾功能障碍等概念。20 世纪 70 年代以后相继报道了运动、卒中、中毒及感染等非创伤病因所致的横纹肌溶解，加深了医师对横纹肌溶解症的认识。随着人们对横纹肌溶解认识的加深，横纹肌溶解相关的 AKI 也逐渐受到更多关注。肌酸激酶（creatine kinase，CK）水平通常显著升高，并且可能出现肌肉疼痛和肌红蛋白尿。横纹肌溶解病情的严重程度随不同原发病而不同，轻症者仅表现为无症状的血清 CK 升高，重症者则引起 CK 极度升高、电解质紊乱、AKI 和休克等威胁生命的疾病。肾脏是横纹肌溶解症发生时最易累及的器官，有文献报道 100g 肌肉受损时导致的肌红蛋白释放即超过机体清除能力，尿中肌红蛋白阳性，肾小管中可以见到肌红蛋白的沉积，

AKI 并发症随即伴随而来,并成为横纹肌溶解症最主要的并发症。

由于目前尚缺乏大型的前瞻性研究评估横纹肌溶解症的发生率,横纹肌溶解症的真实发生率很难确定,且许多轻度病例未被识别或报告,因此横纹肌溶解症的发生率报道不一。美国的资料显示横纹肌溶解症导致的 AKI 占所有 AKI 的 7% ~ 10%,发生率并不低。据统计,每年约有 26 000 例横纹肌溶解症患者被诊断,横纹肌溶解症相关的 AKI 病例占比约 10% ~ 50%。而一项军事受训者的研究发现每年每 10 万人中有 22.2 例诊断为劳力性横纹肌溶解症。横纹肌溶解症相关 AKI 发生率的差异可能与潜在的横纹肌溶解症的严重程度和不同的 AKI 定义有关。

一、病因及发病机制

肌红蛋白是一种小分子蛋白,分子量 17.5kDa,由一个铁原子、一条肽链和一个亚铁血红素辅基组成。横纹肌溶解症的病理生理机制为各种病因造成肌细胞和肌纤维膜的损伤或肌细胞内 ATP 的耗竭,导致调控肌浆内钙水平的各种泵、通道、交换因子的功能受损,肌浆内钙水平非调节性持续增多。而高 Ca^{2+} 水平可导致肌肉持续性收缩、ATP 减少和能量耗竭,造成肌纤维内容物被溶酶体消化,进一步引起肌纤维蛋白、细胞骨架蛋白及膜蛋白被破坏,最终肌纤维网崩解和肌细胞解体。其他的机制还包括缺血再灌注损伤、热损伤和受伤肌肉组织浸润的中性粒细胞所造成的炎症损伤。肌细胞坏死释放肌肉内容物(包括钾、钙、钠、磷酸盐、肌红蛋白、CK、乳酸脱氢酶和天冬氨酸转氨酶等升高)进入血液。当血肌红蛋白浓度大于 100mg/dl,尿即呈棕红色;各种原因导致超过 100g 肌组织发生降解时,血清球蛋白结合肌红蛋白的能力将无法满足清除需求,游离肌红蛋白进入肾小球滤过液,作用于肾小管,进而导致 AKI 的发生。

能导致肌细胞损伤或溶解的各种疾病或外伤因素,均可导致横纹肌溶解症。有些病因隐匿或少见,临床医师须注意仔细询问病史和排查,避免延误诊断或误诊。

常见导致横纹肌溶解症的原因如下。

(1)创伤或肌肉压迫:任何原因造成的大面积肌肉损伤或缺血缺氧,包括直接和间接损伤。①重物长时间挤压(自然灾害,工程、交通事故);②假挤压伤(暴力损伤如拷打、自虐、被虐);③骨筋膜室综合征;④机体自身压迫,如高位断肢再植、昏迷(一氧化碳中毒、醉酒、麻醉)、冻僵;⑤医源性因素,如长时间手术定位导致肌肉长时间受压和 / 或阻断动脉血流或使用止血带而导致血管闭塞等;⑥高压电流损伤,心肺复苏(电除颤或复律)。

(2)非创伤劳力性:当肌肉的能量供应不足以满足需求时,横纹肌溶解症可发生在肌肉未受损伤的个体中。①剧烈运动及癫痫发作或抽搐,如军训、长跑、持续癫痫、破伤风(长时间肌阵挛)。②体温过热。③代谢性肌病,合并遗传性糖原分解、糖酵解或脂质代谢紊乱等疾病。

(3)非创伤非劳力性:①感染。A 和 B 型流行性感冒病毒、柯萨奇病毒、EB 病毒、原发性人类免疫缺陷病毒可引起肌肉损伤和肌肉溶解;A 型链球菌、金黄色葡萄球菌;革兰氏阴性杆菌脓毒血症、伤寒、志贺菌痢疾、军团菌、梭状芽孢杆菌以及恙虫病等感染性疾病。②中毒,包括一氧化碳、海洛因及酒精中毒。③其他毒素。持久性染色剂萘胺、毒蛇咬伤、蜜蜂蜇伤、蜘蛛叮咬、食用毒蘑菇和小龙虾等。④电解质紊乱。在运动或强体力劳动时,低钾血症状态下无法增加活动肌组织的血流量,易发生肌缺血。低磷血症最常见于酗酒或过度营养的患者没有补充磷酸盐。⑤药物。降脂药(如联合使用他汀和贝特类降脂药)、两性霉素 B、甘草及甘珀酸钠。⑥自身免疫性疾病及内分泌失调,包括多发性肌炎、皮肌炎、糖尿病和甲状腺疾病等。

创伤性或非创伤性横纹肌溶解症患者肌肉中释放出肌红蛋白,而肌红蛋白主要通过以下四种方式对肾脏造成损伤。①直接损伤:肌红蛋白及其分解产物亚铁盐对肾小管上皮细胞有直接细胞毒作用。②肾小管阻塞:酸性条件下,肌红蛋白可与 Tamm-Horsfall 蛋白相互作用,形成颗粒状铸型,阻塞远端肾小管。③血管收缩造成肾脏皮质和间质血流减少:肌肉损伤后液体进入第三间隙,导致有效血容量减少并激活交感神经系统和肾素血管紧张素系统,且肌红蛋白诱导的氧化损伤可造成一系列炎症因子的异常释放增加,增加血管收缩物质并减少血管舒张物质,引起肾血管收缩,导致外髓质血流量减少。近期研究显示,肌红蛋白可激活血小板,后者促进巨噬细胞胞外陷阱(一种网格状染色质纤维网络)也是横纹肌溶解症相关 AKI 的关键机制之一。④横纹肌溶解症可导致代谢性酸中毒、电解质紊乱、低血压休克及肝功能损伤等并发症,反过来可加重 AKI 的发生和进展。

二、临床表现及实验室检查

各种诱因造成肌肉溶解后出现肌痛现象(约 80%)并伴发肌无力(约 70%),逸出的肌红蛋白通过肾脏排泄会造成典型的茶色甚至酱油色尿(约 5%,但一旦出现,AKI 发生率大于90%)。然而,临床上这种经典"三联征"同时出现仅发生在 10% 的患者中,因此不能用作排除诊断。

横纹肌溶解症并发症的表现:全身非特异性并发症状包括水肿、发热、虚弱、心悸、心动过速、恶心、呕吐、精神错乱和情绪激动等。骨筋膜室综合征引起的感觉异常、轻瘫或瘫痪和肌肉皮肤颜色苍白。电解质及酸碱平衡紊乱很常见。重症患者可出现弥散性血管内凝血、休克、AKI 甚至多器官功能衰竭。AKI 出现后可出现明显的尿色异常、少尿甚至无尿等;细胞损伤后 Ca^{2+} 内流,同时外溢的磷酸盐可以结合 Ca^{2+},导致患者出现严重的低钙血症。细胞破坏后 K^+ 快速释放至血中,酸中毒和合并出现的 AKI 造成肾脏排泄 K^+ 减少,可引起危及生命的高钾血症。

典型的实验室检查包括:肌肉损伤 2 小时内血肌红蛋白升高,并于 12 小时达到高峰,但由于肌红蛋白半衰期仅 1 ~ 3 小时,损伤后 24 ~ 48 小时可缓慢恢复正常,适合横纹肌溶解症的早期诊断,但由于其峰值出现早、消失快,单用血肌红蛋白水平诊断易出现漏诊。肌红蛋白峰值越高提示肌肉损伤越重,若 24 ~ 48 小时不缓慢下降或出现双峰甚至多峰现象,提示有持续或新发的肌肉损伤。血肌红蛋白浓度过高,过量的肌红蛋白作为一种抗原可以和酶标记抗体结合,形成检查测定不到的非夹心复合物,造成实测结果低于实际浓度的钩状效应,严重时甚至出现假阴性结果,造成临床诊断困难。血 CK,尤其 MM 亚型,显著增高发生在肌肉损伤后 4 ～ 6 小时,并在 24 小时达到高峰。但由于 CK 的半衰期长达 36 小时,因此 CK 增高的持续时间较长(48 ～ 72 小时)。与此同时,尿肌红蛋白阳性、乳酸脱氢酶可升高。可检测到凝血酶原时间延长,血小板减少和纤维蛋白原降解产物升高。动脉血气通常表现出阴离子间隙增高的代谢性酸中毒。一旦发生 AKI,可出现进行性升高的血尿素氮和血肌酐(serum creatinine,SCr)。

超声检查可见受损肌肉纹理模糊,回声不均匀;CT 检查可见筋膜增厚,受损肌肉肿胀;MRI 示受损肌肉信号增高。

AKI 是横纹肌溶解症的最常见并发症,横纹肌溶解症相关 AKI 有以下特点。

(1)SCr 升高和尿量减少:SCr 比其他类型 AKI 升高更快,常表现为血尿素氮与 SCr 比值下降。常伴发少尿,偶见无尿。

(2)与化学制剂和毒物作用下发生的急性肾小管坏死常以钠排泄分数升高为主不同,横纹肌溶解症相关的 AKI 钠排泄分数降低(钠排泄分数 < 1%),反映出横纹肌溶解症患者肾脏的病变通常表现为肾小球前血管收缩和肾小管阻塞,而非肾小管坏死。

(3)血清 CK 水平升高:血清 CK 水平与 AKI 关系至今仍存在争议。当入院时 CK 水平低于 20 000U/L 时,AKI 发生的风险较低。但在一些诱发因素的作用下,即使 CK 在 5 000U/L 的低水平时,横纹肌溶解症也可能引起 AKI。诱发条件包括高龄(> 70 岁)、脓毒血症、循环血容量不足、代谢性酸中毒导致尿液酸化以及缺血状态等。对劳累性横纹肌溶解症而言,高 CK 水平在预测 AKI 的发生方面有较大的作用。近期荟萃分析提示,在与挤压伤相关的病例中,平均 CK 水平和 AKI 发生风险相关,但其他原因引起的横纹肌溶解症情况下的 CK 水平难以预测 AKI 的发生。

(4)肌红蛋白血症和肌红蛋白尿:临床上较少医师关注尿液或血浆中的肌红蛋白。血清肌红蛋白峰值水平较 CK 峰值水平,常提前出现,但因肌红蛋白半衰期短,且代谢迅速,主要通过肝脏和脾脏代谢,血清肌红蛋白的测定在诊断上灵敏度低,血中肌红蛋白阴性并不能排除诊断。很多患者可以检测到少量的尿肌红蛋白水平(≤ 5mg/L),如超过 20mg/L 则提示横纹肌溶解症可能性高,但其特异度较差。关于肌红蛋白预测 AKI 的能力尚无定论,目前肌红蛋白不应用于预测 AKI 发生的风险。

(5)电解质紊乱:横纹肌溶解症早期可出现高钾血症,高钾严重程度可能与肾损伤程度不成比例。高磷酸盐血症时磷酸盐与钙结合,沉积在软组织中;高磷酸盐抑制 1α- 羟化酶,从而抑制骨化三醇的合成。高尿酸血症时尿酸在酸性尿中沉淀,可能引起肾小管阻塞。另外,高镁血症和低钙血症在横纹肌溶解症相关 AKI 中也比较常见。

三、风险预测

McMahon 等学者开发并验证预测横纹肌溶解症患者发生肾衰竭或病死率的风险评分(表 5-6-1)。该评分基于一项纳入教学医院中 2 371 例 CK > 5 000U/L 的患者数据的研究,通过入院时常用的人口统计学、临床和实验室指标来评估发生急性肾衰竭或死亡事件。

该预测规则是基于各要点进行评分的。得分 < 5 的患者发生严重 AKI 或死亡的风险

较低(2.3%);得分 > 10 的患者的临床结果风险较高(> 59%)。如果使用 5 分作为界值,则阴性预测值和阳性预测值分别为 97% 和 30%。使用该评分可以更准确地识别横纹肌溶解症不良后果风险较高的患者,也有助于确定患者是否应该进入普通病房或重症监护病房。但其临床效用需要在其他研究中以及更多地区进一步验证。

表 5-6-1　横纹肌溶解症肾衰竭或病死率风险预测评分表(McMahon 评分)

变量	分值
年龄 / 岁	
50 至 ≤ 70	1.5
70 至 ≤ 80	2.5
> 80	3
女性	1
初始 SCr/(mg·dl^{-1})	
1.4 ~ 2.2	1.5
> 2.2	2.2
初始血清钙 < 7.5mg/dl	2
初始肌酸激酶 > 40 000U/L	2
癫痫发作、晕厥、运动、他汀类或肌炎以外其他原因	3
初始血清磷酸盐 /(mg·L^{-1})	
4.0 ~ 5.4	1.5
> 5.4	2
初始血清碳酸氢盐 < 19mmol/L	2

注:SCr,血肌酐。

四、诊断

横纹肌溶解症的诊断包括病因诊断、横纹肌溶解的诊断以及并发症或合并症的诊断。但由于横纹肌溶解症病因多样且病情严重程度不一致,目前尚缺乏统一的诊断标准。

有创伤性或非创伤性导致肌肉损伤的病史;表现为肌痛、乏力、持续少尿或无尿,或者出现茶褐色、红褐色或酱油色的肌红蛋白尿;尿中出现蛋白、管型;血清肌红蛋白、CK、乳酸脱氢酶水平升高;有 AKI 的证据;肌肉活检和肾活检提示相关病理表现,有助于明确诊断。

对横纹肌溶解诱发原因的评估,包括对药品或乙醇等可能诱因的筛查,若有指征,还应完善相关检验以排除感染、内分泌、或代谢等原因。当出现有效循环血量不足导致的肾前性少尿时,诊断 AKI 时要考虑肾前性因素。当患者反复发作原因不明的横纹肌溶解,在怀疑是遗传性肌病时,肌电图、遗传分析,以及肌肉活检也是不可或缺的。

横纹肌溶解症发生后,肌活检病理可见横纹肌组织部分肌纤维坏死甚至消失,间质炎症细胞浸润。但50%的横纹肌溶解症患者可出现较少或无肌肉损伤的病理改变,因此,肌肉活检并非诊断的必要手段。肾脏病理可见肾小管上皮细胞不同程度肿胀,肿胀的上皮细胞变性、崩解、坏死,并脱落于肾小管管腔中。管腔中可出现各种管型,如:蛋白管型、细胞管型以及典型的肌红蛋白管型(肌红蛋白抗体染色为阳性)。小管和间质有大量的炎症细胞浸润。

挤压综合征合并AKI的诊断标准如下。

(1)有受重物挤压的受伤史。

(2)出现红棕色、深褐色尿甚至持续少尿或无尿。

(3)尿中出现蛋白、红细胞及管型。

(4)血清肌红蛋白、CK、乳酸脱氢酶水平升高。

(5)急性肾损伤的证据:① 48小时内SCr升高绝对值≥26.4μmol/L,或SCr较基础值升高≥50%;②或尿量<0.5ml/(kg·h),持续6小时以上。

大部分挤压综合征AKI的诊断都比较明确,AKI的病因通常较为明确,所以临床诊断不一定依赖肾穿刺活检的帮助。但就整个横纹肌溶解症考虑,当病因不明确,肌红蛋白尿和血肌红蛋白水平升高为一过性或不显著时,为探究肾损伤的性质是急性抑或慢性,或怀疑有其他致病原因时,肾穿刺活检对于帮助诊断、指导治疗、判断预后非常必要。

五、治疗

横纹肌溶解症治疗上应尽早补液纠正低血容量和肾脏缺血,促进肌红蛋白从肾脏排出,防治高钾血症、预防AKI;生命体征稳定后尽快去除病因,处理其他多脏器损伤,经补液治疗AKI无明显好转时,应给予血液净化治疗,同时注意营养治疗。

(一)病因治疗

停止进一步的横纹肌损伤是当务之急。此时主要是针对导致横纹肌溶解症的原因进行相应处理:对于中毒相关性横纹肌溶解症,给予解毒药物、洗胃或血液净化;药物所致横纹肌溶解症应及时停用可疑药物;存在感染者给予抗生素抗感染治疗;挤压所致者解除挤压;高热所致者启用降温措施;皮肌炎所致者积极治疗皮肌炎等。值得注意的是,长时间、大面积、严重挤压后在解除压力前,要考虑、评估、预防解压后钾离子等细胞内物质突然、大量入血带来的危险。

(二)对症支持治疗

横纹肌溶解症本身的治疗主要是及时、积极地补液、充分水化,维持生命体征和内环境的稳定,清除对机体有害的物质,维持水电解质酸碱平衡,必要时行血液滤过、血液透析等肾脏替代、器官支持治疗。

(1)液体复苏:横纹肌溶解症最重要的治疗是及时、积极地补液、充分水化,防止肌红蛋白在肾小管内沉积,从而保护肾功能。初始输注等渗液体10～20ml/(kg·h)使尿量增加达200～300ml/h。在血流动力学稳定之后,继续输液300～500ml/h,直到CK水平小于

1 000U/L,尿肌红蛋白消失。单纯大量输注生理盐水可能会导致医源性高氯性代谢性酸中毒,并降低尿液清除肌红蛋白的能力。因此,在合并代谢性酸中毒的横纹肌溶解症患者中,补充液体可选择林格液,避免高氯性代谢性酸中毒,或同时使用生理盐水和碳酸氢钠也是合理的方法。一般须使尿液的 pH 大于 6.5 才可达到碱化尿液,防止肌红蛋白在肾小管中沉积的目的;如果患者无尿,注意避免发生容量过负荷而导致肺水肿,此时应谨慎补液,必要时使用利尿剂甚至血液净化治疗。

(2)营养治疗:首选肠内营养,肠内和静脉营养配合运用,推荐热量 80 ~ 126kJ/(kg·d) [20 ~ 30kcal/(kg·d)];脂肪 0.8 ~ 1.0g/(kg·d);蛋白质 1.0 ~ 1.5g/(kg·d);同时注意补充谷氨酰胺、水溶性维生素及微量元素;长期禁食或使用广谱抗生素时应注意补充维生素 K,预防凝血功能障碍。

(3)碱化治疗:在合理的监测下,静脉补液中联用碳酸氢钠可使横纹肌溶解症患者受益。输注碳酸氢钠缓解酸中毒和高钾血症,同时碱化尿液可预防肾脏管型形成和肾毒性。严重横纹肌溶解症患者,例如存在血清 CK 高于 5 000U/L 或严重肌肉损伤(如挤压伤)的临床依据,当满足血清碳酸氢盐低于 30mmol/L、不存在低钙血症时可考虑输注碳酸氢钠。但给予碳酸氢钠治疗会增加钙及磷酸盐在组织中的沉积,可能使低钙血症相关症状加重。如果使用碳酸氢钠治疗,应监测尿 pH、血钙、血钾和血清碳酸氢盐的水平变化。当碱化尿液治疗 4 ~ 6 小时后,尿 pH 仍无上升或出现严重的低钙血症相关症状,则终止碳酸氢钠治疗。

(4)甘露醇:使用少量甘露醇不但可以达到渗透性利尿作用、减轻受损肌肉的肿胀,且可能具有一定的抗氧化作用。但甘露醇的使用目前尚未达成共识,因为其可引起血容量不足和肾脏损害。一般仅建议在单独使用液体疗法后尿量仍未超过 300ml/h 的情况下使用。但在有效循环血量不足和合并 AKI 患者中应避免使用甘露醇。因此,在决定使用甘露醇之前,应先评估液体疗法的尿量反应。

(5)抗氧化剂及自由基清除剂,但目前无大规模的研究评估其疗效。

虽然使用上述策略的保守治疗是首选,但基于现有文献,甘露醇、呋塞米和抗氧化剂不建议常规用于横纹肌溶解症的治疗。

(三)横纹肌溶解症相关 AKI 肾脏替代治疗

对于无尿伴 SCr 升高或有危及生命的电解质紊乱的患者,应考虑肾脏替代治疗。依据医疗条件,以尽快控制高钾血症、减少抗凝剂使用和高效利用透析机为原则。血中肌红蛋白浓度越高越容易并发 AKI,当肌红蛋白浓度大于 15 ~ 20mg/L 时,应及时行血液净化治疗。及时的血液净化治疗不但有益于清除血中的肌红蛋白,同时可以清除体内多余的水分及小分子毒性物质,以及及时纠正水电解质、酸碱平衡紊乱,减少并发症的发生。

1. 血液净化的指征 ①未纠正的严重代谢性酸中毒;②危及生命的高钾血症或药物控制不良的其他严重电解质紊乱;③有尿毒症和无尿或少尿的表现(尽管经过积极扩容),伴随液体过负荷的并发症,对利尿剂无反应。

2. 透析方式选择

(1)血液透析:对于无多脏器损伤、呼吸循环稳定者,可采用间歇性血液透析。因单次血液透析治疗后肌红蛋白水平会快速反弹,因此这种方式通常无法维持血浆肌红蛋白水平持续降低。普通的血液透析由于只能清除低分子物质,不能很好地有效清除肌红蛋白,应选择高通量透析器或直接行血液滤过或血浆置换。对于初始治疗无反应且出现危及生命的电解质异常的 AKI 患者,应考虑连续性肾脏替代治疗(continuous renal replacement therapy, CRRT):①血流动力学不稳定;②合并多脏器损伤或出现多脏器功能不全;③血液透析或腹膜透析难以控制容量超负荷;④严重感染、脓毒血症;⑤难以纠正的电解质和酸碱平衡紊乱;⑥高分解代谢状态,SCr 每日递增 > 44.2μmol/L,尿素氮每日递增 > 3.57mmol/L,血钾每日递增 > 1mmol/L;⑦病情稳定后,可逐渐减少 CRRT 治疗剂量或更换为间歇性血液透析;⑧依据病情需要辅以血浆置换、内毒素吸附等治疗。

(2)腹膜透析:儿童患者或无血液透析和 CRRT 设备时使用。

3. 透析抗凝方式选择

(1)推荐应用枸橼酸局部抗凝,以避免全身肝素化可能引起的出血风险。但合并以下情况时不宜使用:①严重肝功能障碍;②代谢性碱中毒;③低氧血症;④高钠血症。

(2)条件不具备时,可采用前稀释无肝素透析。无活动性出血风险时,可以给予低分子量肝素抗凝。

4. 停止血液净化治疗的指征　①生命体征和病情稳定;②血清肌红蛋白、CK 水平基本恢复正常;③水、电解质和酸碱平衡紊乱纠正;④尿量 > 1 500ml/d 或肾功能基本恢复正常。达到①~③标准,可以停用 CRRT,改用间歇性血液透析;肾功能始终不能恢复正常者,可长期血液透析或腹膜透析维持。

肾脏替代治疗的管理应根据肾脏受损情况进行,并根据 CK 或肌红蛋白水平,同时还应进行临床监测,并根据患者对治疗的反应来决定。

六、预后

如果去除病因(如药物),受损肌肉会很快恢复,很少发生后遗症;但如果出现大范围横纹肌坏死或病因不能彻底去除(如代谢性肌病),则可能遗留持久性肌无力和肌萎缩。非创伤性横纹肌溶解症的预后依据肌肉溶解程度以及 AKI 的严重程度而不同,大部分 AKI 患者肾功能可以恢复。然而挤压综合征患者通常进展迅速,肾功能损害严重,可以在短时间内出现严重的酸中毒、高钾血症、低血容量性休克、心力衰竭甚至多器官功能不全等并发症,如处理不及时,预后较差,病死率高。

(郝文科　连兴基)

参考文献

[1] LONG B, KOYFMAN A, GOTTLIEB M. An evidence-based narrative review of the emergency department evaluation and management of rhabdomyolysis[J]. Am J Emerg Med, 2019, 37(3): 518-523.

[2] ALLISON S J. Acute kidney injury: macrophage extracellular traps in rhabdomyolysis-induced AKI[J]. Nat Rev Nephrol, 2018, 14(3): 141.

[3]   SAFARI S, YOUSEFIFARD M, HASHEMI B, et al. The value of serum creatine kinase in predicting the risk of rhabdomyolysis-induced acute kidney injury: a systematic review and meta-analysis[J]. Clin Exp Nephrol, 2016, 20(2): 153-161.

[4]   CHAVEZ L O, LEON M, EINAV S, et al. Beyond muscle destruction: a systematic review of rhabdomyolysis for clinical practice[J]. Crit Care, 2016, 20(1): 135.

[5]   LECHNER R, TAUSCH B, UNKELBACH U, et al. Injuries, medical conditions, and changes in blood levels in German special operations forces selection[J]. J Spec Oper Med, 2015, 15(2): 64-70.

[6]   梅长林, 余学清. 内科学肾脏内科分册 [M]. 北京：人民卫生出版社, 2015: 41-44.

[7]   ZIMMERMAN J L, SHEN M C. Rhabdomyolysis[J]. Chest, 2013, 144(3): 1058-1065.

[8]   MCMAHON G M, ZENG X X, WAIKAR S S. A risk prediction score for kidney failure or mortality in rhabdomyolysis[J]. JAMA Intern Med , 2013, 173(19): 1821-1828.

[9]   ALPERS J P, JONES L K. Natural history of exertional rhabdomyolysis: a population-based analysis[J]. Muscle Nerve, 2010, 42(4): 487-491.

[10] BOSCH X, POCH E, GRAU J M. Rhabdomyolysis and acute kidney injury[J]. N Engl J Med, 2009, 361(1): 62-72.

[11] ISHIKAWA I, HOLLENBERG N K. Pharmacologic interruption of the renin-angiotensin system in myohemoglobinuric acute renal failure[J]. Kidney Int Suppl, 1976, 6(6): S183-S190.

[12] BYWATERS E G, BEALL D. Crush injuries with impairment of renal function[J]. Br Med J, 1941, 1(4185): 427-432.

第七节

肝肾综合征

肝肾综合征（hepatorenal syndrome, HRS）是指在急性或慢性失代偿期肝硬化、严重肝病时，排除其他因素（梗阻性和实质性肾病、细菌感染、严重容量不足等），出现的肾衰竭（肾功能减退、少尿和氮质血症），是一种因肾脏低灌注导致的功能性、可逆性、进行性肾衰竭，预后不良。

由于采取的诊断标准及对诊断标准的执行严格程度不一，研究报道肝硬化中 HRS 的发病率差别较大，波动于 8%～36%。而住院肝硬化患者 AKI 发生率可高达 20%～80%。HRS 是终末期肝硬化最严重的并发症，也是在引发急性肾衰竭的原因中，提示患者预后最差的因素。1 型、2 型 HRS 患者的生存期中位数分别为 1 个月和 6.7 个月。

一、发病机制

HRS 的发病机制尚未完全阐明,最近提出的外周动脉血管扩张学说综合了 HRS 的多种发病机制。该理论指出,严重肝硬化时,许多血管舒张物质不能被肝脏灭活,加上门静脉高压时肝内、肝外门体分流,这些物质直接进入体循环,引起内脏、皮肤等血管扩张,导致有效循环血量不足、外周动脉压下降,刺激动脉的压力感受器,肾交感神经兴奋,激活肾素 - 血管紧张素 - 醛固酮系统,引起肾血管收缩、肾灌注过低、肾小球滤过率下降,最终导致 HRS。

(一)血流动力学及血管活性物质异常

严重肝硬化时,许多血管舒张物质不能被肝脏灭活,加上门静脉高压时血流动力学改变,肝内、肝外门体分流,这些物质逃避了肝脏的首次通过作用,直接进入体循环,发挥舒血管效应。常见的舒血管活性物质有一氧化氮、胰高血糖素、腺苷、血管活性肠肽、内皮素等,其中比较重要的是一氧化氮。肝硬化时肝细胞、血管内皮细胞、肝巨噬细胞(Kupffer 细胞)在内毒素的刺激下产生大量的一氧化氮,使内脏血管扩张。另外,研究表明肾脏本身分泌的血管活性因子比例失衡,舒血管物质(前列腺素 E_2、I_2)的数量及活性低于缩血管物质(血栓素 A_2、内皮素、白三烯),导致强烈的肾血管收缩,肾血流量及肾小球滤过率(glomerular filtration rate,GFR)下降。

(二)有效循环血量减少

肝硬化腹水形成及排放、大量利尿、严重呕吐、消化道出血、低蛋白血症及感染等,使血容量减少;加上外周血管扩张,使静脉回心血量下降,进一步减少有效循环血量。另外,有研究表明,肝硬化患者常有心肌病变,表现为心肌肥大,反应能力下降,引起心肌收缩和舒张能力下降,称为肝硬化心肌病,可导致心输出量减少,这是肾脏低灌注的重要原因之一。而且,肝硬化晚期产生大量的假性神经递质,取代外周交感神经末梢的递质去甲肾上腺素后,小血管扩张,外周阻力减小,侧支循环开放,血流向皮肤、内脏及其他非必需部位反流,有效循环血量下降。经颈静脉肝内门体系统支架分流术(transjugular intrahepatic portosystemic stent-shunt,TIPSS)分流减压能有效改善肝硬化及难治性腹水患者的肾血流动力学,从而改善肾功能,进一步验证了内脏血流动力学在肝肾综合征形成中的重要性。

(三)交感神经系统、肾素 - 血管紧张素 - 醛固酮系统兴奋性提高

肝硬化失代偿期患者的有效循环血量减少,可引起肾交感神经兴奋性升高。当动脉充盈不足时,首先刺激动脉血管床的压力感受器,兴奋交感神经系统,特别是肾脏的交感神经系统(sympathetic nervous system,SNS),刺激肾小球旁复合体释放肾素,继而引起血管紧张素 Ⅱ、醛固酮的合成与释放增加;另外,肝脏对肾素的灭活能力降低,相对提高肾素 - 血管紧张素 - 醛固酮系统(renin-angiolensin-aldosterone system,RAAS)活性。血管紧张素 Ⅱ 增加肾入球小动脉阻力,导致肾血流量减少,肾小球滤过率下降,近曲小管钠重吸收增加;醛固酮则作用于远曲小管,进一步促进钠的重吸收。动脉充盈不足也会反射性促进抗利尿激素的分泌,后者作用于集合管,促进水的重吸收。

肝硬化失代偿期肾交感神经兴奋,去甲肾上腺素、血管紧张素及抗利尿激素等分泌增多,是保钠潴水、恢复有效循环血量的一种代偿机制。但是,SNS 与 RAAS 的激活又会导致

肾血管收缩,肾血流量减少,促进肝肾综合征的发展。

(四)内毒素作用

引起肝硬化患者发生内毒素血症的原因:一方面,肝脏功能减退,Kupffer 细胞数量减少、功能降低,使肝脏清除外来的异物包括病原微生物和毒素的能力下降,从而易发生感染和内毒素血症;另一方面,肝硬化患者因门静脉高压导致胃肠道水肿,胃肠蠕动减弱,肠黏膜上皮细胞形态及功能均发生不同程度改变,易发生感染,肠道细菌以及肠道中的内毒素容易通过肠黏膜入血,导致感染和内毒素血症。感染引起白细胞介素等炎症物质增加,引发内皮细胞合成一氧化氮,刺激内脏血管扩张,导致有效循环血量不足,诱发 HRS。另外,内毒素的直接毒性作用损伤肾脏,同时可直接引起肾动脉血管收缩。内皮素引起全身炎症反应,导致内皮素、肿瘤坏死因子、白三烯和血栓素 A_2 等合成增加,这些炎症介质均具有强烈收缩肾血管的作用,引起肾血流灌注不足。

二、危险因素

HRS 最重要的危险因素是细菌感染(尤其是自发性细菌性腹膜炎)。因感染而诱发的内毒素和炎症介质大量释放,将导致肾血管强烈收缩、有效循环血量显著减少。与没有肝病的患者相比,肝硬化患者炎症因子的升高更明显、持续时间更长,血流动力学变化更明显。据报道,肝硬化患者合并病因不明的菌血症、自发性细菌性腹膜炎、肺炎的 AKI 发生率分别高达 45%、33%、29%。研究报道,即使感染消退后,伴有肾衰竭的肝硬化患者血流动力学进一步恶化,RAAS 和 SNS 的活性更高,门静脉高压加重,病死率增加。

HRS 的其他危险因素包括消化道出血、未扩容的情况下大量放腹水及不恰当的利尿剂应用。75% 的患者行腹腔穿刺大量放腹水,会诱导循环功能障碍(paracentesis-induced circulatory dysfunction,PICD),这种情况下使得 RAAS 被显著激活,进一步收缩肾血管,诱发 AKI。

HRS 的发生提示肝硬化失代偿期患者预后差、病死率高。相反,肝功能的进行性下降也是 HRS 发生的危险因素。Child-Pugh 评分和 MELD 评分是国内外用来评估肝损伤程度和预后的常用评分量表,有研究显示,其同样也可预测 HRS 的发生,评分越高,HRS 发生的概率越大。

三、临床表现

(一)肝衰竭的临床表现

恶心呕吐、食欲缺乏、腹胀等消化道症状;牙龈、鼻腔出血、皮肤紫癜等出血倾向;黄疸、腹水、肝性脑病,门静脉高压症状,食管胃底静脉曲张致上消化道出血,表现为呕血、黑便;脾功能亢进可致血细胞"三少"。

(二)急性肾衰竭的临床表现

突然出现进行性少尿、无尿;出现氮质血症,尿素氮、血肌酐增高;早期血钠正常,晚期往往发生低钠血症,高钾血症、酸中毒等。肾小管浓缩功能正常,这是与急性肾小管坏死的重要区别之一。

四、诊断与分型

HRS 指发生在肝病状态下,尤其是肝硬化腹水时发生的肾损伤。根据 2015 年国际腹水俱乐部(International Club of Ascites,ICA)修订的 AKI 诊断标准:入院 48 小时内血肌酐较基线升高 ≥ 26.5μmol/L(0.3mg/dl);或 7 天内血肌酐升高较已有或推断的基线值 ≥ 50%(3 个月内任何一次 SCr 值均可作为基线)。

2019 年中国肝硬化诊治指南里定义肝肾综合征 - 急性肾损伤(hepatorenal syndrome-acute kidney injury,HRS-AKI)的诊断标准:该指南删除了肌酐绝对值(> 1.5mg/dl)作为 HRS 的诊断依据,这与失代偿期肝硬化患者中肝脏产生的肌酸减少,肌肉组织减少相关,即使肌酐还没达到 1.5mg/dl,很可能已经出现了严重的肾功能损伤。如果继续沿用前述标准会遗漏很多潜在的具有临床意义的肾功能不全患者,特别是当血肌酐升高,但又没有达到 HRS 诊断标准时。

2019 年中国肝硬化诊治指南将肝硬化患者肾功能损伤分为以下几类:AKI、肝肾综合征 - 急性肾损伤(HRS-AKI)、肝肾综合征 - 非急性肾损伤(hepatorenal syndrome-non acute kidney injury,HRS-NAKI)和慢性肾脏病。而 HRS-NAKI 可再分为肝肾综合征 - 急性肾脏病(HRS-AKD)和肝肾综合征 - 慢性肾脏病(HRS-CKD)两个类型(具体诊断标准见表 5-7-1)。与 HRS-AKI 相比,HRS-NAKI 的肾衰竭程度更加严重,使用血管活性药物及白蛋白的疗效不如 HRS-AKI。

表 5-7-1　肝硬化肾功能损伤分类

急性肾损伤	肝肾综合征 - 急性肾损伤	肝肾综合征 - 非急性肾损伤		慢性肾脏病
		肝肾综合征 - 急性肾脏病	肝肾综合征 - 慢性肾脏病	
SCr 升高绝对值 ≥ 26.5μmol/L (0.3mg/dl), 或 SCr 升高至基线值的 1.5 倍以上(3 个月内任何一次 SCr 值均可作为基线)	①有肝硬化、腹水; ②符合国际腹水俱乐部对急性肾损伤的诊断标准; ③停用利尿剂并按 1g/kg 体质量补充白蛋白扩充血容量治疗 48h 无应答; ④目前或近期没有使用肾毒性药物; ⑤无休克; ⑥没有肾脏结构性损伤迹象:无蛋白尿(< 500mg/d);无微量血尿(每高倍视野 < 50 个红细胞);肾脏超声检查正常	①肝硬化伴或不伴腹水,但不符合肝肾综合征 - 急性肾损伤的诊断; ② eGFR < 60ml/(min·1.73m²) 的时间 ≤ 3 个月,不伴其他器质性病变; ③ 3 个月内 SCr 的最后一次检测值作为基线值,SCr 增加的百分比 < 50%	肝肾综合征 - 急性肾损伤后 eGFR < 60ml/(min·1.73m²),持续时间超过 3 个月	肾脏损伤或 GFR < 60ml/(min·1.73m²) 持续时间超过 3 个月

注:SCr,血肌酐;ICA,国际腹水俱乐部;eGFR,估算的肾小球滤过率;GFR,肾小球滤过率。

五、鉴别诊断

肝肾综合征是排除性诊断，只有在排除急性或亚急性肾损伤的其他潜在原因后才能诊断为肝肾综合征。2011年开始的一项前瞻性研究分析了单家医疗中心的562例肝硬化合并肾功能受损的患者，结果发现肝肾综合征不如肾前性或感染相关的肾损伤常见。对于这项研究中能确诊的463例患者，其中感染相关的肾损伤占46%，肾前性急性肾损伤占32%，肝肾综合征占13%，实质性肾病（如肾小球肾炎）占9%。因为预后有明显的差别，所以肝肾综合征与上述其他疾病的鉴别在临床上是很重要的。AKI分为肾前性、肾后性及急性肾小管坏死（ATN-AKI）。当肝硬化患者达到AKI诊断时，临床上常须鉴别的是ATN-AKI与HRS-AKI。

（一）肾前性急性肾衰竭

肾前性急性肾衰竭在发病前通常有血容量不足，体液丢失（大量利尿、放腹水、出血）等病史，造成少尿、无尿及氮质血症，与HRS极为相似。但是前者可通过补液扩容后纠正，而HRS对补液试验无效。

（二）急性肾小管坏死

急性肾小管坏死常伴有效循环血容量不足等诱因，肝功能不一定受损害；既往报道可通过尿沉渣、尿钠等指标来鉴别两者（急性肾小管坏死患者尿/血渗透压≤1，尿/血肌酐<10，尿钠>30mmol/L；肝肾综合征患者尿/血渗透压>1，尿/血肌酐>20，尿钠<10mmol/L）。在尿沉渣检查中，HRS无明显异常，而ATN患者有蛋白尿、上皮细胞管型及肾衰管型。但对于因肝脏疾病所诱发的持续性肾脏缺血而导致ATN的肝硬化患者，尿钠可能仍低。而颗粒管型和上皮细胞管型可能见于单独的明显高胆红素血症患者中，因此上述传统的实验室指标对鉴别两者的意义可能不大。研究表明，可用于鉴别有无ATN的标志物包括中性粒细胞明胶酶相关脂质运载蛋白（neutrophil gelatinase-associated lipocalin，NGAL）、白细胞介素-18（IL-18）、肝型脂肪酸结合蛋白等，当发生ATN-AKI时上述标志物会明显升高，特别是NGAL。

（三）肾小球疾病所致急性肾衰竭

肾小球疾病所致的肾损伤通常有水肿、高血压、蛋白尿、细胞管型尿，尿比重低，肾活检主要为系膜增殖性肾炎和系膜毛细血管性肾炎的表现，而HRS尿沉渣检查大多正常，尿比重高，病理检查无明显异常。

六、治疗

（一）预防AKI的发生

2017年中国肝硬化腹水及相关并发症的诊治指南及2018年中国肝衰竭诊治指南中，对于急性肾损伤及肝肾综合征的治疗，强调防止AKI的发生：积极预防感染；纠正低血容量，慎用大剂量利尿剂和大量放腹水；避免肾毒性药物，需用静脉对比剂的检查者需权衡利弊后选择。

1. 预防感染　肝硬化腹水患者尤其是静脉曲张出血者易发生细菌感染，预防性使用抗菌药物可以提高生存率。约 30% 肝硬化腹水伴自发性腹膜炎（spontaneous peritonitis，SBP）可以进展为 HRS，而预防性使用抗菌药物联合人血白蛋白可将 HRS 的发生率降为 10%。指南推荐 SBP 输注人血白蛋白联合抗菌药物，白蛋白输注显著降低了肾功能损害的发病率（8% vs. 31%）和病死率（16% vs. 35%）。

2. 慎用大剂量利尿剂和大量放腹水　一般肝硬化腹水治疗为限钠饮食和合理应用利尿剂。研究显示，对于血钠降低的肝硬化腹水患者在慎用利尿剂的同时，不限钠饮食；而对于血钠基本正常者可先适当限钠饮食，避免因低钠血症引起的肾功能损害。

3. 慎用非选择性 β 受体阻滞剂　非选择性 β 受体阻滞剂降低门静脉压力，可减少肝硬化患者静脉曲张破裂出血的风险。然而，肝硬化腹水患者合并 SBP、动脉收缩压 < 90mmHg、血清钠 < 130mmol/L 或肾功能障碍时，非选择性 β 受体阻滞剂的使用可增加血流动力学紊乱。因此，对于正在使用非选择性 β 受体阻滞剂预防食管静脉曲张破裂出血的患者出现 HRS 时，应暂时停用 β 受体阻滞剂，待循环功能和肾功能改善后恢复正常应用。

（二）一般治疗及预防措施

注意休息，给予高热量、高糖、高维生素、低蛋白饮食，以降低血氨、减轻氮质血症，并使机体组织蛋白分解降至最低限度；肝性昏迷患者应严格限制蛋白摄入，并给予泻剂、清洁灌肠以清洁肠道内含氮物质；积极治疗肝脏原发病及并发症，如上消化道出血，肝性昏迷，维持水、电解质酸碱平衡；减轻继发性肝肾损害；积极控制感染，继发细菌感染时，宜选用三代头孢菌素，因其疗效好，肝肾毒副作用小，而应避免使用氨基糖苷类等肾毒性较大的抗生素。有效血容量不足是 HRS 的始动因素，因此要注意维持足够的有效循环血量，及时补充血浆或白蛋白，疑有低血容量和早期 HRS 时，及时适当扩容，可起到预防作用，每日补液量限制在 1 000ml 左右，出现少尿时限制在 500ml 左右。

（三）扩容治疗

当 HRS 的患者由过度利尿、大量放腹水、出血等原因引起血容量减少时，可使用扩容治疗。临床上扩容一般用白蛋白、血浆、全血、右旋糖酐、血浆代用品或者腹水浓缩回输等，能增加尿量，改善肾功能。首次液体输入限制在 1 500ml 内，避免过度扩容，以防引起肺水肿、静脉曲张破裂出血等，故扩容时应严密观察生命体征变化。

（四）缩血管药物

临床上常用的缩血管药物有三大类：抗利尿激素类似物（特利加压素、鸟氨酸加压素）、α- 肾上腺素受体激动药（去甲肾上腺素、米多君）及生长抑素类（奥曲肽）。通过使过度扩张的内脏动脉血管床收缩，维持有效循环血量，并进一步抑制内源性缩血管系统活性，增加肾血流量和肾灌注。

1. 抗利尿激素类　特利加压素是一种人工合成的长效加压素制剂，具有很强的血管收缩作用，能降低肾素、增加肾血流量。对于病情不危重的患者，建议初始治疗使用特利加压素 + 白蛋白。可用特利加压素（每 4 ~ 6 小时 0.5 ~ 1mg），联合白蛋白（20 ~ 40g/d），治疗 3 天后，若血肌酐下降 < 25%，可将特利加压素逐步增加至 2mg/4h。当血肌酐显著下降，且尿量、血压、血钠水平回升时，疗程 4 ~ 7 天。若无效，停用特利加压素。但是，特利加压素

能收缩冠脉血管及外周血管，可以引起心肌梗死、心律失常、肠缺血等。因此使用期间，要严密观察可能发生的不良反应。

2. α- 肾上腺素受体激动药　一项荟萃分析纳入了 7 项非盲试验，共包括 306 例肝肾综合征患者，该分析比较了特利加压素 + 白蛋白治疗与去甲肾上腺素 + 白蛋白治疗的效果。结果显示，接受特利加压素治疗的患者有 55% 实现了肝肾综合征缓解（定义为血肌酐降至 1.5mg/dl 以下），去甲肾上腺素组中 53% 的患者缓解。两组的 30 日生存率均为 42%，上述结果的差异均无统计学意义。虽然特利加压素和去甲肾上腺素的疗效相似，但在特利加压素组中不良事件更常见。此外，特利加压素治疗的成本是去甲肾上腺素治疗的 3 倍以上。因此，对于重症监护病房中的患者，使用去甲肾上腺素而不是特利加压素或其他疗法来治疗肝肾综合征可能更优。持续静脉输注去甲肾上腺素（0.5 ~ 3mg/h），其目标是将平均动脉压升高 10mmHg，并静脉输注白蛋白至少 2 日［1g/（kg·d）］，最大剂量为 100g。另一种 α- 肾上腺素受体激动药米多君（midodrine），有口服给药的优点，单独使用疗效不显著，但与生长抑素或生长抑素类似物及白蛋白等合用，对控制难治性腹水及改善 HRS 患者肾功能均有明显疗效。米多君口服起始剂量 2.5 ~ 7.5mg/8h，生长抑素类似物 100μg/8h 皮下注射，如肾功能无改善，剂量分别增加至 12.5mg/8h 和 200μg/8h。

3. 生长抑素及其类似物　生长抑素选择性作用于内脏血管平滑肌，具有血管收缩作用，能够抑制某些舒血管物质活性，同时减少内脏高动力循环，降低门静脉高压，增加外周血管阻力。奥曲肽临床应用较生长抑素时间更久，但效果较生长抑素略差，临床观察单用奥曲肽对肾功能改善无作用。在一项随机交叉研究中，14 例肝肾综合征患者以随机顺序接受奥曲肽 + 白蛋白 4 日治疗和单用白蛋白 4 日治疗。两个治疗组的疗效是相同的。而奥曲肽与米多君、白蛋白联合治疗 HRS 效果较好。在一项回顾性研究中，60 例肝肾综合征患者接受米多君（最大剂量为 15mg，一日 3 次）、奥曲肽（200μg/ 次，皮下给药，一日 3 次）联合白蛋白的治疗，21 例对照组患者仅应用白蛋白治疗。使用米多君、奥曲肽联合白蛋白的治疗组病死率显著更低（43% vs. 71%）且获得肝肾综合征缓解的患者比例显著更高（40% vs. 10%）。

（五）高渗盐水

高渗盐水能纠正稀释性低钠血症，使细胞内水分由细胞内转移到细胞外，提高血容量，从而使 RAAS 活性受抑制，进而缓解 HRS 的发生发展。

（六）血液净化治疗

HRS 患者如出现高钾血症、肺水肿、难以纠正的酸中毒时，应考虑行血液透析。在临床上，多采用连续性肾脏替代治疗、血浆置换、血浆灌注和血液透析滤过等。由于 HRS 患者肝功能严重受损，凝血功能较差，行血液透析的 HRS 患者多死于血栓、DIC 或休克并发症。目前应用较多的是分子吸附再循环系统（molecular absorbent recirculating system，MARS），它是改良的血液净化系统，包括含白蛋白的透析液和活性炭 - 离子交换柱，可选择性地清除与白蛋白结合的各种毒素，吸收过多的水分和水溶性毒素。目前认为 MARS 是过渡性支持治疗，可选择性用于部分急性肝衰竭或慢性肝病并发 HRS 等待肝移植的患者。

（七）经颈静脉肝内门体系统支架分流术

门静脉高压是发生 HRS 的启动因素之一，因此，使用 TIPSS 分流减压也是治疗 HRS 的合理手段之一。应用对象为血清胆红素 < 51μmol/L、肝功能评分（Child-Pugh）< 12 分、无心肺疾病和肝性脑病者。关于满足肝肾综合征的患者应用 TIPSS 的信息非常少。一份报告描述了 16 例肝肾综合征患者，其中 6 例有重度肝肾综合征（定义为血肌酐 ≥ 2.5mg/dl，或者肌酐清除率低于 20ml/min）。在 2 周内，肌酐清除率大约增加了 1 倍，血肌酐成比例降低且尿钠排泄增加。患者在接下来的 6 ~ 8 周期间肾功能进一步改善，仅 3 例患者无反应。HRS 患者在接受 TIPSS 后，门静脉压力梯度下降非常显著，肾脏灌注及 GFR 增加，肾功能改善，但 TIPSS 并不能改善高动力循环及肝脏功能，故对生存期延长不明显，而且费用较高，术后并发肝性脑病、支架后的血管狭窄或栓塞、肝功能恶化、对比剂相关肾损伤等，使其应用受到限制。

（八）肝移植

在许多终末期肝病伴肾衰竭的患者中，原位肝移植术仍是目前治疗 HRS 最好的方法。有报道肝移植虽可改善肾功能，但大多数患者肾功能并不能完全恢复正常，且术后近期可能出现肾功能损害加重需要血液透析，有 5% 的患者甚至需长期透析。有 HRS 的患者比没有 HRS 的患者肝移植成功率低，病死率较高。因此争取在发生 HRS 前或 HRS 早期进行肝移植以提高生存率。

（莫立仪　叶智明）

参考文献

[1] NADIM M K, GARCIA-TSAO G. Acute kidney injury in patients with cirrhosis[J]. N Engl J Med, 2023, 388(8): 733-745.

[2] JUNG C Y, CHANG J W. Hepatorenal syndrome: current concepts and future perspectives[J]. Clin Mol Hepatol, 2023, 29(4): 891-908.

[3] FLAMM S L, WONG F, AHN J, et al. AGA clinical practice update on the evaluation and management of acute kidney injury in patients with cirrhosis: expert review[J]. Clin Gastroenterol Hepatol, 2022, 20(12): 2707-2716.

[4] JUANOLA A, MA A T, POSE E, et al. Novel biomarkers of AKI in cirrhosis[J]. Semin Liver Dis, 2022, 42(4): 489-500.

[5] 王江滨. 肝肾综合征的新概念 [J]. 中华消化杂志, 2021, 41(5): 312-315.

[6] 中华医学会肝病学分会. 肝硬化诊治指南 [J]. 临床肝胆病杂志, 2019, 35(11): 2408-2425.

[7] ANGELI P, GARCIS-RSAO G, NADIM M K, et al. News in pathophysiology, definition and classification of hepatorenal syndrome: a step beyond the International Club of Ascites(ICA) consensus document[J]. J Hepatol, 2019, 71(4): 811-822.

[8] 中华医学会感染病学分会肝衰竭与人工肝学组, 中华医学会肝病学分会重型肝病与人工肝学组. 肝衰竭诊治指南 (2018 年版)[J]. 中华临床感染病杂志, 2018, 11(6): 401-410.

[9]   中华医学会肝病学分会. 肝硬化腹水及相关并发症的诊疗指南 [J]. 实用肝脏病杂志, 2018, 21(1): 21-31.

[10]   MINDIKOGLU A L, PAPPAS S C. New developments in hepatorenal syndrome[J]. Clin Gastroenterol Hepatol, 2018, 16(2): 162-177.

[11]   ISRAELSEN M, KRAG A, ALLEGRETTI A S, et al. Terlipressin versus other vasoactive drugs for hepatorenal syndrome[J]. Cochrane Database Syst Rev, 2017, 9(9): CD011532.

[12]   BUCSICS T, KRONES E. Renal dysfunction in cirrhosis: acute kidney injury and the hepatorenal syndrome[J]. Gastroenterol Rep(Oxf), 2017, 5(2): 127-137.

[13]   WONG F, O'LEARY J G, REDDY K R. Acute kidney injury in cirrhosis: baseline serum creatinine predicts patient outcomes[J]. Am J Gastroenterol, 2017, 112(7): 1103-1110.

[14]   ROSI S, PIANO S, FRIGO A C, et al. New ICA criteria for the diagnosis of acute kidney injury in cirrhotic patients: can we use an imputed value of serum creatinine?[J]. Liver Int, 2015, 35(9): 2108-2114.

[15]   ADEBAYO D, MORABITO V, DAVENPORT A, et al. Renal dysfunction in cirrhosis is not just a vasomotor nephropathy[J]. Kidney Int, 2015, 87(3): 509-515.

[16]   ANGELI P, GINES P, WONG F, et al. Diagnosis and management of acute kidney injury in patients with cirrhosis: revised consensus recommendations of the International Club of Ascites[J]. J Hepatol, 2015, 62(4): 968-974.

[17]   SALERNO F, NAVICKIS R J, WILKES M M, et al. Albumin infusion improves outcomes of patients with spontaneous bacterial peritonitis: a meta-analysis of randomized trials[J]. Clin Gastroenterol Hepatol, 2013, 11(2): 123-130.

[18]   SHAH N, DHAR D, EL ZAHRAA MOHAMMED F, et al. Prevention of acute kidney injury in a rodent model of cirrhosis following selective gut decontamination is associated with reduced renal TLR4 expression[J]. J Hepatol, 2012, 56(5): 1047-1053.

[19]   ESRAILIAN E, PANTANGCO E R, KYULO N L, et al. Octreotide/Midodrine therapy significantly improves renal function and 30-day survival in patients with type 1 hepatorenal syndrome[J]. Dig Dis Sci, 2007, 52(3):742-748.

[20]   POMIER-LAYRARGUES G, PAQUIN S C, HASSOUN Z, et al. Octreotide in hepatorenal syndrome: a randomized, double-blind, placebo-controlled, crossover study[J]. Hepatology, 2003, 38(1): 238-243.

第八节

新型冠状病毒感染与急性肾损伤

一、新型冠状病毒感染

冠状病毒是自然界广泛存在的一大类病毒,因病毒包膜外周有冠状排列的刺突,故名冠状病毒。目前已知的三种人类高致病性冠状病毒,包括严重急性呼吸综合征冠状病毒(severe acute respiratory syndrome coronavirus,SARS-CoV)、中东呼吸综合征冠状病毒和新型冠状病毒。新型冠状病毒传染性极强。该病毒感染以急性呼吸系统病变为主要表现,还可累及肾脏、心血管、消化、血液、神经等多系统器官。

肾脏是新型冠状病毒感染重要的肺外受累器官之一。发生急性肾损伤(acute kidney injury,AKI)对患者的预后有十分重要的影响。使用改善全球肾脏病预后组织(Kidney Disease:Improving Global Outcomes,KDIGO)指南的标准或扩展标准,分别有 16.8% 和 31.7% 的患者合并 AKI。重症人群合并 AKI 的比例更高。在一项 4 221 例因新型冠状病毒感染入住重症监护病房的队列中,56% 的患者合并 AKI,其中 21% 接受肾脏替代治疗。这些接受肾脏替代治疗的患者中有 67% 死亡,11% 肾脏损伤未恢复。

因此,了解新型冠状病毒感染相关 AKI 对于提高新型冠状病毒感染抢救成功率具有十分重要的意义。

二、病毒导致肾损伤的机制

(一)新型冠状病毒在肾脏中的定位和复制

早期积累的一些新型冠状病毒感染的病理资料没有观察到新型冠状病毒在肾脏沉积,直到 2020 年发表的几项尸检病理报告发现了病毒可在肾脏沉积的证据。病毒主要沉积在肾小管上皮细胞和足细胞,而不沉积在内皮细胞。在 Braun F. 等报告的重症新型冠状病毒感染尸检报告中,肾脏有病毒沉积者发生 AKI 的比例显著高于无病毒沉积者,提示病毒在肾脏沉积和 AKI 发生相关。

新型冠状病毒由非结构蛋白、结构蛋白、附属蛋白和核糖核酸组成。刺突蛋白是重要的致病性结构蛋白。通过刺突蛋白,新型冠状病毒附着于宿主细胞表面受体后被细胞内化和复制。显微切割尸体肾组织的单细胞转录组学结果提示血管紧张素转换酶 2(angiotensin-converting enzyme,ACE2)、跨膜苏氨酸蛋白激酶(transmembrane serine protease 2,TMPRSS2)和组织蛋白酶 L(cathepsin L)可能是新型冠状病毒侵入细胞的膜受体。病理组织的分子共定位结果显示,ACE2 与病毒侵犯细胞的分布一致,并且可和新型冠状病毒结合形成复合体,被认为是介导病毒入侵细胞的主要途径。ACE2 是一类膜结合糖蛋白,和 ACE 蛋白有 42%

同源性，在呼吸道、心、肾和肠等多个器官的内皮细胞都可以表达，从而可导致肺外表现。ACE2 在肾脏主要表达在小管上皮细胞，足细胞也有低水平表达。某些疾病或药物作用可促进 ACE2 表达。在部分新型冠状病毒感染后死亡者，壁层上皮细胞中也可检出 ACE2。

尽管获取到了新型冠状病毒可沉积到肾脏的证据，目前还缺乏新型冠状病毒导致肾小管上皮或足细胞损伤的动物模型，来证实新型冠状病毒感染可直接导致 AKI。Braun F. 等曾报道，在生前无 AKI 的重症新型冠状病毒感染死亡者中，43% 肾脏可检测到新型冠状病毒 RNA，提示病毒可能在肾脏定植，但似乎并不一定导致 AKI。然而他们采用尸体肾组织碎片提取的 RNA 进行检测，处理过程中没有洗脱血液，很可能受血液 RNA 污染。而另外的证据支持沉积在肾脏的新型冠状病毒具有潜在的肾损伤能力。从尸体肾组织中分离的病毒在体外感染 Vero 原代肾小管上皮细胞（来源于非洲绿猴肾脏）48 小时，病毒 RNA 可扩增 1 000 倍。非结构蛋白 3 是新型冠状病毒复制时的剪切产物。在被病毒感染的 Vero 细胞中可观察到非结构蛋白 3，进一步证实沉积在肾脏的病毒具有复制能力。新型冠状病毒核衣壳蛋白是一类保守的结构蛋白。感染新型冠状病毒的 AKI 患者的损伤小管中可以检测出核衣壳蛋白。南方医科大学附属广东省人民医院最近的研究发现，核衣壳蛋白可结合 Smad3，活化 TGF-β/Smad3 信号通路。这种结合一方面可导致 Smad3-p21 依赖的细胞周期阻滞，另一方面活化 RIPK3/MLKL 介导的肾小管细胞坏死。进一步，小鼠肾小管上皮细胞过表达核衣壳蛋白可诱导小鼠发生 AKI。这些证据初步阐明新型冠状病毒感染肾脏可直接介导 AKI。

（二）炎症和免疫系统的反应

新型冠状病毒感染患者有显著的免疫学异常，表现为 T 细胞耗竭、循环记忆型 B 淋巴细胞数量减少以及循环浆母细胞数量增加，伴随异常的组织特异性 IgG 水平升高。

目前已知新型冠状病毒感染可产生针对 ACE2 的 IgM 抗体和针对刺突蛋白的 IgG 抗体，这两种抗体的产生具有很强的关联性，提示存在针对其共同抗原独特表位的交叉反应。有学者认为，刺突蛋白和 ACE2 作为复合物被抗原呈递细胞内吞后，在抗原呈递的蛋白降解过程中产生了新的抗原表位，这使得抗体对新型冠状病毒和 ACE2 具有交叉反应。由于抗体对新型冠状病毒刺突蛋白和膜 ACE2 都有亲和力，可促进新型冠状病毒结合并进入靶细胞。

重症新型冠状病毒感染患者的白细胞介素（interleukin，IL）-6、IL-8 和肿瘤坏死因子 -α 等促炎细胞因子水平显著提高，这些细胞因子水平与新型冠状病毒感染的不良预后相关。除此之外，重症新型冠状病毒感染也伴随急性期蛋白显著升高，淋巴细胞数量减少和凝血异常。这些表现类似脓毒血症、急性呼吸窘迫综合征等危重症的炎症风暴。但重症新型冠状病毒感染者释放的炎症介质水平远达不到脓毒血症的程度。重症新型冠状病毒感染者 IL-6 水平通常不超过 300pg/ml，远低于脓毒血症（通常 > 20 000pg/ml）和非新型冠状病毒感染的急性呼吸窘迫综合征患者（多在 10 000pg/ml）。同样的，重症新型冠状病毒感染者的急性生理与慢性健康评估 II 的评分也显著低于其他原因导致的急性呼吸窘迫综合征患者。对于炎症反应低下的肿瘤患者，发生新型冠状病毒感染后有很高的死亡风险。这些数据都表明，尽管炎症反应参与了新型冠状病毒感染相关 AKI，但其强度未达到"炎症风暴"程度。

炎症因子参与新型冠状病毒感染的机制研究主要集中在肺，在 AKI 领域的研究较少。一些病理观察没有在新型冠状病毒感染相关 AKI 患者的肾脏观察到新型冠状病毒沉积，这可能和炎症损伤有关。

补体活化参与炎症是新型冠状病毒感染的一个显著特征。新型冠状病毒有多种方式激活补体。刺突蛋白和核衣壳蛋白能够直接结合 lectin，通过 lectin 途径活化补体。如前所述，IgG 和 IgM 能识别刺突蛋白的受体结合域，形成抗原抗体复合物，启动补体活化的经典途径。刺突蛋白还可以结合硫酸肝素，与抑制补体活化的 H 因子竞争性结合，从而启动补体活化的替代途径。此外，内皮损伤或功能异常，或血栓形成，也会活化补体。在肾脏组织中可发现不同程度的补体活化证据，包括 C5b6789 和 C3 的活化产物 C3c 和 C3d 在肾脏沉积。补体活化会导致局部细胞损伤。此外，补体活化产物 C5a 改变肾小管上皮 DNA 甲基化情况，可能促进细胞衰老，使 AKI 迁延不愈，向慢性化发展。

（三）内皮损伤和血栓形成

肾脏内皮细胞不表达 ACE2。理论上，新型冠状病毒不侵犯内皮细胞，但内皮损伤仍然是新型冠状病毒感染相关肾脏损伤的重要机制。

新型冠状病毒感染后会导致凝血系统异常和内皮细胞损伤，肾脏微血栓和大血栓发生风险显著增加。补体活化后损伤内皮，活化血小板，促进局部血栓形成，肾脏可见 CD61$^+$（血小板聚集标志物）血小板聚集。新型冠状病毒能通过 ACE2 受体介导多种内皮细胞损伤机制，加重肾脏微循环障碍。ACE2 是催化血管紧张素 Ⅱ 转变为血管紧张素 1-7 的酶。血管紧张素 Ⅱ 活化血小板并刺激内皮细胞，导致肾小球血管收缩，对肾脏具有损伤性；而血管紧张素 1-7 的功能与之相反，发挥肾脏保护作用。新型冠状病毒和 ACE2 结合后会下调 ACE2，ACE2 减少进一步引起血管紧张素 Ⅱ 升高和血管紧张素 1-7 降低，促进肾损伤。因此，内皮细胞功能紊乱和局部血栓形成是新型冠状病毒感染相关 AKI 的重要机制。

（四）其他器官

新型冠状病毒感染是系统性损伤，缺氧、炎症风暴以及继发的其他损伤也可能会加重对 AKI 的影响。呼吸、循环和消化系统都和肾脏密切相关。这些器官都表达 ACE2，同样为新型冠状病毒直接损伤的靶器官。呼吸窘迫综合征、心功能不全导致的缺氧及血流动力学紊乱，以及机械通气等因素可加重 AKI。消化不良可导致营养障碍和负氮平衡；肠道衰竭可促进内毒素进入循环。

三、病理和临床表现

新型冠状病毒感染相关 AKI 的肾脏病理表现呈现多样性。免疫荧光结果为阴性，电镜可见病毒颗粒。重症新型冠状病毒感染患者，AKI 的病理以肾小管损伤为主。与非新型冠状病毒感染患者的急性肾小管病变比较，新型冠状病毒感染患者在损伤肾小管周炎症区域的多核细胞浸润更为常见。较轻的患者可见塌陷型肾小球、局灶性节段性肾小球硬化症（focal segmental glomerulosclerosis，FSGS）样改变和血栓性微血管病 /C3 肾小球肾炎。塌陷型肾小球改变缺乏特异性，可见于其他多种病毒感染，例如 HIV、副病毒 B19、巨细胞病毒和

EB 病毒。这种病变以黑种人多见,和 *APOL1* 高危基因型有关。大血栓或微血栓是新型冠状病毒感染的特点,也可有内皮损伤,表现为毛细血管内增生性肾小球肾炎和 / 或血栓性微血管病样改变。

血尿和蛋白尿是新型冠状病毒侵犯肾脏的主要临床表现,蛋白尿为非白蛋白为主的低分子蛋白。也有 Fanconi 综合征的报道。

四、诊断

急性疾病质量倡议(Acute Disease Quality Initiative,ADQI)工作组 2020 年发布的共识推荐采用 KDIGO 工作组提出的标准,用血肌酐和尿量来诊断新型冠状病毒感染相关 AKI。尿液学标志物对这类 AKI 的诊断价值尚未经过临床应用和有效检验。

在宣布新型冠状病毒感染不再是全球公共卫生紧急事件之前,由于隔离等限制条件,新型冠状病毒感染相关 AKI 患者通常不会接受肾穿刺活检。临床上很难获取病理资料来评估预后和指导治疗。随着病死率极大降低,未来诊断新型冠状病毒感染相关 AKI 需要更高的标准。笔者认为有几个需要解决的临床问题:一是需要明确肾脏是否有病毒沉积。目前可通过肾脏免疫组织化学检测新型冠状病毒核衣壳蛋白,或原位杂交检测病毒 RNA。这些方法的可靠性和临床可行性需要进一步研究。二是肾脏病理和治疗及预后之间的关系,这有待于更多接受了肾活检患者的队列观察。三是肾穿刺活检的指征。现阶段还缺乏针对新型冠状病毒感染相关 AKI 的特异性治疗,部分 AKI 与新型冠状病毒感染本身同为自限性疾病,考虑到新型冠状病毒感染仍为高传染性疾病,科学选择接受肾穿刺活检病例有助于节约医疗资源。

五、管理和治疗

目前缺乏有效的治疗措施。新型冠状病毒感染疫情期间开展的临床研究重点关注的是重症肺炎和死亡,针对 AKI 的临床研究非常有限。在非新型冠状病毒感染人群中的一些经验可能有借鉴作用。对新型冠状病毒感染相关 AKI 的临床管理问题,国际 ADQI 工作组和英国国家卫生与临床优化研究所(National Institute for Health and Care Excellence,NICE)分别推荐了一些参考措施。值得注意的是,这些共识的发布时间为 2020 年,主要是基于欧美国家的医疗卫生政策制定的,理论依据来源于当时的研究成果和临床证据。此后的疫情形势及各国防控措施已经有了很大变化,因此部分内容并不完全适用于此后新型冠状病毒感染相关 AKI 的管理。

(一)急性肾损伤的支持性治疗措施

发生急性呼吸窘迫综合征后应加强容量管理,避免体液减少或负荷过重。在容量不足的初始阶段,ADQI 共识推荐采用胶体液扩容,NICE 建议每日评估静脉补液方案,并关注高钾血症风险。

新型冠状病毒感染合并重症 AKI 启动肾脏替代治疗的指征与非新型冠状病毒感染相同;但在新型冠状病毒感染疫情期间,须考虑肾脏替代治疗资源的可及性。颈内静脉留置血液透析导管的感染风险最低;推荐在超声引导下建立血液透析通路。

由于新型冠状病毒感染高发血栓,抗凝治疗可能有助于减少肾血栓发生。血液透析者应适当加大抗凝强度。非透析人群接受抗凝治疗是否可以减少新型冠状病毒感染相关 AKI 的发生还缺乏证据。

(二)针对病毒感染的治疗

由于构建新型冠状病毒介导的 AKI 动物模型困难,目前还未能证实肾脏局部病毒感染是导致 AKI 的病因。清除或阻断病毒感染是否有助于新型冠状病毒感染相关 AKI 治疗尚不清楚。中药具有一定的抗病毒作用。中药成分槲皮素可以阻断新型冠状病毒核衣壳蛋白对活化 TGF-β/Smad3 信号通路的影响,保护肾小管上皮免受损伤。

(三)针对肾素 - 血管紧张素系统

ACE 和 ACE2 是维持肾脏血管紧张素 I、血管紧张素 II 和血管紧张素 1-7 稳态的调控酶。理论上 ACE 抑制剂或血管紧张素受体阻滞剂能促进 ACE2 分泌,一方面增加新型冠状病毒侵入细胞,另一方面又能重新平衡血管紧张素 II 和血管紧张素 1-7 的比例。但临床中并未观察到使用 ACE 抑制剂患者的不良事件增加。新型冠状病毒感染者停用 ACE 抑制剂也没有观察到对肾脏和新型冠状病毒感染病情的保护效应。ADQI 工作组针对新型冠状病毒感染相关 AKI 的共识未对感染新型冠状病毒后是否须停用肾素 - 血管紧张素系统抑制剂作出建议。

循环中可溶性 ACE2(soluble ACE2,sACE2)和刺突蛋白结合阻碍其与膜 ACE 作用进入细胞,具有中和病毒的效应。重组人源 sACE2 可降低 IL-6 和 IL-8 水平。但是高水平 sACE2 可能会增加诱导刺突蛋白 -ACE2 复合物抗体生成的风险。在非新型冠状病毒感染人群中,高水平 sACE2 是心脏疾病、代谢疾病及全因死亡的危险因素。为了规避这种风险,直接补充血管紧张素 1-7 或中和血管紧张素 II 受体 1 可能是替代方案。目前已研发了人工合成的血管紧张素 1-7(TXA-127)和血管紧张素 II 受体 1 配体(TRV-027)。但在伴低氧血症的新型冠状病毒感染人群中,这两种药物都未能改善低氧血症或死亡结局。

(四)其他治疗方法和干预措施

基于局部炎症对 AKI 的影响,激素治疗对新型冠状病毒感染相关 AKI 可能有效。荟萃分析提示,和对照组比较,地塞米松可能降低新型冠状病毒感染者接受肾脏替代治疗的风险。随机化评估新型冠状病毒感染治疗(randomised evaluation of COVID-19 therapy,RECOVERY)是一项随机对照、开放标签的研究。该研究初步提示,重组 IL-6 受体的单克隆抗体托珠单抗能提高生存率和 28 天出院率,降低接受肾脏替代治疗风险。

六、总结

肾脏肾小管上皮细胞和足细胞表达 ACE2,因此,肾脏是新型冠状病毒的易感器官。膜表面 ACE2 是病毒入侵细胞的通道,抗刺突蛋白 -ACE2 复合物抗体增强了病毒与 ACE2 的亲和力。新型冠状病毒感染患者高发 AKI。这种 AKI 的病理生理机制复杂,包括病毒直接损伤、炎症因子、激活补体、内皮损伤和血栓形成以及循环炎症介质、血流动力学等综合因素。加强支持治疗是重要措施，尤其是容量管理。地塞米松可能降低重症新型冠状病毒感染者接受肾脏替代治疗的风险。目前尚无新型冠状病毒感染相关 AKI 的特殊治疗方案。

（陈源汉）

参考文献

[1] ZHOU W B, HE J C. Mechanisms and treatment of COVID-19-associated acute kidney injury[J]. Mol Ther, 2023, 31(2): 306-307.

[2] ISNARD P, VERGNAUD P, GARBAY S, et al. A specific molecular signature in SARS-CoV-2-infected kidney biopsies[J]. JCI Insight, 2023, 8(5): e165192.

[3] LIANG L Y, WANG W B, CHEN J Z, et al. SARS-CoV-2 N protein induces acute kidney injury in diabetic mice via the Smad3-Ripk3/MLKL necroptosis pathway[J]. Signal Transduct Target Ther, 2023, 8(1): 147.

[4] SELF W H, SHOTWELL M S, GIBBS K W, et al. Renin-angiotensin system modulation with synthetic angiotensin (1-7) and angiotensin Ⅱ type 1 receptor-biased ligand in adults with COVID-19: two randomized clinical trials[J]. JAMA, 2023, 329(14): 1170-1182.

[5] MARINA W, SAMUAL M, DANIEL F, et al. Use of an extended KDIGO definition to diagnose acute kidney injury in patients with COVID-19: a multinational study using the ISARIC-WHO clinical characterisation protocol[J]. PLoS Med, 2022, 19(4): e1003969.

[6] HSU C M, GUPTA S, TIGHIOUART H, et al. Kidney recovery and death in critically ill patients with COVID-19-associated acute kidney injury treated with dialysis: the STOP-COVID cohort study[J]. Am J Kidney Dis, 2022, 79(3): 404-416.

[7] DEWOLF S, LARACY J C, PERALES M A, et al. SARS-CoV-2 in immunocompromised individuals[J]. Immunity, 2022, 55(10): 1779-1798.

[8] AFZALI B, NORIS M, LAMBRECHT B N, et al. The state of complement in COVID-19[J]. Nat Rev Immunol, 2022, 22(2): 77-84.

[9] LEGRAND M, BELL S, FORNI L, et al. Pathophysiology of COVID-19-associated acute kidney injury[J]. Nat Rev Nephrol, 2021, 17(11): 751-764.

[10] MCMILLAN P, DEXHIEMER T, NEUBIG R R, et al. COVID-19: a theory of autoimmunity against ACE-2 explained[J]. Front Immunol, 2021, 12: 582166.

[11] TAHA M, SANO D, HANOUDI S, et al. Platelets and renal failure in the SARS-CoV-2 syndrome[J]. Platelets, 2021, 32(1): 130-137.

[12] FERLICOT S, JAMME M, GAILLARD F, et al. The spectrum of kidney biopsies in hospitalized patients with COVID-19, acute kidney injury, and/or proteinuria[J]. Nephrol Dial Transplant, 2021, 12: gfab042.

[13] AKILESH S, NAST C C, YAMASHITA M, et al. Multicenter clinicopathologic correlation of kidney biopsies performed in COVID-19 patients presenting with acute kidney injury or proteinuria[J]. Am J Kidney Dis, 2021, 77(1): 82-93.

[14] RECOVERY Collaborative Group. Tocilizumab in patients admitted to hospital with COVID-19 (RECOVERY): a randomised, controlled, open-label, platform trial[J]. Lancet, 2021, 397(10285): 1637-1645.

[15] SHARMA P, UPPAL N N, WANCHOO R, et al. COVID-19-associated kidney injury: a case series of kidney biopsy findings[J]. J Am Soc Nephrol, 2020, 31(9): 1948-1958.

[16] PUELLES V G, LÜTGEHETMANN M, LINDENMEYER M T, et al. Multiorgan and renal tropism of SARS-CoV-2[J]. N Engl J Med, 2020, 383(6): 590-592.

[17] BRAUN F, LÜTGEHETMANN M, PFEFFERLE S, et al. SARS-CoV-2 renal tropism associates with acute kidney injury[J]. Lancet, 2020, 396(10251): 597-598.

[18] SU H, YANG M, WAN C, et al. Renal histopathological analysis of 26 postmortem findings of patients with COVID-19 in China[J]. Kidney Int, 2020, 98(1): 219-227.

[19] SUNGNAK W, HUANG N, BÉCAVIN C, et al. SARS-CoV-2 entry factors are highly expressed in nasal epithelial cells together with innate immune genes[J]. Nat Med, 2020, 26(5): 681-687.

[20] ARVIN A M, FINK K, SCHMID M A, et al. A perspective on potential antibody-dependent enhancement of SARS-CoV-2[J]. Nature, 2020, 584(7821): 353-363.

[21] PFISTER F, VONBRUNN E, RIES T, et al. Complement activation in kidneys of patients with COVID-19 [J]. Front Immunol, 2020, 11: 594849.

[22] KORMANN R, JACQUOT A, ALLA A, et al. Coronavirus disease 2019: acute Fanconi syndrome precedes acute kidney injury[J]. Clin Kidney J, 2020, 13(3): 362-370.

[23] NADIM M K, FORNI L G, MEHTA R L, et al. COVID-19-associated acute kidney injury: consensus report of the 25th Acute Disease Quality Initiative (ADQI) Workgroup[J]. Nat Rev Nephrol, 2020, 16(12): 747-764.

[24] SELBY N M, FORNI L G, LAING C M, et al. Covid-19 and acute kidney injury in hospital: summary of NICE guidelines[J]. BMJ, 2020, 369: m1963.

[25] NARULA S, YUSUF S, CHONG M, et al. Plasma ACE2 and risk of death or cardiometabolic diseases: a case-cohort analysis[J]. Lancet, 2020, 396(10256): 968-976.

[26] STERNE J, MURTHY S, DIAZ J V, et al. Association between administration of systemic corticosteroids and mortality among critically ill patients with COVID-19: a meta-analysis[J]. JAMA, 2020, 324(13): 1330-1341.

[27] CASTELLANO G, FRANZIN R, SALLUSTIO F, et al. Complement component C5a induces aberrant epigenetic modifications in renal tubular epithelial cells accelerating senescence by Wnt4/βcatenin signaling after ischemia/reperfusion injury[J]. Aging (Albany NY), 2019, 11(13): 4382-4406.

第六章

急性肾损伤的预防与非透析治疗

第一节

血流动力学监测

急性肾损伤(acute kidney injury, AKI)是危重患者的常见并发症,且与患者的长期预后相关。AKI 的病因复杂,涉及多种因素。高龄、高血压、合并症等被认为是 AKI 不可纠正的危险因素。优化血流动力学是危重患者管理的重要组成部分,也是预防 AKI 的重要手段。平均动脉压(mean arterial pressure, MAP)、中心静脉压(central venous pressure, CVP)、心输出量、微循环和组织氧合的监测对及时准确地评估疾病的严重程度、干预的反应和病情转归至关重要。本文将就 MAP、CVP、心输出量、微循环和组织氧合在危重患者管理方面的进展进行综述。

一、平均动脉压

MAP 被广泛用作血压的监测指标,是器官维持灌注的关键。动物实验提示,当 MAP 降至 60mmHg,肾血流量下降至基线的 75%;MAP 为 45mmHg,肾血流量为基线的 50%。人体试验中同样发现 MAP 是维持肾脏灌注的关键因素,低 MAP 可致 AKI 发生。感染性休克患者低血压发生后 24 小时内 AKI 的发生率为 64.4%。即使在 MAP 为 85mmHg 时,AKI 的风险仍存在,并且随着血压阈值的降低,AKI 的风险增加。尽管感染性休克后 AKI 的发生并非均由低灌注所致,但低血压的作用仍值得关注。

在非感染性患者中也有大量研究评估 MAP 与 AKI 的关系。在非心脏手术患者中,MAP 低于 55mmHg 持续 1 ~ 5 分钟与 AKI 发生相关。另使用去甲肾上腺素将心脏手术后患者 MAP 目标从 60mmHg 升到 75mmHg 时,肾脏氧输送和肾小球滤过率得到改善。然而,当 MAP 目标从 75mmHg 增加到 90mmHg 时,肾小球滤过率并未发生改变。应用血管升压药物或输液可提高 MAP,改善肾脏灌注,但可能致肾血管阻力增加、肾血流量减少,增加 AKI 的风险。因此,确定危重患者 MAP 的理想靶目标一直是研究的热点与难点。指南建议将 MAP ≥ 65mmHg 作为复苏目标,以将死亡和器官衰竭的风险降至最低。然而,该建议未得到实质性证据的支持,且是否对所有患者均适用仍存在争议。

对脓毒血症患者,MAP 为 73mmHg 的临界值可能是 AKI 的最佳预测因子。然而,该研究近一半患者有高血压病史。另一研究提示预防 AKI 的最佳 MAP 水平区间为 72 ~ 82mmHg。有学者认为脓毒血症患者维持 MAP 在 70mmHg 以上是以增加儿茶酚胺类药物使用为代价的,可能加速肾脏损伤。一项多中心随机对照试验,将感染性休克患者随机分入 MAP 靶目标为 80 ~ 85mmHg 或 65 ~ 70mmHg 两组进行复苏,结果并未发现病死率和肾脏终点(AKI 2 期或需肾脏替代治疗)的差异。但亚组分析显示,在高血压患者中,

MAP 越高，肾脏终点的发生率越低，病死率仍无差异。慢性高血压导致自动调节压力 - 器官灌注曲线右移，因此，较高 MAP 目标值可能会改善入院前 MAP 较高患者的器官灌注，这提示在为复苏定义最佳 MAP 靶目标时，需考虑患者入院前的血压情况。

一项纳入严重脓毒血症或感染性休克成年患者的回顾性研究，分析了复苏后 MAP 与入院前基线 MAP 差值和 AKI 的关系。复苏后 MAP 为开始复苏后 7 小时的 MAP 中位数，基线 MAP 为入院前 365 天至前 7 天记录的 MAP 中位数。结果显示，复苏后 MAP 接近或高于入院前 MAP，AKI 的发生率最低，即复苏后 MAP 低于入院前 MAP 不超过 4mmHg，可能具有保护肾脏的作用，这可能为严重脓毒血症或感染性休克患者提供特定的、个体化的 MAP 靶目标，但该研究还有待前瞻性研究进一步验证。

对非感染性患者，同样有一些关于 MAP 目标值的研究。老年高血压患者行胃肠手术，术中 MAP 目标值为 65 ～ 79mmHg、80 ～ 95mmHg 和 96 ～ 110mmHg，术后 AKI 的发生率分别为 13.5%、6.3% 和 12.9%，这提示老年手术患者 MAP 的靶目标为 80 ～ 95mmHg 时更有利于预防 AKI 的发生。体外循环心脏手术患者，校正其他因素后，术前基线 MAP 与术后平均 MAP 的差值越大，术后 AKI 的发生风险越高。MAP 从术前基线下降大于或等于 26mmHg，发生 AKI 的风险增加 2.8 倍。这提示在非感染性患者中，MAP 靶目标的制定，可能同样需考虑基线 MAP 值。

二、中心静脉压

CVP 是从上腔静脉或右心房记录的压力，代表心脏前负荷的压力指数，等于无三尖瓣狭窄时的右心室舒张末期压力，由心功能和静脉回流之间的相互作用决定。CVP 常用于评估危重患者的容量状态和容量反应性，以指导液体复苏，即低 CVP 代表容量耗竭，高 CVP 代表容量超负荷，CVP 通常被用来决定是否进行液体复苏治疗。脓毒血症指南建议 CVP 8 ～ 12mmHg（机械通气患者 12 ～ 15mmHg）作为液体复苏的目标，但这一建议在重症患者中的有效性被质疑。CVP 与循环血容量之间可能没有关联，临床中 CVP 不能预测液体反应性。有学者甚至认为 CVP 应该是一个停止规则，而不是液体复苏的目标。根据 Starling 曲线和 Guyton 心功能理论，心外循环等于静脉回流，静脉回流取决于循环平均充盈压和 CVP 梯度。与高 CVP 代表心输出量增加的观点相反，当静脉回流曲线与心功能曲线的区域相交时，过量输液只会导致 CVP 增加，而不会增加心输出量。高 CVP 可能会增加肾脏的"后负荷"而促进 AKI 的发生。

高 CVP 是 AKI 发生的危险因素。Legrand 等发现 CVP 与 AKI 的发生呈线性关系，当中心静脉压大于 2.72cmH$_2$O 时，AKI 的风险增加。在 2 557 例接受右心导管术的患者中，CVP 升高不仅与肾功能受损有关，而且与全因死亡率独立相关。在晚期失代偿性心力衰竭患者中，入院或强化药物治疗后 CVP 高的患者肾功能损伤的比例高。CVP 保持在 10.9cmH$_2$O 以下，肾功能损伤的比例较低。在脓毒血症患者中同样发现高 CVP 和 AKI 有关。CVP 每增加 1.36cmH$_2$O，AKI 的发生率增加 23%。国内一项单中心研究，纳入 2 868 例心脏手术患者，结果发现 CVP ≥ 10cmH$_2$O 组 AKI 的发生率远高于 CVP < 10cmH$_2$O 组（43.32%

vs. 7.54%）；手术结束时 CVP 与 AKI 发生率关系曲线大致呈"U"形。当 CVP 从 2cmH$_2$O 增加到 6cmH$_2$O 时，CVP 与 AKI 呈负相关。在此范围内的 CVP 与 AKI 的负相关可能是通过心脏充盈增加，改善肾脏低灌注，肾低灌注可能是此时 AKI 发生的重要决定因素。当 CVP 从 6cmH$_2$O 增加到 8cmH$_2$O 时，AKI 发病率出现一个相对稳定的阶段，CVP 大于 10cmH$_2$O 时，AKI 发病率急剧增加。

尽管有大量研究提示高 CVP 与 AKI 相关，甚至分析了连续性 CVP 与 AKI 的关系，但目前尚无"最低合适 CVP"的具体值。最低合适 CVP 值可保证足够的心输出量和脏器灌注。CVP 受血管内容量（补液、限制或排出）、疾病过程（腹内高压、肺动脉高压）或治疗（机械通气）的影响。对高 CVP 患者，过度使用利尿剂或过度超滤可能导致容量不足，可致心脏前负荷降低。与 CVP > 15cmH$_2$O 的患者相比，急性心力衰竭且 CVP < 10cmH$_2$O 的患者在前 24 小时内可能更易出现肾功能损伤，这提示应该避免为降低 CVP 而过度限制或排除液体而造成容量不足。在不同疾病或相似疾病但不同疾病阶段的患者人群中，最佳 CVP 水平也会有所不同，这需一种个性化的方法来确定最优的 CVP。为了保护肾功能或避免不必要的肾损伤，应鼓励建立个体化的 CVP 目标值，并将其保持在尽可能低的水平。

三、心输出量

心输出量，即每分钟左心室或右心室射入主动脉或肺动脉的血量，是评价循环系统效率高低的重要指标。为便于不同个体间的比较，常以心指数为评价指标。器官灌注被证实受到系统血流动力学的影响，早期目标导向疗法旨在纠正循环衰竭，预防脏器损伤发生，改善预后。

心输出量的增加可改善肾脏灌注。回顾性研究提示，较未发生脓毒血症相关 AKI 的患者，AKI 患者复苏后心指数更低。一项小样本的前瞻性研究，根据早期目标导向治疗前后血流动力学的变化，将患者分为心指数增加组（较基线增加 10%）和心指数稳定组（较基线增加少于 10%），记录肾脏不良预后（入院时存在 AKI，入院后 3 天内肾功能未恢复或入院后 28 天内新发 AKI），结果发现心指数增加组肾结局不良的发生率低于心指数稳定组（6% vs. 62%）。尽管较高的心输出量可增加肾脏灌注，但增加心输出量可能加重炎症反应，引起肾脏损伤。有限的资料提示心输出量过高或过低均不利于保护肾脏。预防 AKI 的最佳心指数目前仍有待进一步研究，有研究认为心指数在 3.0 ~ 4.0L/（min·m^2）之间可能有利于保护肾脏。

四、微循环和组织氧合

微循环的主要功能之一是确保足够的氧气输送，以满足每个细胞的新陈代谢需求。肾脏独特的微血管结构，使其成为对缺氧高度敏感的器官。生理条件下，充分的肾脏组织氧合取决于微循环供氧和电解质重吸收活动驱动的肾脏耗氧量之间的平衡。肾脏消耗的大部分氧气用于钠的运输，其余的用于其他被称为基础代谢的细胞活动。肾微循环障碍将导致低氧带的发生，特别是在肾皮质，即使在复苏过程中也是高度异质性的。

尽管肾小球滤过率和肾小管重吸收负荷降低，但 AKI 患者肾脏的氧摄取和消耗更高，这表明用于钠转运的氧是低效的，或者是用于其他非转运过程的氧的利用效率低下。较未发生心脏手术后 AKI 的患者，心脏手术后 AKI 患者钠吸收较低，但肾氧摄取率和钠重吸收的氧耗量是未发生 AKI 患者的近 2 倍。另外，环状利尿剂通过减少与肾小管运输相关的氧耗来改善肾脏氧合。

一项研究基于患者输液前后舌下微循环的变化，发现器官灌注受损的迹象只在那些基线存在微循环功能障碍的患者中有所改善，而在那些灌注正常的患者中无改善。因此，有学者提出以微循环和组织氧合为导向的液体复苏。预期以这种变量为目标将减少输液，并有助于减少危重患者的肾衰竭。然而，该观点尚未转化到临床实践中，这可能与尚缺乏实时监测组织氧合和肾微循环的标志物或技术有关。近期，有一些研究使用肾脏近红外光谱无创性地测量肾脏局部血红蛋白氧饱和度，以反映肾脏组织氧合和微循环情况。Owens 等发现，在体外循环心脏手术后的最初 48 小时内，持续 2 小时以上的局部血红蛋白氧饱和度 < 50% 与新生儿和婴儿血肌酐值升高和 AKI 发生率增加有关。但受限于样本量及研究人群，还有待进一步验证。未来需要开发床边可用的工具来检测反映肾功能改变的微循环和氧合情况，以制定个性化的治疗策略。

五、总结与展望

随着新的血流动力学监测技术和大量临床研究的开展，未来临床医师将根据危重患者重点监测的指标，如 MAP、CVP、心输出量、微循环和组织氧合等制定更加个体化的治疗方案，而这具体取决于当时面临的临床情况，尤其是肺损伤和心脏功能障碍的存在、心血管疾病病史、风险的可接受程度、临床医师对相关血流动力学指标及监测技术的理解。

（胡鹏华）

参考文献

[1] DUBIN A, LOUDET C, KANOORE EDUL V S, et al. Characteristics of resuscitation, and association between use of dynamic tests of fluid responsiveness and outcomes in septic patients: results of a multicenter prospective cohort study in Argentina[J]. Ann Intensive Care, 2020, 10(1): 40.

[2] KHANNA A K, MAHESHWARI K, MAO G M, et al. Association between mean arterial pressure and acute kidney injury and a composite of myocardial injury and mortality in postoperative critically ill patients: a retrospective cohort analysis[J]. Crit Care Med, 2019, 47(7): 910-917.

[3] YANG Y L, MA J, ZHAO L Y. High central venous pressure is associated with acute kidney injury and mortality in patients underwent cardiopulmonary bypass surgery[J]. J Crit Care, 2018, 48: 211-215.

[4] MOMAN R N, OSTBY S A, AKHOUNDI A, et al. Impact of individualized target mean arterial pressure for septic shock resuscitation on the incidence of acute kidney injury: a retrospective cohort study[J]. Ann Intensive Care, 2018, 8(1): 124.

[5] NEUNHOEFFER F, WIEST M, SANDNER K, et al. Non-invasive measurement of renal perfusion and

oxygen metabolism to predict postoperative acute kidney injury in neonates and infants after cardiopulmonary bypass surgery[J]. Br J Anaesth, 2016, 117(5): 623-634.

[6]　LUO J C, QIU X H, PAN C, et al. Increased cardiac index attenuates septic acute kidney injury: a prospective observational study[J]. BMC Anesthesiol, 2015, 15: 22.

[7]　ASFAR P, MEZIANI F, HAMEL J F, et al. High versus low blood-pressure target in patients with septic shock[J]. N Engl J Med, 2014, 370(17): 1583-1593.

[8]　PRANSKUNAS A, KOOPMANS M, KOETSIER P M, et al. Microcirculatory blood flow as a tool to select ICU patients eligible for fluid therapy[J]. Intensive Care Med, 2013, 39(4): 612-619.

[9]　LEGRAND M, DUPUIS C, SIMON C, et al. Association between systemic hemodynamics and septic acute kidney injury in critically ill patients: a retrospective observational study[J]. Crit Care, 2013, 17(6): R278.

[10]　OKUSA M D, JABER B L, DORAN P, et al. Physiological biomarkers of acute kidney injury: a conceptual approach to improving outcomes[J]. Contrib Nephrol, 2013, 182: 65-81.

[11]　RHEE C J, KIBLER K K, EASLEY R B, et al. Renovascular reactivity measured by near-infrared spectroscopy[J]. J Appl Physiol(1985), 2012, 113(2): 307-314.

[12]　BADIN J, BOULAIN T, EHRMANN S, et al. Relation between mean arterial pressure and renal function in the early phase of shock: a prospective, explorative cohort study[J]. Crit Care, 2011, 15(3): R135.

[13]　COLASACCO C, WORTHEN M, PETERSON B, et al. Near-infrared spectroscopy monitoring to predict postoperative renal insufficiency following repair of congenital heart disease[J]. World J Pediatr Congenit Heart Surg, 2011, 2(4): 536-540.

[14]　OWENS G E, KING K, GURNEY J G, et al. Low renal oximetry correlates with acute kidney injury after infant cardiac surgery[J]. Pediatr Cardiol, 2011, 32(2): 183-188.

第二节

液体管理

　　低血容量是导致急性肾损伤(acute kidney injury, AKI)的主要危险因素。在临床工作中，对有 AKI 风险或已发生 AKI 的患者给予加强补液是一种常见措施。如果肾损伤确实是由循环性休克或血容量不足引起的，及时补液可能对阻止 AKI 进展有益。但是需要注意的是，非容量下降引起的 AKI，如肾毒性物质或肾脏炎症等，对补液的反应并不好。这种情况下仍大量使用液体，反而可能导致液体超载。目前，越来越多的证据表明，过度补充液体会导致不良后果，甚至出现肾功能恶化。因此，AKI 患者的液体管理需要综合评估多方面因素，如病因、容量状况、液体类型、疗程、频率和使用量等。

一、生理学基础

在患者出现明确的低血容量时，由于心输出量减少，导致肾脏灌注也减少，此时进行液体治疗可以增加肾血流量。除此之外，血浆蛋白的胶体渗透压和肾小球动脉张力也是影响肾小球毛细血管与肾小囊(鲍曼囊)之间压力梯度的因素。肾小球滤过依赖于这个压力梯度。因此，晶体液和胶体液的补充均可能对 AKI 改善有益。

尽管低血压和少尿是重症监护病房(intensive care unit，ICU)患者补液最常见的适应证，但这两个指标不能机械地适应于所有情况。脓毒血症 AKI 模型提示，在早期其肾血流量通常正常甚至更高。因此，此时通过补液提高肾血流量并不会改善肾小球滤过率(glomerular filtration rate，GFR)。在脓毒症休克中，主要的病理生理表现是动脉和静脉系统的扩张，导致血管麻痹状态。此时应该通过给予血管收缩剂而非补充液体来缓解低血压。此外，微血管血栓形成、内皮损伤、多糖包被脱落导致微循环障碍和毛细血管渗透性增加，也降低了液体治疗的效果。另有文献报道，半数少尿 ICU 患者对补液无反应。因此，仅仅使用低血压或少尿作为液体疗法的触发点，往往没有充分的生理学理由支持。

另一方面，过多液体可能造成血液稀释而损害组织氧合情况。实验动物研究表明输注红细胞可改善肾微血管氧合，但尚无临床数据的证实。同时，补液中氯化钠等的过滤增加导致肾小管细胞的再吸收活性增加，并增加了对氧气和 ATP 的消耗，增加了肾脏负荷。

二、补充液体的种类和选择原则

AKI 可选择补充的液体主要分为晶体液和胶体液。目前证据表明，某些液体与 AKI 风险的增加有关，但仍没有足够证据来推荐最佳的液体，需要根据情况适当选择。

(一)胶体液

理论上，与类似体积的晶体溶液相比，胶体溶液有更长的等离子体膨胀持续时间，保持血管内的张力。因此人们普遍认为相较于晶体液来说，对危重患者使用胶体溶液能减少对液体的需求。但大多数等渗胶体溶液仍会渗漏到血管外。近期研究表明，恢复血管腔内容量所需的液体量的比例，胶晶比大概在 1 ∶ 1 至 1 ∶ 4。因此在限制所用液体总量方面，胶体液的优势仍然不明显。一些双盲随机试验结果也提示，在普通 ICU 患者中，胶体液具有适度的液体保留作用，但在脓毒血症患者中，这种作用可能有限。

白蛋白是一种天然胶体，对已发生或有 AKI 风险的患者似乎是安全的。但无论是 4%、5% 还是 20% 的溶液，都未能证明其在提高生存上优于晶体液。在 SAFE 研究中，将 6 997 例有低血容量表现的 ICU 患者进行随机分组，结果提示，白蛋白组和生理盐水组对肾脏替代治疗(renal replacement therapy，RRT)的需求差异没有统计学意义。在另一项随机开放试验(ALBIOS 试验)中也观察到了类似的效果。后者纳入 1 818 例严重脓毒血症或脓毒症休克患者，试验组每日输注 60g 白蛋白以使血白蛋白水平大于 30g/L。结果提示无论是否使用白蛋白，两组间 AKI 发生率和 RRT 的使用没有差异。有学者将这些研究纳入荟萃分析，提示脓毒血症患者中,使用白蛋白组和晶体溶液组对 RRT 的需求没有差异。需要指出的是,在 SAFE 和 ALBIOS 试验中,与对照组相比,白蛋白组的净液体正平衡略逊。综上,目前尚无充分证据显示使用白蛋白进行液体复苏能够改善预后。

羟乙基淀粉(hydroxyethyl starch,HES)曾在临床中大量使用。但经过大量临床试验和系统性分析后,指南目前不再推荐。其中 CHEST 研究比较了羟乙基淀粉与乳酸林格液在严重脓毒血症或脓毒症休克中的效果,结果提示,使用 HES 增加病死率和 RRT 的需求。这些结论已得到荟萃分析的支持。因此,欧洲药品管理局和 FDA 发出警告,禁止在重症患者中使用 HES 溶液。

明胶是另一种广泛使用的代胶体溶液,然而以明胶为基础的液体在 AKI 中的益处和风险的数据有限。一项系统性分析纳入共 212 例患者,随机选择明胶与白蛋白,结果提示明胶增加了 35% 的 AKI 风险。尽管这个差异结果无统计学意义,但在对脓毒血症患者和接受心脏手术患者进行的队列研究中,仍提示使用明胶与 AKI 风险增加有关。

总之,基于目前的证据我们首先可以确定的是,在危重症患者中不推荐使用 HES。对明胶而言,尽管目前还不清楚其是否具有肾毒性,但其与晶体或白蛋白相比,也没有足够的数据支持明胶的功效或安全性。因此 AKI 中也建议避免使用以明胶为基础的液体。另外,白蛋白的安全性虽然已得到验证,但其似乎也并不能改善患者预后,若将白蛋白作为首选扩容液体仍需要大型临床试验来证明。

(二)晶体液

虽然晶体液是目前大多数危重症患者的一线使用液体,但对于 AKI 患者最适宜使用的晶体液尚不清楚。晶体液中的氯成分对肾功能的影响一直是研究的焦点。在实验动物模型中,血浆氯含量的增加会导致肾血管进行性收缩和 GFR 下降。这种效应在健康志愿者中也是显而易见的。有研究对健康受试者输入 2L 的 0.9% 生理盐水后,观察到肾动脉血流速度和肾皮质组织灌注下降,血液氯成分高于正常。但如果使用 2L 氯浓度相似的晶体缓冲液则不会出现上述情况。许多动物实验也显示出类似的效果。这些观察结果提示静脉输液中的氯成分不一定是影响 GFR 的最重要原因。同时,目前尚不清楚使用 0.9% 的生理盐水是否会增加肾功能不全发生或进展的风险。最近的一项荟萃分析表明,使用高氯液体增加 60% 患 AKI 的风险。然而需要注意的是,这个分析的统计差异显著性是依赖一个前后对照研究的结果。SAFE 研究证实,液体复苏时白蛋白并不优于生理盐水。但是,生理盐水中过量的氯化物可能对体内酸碱平衡和肾功能产生不良影响。在一项观察性研究中,在危重患者中限制使用氯化物,可以降低 AKI 发生率以及肾脏替代治疗的需求。然而在 2015 年一项对 ICU 患者包括术后患者进行的类似研究中却没有得到证实,可能与后者使用的液体量有限有关。

林格液、哈特曼氏液以及其他复方电解质溶液与人血浆相似,其不含高氯,引起高钾血症的风险也极小。但在危重症患者 AKI 发生风险的研究中,平衡液是否优于生理盐水尚存在争议。SPLIT〔the 0.9% saline vs plasma-lyte 148(PL-148)for ICU fluid therapy〕研究对 2 278 例 ICU 患者随机分配使用复方电解质溶液和生理盐水,结果提示,发生中、重度 AKI

患者的比例无显著差异。但需要注意的是，这项研究纳入的部分患者合并症较少且日平均入液量 < 2L。相比之下，SMART（isotonic solutions and major adverse renal events trial）研究从单中心的 5 个不同 ICU 内选取了 15 802 例患者随机接受生理盐水或平衡液治疗。这项研究结果提示，在 30 天内，接受平衡液治疗的患者发生重大肾脏不良事件（肾脏替代治疗、死亡和 / 或住院患者血肌酐值 ≥ 基线值的 200%）的风险比生理盐水组略低（14.3% vs. 15.4%，$P=0.04$）。而在另一项针对非重症患者的 SALT-ED（saline against lactated ringer's or plasma-lyte® in the emergency department）研究中，纳入 13 347 例患者，在生理盐水组和平衡液组观察到的 28 天死亡率差异无统计学意义，但 30 天内发生重大肾脏不良事件的风险却较低 [$OR=0.82$ （0.70 ~ 0.95），$P=0.01$]。因此，目前证据表明，对那些无明显低氯血症的患者使用平衡液似乎更利于肾脏结局。没有数据比较使用不同的缓冲晶体液对 AKI 患者的效果或评估不同缓冲晶体是否影响 AKI 发生的风险。

总之，当涉及 AKI 发生或进展的风险时，0.9% 的生理盐水和缓冲晶体液都可作为危重患者静脉输液治疗选择。仍需要大型临床试验比较不同晶体对 AKI 发生的影响。

三、补充液体剂量的选择原则

临床工作中经常将尿量作为补液的观察指标，但实际上循证支持数据有限。在危重症患者，尤其是脓毒血症和脓毒症休克患者，不能简单地将尿量低归因于肾灌注减少而使用过多补液。一项对严重脓毒血症和脓毒症休克的研究发现，26% 的病例将少尿作为一次液体输液的指征，但在一次液体输液后 1 小时，尿排量没有变化。CLASSIC 实验提示，额外的液体可能不会增加尿排出量，且液体限制组中发生 AKI 恶化的患者反而较少。因此，临床医师对输液增加尿量的预期与观察到的反应之间可能存在差异。

在液体量管理上，PROCESS 试验中随机分配至更多液体组的脓毒血症患者，较之早期目标导向（early goal-directed therapy，EGDT）和常规护理组，其发生肾衰竭的风险更高。AKI 拥有广泛的病理生理特征，"一刀切"的方法可能并不明智。虽然目前有部分证据认为大量补液可能加重而非缓解 AKI，但其实验设计的不一致性仍不能得出确定的结论。同时，以增加排尿量为目的的持续输液也需要谨慎，以免引起液体超负荷。值得注意的是，液体只是试验中干预的一部分，其他干预还包括血管加压剂、多巴酚丁胺和输血。

因此，鉴于在危重患者中我们无法常规测定患者肾灌注、肾氧供或 GFR 情况，液体治疗的效果也可能依赖于疾病进程。早期液体复苏有效，但在后期可能转变为有害的液体蓄积，需要密切评估。

四、避免液体超负荷

即使对液体复苏进行了谨慎的指导，但是在急性危重症患者，尤其是 AKI 患者中很容易发生液体正平衡和组织水肿。此时治疗的重点应该转向防止进一步的液体超载和积极清除积累的水钠潴留。为了解决或防止液体超载，临床医师通常选择使用利尿剂或体外超滤。利尿剂的选取建立在对肾功能、尿量、电解质和液体超载的严重程度的综合评估上，在治疗中也需要定期重新评估是否继续使用。虽然已有证据表明,使用利尿剂治疗对明确诊断的 AKI 无效,并可能延迟对 RRT 的需求,但在 ICU 大量 AKI 患者中使用利尿剂并没有增加病死率。因此,在充分评估的情况下,在 AKI 患者中使用利尿剂来控制液体平衡是可行的。

如何评估是否存在液体超负荷呢?在很多情况下,要准确地评估液体负荷状态对临床是一项挑战。急、慢性疾病和药物疗法都可能以不可预测的方式改变心血管系统对液体疗法的反应。同时,这种反应会因多种因素而改变,包括心肌功能、血管张力、局部血流分布、静脉系统血容量和毛细血管通透性等。在这些情况下,各种容量评估方法都有局限性,需要综合多种手段,个体化进行,并且随着治疗干预和病情进展密切评估(表 6-2-1)。

相比体重变化而言,对危重症患者还是记录每日出入量更有用。生物电阻抗法(bioelectric impedance analysis,BIA)是一种非侵入性的液体评估方法,可以估计全身、细胞外和细胞内的水分,从而对液体超载进行量化。同样,血清 N 端-脑利尿钠肽前体(N-terminal pro-brain natriuretic peptide,NT-proBNP)可作为心脏对循环过度充盈反映的生物标志物进行检测。在 ICU,使用 BIA 和/或 BNP 评估的液体超载与不良结局相关。然而,这些评估措施之间似乎并没有很好的相关性,在危重患者中还需要广泛验证。

液体清除过程中可能出现清除过度,血容量下降导致心输出量下降,从而出现血管再充盈延迟,加重肾脏及其他器官的损害。因此,在临床和研究设计中都应考虑到液体清除过程中其他器官损伤的可能性。有研究比较使用利尿剂的保守补液组和开放补液组,发现前者可缩短机械通气时间,但是后期认知功能康复较差。分析可能与液体去除过程中脑灌注不足有关。因此,在去除液体过程中需尽量减少血流动力学波动。

表 6-2-1　液体负荷状态评估方法

评估措施	评估内容	缺点
液体反应性评估		
血压、心率	推注液体后反应性的直接评估	需要输注液体
尿量	少尿可表明肾脏灌注减少	灵敏度不足,反应滞后
血细胞比容	反映液体去除过程中血管充盈,预测血流动力学不稳定	多在血液透析期间使用,对危重患者低血压预测不准确
心输出量和脉压变异	呼吸循环的明显变化提示对补液的反应性	需要人工通气,不能直观反映组织液超负荷的程度
心脏超声	右心室充盈及下腔静脉塌陷情况	需要专业培训 在危重症患者中准确性欠佳
被动直腿抬高	无须液体输注即可看液体反应性	部分患者难以操作
中心静脉压或肺动脉楔压	低值提示右心室前负荷低	绝对值或变化值与心输出量或液体反应的相关性证据不足

续表

评估措施	评估内容	缺点
液体超负荷评估		
体格检查	踝部或腰臀部水肿	不灵敏,不能排除血管腔内实际血容量的减少
监测体重	定量	重症患者难以进行 脂肪、肌肉量减少可能掩盖
累计液体平衡	定量	记录难以精确 对一些不显著的丢失难以计量
N 端 - 脑利尿钠肽前体	评估心脏容量负荷	肾功能不全对结果有影响
胸部 X 线检查	评估肺水肿和肺静脉淤血	只能看征象,需多种疾病鉴别
氧合指数和通气参数要求	气体交换受损可能源于肺水肿	需根据临床情况解读
肺超声检查	可能在氧合和症状改变之前看到肺静脉充血	需要专业培训 可能被其他肺病理征象干扰
心脏超声	评估右室或下腔静脉扩张	需要专业培训 在危重症患者中准确性欠佳
腹内压	膀胱导管测量腹腔内静水压	仅在异常时才有意义 须鉴别原发或继发原因
人体成分的生物电阻抗法	非侵入性技术,可估计细胞外体积和细胞内(肌肉)体积	需要精确的体重,在重症患者中不可靠,床旁影响测量质量

　　总的来说,液体超载与危重疾病的不良后果密切相关。因此,尽可能减少液体超负荷的发生。而液体去除过程需要密切监测血流动力学耐受性。

　　如上所述,合理的液体管理对有 AKI 风险或已发生 AKI 的危重患者至关重要。一方面,静脉输液种类的选择、液体复苏时间、补液速度和量都和患者的病情密切相关。除了液体反应性外,我们迫切需要更好的技术来评估患者的血容量和水合状态。生物电阻抗矢量分析(bioelectrical impedance vector analysis,BIVA)可能有前景。我们期待通过开展高质量的临床研究,指导医师在正确的时间、为正确的患者提供正确的液体。

(文　枫)

参考文献

[1] LEWIS S R, PRITCHARD M W, EVANS D J, et al. Colloids versus crystalloids for fluid resuscitation in critically ill people[J]. Cochrane Database Syst Rev, 2018, 8: D567.

[2] SEMLER M W, SELF W H, RICE T W. Balanced crystalloids versus saline in critically ill adults[J]. N Engl J Med, 2018, 378(20): 829-839.

[3] MOELLER C, FLEISCHMANN C, THOMAS-RUEDDEL D, et al. How safe is gelatin? A systematic review and meta-analysis of gelatin-containing plasma expanders vs crystalloids and albumin[J]. J Crit

Care，2016，35：75-83.

[4] HJORTRUP P B，HAASE N，BUNDGAARD H，et al. Restricting volumes of resuscitation fluid in adults with septic shock after initial management：the CLASSIC randomised，parallel-group，multicentre feasibility trial[J]. Intensive Care Med，2016，42(11)：1695-1705.

[5] CECCONI M，HOFER C，TEBOUL J L，et al. Fluid challenges in intensive care：the FENICE study：a global inception cohort study[J]. Intensive Care Med，2015，41(9)：1529-1537.

[6] YOUNG P，BAILEY M，BEASLEY R，et al. Effect of a buffered crystalloid solution vs saline on acute kidney injury among patients in the intensive care unit：the SPLIT randomized clinical trial[J]. JAMA，2015，314(16)：1701-1710.

[7] CAIRONI P，TOGNONI G，MASSON S，et al. Albumin replacement in patients with severe sepsis or septic shock[J]. N Engl J Med，2014，370 (15)：1412-1421.

[8] ZARYCHANSKI R，ABOU-SETTA A M，TURGEON A F，et al. Association of hydroxyethyl starch administration with mortality and acute kidney injury in critically ill patients requiring volume resuscitation：a systematic review and meta-analysis[J]. JAMA，2013，309(7)：678-688.

[9] MYBURGH J A，FINFER S，BELLOMO R，et al. Hydroxyethyl starch or saline for fluid resuscitation in intensive care[J]. N Engl J Med，2012，367(20)：1901-1911.

[10] PERNER A，HAASE N，GUTTORMSEN A B，et al. Hydroxyethyl starch 130/0.42 versus Ringer's acetate in severe sepsis[J]. N Engl J Med，2012，367(2)：124-134.

[11] YUNOS N M，BELLOMO R，HEGARTY C，et al. Association between a chloride-liberal vs chloride-restrictive intravenous fluid administration strategy and kidney injury in critically ill adults[J]. JAMA，2012，308(15)：1566-1572.

[12] FINFER S，BELLOMO R，BOYCE N，et al. A comparison of albumin and saline for fluid resuscitation in the intensive care unit[J]. N Engl J Med，2004，350(22)：2247-2256.

第三节

药物预防

急性肾损伤（acute kidney injury，AKI）一旦发生，药物治疗的作用非常有限。到目前为止，关于 AKI 的药物治疗研究大部分没有达到预期效果，目前尚没有明确有效的预防、阻止或治疗 AKI 的药物。由于 AKI 疾病本身的异质性，以单一的疗法来治疗所有的 AKI 难以实现，仅有少数药物在 AKI 多种病理过程中均有着潜在的治疗作用（见表6-3-1）。

表 6-3-1　预防 AKI 的药物及证据级别汇总（KDIGO-2012 指南）

药物种类	指南建议	证据级别
利尿剂	不推荐用于预防 AKI	1B
	不建议用于治疗 AKI（除非容量超负荷）	1C
多巴胺	不推荐用于预防或治疗 AKI	1A
非诺多泮	不建议用于预防或治疗 AKI	2C
	推荐不用于预防 PC-AKI	1B
利钠肽类药物	不建议用于预防 AKI	2C
	不建议用于治疗 AKI	2B
重组人 IGF-1	不推荐用于预防或治疗 AKI	1B
NAC	不建议用于预防伴有低血压重症患者的 AKI	2D
	不推荐使用口服或静脉注射预防术后 AKI	1A
	建议联合等张晶体溶液预防高危患者的 PC-AKI	2D
等渗氯化钠或碳酸氢钠	推荐用于 PC-AKI 的高危患者	1A
茶碱	建议不用于预防 PC-AKI	2C

注：AKI，急性肾损伤；IGF-1，胰岛素样生长因子 -1；NAC，N- 乙酰半胱氨酸；PC-AKI，对比剂后急性肾损伤。

一、N- 乙酰半胱氨酸

N- 乙酰半胱氨酸（N-acetyl-*L*-cysteine，NAC）为还原型谷胱甘肽（glutathione，GSH）的前体，是合成 GSH 的必需氨基酸，在维持 GSH 水平方面起着重要作用，有助于减轻由于细胞内 GSH 水平过低而导致的细胞损伤，是一种体内氧自由基清除剂。它目前可用于浓稠黏液分泌物过多的呼吸道疾病，或伴有谷胱甘肽水平降低、同时氧化应激增加的慢性疾病患者。

（一）作用机制

NAC 在 AKI 多种病理过程中潜在的治疗作用机制包括以下几方面。

1. 直接抗氧化作用　NAC 所含的巯基可灭活活性氧（reactive oxygen species，ROS），保护肾脏不受损害。

2. 间接抗氧化作用　促进谷胱甘肽的合成，提高 GSH 的水平，通过后者间接发挥抗氧化作用（图 6-3-1）。

3. 改善组织缺氧及扩血管活性　这一作用是通过调节一氧化氮（NO）和 S- 亚硝基硫醇而产生的。

4. 抑制炎症反应　NAC 作为抗氧化剂，能清除活性氧介质，加强缺血、缺氧状态下的抗氧化能力，有效抑制内毒素、TNF-α、IFN-γ 和 IL-1β 所诱导的细胞核因子 NF-κB 的活性，阻断 NF-κB 信号传导途径，从而下调 IL-8、IL-6、TGF-α 的表达，抑制炎症反应。

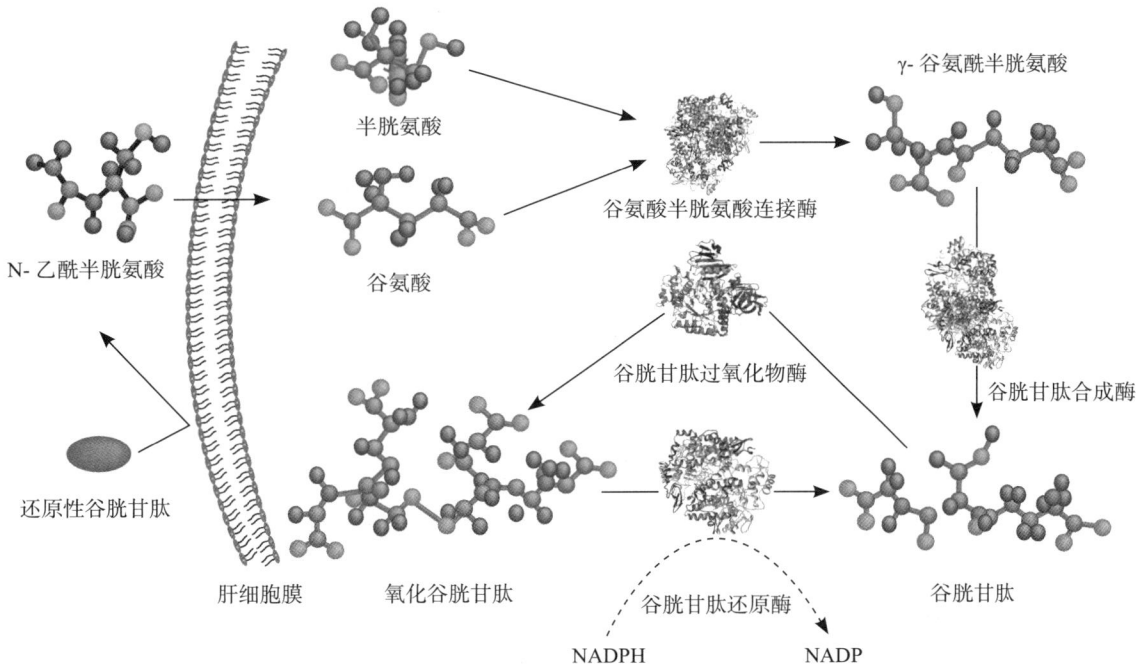

图 6-3-1　NAC 抗氧化作用机制示意（见文末彩图）

注:NAC,N- 乙酰半胱氨酸;NADPH,还原型烟酰胺腺嘌呤二核苷酸磷酸;NADP,烟酰胺腺嘌呤二核苷酸磷酸。

（二）NAC 防治 AKI 的相关研究

已有很多研究评估 NAC 对 AKI 预防及治疗的有效性,但由于 NAC 疗效结论之间的不一致,其对 AKI 肾脏的保护效果、给药方法及剂量仍不确定。

NAC 在对比剂后急性肾损伤(post-contrast acute kidney injury,PC-AKI)的保护作用方面,不同的研究中结论不一致。2016 年的一项荟萃分析显示,将 NAC 加入水化治疗对预防 PC-AKI 是有益的。但是 2018 年一项研究分析了 1 161 例接受经皮冠脉介入术(percutaneous coronary intervention,PCI)的慢性肾脏病(chronic kidney disease,CKD)3 期或 CKD 4 期的慢性肾脏疾病患者,分别给予 1.26% 的碳酸氢钠、0.9% 的氯化钠、口服 5 天 NAC 或安慰剂,结果在预防 PC-AKI 方面,四组均没有明确获益。

2018 年一项荟萃分析纳入 5 项随机对照试验研究合并分析显示:静脉滴注 NAC 可显著降低心脏手术前慢性肾功能不全患者的术后 AKI 发生率,且可降低不良心脏事件发生率,但两组在肾脏替代治疗(renal replacement therapy,RRT)需求和全因死亡率方面的差异无统计学意义。而同年的另一篇文献探讨围手术期给予 NAC、硒和维生素 C 对非体外循环冠状动脉旁路移植术后 AKI 发生率和预后的影响,结果发现 AKI 相关发病率和病死率在几组均无明显获益。

值得注意的是,NAC 的抗氧化活性依赖于患者体内谷胱甘肽的水平,后者可能与每个个体的特定疾病病因密切相关,这可能也有助于解释研究结果的不一致。

此外，口服 NAC 的低生物利用度可能阻碍了其对 AKI 的临床效应。但 NAC 静脉注射类过敏反应发生率较高。虽然这些反应大多是轻微的，但不能排除过敏反应存在致死的可能性。另外，大剂量静脉推注 NAC 可通过降低血管性血友病因子（von Willebrand factor，vWF）多聚体的大小发挥溶栓作用，需注意其出血风险。因此，使用静脉 NAC 时务必权衡其保护作用及可能发生的副作用。今后还需要更进一步的研究明确不同给药剂量和不同血浆浓度的差异，比较口服或静脉注射对于预防和保护 AKI 有无不同效果。基于现有的证据，NAC 的整体效益是不一致的。

（三）关于 NAC 在 AKI 使用的指南建议

1. 改善全球肾脏病预后组织（Kidney Disease：Improving Global Outcomes，KDIGO）急性肾损伤诊疗指南（2012） 为了最小化 PC-AKI 的风险，建议对 AKI 高危患者术前静脉注射等渗氯化钠或碳酸氢钠溶液，同时口服 NAC（2D）。但是不推荐使用口服或静脉 NAC 预防术后 AKI（1A）。不建议对低血压的危重患者使用 NAC 来预防 AKI（2D）。

2. 欧洲泌尿生殖放射学会（European society of urogenital radiology，ESUR）使用对比剂后急性肾损伤指南的更新建议（2018）第 2 部分 对于 eGFR < 45ml/（min·1.73m^2）的患者，给予 NAC 并没有被完全证明可以降低 PC-AKI 的风险，不推荐使用。

3. 法国麻醉和重症医学学会 2016 年围手术期与 ICU 内急性肾损伤管理指南（2016） 一些荟萃分析只有包括了已发表的试验时，才显示出有利于 NAC 的阳性结果。当纳入所有的研究，尤其是未发表的研究时，不再存在有利的结果，所以不建议使用 NAC 以及碳酸氢钠预防对比剂后急性肾损伤（1A）。但该建议参考的文献为十年前发表，故需要纳入更多近期的文献综合评估和更新意见。

（四）NAC 使用方法

目前最常用的方法是 600mg，口服，每 12 小时一次，对比剂检查前和检查后各给予一次。肾功能正常且没有对比剂相关肾病危险因素的患者，在对比剂检查前不需要采取该措施。该药物更安全有效的给药方案还有待于进一步研究。

二、他汀类药物

他汀类药物，即羟甲基戊二酰辅酶 A 还原酶抑制药，是目前最有效的降脂药物，不仅能强效地降低总胆固醇和低密度脂蛋白，而且能在一定程度上降低甘油三酯，同时升高高密度脂蛋白，所以他汀类药物也可以称为较全面的调脂药。

（一）作用机制

1. 降脂作用 通过竞争性抑制内源性胆固醇合成限速酶 HMG-CoA 还原酶，阻断细胞内羟甲戊酸代谢途径，使细胞内胆固醇合成减少，从而反馈性刺激细胞膜表面低密度脂蛋白受体数量和活性增加，使血清胆固醇清除增加。

2. 非降脂作用 包括调节免疫和炎症反应、减少氧化应激、预防斑块破裂、改善内皮功能等。现已成为冠心病预防和治疗的最有效药物之一。由于这些抗炎、抗氧化和内皮稳定等作用机制可能具有潜在的肾保护作用，他汀类药物可能在预防 AKI 中有一定的效果（图 6-3-2）。

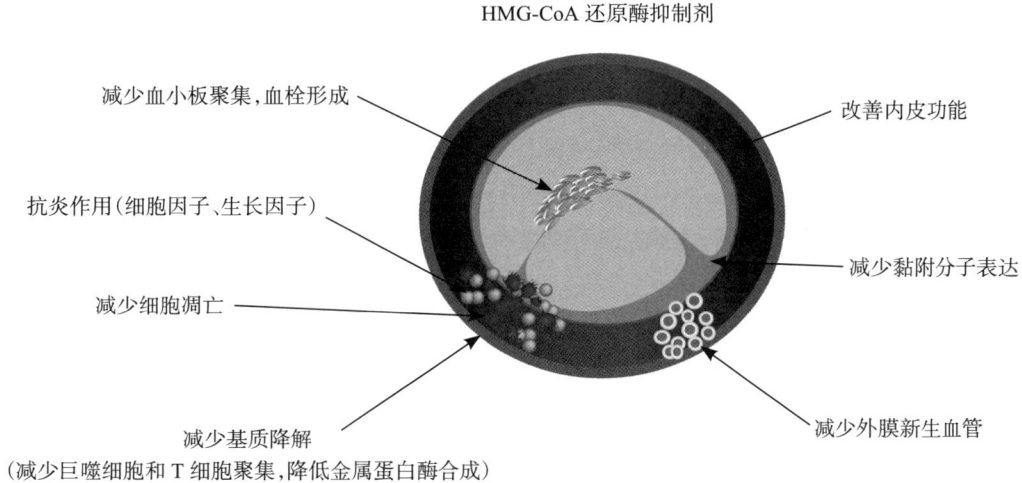

HMG-CoA 还原酶抑制剂

减少血小板聚集,血栓形成

抗炎作用(细胞因子、生长因子)

减少细胞凋亡

改善内皮功能

减少黏附分子表达

减少外膜新生血管

减少基质降解
(减少巨噬细胞和 T 细胞聚集,降低金属蛋白酶合成)

图 6-3-2　HMG-CoA 还原酶抑制剂(他汀类药物)药物多效性示意(见文末彩图)

(二)他汀类药物防治 AKI 的相关研究

近年来,人们对他汀类药物在 PC-AKI 预防中的应用越来越感兴趣,尽管其结果至今仍存在争议。

亲水形式的瑞舒伐他汀由于其更长的血浆半衰期和更强的抗炎作用,可能比其他形式他汀类药物有更好的预防 PC-AKI 的潜力。一篇荟萃分析的数据显示,瑞舒伐他汀治疗组的 PC-AKI 风险(OR=0.53,95% CI 0.40 ~ 0.71,P=0.000 1)低于对照组。与安慰剂组相比,瑞舒伐他汀还降低了 CKD 患者(OR=0.45,95% CI 0.21 ~ 0.95,P=0.04)和糖尿病患者(OR=0.56,95% CI 0.38 ~ 0.83,P=0.004)的 PC-AKI 风险。此外,瑞舒伐他汀的短期治疗可改善估算的肾小球滤过率(estimated glomerular filtration rate,eGFR)而不依赖于脂质水平的变化,提示瑞舒伐他汀可能通过非降脂作用机制保护肾脏,如抑制炎症介质的合成。然而,依然有结果不一致的报道。

几项荟萃分析显示,与对照组相比,短期使用大剂量他汀类药物治疗组的总体 PC-AKI 发生率较低,对于 RRT 需要率降低,但全因死亡率没有降低。亚组分析中,对老年患者、急性冠脉综合征患者用高剂量他汀类药物治疗时,PC-AKI 发生率较低。然而,美国卫生保健研究和质量机构(the US Agency for Healthcare Research and Quality,AHRQ)的荟萃分析显示,只有在水化和 NAC 中添加他汀类药物时,PC-AKI 的风险才会显著降低。与未服用他汀类药物的患者单独水化治疗相比,他汀类药物加水化治疗不能明显降低 PC-AKI 的风险。

尽管有许多获益的结果,目前仍很难给出他汀类药物的通用治疗方案,因为研究的患者无一例外都是心脏病患者,并且使用了各种不同的他汀类药物和水化治疗方案。CKD 3 ~ 5 期患者[eGFR < 45ml/(min·1.73m^2)]在研究中没有足够的代表性,因此对这些患者仍不能得出确定的结论。对于稳定型冠心病患者,短期大剂量他汀类药物预处理是否能降低 PC-AKI 的风险并改善肾功能仍存在争议。欧洲对比剂安全委员会(Contrast Media Safety Committee,

CMSC)虽然认识到短期他汀类药物的潜在预防作用,仍不建议对未使用他汀类药物的患者给予短期、大剂量他汀类药物治疗。

(三)他汀类药物的类型、治疗剂量、给药时机和持续时间

1. 他汀类药物的类型 Li 等人通过亚组分析发现他汀类药物在 PC-AKI 中的预防作用与他汀类药物的类型无关。大多数研究使用三种他汀类药物:瑞舒伐他汀、阿托伐他汀或辛伐他汀,三种类型的他汀类药物在预防 PC-AKI 方面的效果没有差异。目前的证据表明,所有他汀类药物在 PC-AKI 的预防中都有类似的作用。

2. 他汀类药物治疗的剂量 在一些研究的荟萃分析中,与低剂量瑞舒伐他汀类($\leq$ 10mg/d)相比,高剂量组(40mg/d)降低了 63% 的风险,尽管报道证据的质量较低。一项评估 CAG 患者他汀类药物疗效的荟萃分析中,高剂量的他汀类药物预处理组(定义为:阿托伐他汀 40mg 或 80mg,辛伐他汀 40mg 或 80mg,瑞舒伐他汀 10mg 或 40mg,或他汀类药物剂量较基线增加)与低剂量他汀类药物组或安慰剂组相比,可降低 PC-AKI 的发生率。然而,试验方案的显著异质性和患者不同的基线特征使得目前很难确定单一的最佳给药方案。有必要确保今后试验方案的一致性,以便得出更可靠的结论。

2019 年 Park 等首次评估了术前使用不同剂量他汀类药物对不停跳冠状动脉旁路移植术患者肾脏的影响。根据术前使用或不使用他汀类药物,以及不同他汀类药物的剂量情况,将 1 783 例连续性患者分别纳入他汀类低、中 / 高剂量药物组或非他汀类药物组。他汀类药物剂量的评估基于该药物前期报道的降脂效果,其中瑞舒伐他汀 $\geq$ 10mg、阿托伐他汀 20mg 或辛伐他汀 40mg 被定义为中剂量或高剂量(中 / 高剂量),所有低于此剂量的被归类为低剂量组。非他汀类和他汀类药物组术后 AKI 发生率分别为 15.7% 和 13.5%,术前使用他汀类药物未明显增加或减少术后 AKI 发生率。在剂量相关分析中,中 / 高剂量组与非他汀组相比,术后 AKI 发生率较低(P=0.03),但是在低剂量组和非他汀组之间没有发现差异。由于研究人群中,术前服用高剂量他汀类药物的患者数量有限,无法对高剂量他汀类药物组进行独立分析,需要进一步独立研究分析术前高剂量他汀类药物在不停跳冠状动脉旁路移植术人群中的作用。

3. 他汀类药物的给药时机和持续时间 在不同的试验中,他汀类药物治疗的时间和持续时间明显不同。大多数荟萃分析都没有根据这些参数进行亚组分析。Li 等人研究了短期应用他汀类药物治疗对 PC-AKI 发病的影响,但未明确"短期"治疗的时间定义。Barbieri 等人的荟萃分析显示,与对照组相比,他汀类药物组的 PC-AKI 风险降低了一半,具体使用他汀类药物的治疗时间为 12 小时至 3 天;然而,治疗时间对结果的影响尚未确定。

(四)不良反应

由于所回顾的大多数试验没有长期的随访,他汀类药物用于 PC-AKI 预防的不良事件发生频率并不准确。仍需要大量的临床观察和研究提供更多的数据。

肌病是使用他汀类药物常见的不良反应,合并 CKD 的患者其风险还会进一步增加。但大多数集中于 PC-AKI 的试验中没有报道该副作用的发生率。在几乎所有他汀类药物预防 PC-AKI 疗效的临床试验和荟萃分析中,都没有记录他汀类药物的不良反应。有必要对接受

他汀类药物预防的患者进行长期随访,以便明确使用他汀类药物的潜在副作用。

(五)小结

临床试验中的异质性导致了他汀类药物预防 PC-AKI 疗效的不确定性和相互矛盾的结论。虽然,有一些研究表明短期使用高剂量他汀类药物对预防 PC-AKI 有获益,但他汀类药物还没有一个标准的预防方案。还需要进行设计良好的大型临床试验,采用更相似的试验方案,以尽量减少结果之间的差异。他汀类药物治疗可作为常规预防措施(如充分补水和使用低容量对比剂)的辅助手段之一。然而,在临床应用之前,还需要进一步的对照试验来阐明他汀类药物在 PC-AKI 中的潜在危害。

三、其他药物

(一)血管活性药物

钙通道阻滞剂、多巴胺/非诺多泮、心房利尿钠肽、L- 精氨酸等扩血管药物可能对改善肾脏血流动力学有利,但是多数对照研究并没有发现他们对防治 PC-AKI 有用,目前不推荐使用。

1. KDIGO 急性肾损伤诊疗指南(2012 年) 推荐对存在 AKI 风险或已经发生 AKI 的血管源性休克的患者,在补液同时联合使用升血压药物(1C)。

(1)不建议使用小剂量多巴胺预防或治疗 AKI(1A)。

(2)不建议使用非诺多泮预防或治疗 AKI(2C)。

(3)不建议使用心房利尿钠肽预防(2C)或治疗 AKI(2B)。

2. 法国麻醉和重症医学学会围手术期与 ICU 内急性肾损伤管理指南(2016) 建议当患者不能达到平均动脉压(mean arterial pressure,MAP)目标(> 70mmHg)时,在 AKI 期间使用血管升压药达到或维持上述 MAP 目标是合理的。几项观察性研究表明去甲肾上腺素是血管收缩剂的选择,它在成本、安全性和易用性方面都是最好的折中方案。因此该指南建议对于血管扩张性休克合并 AKI 或 AKI 高危患者,联合使用血管活性药物及液体复苏治疗(1C)。

(二)碳酸氢钠

2012 年 KDIGO 急性肾损伤诊疗指南建议推荐静脉使用等张氯化钠或碳酸氢钠溶液进行扩容治疗。但碳酸氢钠使用的最佳时间等并未达成共识,目前最佳治疗方案仍有待进一步的研究。

(三)利尿剂

呋塞米、甘露醇具有强力渗透利尿作用,理论上可以起到稀释小管腔内对比剂浓度,促使对比剂排泄的作用。由于呋塞米、甘露醇可导致患者脱水,引起血管内容量不足,加重肾脏灌注不足,从而加重 PC-AKI,目前不推荐使用。几项既往的荟萃分析显示利尿剂治疗 AKI 并不能改善存活率或增加脱离 RRT 患者的比例。

2012 年 KDIGO 急性肾损伤诊疗指南中不推荐使用利尿剂来预防 AKI(1B),除用于治疗容量超负荷外,亦不建议使用利尿剂治疗 AKI(2C)。

（四）茶碱 / 氨茶碱

作为腺苷拮抗剂,茶碱 / 氨茶碱理论上能够舒张肾血管,可以降低对比剂肾病发生率。有严重围生期窒息的新生儿是 AKI 的高风险人群,鉴于从子宫内过渡到子宫外环境时肾脏自动调节系统生理性亢进状态以及腺苷在这些过程中所起的作用,在上述环境中使用茶碱是合理的。所以产后早期预防性给予茶碱,对缓解窒息新生儿肾功能障碍有良好的作用。故目前 2012 年 KDIGO 指南中仅对于围生期严重窒息的 AKI 高危新生儿,建议给予单一剂量的茶碱(2B)。

（李 卓）

参考文献

[1] PARK J, LEE J H, KIM K A, et al. Effects of preoperative statin on acute kidney injury after off-pump coronary artery bypass grafting[J]. J Am Heart Assoc, 2019, 8(7): e010892.

[2] GARCIA S, BHATT D L, GALLAGHER M, et al. Strategies to reduce acute kidney injury and improve clinical outcomes following percutaneous coronary intervention: a subgroup analysis of the PRESERVE trial[J]. JACC Cardiovasc Interv, 2018,11(22): 2254-2261.

[3] HE G Y, LI Q, LI W X, et al. N-acetylcysteine for preventing of acute kidney injury in chronic kidney disease patients undergoing cardiac surgery: a meta analysis[J]. Heart Surg Forum, 2018,21(6): E513-E521.

[4] AMINI S, ROBABI H N, TASHNIZI M A, et al. Vitamin C and N-acetylcysteine do not reduce the risk of acute kidney injury after off-pump CABG: a randomized clinical trial[J]. Braz J Cardiovasc Surg, 2018, 33(2): 129-134.

[5] VAN DER MOLEN A J, REIMER P, DEKKERS I A, et al. Post-contrast acute kidney injury. Part 2: risk stratification, role of hydration and other prophylactic measures, patients taking metformin and chronic dialysis patients : recommendations for updated ESUR Contrast Medium Safety Committee guidelines[J]. Eur Radiol, 2018, 28(7): 2856-2869.

[6] ZHANG J, GUO Y, JIN Q, et al. Meta-analysis of rosuvastatin efficacy in prevention of contrast-induced acute kidney injury[J]. Drug Des Devel Ther, 2018, 12: 3685-3690.

[7] ALI-HASSAN-SAYEGH S, MIRHOSSEINI S J, GHODRATIPOUR Z, et al. Strategies preventing contrast-induced nephropathy after coronary angiography: a comprehensive meta-analysis and systematic review of 125 randomized controlled trials[J]. Angiology, 2017, 68(5): 389-413.

[8] SU X L, XIE X F, LIU L J, et al. Comparative effectiveness of 12 treatment strategies for preventing contrast-induced acute kidney injury: a systematic review and Bayesian network analysis[J]. Am J Kidney Dis, 2017,69(1): 69-77.

[9] LI H X, WANG C L, LIU C Z, et al. Efficacy of short-term statin treatment for the prevention of contrast-induced acute kidney injury in patients undergoing coronary angiography/percutaneous coronary intervention: a meta-analysis of 21 randomized controlled trials[J]. Am J Cardiovasc Drugs,2017,16(3): 201-219.

[10] SUBRAMANIAM R M, SUAREZ-CUERVO C, WILSON R F, et al. Effectiveness of prevention

strategies for contrast-induced nephropathy: a systematic review and meta-analysis[J]. Ann Intern Med，2016，164(6): 406-416.

[11] ICHAI C，VINSONNEAU C，SOUWEINE B，et al. Acute kidney injury in the perioperative period and in intensive care units (excluding renal replacement therapies)[J]. Ann Intensive Care，2016，6(1): 48.

[12] LIU Y H，LIU Y，DUAN C Y，et al. Statins for the prevention of contrast-induced nephropathy after coronary angiography/ percutaneous interventions: a meta-analysis of randomized controlled trials[J]. J Cardiovasc Pharmacol Ther，2015，20(2): 181-192.

[13] BARBIERI L，VERDOIA M，SCHAFFER A，et al. The role of statins in the prevention of contrast induced nephropathy: a meta-analysis of 8 randomized trials[J]. J Thromb Thrombolysis，2014，38(4): 493-502.

[14] Kidney Disease: Improving Global Outcomes (KDIGO) Acute Kidney Injury Work Group. KDIGO clinical practice guideline for acute kidney injury[J]. Kidney Int，2012，2012(suppl):1-138.

第四节

急性肾损伤时的用药

急性肾损伤（acute kidney injury，AKI）是住院患者常见的并发症之一。心力衰竭、脓毒血症、肾血管损伤或肾毒性药物的使用是常见的导致急性肾损伤的原因。随着急性肾损伤的进展，是否启动肾脏替代治疗及治疗模式也会对药物浓度产生很大影响，患者的治疗药物及剂量也需要相应进行调整。

药物的选择和剂量调整需要注意以下几点：①急性肾损伤在尚未进展到肾功能丢失阶段，通常肾小球滤过率正常，即使经肾排泄的药物也可以不调整剂量，但应注意尽量避免选择有肾毒性的药物，造成叠加损伤；②应该密切监测尿量及血肌酐、尿素氮、胱抑素 C（cystatin C，Cys C）、血浆白蛋白等指标变化，可参考慢性肾脏病（chronic kidney disease，CKD）肾小球滤过率估算公式，估测患者的肾小球滤过率，随时调整药物剂量及给药时间；③若已经启动肾脏替代治疗，则需要根据治疗模式及剂量，估算药物清除比例，调整用药时间及剂量。

大部分药物为小分子，理论上能够通过透析器的滤过膜被清除。但药物清除不仅仅取决于药物分子量，还与药物蛋白结合率、表观分布容积、是否易溶于水有关。通常情况下，蛋白结合率超过 80%、表观分布容积大于 20L、脂溶性药物不易被透析清除。在治疗模式、血泵转速相同时，置换液或透析液速度越快，清除效率越高，血药浓度降低得越快。

连续性肾脏替代治疗的人工肾小球滤过率与治疗模式及置换液/透析液量有关。如连续性静脉-静脉血液滤过（continuous veno-venous hemofiltration，CVVH）治疗，后置换 1L/h，则 24 小时使用置换液 24L，人工肾小球滤过率 =24L×1 000ml÷24h÷60min=16.7ml/min。若为前置换 1L/h，假设血流量为 200ml/min，患者的血细胞比容 30%，则 24 小时治疗的血浆流量 =200ml/min×60min×24h×（1%～30%）=201.6L，人工肾小球滤过率 =16.7ml/min×201.6L÷（201.6L+24L）=14.9ml/min。同样连续性肾脏替代治疗剂量（即滤出液量）条件下，连续性静脉-静脉血液透析（continuous veno-venous hemodialysis，CVVHD）治疗效率低于CVVH，连续性静脉-静脉血液透析滤过（continuous veno-venous hemodiafiltration，CVVHDF）介于两者之间（见第七章第三节"肾脏替代治疗的剂量"）。

本章节将对常用药物及其剂量调整进行简单介绍。

一、治疗心肾综合征时的常用药物

心功能急骤恶化时，因为心脏射血减少，会引起多个组织器官血供下降，灌注不良，其中肾脏是最容易受累的器官，缺血导致肾小球滤过率下降，引发急性肾损伤。一些改善心脏射血的药物在临床广泛使用，改善了心、肾的预后。

心力衰竭时，心室前、后负荷均增加，脑利尿钠肽、心房利尿钠肽、N 端-脑利尿钠肽前体分泌增多。脑利尿钠肽分泌能够拮抗肾素-血管紧张素-醛固酮系统（renin-angiotensin-aldosterone-system，RAAS）活化的后续效应，抑制垂体后叶激素的分泌，调节自主神经系统功能，增加了尿钠的排泄，发挥血管舒张作用。对心力衰竭的治疗也集中在外源性补充脑利尿钠肽，或者抑制其降解。外源性脑利尿钠肽目前使用较多的是重组人脑利尿钠肽，而抑制其降解的药物则是脑啡肽酶抑制剂。

（一）冻干重组人脑利尿钠肽

人脑利尿钠肽是 B 型利尿钠肽，为人体分泌的一种内源性多肽，在心力衰竭时，由于机体的代偿反应，患者体内的脑利尿钠肽浓度会显著升高。脑利尿钠肽参与了血压、血容量以及水盐平衡的调节，增加血管通透性，降低体循环血管阻力及血浆容量，从而降低心脏前、后负荷，并增加心输出量。它也可以通过扩张肾脏入球小动脉，收缩出球小动脉，增加肾小球灌注，并能降低肾小球系膜细胞张力，增加滤过面积，从而提高肾小球滤过率。另外，它还可以增强肾脏钠的排泄，减少肾素和醛固酮的分泌，并能抵制神经垂体升压素及交感神经的保钠保水、升高血压效应，因此有中度利尿作用。

冻干重组人脑利尿钠肽是一种通过重组 DNA 技术用大肠埃希菌生产的无菌冻干制剂，与心室肌产生的内源性脑利尿钠肽有相同的氨基酸序列。该药可与特异性的利尿钠肽受体相结合，引起细胞内环磷酸鸟苷（cyclic guanosine monophosphate，cGMP）浓度升高和平滑肌细胞舒张。作为第二信使，cGMP 能扩张动脉和静脉，迅速降低全身动脉压、右房压和肺毛细管楔压，从而降低心脏的前、后负荷，并迅速减轻心力衰竭患者的呼吸困难程度和全身症状，因此被广泛用于心力衰竭患者的救治。

在脓毒症休克和缺血再灌注损伤动物模型中，使用重组人脑利尿钠肽也可以降低系统血管阻力,减少肾小管上皮细胞萎缩,减少炎症因子分泌,减轻肾脏病理损伤。对急性失代偿性心力衰竭的患者,使用重组人脑利尿钠肽(recombinant human brain natriuretic peptide,rhBNP)[起始剂量 1.5μg/kg 静脉推注,0.007 5μg/(kg·min)维持静脉泵入 72 小时]能够增加尿量,降低肺动脉压,改善左室射血分数,减少室性心律失常的发生,从而改善整体的临床状态。也有研究比较了 rhBNP 和硝酸甘油在轻度肾功能损伤且行冠脉支架植入术患者中的作用,结果显示,在冠脉支架植入术后 72 小时内,使用 rhBNP 能增加患者尿量,降低 Cys C 水平,降低发生对比剂肾病的风险。但在人体研究中发现,使用重组人脑利尿钠肽是急性心肌梗死后心力衰竭发生急性肾损伤的独立危险因素。在大型随机、双盲、安慰剂对照的 ASCEND-HF 研究中,纳入全球 30 个国家 298 个中心的 7 141 例急性失代偿性心力衰竭患者,患者随机化入组后再随机分为标准治疗组、脑利尿钠肽组。脑利尿钠肽使用剂量为 0.01μg/(kg·min),实验结果显示,脑利尿钠肽没有增加或降低病死率与再入院率,结合其他治疗,对于呼吸困难有少量的、不明显的效益,并不加重肾功能损伤,但可加重低血压。因此,是否需要在 I 型心肾综合征患者中使用该药,目前仍有争议,需结合临床严格把握适应证。该药经肾排泄不足 2%,因此在肾功能受损时无须调整剂量。

(二)沙库巴曲 / 缬沙坦钠

沙库巴曲 / 缬沙坦钠是含有脑啡肽酶抑制剂沙库巴曲和血管紧张素受体阻滞药缬沙坦的复合制剂,分子量约 957.99D。沙库巴曲 / 缬沙坦钠通过 LBQ657(前药沙库巴曲的活性代谢产物)抑制脑啡肽酶(中性肽链内切酶,NEP),增加脑啡肽酶所降解的肽类水平(例如利尿钠肽),同时通过缬沙坦阻断血管紧张素 II(angiotensin II,Ang II)的 1 型受体,减少 Ang II 依赖的醛固酮释放,拮抗 Ang II 造成的血管收缩作用。脑啡肽酶在 Ang II 活化中也有一定作用,单纯抑制脑啡肽酶,不抑制 RAAS 系统,循环中高浓度的 Ang II 会导致血管收缩,增加心脏的后负荷。

既往沙库巴曲 / 缬沙坦钠主要用于射血分数下降(左室射血分数 < 40%)的慢性心力衰竭患者的治疗。在大型随机双盲实验 PARADIGM-HF 研究中,将依那普利更换为沙库巴曲 / 缬沙坦钠能够显著降低射血分数下降心力衰竭患者的病死率,在降低全因死亡及心血管死亡风险、因心力衰竭住院比例、延缓心力衰竭进展方面,沙库巴曲 / 缬沙坦钠较依那普利更有优势。随后,在 PARAMOUNT 研究中发现,即使是射血分数 > 45% 的心力衰竭患者,使用沙库巴曲 / 缬沙坦钠目标剂量 200mg,每日 2 次,治疗 12 周,也比缬沙坦钠目标剂量 160mg,每日 2 次更能显著降低患者 N 端 - 脑利尿钠肽前体(N-terminal pro-brain natriuretic peptide,NT-proBNP)水平,36 周后可见到明显的左房容积下降,收缩压降低。同时,估算的肾小球滤过率(estimated glomerular filtration rate,eGFR)下降幅度在沙库巴曲组较缬沙坦组更小。

最近,PIONEER-HF 研究观察了对急性失代偿性心力衰竭患者,血流动力学稳定后,早期开始使用沙库巴曲 / 缬沙坦钠治疗的安全性和有效性。结果提示,与依那普利组相比,沙库巴曲 / 缬沙坦钠治疗能够更快降低 NT-proBNP 水平,临床复合死亡终点、因心力衰竭再次住院、需要心脏移植等风险也显著降低,而在肾功能下降、低血压、高钾血症发生方面,两组无显著差异。后续研究显示,沙库巴曲/缬沙坦钠治疗组1周后血清中高敏肌钙蛋白、可溶性ST2水平较依那普利组明显下降,尿中cGMP水平明显升高。

口服给药后,52%～68%的沙库巴曲(主要作为LBQ657)、约13%的缬沙坦及其代谢产物经尿液排泄;37%～48%的沙库巴曲(主要作为LBQ657)、约86%的缬沙坦及其代谢产物经粪便排泄。沙库巴曲的活性代谢产物LBQ657随着肾功能下降会在患者体内蓄积,在PARADIGM-HF研究中,与轻度肾功能损害[60ml/(min·1.73m^2)≤eGFR<90ml/(min·1.73m^2)]患者相比,中度[30ml/(min·1.73m^2)≤eGFR<60ml/(min·1.73m^2)]和重度[15ml/(min·1.73m^2)≤eGFR<30ml/(min·1.73m^2)]肾功能损害患者中LBQ657的暴露量分别为1.4倍和2.2倍。另一项观察肾功能损伤患者中沙库巴曲/缬沙坦钠药物代谢动力学的研究,予沙库巴曲/缬沙坦钠400mg每日一次,结果发现,与健康对照相比,在轻度[eGFR 50～80ml/(min·1.73m^2)]、中度[eGFR 30～49ml/(min·1.73m^2)]、重度肾功能下降[eGFR<30ml/(min·1.73m^2)]的患者中,LBQ657的浓度分别升高2.10、2.24、2.70倍,同时,LBQ657的半衰期也显著延长。LBQ657的血浆蛋白结合率高,因此不太可能通过血液透析有效清除。与轻度肾功能损害患者相比,中度和重度肾功能损害患者中缬沙坦的暴露量是相似的。

日本学者进行了一项多中心、开放标签的研究,对eGFR 15～60ml/(min·1.73m^2)的高血压患者,使用沙库巴曲单药(起始剂量100mg逐渐滴定至400mg)治疗8周,并未发现肌酐、血钾、尿素氮及eGFR的明显变化。另外一项HARP-Ⅲ研究,对比了沙库巴曲/缬沙坦钠200mg每日2次和厄贝沙坦300mg每日1次对慢性肾脏病患者肾功能及蛋白尿的影响,基线eGFR约34ml/(min·1.73m^2),结果提示,治疗3、6、9、12个月的eGFR和蛋白尿下降幅度在两组间无显著差异,高钾血症发生率也相似。

综上所述,沙库巴曲/缬沙坦钠可以在急性失代偿性心力衰竭血流动力学稳定后早期开始使用,对改善心脏预后有益,且目前证据提示对肾功能无特殊不良影响,但由于其活性代谢产物可能蓄积,在急性肾损伤时,药物起始剂量需要根据肾功能情况进行调整。

(三)肾素-血管紧张素-醛固酮系统抑制剂(renin-angiotensin-aldosterone system inhibitor,RASI)

RASI在肾内科及心血管科使用非常广泛,在降低血压、改善心肌重构、延缓CKD进展方面,均能够令患者明显获益。因为RASI扩张出球小动脉能力大于扩张入球小动脉能力,能够造成肾小球滤过率的下降,因此在AKI时是否使用RASI仍有争议。但需要明确的是,由于肾小球存在自身调节能力,因此这样的反应可能是一过性的。而RASI改善肾小管血流、降低氧化应激、减轻肾脏纤维化,长期应用可能让患者获益。因此,在使用RASI时,我们需要区分是真正的小管损伤造成的AKI还是血流动力学改变造成的AKI。

一项研究观察了行冠脉造影或支架植入的心力衰竭患者,出院时开始使用RASI,如果患者不合并对比剂肾病,RASI(ACEI)能够降低患者的全因死亡率,而合并对比剂肾病,则未见全因死亡获益。另外一项多中心前瞻性队列ASSESS-AKI研究比较了院内获得性AKI和非AKI患者使用RASI对患者预后的影响。入组AKI患者中50%合并糖尿病,78%合并高血压,27% 合并心力衰竭,40% 合并 CKD,48% 既往有心肌梗死病史,同时期住院的年龄、性别、病种匹配而无 AKI 发生的患者作为对照组。AKI 组患者合并脓毒血症、休克、急性心力衰竭、呼吸衰竭比例更高。AKI 组在出院后 3 个月 50% 患者使用了 RASI,在平均随访 4.4 年后,研究结果提示在 AKI 复发、全因死亡、肾功能恶化、因心力衰竭再次住院等方面,使用 RASI 组和未使用组并无显著差异。近期一项研究分析了 10 242 例院内获得性 AKI 后存活的患者,这些患者既往无心力衰竭发生且未使用 RASI,出院后用药记录显示 18% 患者使用 RASI,21% 患者再发 AKI,使用和未使用 RASI AKI 的发生率分别为 5.7/100 人年和 6.1/100 人年,二者并无显著差异。在英国和瑞典的一项平行队列研究也提示,既往使用 RASI 的患者,在发生 AKI 后继续使用,和那些停用的患者比较,并未增加心力衰竭或 AKI 再发的风险。

但毋庸置疑使用 RASI 可能会减少肾脏灌注,引起 AKI,因此需要识别 AKI 高危人群,如年龄 > 70 岁,有 CKD 或心力衰竭,同时存在脱水风险,如腹泻、呕吐、畏寒、发热、消化道感染等情况时,可暂停 RASI。

(四)托伐普坦

利尿是急、慢性心力衰竭最常用的治疗手段,但部分患者对传统的袢利尿剂抵抗或反应不良。大剂量使用袢利尿剂与患者死亡风险增加相关,主要是因为大剂量使用袢利尿剂会导致肾功能恶化。肾脏浓缩功能主要位于集合管,受精氨加压素调控。精氨加压素与其位于集合管基底膜外侧的 V2 受体结合,通过环磷酸腺苷磷酸化水通道蛋白 2(aquaporin 2,AQP2)。磷酸化后的膜上的 AQP2 囊泡移至腔侧,增加水的通透性。游离水流入细胞,并通过基底膜外侧的 AQP3 和 AQP4 重吸收。V2 受体的激活,通过髓袢升支粗段上的 Na^+/K^+2Cl^- 共同转运体促进钠的重吸收。托伐普坦是新型的利尿剂,选择性作用于肾脏集合管上的 V2 受体,拮抗精氨加压素,能够在利尿同时改善低钠血症,目前广泛用于心力衰竭的治疗。

在托伐普坦对心力衰竭患者的 EVEREST 和 AQUA-MARINE 研究中,均发现托伐普坦在多数患者中能够增加尿量,改善心力衰竭的症状和体征。在心力衰竭急性期使用托伐普坦能够显著增加尿量,改善患者的呼吸困难和水肿症状,但对肺水肿和肺部啰音无明显效果。心力衰竭急性期肾功能明显下降,多个研究提示,在心力衰竭急性期越早使用托伐普坦,患者的肾功能恶化风险越低,心力衰竭的中期预后越好,早期使用(住院后 2 ~ 4 天)也缩短了住院时间,降低了住院死亡率。在老年人、心脏术后患者中也有类似报道。日本 2018 年发表的 K-STAR 研究,比较了 eGFR < 45ml/(min·1.73m²) 的 81 例心力衰竭患者,在呋塞米使用剂量 ≥ 40mg/d 的基础上,联合托伐普坦(< 15mg/d,40 例)或呋塞米加量(< 40mg/d,41 例)治疗,结果提示托伐普坦组患者尿量明显增多,尽管两组患者体重、心力衰竭症状及体征无显著差异,但托伐普坦组 7 天后的血肌酐增加较呋塞米组显著减少,提示对心力衰竭合并肾功能损害的患者,联合使用托伐普坦能够减轻容量负荷,且不造成肾功能恶化。多项荟萃分析结果提示,使用托伐普坦后,心力衰竭患者的肾功能恶化风险显著降低。

因此,在急性心力衰竭早期使用托伐普坦,不仅有助于缓解心力衰竭症状,且有助于保护肾功能。但目前的研究均集中在改善心力衰竭症状体征的短期效应,对心力衰竭患者长期预后的改善,尚无证据。

二、脓毒血症常用药物

(一)万古霉素

万古霉素是一种糖肽类抗生素,分子量 1 486D,蛋白结合率约为 55%,它可以结合到敏感细菌细胞壁前体肽聚末端的丙氨酰丙氨酸,阻断构成细菌细胞壁的高分子肽聚糖合成,导致细胞壁缺损而杀灭细菌。对革兰氏阳性菌有较强的杀菌作用,是重症感染患者常用的抗生素之一。

万古霉素经肝脏代谢,但 80% ~ 90% 的药物在 24 小时内以原型经尿液排泄,在肾功能受损时,因药物排泄减少,容易发生蓄积,需要进行剂量调整。另外,药物本身对肾小管有损伤作用,可出现蛋白尿、管型尿、少尿等,甚至出现急性肾衰竭,建议药物谷浓度不要超过 10mg/L,浓度过高肾损伤发生风险随之增加。在合并急性肾损伤时,选择该药需要综合考虑患者肾功能损伤情况、给药剂量及间隔、是否进行肾脏替代治疗及替代模式。

万古霉素相关的急性肾损伤与药物浓度和用药时肌酐清除率有关。一项退伍军人使用万古霉素相关的急性肾损伤的大型回顾性研究纳入了 10 585 例患者,平均基线 eGFR 76ml/(min·1.73m²),使用万古霉素后发生 AKI 1、2、3 期的比例分别是 10.4%、2.7% 和 1.5%。与万古霉素谷浓度 < 10mg/L 患者相比,万古霉素谷浓度 > 20mg/L 患者 AKI 发生风险增加 4 倍。在危重症青年患者中,发生 AKI 的患者万古霉素浓度远远超过不发生 AKI 的患者。另外一项研究对比了心血管术后重症感染患者选择达托霉素或万古霉素治疗相关急性肾损伤的发生率,万古霉素起始剂量为 30mg/kg,维持剂量为 15 ~ 30mg/(kg·h),血药浓度稳定在 20 ~ 30mg/L,结果提示万古霉素导致的 AKI 发生率约 56.8%,需要进行肾脏替代治疗的比例达 29.5%。万古霉素联合使用哌拉西林/他唑巴坦将会增加急性肾损伤的风险,延长住院时间,增加病死率,因此在抗感染治疗中应尽量避免二者联用。

已有资料表明,无论是常规血液透析还是腹膜透析均不能有效清除万古霉素,但连续性肾脏替代治疗(continuous renal replacement therapy,CRRT)CVVHDF 模式能够有效清除万古霉素。10 例脓毒血症合并少尿型 AKI 患者在使用万古霉素(15 ~ 20mg/kg)后采用高容量腹膜透析(32 ~ 38L/透析单元,每周 7 次),万古霉素经腹膜透析液清除率大约 21.7%,平均药物半衰期约 71.2 小时。

目前 CRRT 滤器膜的截留分子量超过 15kD,不与蛋白结合游离状态的万古霉素分子都可被滤出或弥散出去,相同治疗参数(血泵速度、置换液或透析液速度)情况下,CVVH 滤出效率最高,CVVHDF 次之,CVVHD 效率最低。同为 CVVH,则后置换滤出效率最高,前置换次之,CVVHD 效率最低。对间断透析的患者,万古霉素初始剂量 1 000mg,每次透析后予 500mg,通常可以达到治疗需要的血药浓度。连续性肾脏替代治疗患者,通常需要加大至首剂 750mg/12h,维持剂量 450mg/12h 才能达到治疗需要的稳态血药浓度,但由于药物可能蓄积从而造成浓度过高,建议监测血药浓度进行剂量调整。

(二)美罗培南

美罗培南为人工合成的抗生素,可以穿透大多数革兰氏阳性和阴性细菌的细胞壁,与青霉素结合蛋白结合后发挥抗菌作用。药物分子量为 383.5D,血浆蛋白结合率较低,主要分布于细胞外液,静脉注射 12 小时后,约 70% 以原型从尿中排泄,因此在急性肾损伤时需要根据肾功能调整剂量或给药时间,防止不良反应发生。

CRRT 可清除大部分药物,对患者血药浓度有显著影响。当置换液量在 1 ~ 2L/h 时,药物剂量推荐 0.5 ~ 1g/12h,当置换液量加大时,需要相应增加药物剂量。有研究对无尿的患者,使用 3L/h(前置换 1L,后置换 2L),美罗培南 0.5g/6h,每次静脉滴注 3h,可达到稳态治疗血药浓度。若患者有残余肾功能,则需要酌情增加药物剂量。

(三)其他抗生素

总体看来,多数头孢菌素、氨基糖苷类抗生素、碳青霉烯类均经肾排泄超过 70%,在肾损伤时需要根据损伤程度酌情减量;喹诺酮类中,莫西沙星不经肾代谢,使用时不需要根据肾功能调整剂量,而左氧氟沙星则需要根据肾功能情况调整;抗真菌药物除氟康唑外,其他如米卡芬净、卡泊芬净、两性霉素 B、伏立康唑、伊曲康唑经肾代谢非常少,用药剂量不受肾功能影响。对行 CRRT 治疗的患者,需要根据药物蛋白结合率、表观分布容积等情况综合考虑,选择适合的剂量及用药间隔。

三、化疗药物造成的急性肾损伤

随着我国肿瘤患者人群的扩大,各种化疗药物及靶向治疗药物的使用非常普遍。为了有效遏制肿瘤生长,化疗药物的使用通常需要足够剂量及疗程。化疗后肿瘤细胞坏死及药物引起的毒性,很有可能造成急性肾功能损伤。若治疗有效,即使发现早期肾损伤,权衡之下也很难选择更改治疗方案。了解药物在肾功能下降时的代谢情况,有助于医师制定更为合理的用药剂量,减轻毒副作用。

(一)铂类

铂类是最常用的化疗药物之一。顺铂的肾毒性最严重,新的二代铂类卡铂和奈达铂的肾毒性明显轻于顺铂,第三代奥沙利铂肾毒性更是大大降低。日本的一项回顾性研究,分析了 2004—2017 年使用过顺铂药物的患者,AKI 发生风险是普通人群的 4.56 倍,多数在用药 1 个月内出现,男性、有高血压、糖尿病等基础疾病的患者更容易出现急性肾损伤。一项前瞻性研究纳入了 132 例使用铂类药物治疗的患者,研究了 AKI 的发生率及尿液中早期的生物学标志物,结果提示,基于改善全球肾脏病预后组织(Kidney Disease:Improving Global Outcomes,KDIGO)2012 年 AKI 的诊断标准,AKI 发生率为 26.52%,尿中 KIM-1、胱抑素 C、中性粒细胞明胶酶相关脂质运载蛋白(neutrophil gelatinase-associated lipocalin,NAGL)升高均早于血肌酐的升高。急性肾损伤包括近曲小管凋亡坏死、炎症反应、氧化应激、血管损伤等,可通过延长给药时间,充分水化,补充红细胞生成素,使用炎症因子抑制剂、自由基清除剂如还原型谷胱甘肽等预防顺铂肾毒性。在病情允许的情况下,可选择第三代铂类药物以减少肾损伤的发生。

（二）卡培他滨

卡培他滨分子量 359.35D，口服后经肠黏膜迅速吸收，然后在肝脏被羧基酯酶转化为无活性的中间体 5'- 脱氧 -5- 氟胞苷，之后经肝脏和肿瘤组织的胞苷脱氨酶的作用转化为 5'- 脱氧 -5- 氟尿苷（5'-deoxy-5-fluorouridine，5'-DFUR），最后在肿瘤组织内经胸苷磷酸化酶催化为 5- 氟尿嘧啶（5-fluorouracil，5-FU）而发挥作用。药物及其最终代谢产物 α- 氟 -β- 丙氨酸（α-fluorine-β-alanine，FBAL）大部分从尿排泄。患者口服卡培他滨 1 250mg/m^2，每日 2 次，肾功能中度损害（肌酐清除率 30 ～ 50ml/min）和重度损害（肌酐清除率小于 30ml/min）的患者在第一天机体 FBAL 含量比肾功能正常（肌酐清除率大于 80ml/min）的患者高 85% 和 258%。中度和重度肾功能损害患者的机体 5'-DFUR 含量分别比肾功能正常患者高 42% 和 71%，卡培他滨含量均比肾功能正常患者高约 25%。

一项回顾性研究发现，使用卡培他滨治疗的患者，AKI 发生风险是普通人群的 1.82 倍。另外一项前瞻性分析研究发现，肾功能情况是卡培他滨治疗是否发生严重毒性反应或因药物毒性住院治疗的主要危险因素之一，基础肾功能越好，患者发生严重毒性反应风险越低。根据基础肾功能调整初始用药剂量，在使用过程中严密监测肾功能，及时调整治疗剂量，将会减少严重药物毒性反应的发生，降低因毒副作用导致停药的风险。

（三）吉西他滨

吉西他滨是一种新的胞嘧啶核苷衍生物，临床广泛应用于多种肿瘤的治疗，分子量 263.2D。用药后，快速经肝脏、肾脏及血液代谢，给药后一周内，99% 以 2'- 脱氧 -2'，2'- 二氟尿苷（2'-deoxy-2'，2'-difluoruridine，dFdU）形式经尿排泄。但因排泄的都是无活性代谢产物，肾功能不全患者无须调整剂量。但吉西他滨有引起血栓性微血管病的报道，发生率大约 0.31%，患者表现为快速的血肌酐升高、溶血性贫血、新发或恶化的高血压，治疗措施需要立即停用吉西他滨，控制血压，部分患者需要行血浆置换和透析治疗。

（四）免疫检查点抑制剂

随着肿瘤免疫治疗的兴起，免疫检查点抑制剂被推荐为很多肿瘤的一线标准治疗。阿替利珠单抗（atezolizumab）、帕博利珠单抗（pembrolizumab）、纳武利尤单抗（nivolumab）、伊匹木单抗（ipilimumab）是目前在临床应用最广泛的四种免疫检查点抑制剂。

阿替利珠单抗未见肾损伤的报道，在急性肾损伤患者也无须调整剂量。

纳武利尤单抗虽然不需要调整剂量，但有出现免疫性肾损伤的报道。患者表现为大量蛋白尿及血肌酐快速升高，甚至需要透析治疗。肾活检可表现为肾小球毛细血管壁 IgM 团块样沉积以及急性间质性肾炎，也可表现为新月体性肾炎，IgA 肾病，局灶性节段性肾小球硬化症等。糖皮质激素治疗（甲泼尼龙 1g/d 冲击治疗 3 天后，序贯泼尼松 40mg/d），蛋白尿及血肌酐可快速缓解，有的患者需要使用免疫抑制剂如吗替麦考酚酯。基于患者生存获益考虑，纳武利尤单抗可继续使用。甚至对透析患者，使用纳武利尤单抗仍可见到肿瘤的长期控制。

帕博利珠单抗也可见肾损伤的病例报道。一项回顾性研究分析了 676 例使用帕博利珠单抗的患者，其中 12 例患者发生肾损伤（肾小球滤过率降至 60ml/min 以下、蛋白尿、血尿、无菌性白细胞尿),比例约为1.77%,其中10例表现为急性肾损伤,2例表现为蛋白尿,发生肾损伤时间中位数为9个月(1～24个月),肾活检提示4例为急性间质性肾炎,5例为急性肾小管损伤,1例为肾小球微小病变合并急性肾小管损伤,1例仅表现为肾小球微小病变。停止使用帕博利珠单抗,联合激素治疗后,肾损伤可部分恢复,有1例患者再次使用帕博利珠单抗后,出现严重的急性间质性肾炎。因此,在帕博利珠单抗用药过程中,需要严密监测肾功能及尿常规变化。对中度肾功能下降患者,用药需要慎重,对发生过严重或危及生命的肾损伤患者应避免再次使用该药。

伊匹木单抗也可见肾损伤的报道,患者可表现为大量蛋白尿或血肌酐升高,肾脏病理活检显示肾小球微小病变、急性间质性肾炎或狼疮性肾炎样改变,多数患者在停用伊匹木单抗后,使用1mg/kg泼尼松治疗,蛋白尿可缓解,血肌酐能够下降,但再次使用后,肾损伤仍会出现。因此对已经出现肾损伤的患者,再次用药需要谨慎评估患者的风险及获益。

免疫检查点抑制剂联用可能会出现更严重的肾损伤,甚至需要肾脏替代治疗,肾活检表现为肉芽肿性间质性肾炎、血管炎、血栓性微血管病样改变,必须停止使用免疫检查点抑制剂。

(徐丽霞)

参考文献

[1]　BRAR S, LIU K D, GO A S, et al. Prospective cohort study of renin-angiotensin system blocker usage after hospitalized acute kidney injury[J]. Clin J Am Soc Nephrol, 2021, 16(1): 26-36.

[2]　BHATT D L, SZAREK M, STEG P G, et al. Sotagliflozin in patients with diabetes and recent worsening heart failure[J]. N Engl J Med, 2021, 384(2): 117-128.

[3]　GAUDARD P, SAOUR M, MORQUIN D, et al. Acute kidney injury during daptomycin versus vancomycin treatment in cardiovascular critically ill patients: a propensity score matched analysis[J]. BMC Infect Dis, 2019, 19(1): 438.

[4]　VELAZQUEZ E J, MORROW D A, DEVORE A D, et al. Angiotensin-neprilysin inhibition in acute decompensated heart failure[J]. N Engl J Med, 2019, 380(6): 539-548.

[5]　MORROW D A, VELAZQUEZ E J, DEVORE A D, et al. Clinical outcomes in patients with acute decompensated heart failure randomized to sacubitril/valsartan or enalapril in the PIONEER-HF trial[J]. Circulation, 2019, 139(19): 2285-2288.

[6]　HAYNES R, JUDGR P K, STAPLIN N, et al. Effects of sacubitril/valsartan versus irbesartan in patients with chronic kidney disease[J]. Circulation, 2018, 138(15): 1505-1514.

[7]　HUBERS S A, BROWN N J. Combined angiotensin receptor antagonism and neprilysin inhibition[J]. Circulation, 2016, 133(11): 1115-1124.

[8]　MCMURRAY J J, PACKER M, DESAI A S, et al. Angiotensin-neprilysin inhibition versus enalapril in heart failure[J]. N Engl J Med, 2014, 371(11): 993-1004.

[9]　SOLOMON S D, ZILE M, PIESKE B, et al. The angiotensin receptor neprilysin inhibitor LCZ696 in

heart failure with preserved ejection fraction: a phase 2 double-blind randomized controlled trial[J]. Lancet, 2012, 380(9851): 1387-1395.

[10] BÖHM M, SWEDBERG K, KOMAJDA M, et al. Heart rate as a risk factor in chronic heart failure (SHIFT): the association between heart rate and outcomes in a randomised placebo-controlled trial[J]. Lancet, 2010, 376(9744): 886-894.

[11] FADEL F, EL KAROUI K, KNEBELMANN B. Anti-CTLA4 antibody induced lupus nephritis[J]. N Engl J Med, 2009, 361(2): 211-212.

[12] LEVIN E R, GARDNER D G, SAMSON W K. Natriuretic peptides[J]. N Engl J Med, 1998, 339(5): 321-328.

第五节

急性肾损伤的营养支持治疗

肾脏不仅参与维持内环境的稳定、水及代谢产物的排泄,也参与部分营养素的代谢。因此,急性肾损伤(acute kidney injury, AKI)可能合并营养与代谢情况的改变。另外,在发生 AKI 的重症患者中,常常伴有蛋白质的高分解状态。同时,肾脏替代治疗可引起葡萄糖、氨基酸等小分子营养物质流失,再加上摄入量的限制,多种因素会导致机体氮质血症、酸中毒、电解质紊乱和营养不良,明显增加患者并发症发生率和病死率。恰当的营养支持可补偿 AKI 的所造成的过度消耗,改善物质代谢平衡失调,从而维持机体的良好营养状况及免疫系统功能,有利于肾脏损伤的修复。

一、急性肾损伤的营养代谢

首先,在糖代谢方面表现为糖耐量降低及胰岛素抵抗。在急性肾损伤时,输送到肝脏的氨基酸增多,促使肝糖异生加强。另一方面,血中胰高血糖素升高、对胰高血糖素敏感性增强,也是急性肾损伤引起糖耐量降低的原因。但是,对肝脏在尿毒症时产生葡萄糖的研究结果很不一致。目前认为骨骼肌对胰岛素产生抵抗是糖耐量降低的主要原因。研究显示,急性肾衰竭动物在两肾切除后 24 小时内,即使提高胰岛素水平,仍然会出现糖耐量降低,表明 AKI 的情况下骨骼肌确实对胰岛素产生拮抗,使机体处于持续高糖状态,且血糖利用率下降。

其次,在脂代谢方面主要表现为高甘油三酯血症。另外,极低密度脂蛋白、低密度脂蛋白也会增加,而总胆固醇及高密度脂蛋白降低。目前认为高甘油三酯血症是甘油三酯的清除机制受损导致的。在高血糖、高胰岛素血症、酸中毒的情况下,外周脂蛋白脂肪酶和肝脏甘油三酯脂肪酶的作用被抑制,脂质氧化受抑制,导致甘油三酯堆积。因此,在营养支持治疗时,需限制脂肪的摄入量。

再次,蛋白质分解亢进、尿素氮生成增多,形成负氮平衡。在 AKI 早期,骨骼肌中蛋白质的分解代谢加强,同时,骨骼肌中的蛋白质合成也受到抑制;蛋白质代谢所释放出的氨基酸为肝糖原异生提供了碳源,也为尿素氮合成提供了氮源。引起 AKI 蛋白质分解代谢亢进的原因可能是促分解代谢的激素水平升高,如胰高血糖素、糖皮质激素、儿茶酚胺等;另外,蛋白水解酶的活性升高也是重要原因。在高分解代谢的患者中,血清的蛋白水解酶活性增强,而且内源性蛋白水解酶抑制物减少。为此,积极补充蛋白质,尽量达到正氮平衡,改善机体免疫状态显得异常重要。大多数急性肾损伤患者都有不同程度的负氮平衡,蛋白质分解亢进根据不同的原发病因,其程度也不相同。如对比剂后 AKI 分解代谢一般并不亢进,而脓毒血症、创伤或手术后引起的 AKI 则分解代谢程度明显升高。

最后,电解质与微量元素随着肾功能下降而受到影响,如清除下降导致血钾、镁、磷浓度升高,低血钙更为常见等,均可能导致相应的生理功能改变。一些维生素与微量元素,如硒、锌、维生素 C、维生素 E 等缺乏,可能导致氧化应激增加。

二、连续性肾脏替代治疗对能量及营养代谢的影响

作为体外循环系统,连续性肾脏替代治疗(continuous renal replacement therapy,CRRT)在纠正患者内环境的同时,可能额外造成能量代谢与平衡的改变。CRRT 过程可能调定温度、血流速度,从而造成机体热量丢失。而使用的枸橼酸盐、乳酸盐缓冲剂可进入三羧酸循环,参与能量代谢,提供部分热量。另外,透析过程可导致葡萄糖、氨基酸、某些维生素及微量元素的丢失。这个丢失过程视治疗模式、血流速度、稀释方式、治疗时长等而不同。一般来说,使用不含糖或低糖置换液(葡萄糖浓度 < 10mmol/L),糖的丢失量平均为 40 ~ 80g/24h,后置换模式会增加糖的丢失。蛋白质丢失量平均为 1.2 ~ 7.5g/d,大分子白蛋白不通过滤膜孔,以短肽和氨基酸的形式丢失。谷氨酰胺清除率高于其他氨基酸,丢失量为 0.5 ~ 6.8g/d,CRRT 期间需要增加补充。维生素 C 丢失量高达 600μmol/d(100mg/d),叶酸丢失量为 600nmol/d,维生素 B_1 丢失量超过正常丢失量的 1.5 倍,硒、铬、铜、锌、锰、钙等在 CRRT 期间均有丢失。

三、营养评估方法

因为 AKI 患者发生了上述代谢紊乱,所以对 AKI 患者进行恰当的营养评估就显得十分重要。需要重视的是,应根据患者病情变化动态评估。

国际肾脏营养和代谢学会将 AKI 患者的能耗增加、肌肉萎缩和营养不良称为蛋白能量消耗(protein energy wasting,PEW)。据报道,PEW 在重症监护病房(intensive care unit,ICU)合并 AKI 患者中发生率可高达 40%,并已成为加剧急性肾脏功能损害、增加 ICU 患者病死率的重要因素之一。导致 PEW 的因素众多,包括肾单位的丢失,毒素积蓄,并发症,透析相关的代谢、炎症、感染、心血管事件、蛋白质摄入不足等。通常通过以下指标来评估营养状态:

①血清学指标，血浆前白蛋白、转铁蛋白等可反映一定的蛋白营养状态，白蛋白不适用于重症患者进行营养评估。②饮食蛋白摄入（dietary protein intake，DPI），可能与重症 AKI 患者生存预后相关。③标准化蛋白分解代谢率（normalized protein catabolic rate，nPCR）。由于患者的高分解代谢状态以及 CRRT 的影响等，无法准确通过血清尿素及 24 小时尿尿素氮排泄来计算患者氮排泄与氮平衡。可通过搜集尿氮总量、滤出液氮总量、血清尿素情况计算 nPCR 以估算患者氮平衡情况（公式见下）。④体重变化，肌肉组织减少，如上臂中段周径缩小。

nPCR 计算公式如下：

$$UnA = \frac{UnMRe + UnMRu}{60 \times t} - \frac{BW1 \times (c_{un1} - c_{un2})}{10 \times t} - \frac{c_{un2} \times (BW1 - BW2)}{60 \times t}$$

$$nPCR = \frac{9.35 \times UnA}{BW} + 0.17$$

注：UnA，尿素氮表现率（urea nitrogen appearance）；nPCR，标准化蛋白分解代谢率（normalized protein catabolic rate）；UnMRu，尿尿素氮清除量（urea nitrogen eliminated in urine），即总收集时间内尿尿素氮的测定总量（mg）；UnMRe，滤出液氮清除量（urea nitrogen eliminated in effluent），即总收集时间内滤出液氮的测定总量（mg）；c_{un}，血清尿素氮浓度（serum urea nitrogen concentration），初始浓度为 c_{un1}（mg/dl），结束时浓度为 c_{un2}（mg/dl）；BW，体重（body weight），初始体重为 BW1（kg），结束时体重为 BW2（kg）；t，开始到结束时间（h）。

四、营养支持治疗

AKI 患者营养支持的目标：首先要保证提供足够的能量、蛋白和微量元素；其次，保护肌肉组织，维持营养状态，改善机体免疫功能，降低炎症反应；最后起到降低病死率的作用。

对于急性起病的患者，通常伴有严重的高代谢，及时的营养支持十分重要。以下就 AKI 患者补充营养的方式、血糖的管理、能量的摄入、蛋白质的摄入进行介绍。

（一）补充营养的方式

首选肠内营养。由于肠道水肿，AKI 患者的肠道运动功能受损、营养物质的吸收能力下降。此外，在危重症患者中，药物、血糖、电解质紊乱等因素会影响肠道功能。尽管 AKI 患者肠道功能受损，但是仍然建议给予肠内营养。因为肠内营养能防止肠黏膜萎缩、细菌及内毒素异位。而且，AKI 本身是胃肠道出血的一个高危因素，给予肠内营养有助于降低应激性溃疡的出血风险。只有在患者发生肠梗阻、严重呕吐、腹泻及休克的情况下，不能行肠内营养才考虑肠外营养。

（二）血糖的管理

对于危重症患者，建议将血糖控制在 6.1 ～ 8.3mmol/L（110 ～ 149mg/dl）。在有 AKI 高危风险或 AKI 的患者中，通常需要严格控制血糖。Van den Berghe 首先证实了在外科 ICU 患者中，胰岛素强化疗法（将血糖控制在 4.44 ～ 6.11mmol/L）与传统胰岛素疗法（将血糖控制在 9.99 ～ 11.1mmol/L）相比能够降低 AKI 的发生率（7.2% vs. 11.2%，P=0.04）、肾脏替代治疗（renal replacement therapy，RRT）的使用率（4.8% vs. 8.2%，P=0.007）。当他们将研究对象换成内科 ICU 患者后,虽然也可以观察到 AKI 的发生率降低,但是病死率及 RRT 的使用率无明显差别。而该团队近期的一项随机对照试验(randomized controlled trial,RCT)研究认为,使用计算机逻辑算法调节胰岛素用量,与专业护士相比,血糖控制效果更佳,且不增加低血糖风险。然而,很多新的 RCT 研究及荟萃分析发现在其他 ICU 病区,比如综合 ICU、内科 ICU 中,胰岛素强化治疗并没有降低病死率或 AKI 发生率,反而增加了低血糖(血糖 < 2.22mmol/L)的发生率。其中一项 VISEP 研究发现在脓毒血症的患者中,强化胰岛素治疗(4.44 ~ 6.11mmol/L)和传统胰岛素治疗(10.0 ~ 11.1mmol/L)在 28 天及 90 天内的病死率、AKI 的发生率及 SOFA 评分方面的差异都没有统计学意义,而强化胰岛素治疗的低血糖风险显著升高(12% vs. 2%)。另外一项大型的 RCT 研究(NICE-SUGAR)中,纳入 6 100 例重症患者,随机分成胰岛素强化组(血糖 4.5 ~ 5.99mmol/L)及传统疗法组(血糖 < 9.99mmol/L),发现强化组不仅是低血糖风险增高,而且 90 天死亡率也升高了(27.5% vs. 24.5%)。因此,胰岛素强化治疗是否有明显的益处还有待进一步研究。总结以上的数据,由于研究对象、血糖控制范围、胰岛素使用方式等条件不一样,结论不一致;但较确切的是,外科 ICU 相比于内科 ICU 或综合 ICU 病区的患者,严格控制其血糖获益更大。另外,对于病情较重的患者,血糖控制不应低于 6.1mmol/L,避免出现低血糖。

(三)能量的摄入

患者能量代谢的程度并不取决于 AKI 的严重性,其能量代谢状态主要由患者的基础疾病、并发症决定。伴轻度肾功能损伤的多器官功能障碍综合征患者,与需要血液净化治疗的重度急性肾衰竭患者相比,高代谢状态其实差不多。即使在多器官衰竭的患者中,能量的消耗也不会超过静息能量消耗(rest energy expenditure,REE)的 130%。目前,在 AKI 患者中还没有确切的最优能量 / 营养比值。在一项回顾性调查中,当 AKI 患者蛋白质摄入量 < 1.0g/(kg·d)时,出现负氮平衡;当摄入量为 1.5 ~ 1.8g/(kg·d)时,则出现蛋白质分解亢进,而同时补充相对较低的能量[25 ~ 35kcal/(kg·d)]会降低蛋白质分解,又不至于造成负氮平衡。另外一个随机对照试验比较了能量摄入分别为 30kcal/(kg·d)、40kcal/(kg·d),而蛋白质摄入量相同的两组 AKI 患者,而发现高能量摄入组并没有达到正氮平衡,反而引起了高血糖、高脂血症以及液体潴留等不良后果。上述研究提示,AKI 患者能量摄入不能低于 20kcal/(kg·d),不建议超过 30 ~ 35kcal/(kg·d),相当于 REE 的 130%。

(四)蛋白质的摄入

在危重症患者中,炎症、应激、酸中毒所导致的蛋白质高分解代谢是很常见的。危重症患者营养不良会增加病死率,因此必须补充充足的蛋白质,维持正氮平衡。目前,对于 AKI 患者蛋白质的最佳摄入量没有统一定论。有学者观察了 11 例进行连续性静脉 - 静脉血液透析(continuous venous to venous hemodialysis,CVVHD)治疗的 AKI 患者,全部使用静脉营养,氨基酸从 1.0g/(kg·d)开始,每日增加 0.5g/kg,最大至 2.5g/(kg·d),能量供给 35kcal/(kg·d)。结果发现当氨基酸剂量小于 2.5g/(kg·d)时,14% ~ 57% 的患者血肌酐水平低于正常值;尽管给予热量相同,但随着氨基酸剂量从 1.0g/(kg·d)到 2.5g/(kg·d)变化,氨基酸逐渐显现正平衡,直到氨基酸剂量达到 2.5g/(kg·d),血肌酐水平才达到正常值。因此,他们认为进行 CRRT 的成年患者应给予 2.5g/(kg·d) 的氨基酸以改善氮平衡。但是这么高的蛋白质摄入量，可能会促进酸中毒、氮质血症的发生，导致透析剂量的增加。进行 CRRT 的 AKI 患者，其蛋白质代谢率在 1.4 ~ 1.7g/(kg·d)，因此为了避免氮质血症的发生，同时又能弥补 CRRT 所致的额外营养丢失，故推荐 CRRT 患者蛋白质摄入量 < 1.7g/(kg·d)。对于蛋白质的配方，无论是必需氨基酸还是非必需氨基酸（组氨酸、精氨酸、酪氨酸、色氨酸、胱氨酸）对于 AKI 患者都是不可缺少的，必须同时补充。对 AKI 患者，必需氨基酸与非必需氨基酸的比例为 2∶1 或 3∶1。在改善全球肾脏病预后组织（Kidney Disease：Improving Global Outcomes，KDIGO）指南中，对于无须透析的非高代谢 AKI 患者，建议蛋白质摄入量为 0.8 ~ 1.0g/(kg·d)；对于进行 RRT 的 AKI 患者，建议蛋白质摄入量为 1.0 ~ 1.5g/(kg·d)；对于连续性肾脏替代治疗及高代谢 AKI 患者，摄入量最高可达 1.7g/(kg·d)。

不建议通过限制蛋白质的摄入量来达到防止或延缓 RRT 的目的。血肌酐是判断 AKI 患者是否需要进行 CRRT 的一个重要的指标，虽然通过限制蛋白的摄入，可以降低血肌酐，但是并不能抑制 AKI 患者的高分解状态，甚至会使多器官功能恶化，加重肾损害。因此主张积极营养支持，如氮质血症加重，可早期行 CRRT 治疗，改善患者预后。

另外，急慢性肾衰竭患者利用外源性脂肪的能力下降，加上 AKI 患者高甘油三酯血症，提示要限制脂肪的摄入，建议脂肪供能占 20% ~ 25%，治疗期间，定期检测甘油三酯的浓度。脂肪中的必需脂肪酸对机体的营养代谢起着非常重要的作用，推荐摄入一定量的鱼油。由于微量元素及维生素（锌、锰、铜、硒、铬等）可以通过肠道有效的清除，应注意补充。维生素 A 容易蓄积，应避免。而维生素 C 的摄入量不应超过 30 ~ 50mg/d，以免引起继发的高草酸盐沉积症。对于维生素 D，即使体内的储存不至于导致其缺乏，但是其活化形式却因为肾脏损伤产生减少，因此需要补充维生素 D。另外也需要同时补充维生素 K、维生素 B、维生素 E 及叶酸。

因此，对急性肾损伤患者的营养支持，应该充分考虑营养物质、电解质、体液的代谢紊乱。尽可能采取肠内营养，提供充足能量，保持氮平衡，同时提供每日必需的水溶性维生素及微量元素。接下来需要在不同严重程度、不同病因和不同临床背景的急性肾损伤患者中进行较大规模的前瞻性对照研究，以进一步探索营养支持与血糖管理在急性肾损伤中的治疗作用。

（文　枫）

参考文献

[1] KISTLER B M, BENNER D, BURROWES J D, et al. Eating during hemodialysis treatment: a consensus statement from the International Society of Renal Nutrition and Metabolism[J]. J Ren Nutr, 2018, 28(1): 4-12.

[2] DUBOIS J, VAN HERPE T, VAN HOOIJDONK R T, et al. Software-guided versus nurse-directed blood glucose control in critically ill patients: the LOGIC-2 multicenter randomized controlled clinical trial[J]. Crit Care, 2017, 21(1): 212.

[3]　KRITMETAPAK K, PEERAPORNRATANA S, SRISAWAT N, et al. The impact of macro-and micronutrients on predicting outcomes of critically ill patients requiring continuous renal replacement therapy[J]. PLoS One, 2016, 11(6): e156634.

[4]　SOTO G J, FRANK A J, CHRISTIANI D C, et al. Body mass index and acute kidney injury in the acute respiratory distress syndrome[J]. Crit Care Med, 2012, 40(9): 2601-2608.

[5]　Kidney Disease: Improving Global Outcomes (KDIGO) Acute Kidney Injury Work Group. KDIGO clinical practice guideline for acute kidney injury[J]. Kidney Int, 2012, 2012(suppl): 1-138.

[6]　FINFER S, CHITTOCK D R, SU S Y, et al. Intensive versus conventional glucose control in critically ill patients[J]. N Engl J Med, 2009, 360(13): 1283-1297.

[7]　WIENER R S, WIENER D C, LARSON R J. Benefits and risks of tight glucose control in critically ill adults: a meta-analysis[J]. JAMA, 2008, 300(8): 933-944.

[8]　BELLOMO R. Does intensive insulin therapy protect renal function in critically ill patients?[J]. Nat Clin Pract Nephrol, 2008, 4(8): 412-413.

[9]　THOMAS G, BALK E M, JABER B L. Effect of intensive insulin therapy and pentastarch resuscitation on acute kidney injury in severe sepsis[J]. Am J Kidney Dis, 2008, 52(1): 13-17.

[10]　SCHEINKESTEL C D, ADAMS F, MAHONY L, et al. Impact of increasing parenteral protein loads on amino acid levels and balance in critically ill anuric patients on continuous renal replacement therapy[J]. Nutrition, 2003, 19(9): 733-740.

[11]　VAN DEN BERGHE G, WOUTERS P, WEEKERS F, et al. Intensive insulin therapy in critically ill patients[J]. N Engl J Med, 2001, 345(19): 1359-1367.

[12]　MACIAS W L, ALAKA K J, MURPHY M H, et al. Impact of the nutritional regimen on protein catabolism and nitrogen balance in patients with acute renal failure[J]. JPEN J Parenter Enteral Nutr, 1996, 20(1): 56-62.

第七章

急性肾损伤的肾脏替代治疗

第一节

肾脏替代治疗开始时机

肾脏替代治疗（renal replacement therapy，RRT）在各种病因所致的急性肾损伤（acute kidney injury，AKI）救治与器官支持中发挥着重要作用，但目前对于肾脏替代治疗的开始时机，尤其是非紧急的治疗时机尚未达成共识。危重症患者何时开始肾脏替代治疗才是恰当且理想的，仍然是一个难题。而对于有 AKI 和 / 或合并多器官功能障碍者，更是如此。

一、紧急肾脏替代治疗指征

AKI 患者接受肾脏替代治疗的传统指征包括：内科保守治疗难以纠正的高容量负荷；药物治疗无效的电解质及酸碱紊乱（尤其是高钾血症及代谢性酸中毒）；典型的尿毒症表现如心包炎及尿毒症脑病。尤其对于存在内科保守治疗无效的左心功能不全 / 肺水肿、严重高钾血症（血钾 > 6.5mmol/L）以及严重的代谢性酸中毒（pH < 7.15）的 AKI 患者，需要进行紧急肾脏替代治疗。

二、非紧急肾脏替代治疗的时机

过早启动肾脏替代治疗可能使那些肾功能本来有机会自行恢复的患者暴露于一些不必要的风险中，包括透析过程中低血压、心律失常、静脉血栓形成、导管相关性感染、抗凝治疗导致的出血等（表 7-1-1）。而过晚启动肾脏替代治疗则存在内环境紊乱及容量负荷不能及时纠正的风险。对于 AKI 患者最优的肾脏替代治疗时机，目前仍然缺乏统一的认识，同时也是一直困扰临床医师的难题。

表 7-1-1　肾脏替代治疗益处和风险

益处	风险
尽早实现容量平衡、内环境稳态	感染、血栓等中心静脉透析导管相关风险
有利于其他治疗措施的实施，如提供营养支持、肠外药物（包括必要但存在肾毒性抗菌药物）、输血和其他必需液体输入	持续使用抗凝药物出血与凝血；引起血流动力学的不稳定（低血压、心律失常等）
可预防 AKI 的大多数并发症	增加工作量，消耗资源，成本高昂

注：AKI，急性肾损伤。

早在 2012 年的一个纳入 15 项临床研究的荟萃分析显示，早期接受肾脏替代治疗可以降低 AKI 患者病死率。但是该荟萃分析纳入的绝大多数为回顾性研究，仅纳入 3 项随机对照试验（randomized controlled trial，RCT），且 RCT 研究的病例数也十分有限。另外，回顾性研究在探讨肾脏替代治疗时机方面存在着巨大缺陷。一方面，这些回顾性研究中纳入的均是已经接受肾脏替代治疗的患者，而很可能在早期肾脏替代治疗组存在部分患者实际上肾功能可恢复而并不需要肾脏替代治疗，因此可能会过分夸大早期肾脏替代治疗的益处而掩盖其可能带来的风险。另一方面，早期行肾脏替代治疗的患者中可能部分并非由于肾功能原因而是肾外原因接受肾脏替代治疗（例如颅脑疾病所致严重高钠血症），这些肾外原因往往病死率极高、预后极差，而这部分患者无法从回顾性研究中被识别，可能会导致结果偏倚。由于上述回顾性研究存在重大缺陷，因此需要大规模的 RCT 研究来进一步探讨肾脏替代治疗时机。

开展关于肾脏替代治疗开始时机的 RCT 研究，首先需要解决的问题是如何界定"早期肾脏替代治疗"。目前在如何界定早期或晚期肾脏替代治疗上没有统一的标准。在众多比较早晚期肾脏替代治疗时机的研究中，部分研究仅参考代谢标志物（血清尿素氮、血肌酐），也有将尿量或转入 ICU 的时间定为透析时机的。近年来，更多的 RCT 研究将 RIFLE 标准、AKIN 分期或改善全球肾脏病预后组织（KDIGO）AKI 分期作为肾脏替代治疗时机标准。

（一）根据血肌酐和尿素氮绝对值

AKI 患者出现典型的尿毒症状是启动肾脏替代治疗的指征。但对于 ICU 患者，除非出现水肿、尿少、心力衰竭等典型症状，否则早期出现纳差、恶心、呕吐等非特异症状不容易与其他疾病引起的症状相鉴别，因此，既往的临床实践中往往以血肌酐（serum creatinine，SCr）或者血尿素氮（blood urea nitrogen，BUN）的绝对值作为评判启动肾脏替代治疗时机的标准。但是以 SCr 或者 BUN 判断肾脏替代治疗时机存在以下问题：① SCr 及 BUN 均为连续性变量，究竟以哪个值作为判断早期或者晚期的界值并无确切证据支持；② SCr 及 BUN 均受多种临床因素的干预，例如饮食中氮的含量、容量状态、肌肉容量、药物等，尤其是在危重患者中影响更大，并不能很好地反映肾功能情况；③单纯以绝对值而不考虑基线值，也没办法很好地反映 AKI 的严重程度。

2013 年发表的一项 RCT 研究即以 SCr 超过 618.8μmol/L（7mg/dl）或 BUN 超过 25mmol/L（70mg/dl）作为早期肾脏替代治疗启动时机，而在晚期肾脏替代治疗组则在早期组标准上再由临床医师具体决策。早期组的 BUN 平均值及 SCr 平均值分别为 25.6mmol/L 和 654.2μmol/L，延迟组的 BUN 平均值及 SCr 平均值分别为 36.0mmol/L 和 920.2μmol/L。早期组病死率明显低于延迟组（12.5% vs. 20%），而两组间最终未能脱离肾脏替代治疗的比例未见明显差异（4.7% vs. 4.9%）。但是，该研究中所采用的 SCr 和 BUN 的值过高，已接近慢性肾脏病透析标准，作为早期接受肾脏替代治疗的界值并不合适，因此也无法说明早期肾脏替代治疗可以使患者获益。

BUN 和 SCr 的绝对值虽已沿用多年，但并不是指导肾脏替代治疗启动时机的理想指标。

(二)根据尿量和容量负荷

尿量是 AKI 的判断标准之一。一方面,尿量可以反映肾脏功能损伤情况,尤其是有研究显示使用呋塞米 1～1.5mg/kg 后观察尿量反应可以直接预测患者进入 AKIN 3 级的风险。另一方面,尿量与全身容量负荷密切相关,在 FINNAKI 这项前瞻性观察性研究中,存在容量负荷的患者尿量中位数仅 164ml,而无容量负荷的患者尿量中位数则为 429ml。因此,尿量可以考虑作为判断肾脏替代治疗启动时机的标准。

一项小规模的 RCT 研究纳入 28 例冠状动脉旁路移植术后的 AKI 患者,早期肾脏替代治疗组在尿量少于 30ml/h(持续 3 小时,或者每日尿量 < 750ml)时即开始启动肾脏替代治疗,而延迟肾脏替代治疗组则在尿量小于 20ml/h(持续 2 小时,或者每日尿量 < 500ml)时开始进行肾脏替代治疗。研究结果发现,早期肾脏替代治疗组 14 例 AKI 患者中,仅 2 例死亡;而延迟组 14 例患者中 12 例发生死亡。由此来看似乎使用尿量来判断肾脏替代治疗启动时机是可行的,但该研究样本量较小,需要更大规模的 RCT 研究来进一步证实其研究结论。

同时需要注意的是,单纯以少尿作为启动肾脏替代治疗的标准并不妥当,还需要结合患者的容量情况。在 ICU 的 AKI 患者中有 30%～70% 存在容量超负荷,容量超负荷也是增加合并症和病死率的危险因素。在 FINNAKI 研究中,开始肾脏替代治疗时有容量负荷的患者病死率是无容量负荷的患者的 2.6 倍。利尿剂在临床上仍然经常用来预防少尿,减轻容量负荷,但对 AKI 并无益处。即便患者对利尿剂有反应,仍有可能发生低钠、碱中毒等,而透析超滤治疗可以有效改善容量状态,并且避免电解质及酸碱紊乱。以容量超负荷的严重程度作为开始肾脏替代治疗的指征越来越被临床专家所认可。但遗憾的是目前尚无 RCT 研究来指导如何根据容量状态启动肾脏替代治疗。

因此,尿量和容量负荷可能是启动肾脏替代治疗的好的标准,但还缺乏以容量状态作为启动肾脏替代治疗指征的大型 RCT 研究来证实。

(三)入 ICU 到开始肾脏替代治疗的时间

有回顾性研究按从进入 ICU 的时间到接受肾脏替代治疗的时间分为早期(< 2 天),延迟(2～5 天)和晚期(> 5 天),晚期组与延迟或早期组相比有显著的高病死率。另一项回顾性研究基于时间定义了"早期"(从进入 ICU 最初 48 小时内开始行肾脏替代治疗)和"晚期"(从进入 ICU 最初 48 小时后开始行肾脏替代治疗),2 组间 90 天存活率无差异。但是这些时间标准并不能准确反映 AKI 或全身性疾病的严重程度,也缺乏 RCT 研究支持。因此并不推荐采用入 ICU 到开始肾脏替代治疗的时间来判断肾脏替代治疗时机。

(四)AKI 的分级标准

血肌酐/eGFR 和尿量是反映 AKI 患者肾功能的两个方面,eGFR 下降和尿量减少均与 AKI 严重程度及不良预后密切相关。RIFLE 标准、AKIN 标准以及最新的 KDIGO 标准均综合了血肌酐/eGFR 及尿量,制定了 AKI 的分级标准,AKI 分级越重,病死率越高,AKI 恢复及脱离肾脏替代治疗的机会也越少。因此,采用 AKI 分级来制定肾脏替代治疗的启动标准是可行的。

近年来开展的多项探讨 AKI 肾脏替代治疗时机的大规模 RCT 研究也均是采用不同的

AKI 分级标准,例如 IDEAL-ICU 研究采用 RIFLE 标准、AKIKI 和 ELAIN 研究采用 KDIGO 标准。这些大型的 RCT 研究的研究质量均非常高,但他们所得到的研究结论也存在差异(研究具体细节见表 7-1-2)。AKIKI、ELAIN 和 STARRT-AKI 研究入组的为 ICU 内多病种的患者,AKIKI、STARRT-AKI 研究显示早期启动肾脏替代治疗未见获益,而 ELAIN 研究则发现早期启动肾脏替代治疗能够降低 90 天全因死亡率。入组患者的组成差异可能是 ELAIN 研究和其他两项研究结果不同的原因之一,ELAIN 研究入组患者多数为外科手术后患者,尤其是心脏手术术后患者约占入组患者的 50%,同时 ELAIN 研究在入组筛选时加入了中性粒细胞明胶酶相关脂质运载蛋白的标准。STARRT-AKI 是迄今为止最大规模的关于肾脏替代治疗时机的 RCT 研究,共入组 2 927 例 AKI 患者。该研究不仅没有看到早期肾脏替代治疗获益,反而早期肾脏替代治疗组患者透析依赖以及再次住院比例较延迟组更高。2020 年一项荟萃分析纳入了包括上述 3 项 RCT 研究在内的 9 项可以溯源原始数据的 RCT 研究。这项荟萃分析结果显示,早期启动肾脏替代治疗并不能改善 AKI 患者 28 天死亡率。

对整体 AKI 患者而言,目前尚无循证医学证据证明比传统透析指征更早进入透析可以改善预后。由于不同病因所致 AKI 的预后结局存在差异,因此部分高质量 RCT 研究也探讨了在单病种 AKI 中启动肾脏替代治疗的时机。

IDEAL-ICU 研究是探讨脓毒血症相关 AKI 患者肾脏替代治疗时机的 RCT 研究。其入组的人群为符合 RIFLE 标准"衰竭期"的早期脓毒症休克的患者。早期肾脏替代治疗组为达到 RIFLE 标准"衰竭期"后 12 小时以内,延迟肾脏替代治疗组则要求入组患者符合传统肾脏替代治疗指征后或在达到 RIFLE 标准"衰竭期"后 48 小时以后方启动肾脏替代治疗。两组间 90 天全因死亡率未见明显差异。IDEAL-ICU 研究并不支持对脓毒血症相关 AKI 患者过早启动肾脏替代治疗。

HEROICS 研究在心脏手术术后 AKI 患者中探讨肾脏替代治疗时机。该研究将心脏术后休克患者随机分为早期肾脏替代治疗组和延迟肾脏替代治疗组。早期肾脏替代治疗组在符合入组标准后 48 小时内启动高容量血液滤过,后序贯连续性静脉 - 静脉血液透析滤过(continuous venous-venous hemodiafiltration,CVVHDF),而延迟组则需符合肾脏替代治疗传统指征后开始 CVVHDF。该研究发现,两组间 30 天住院死亡率相仿。其研究结果也不支持在心脏术后患者中过早启动肾脏替代治疗。

STARRT-AKI、AKIKI 及 IDEAL-ICU 研究中,在延迟透析治疗组分别有 38%、49% 及 38% 的患者未接受肾脏替代治疗,提示部分 AKI 患者肾脏功能可恢复从而避免肾脏替代治疗。因此,如能够识别哪些患者不可避免将进入肾脏替代治疗,将有利于临床决策;同时在这些人群中重新进行肾脏替代治疗时机的研究也将更有意义。

生物标志物可能有助于临床医师判断哪些患者需要进入肾脏替代治疗。ELAIN 研究中延迟组仅有 9.2% 的患者未接受肾脏替代治疗,明显低于其他研究,这也可能是其研究结果与近期其他大型 RCT 研究不一致的原因之一。ELAIN 研究的入组标准除了采用 KDIGO 的 AKI 分级外,还加入了 NGAL > 150ng/ml 这一标准。ELAIN 研究联合使用 NGAL 筛选患者可能可以更加精准地选择那些不可避免需要进入肾脏替代治疗的患者。一项荟萃分析

表 7-1-2　关于 AKI 肾脏替代治疗时机的 RCT 研究汇总

研究/作者	发表时间	样本数	基础疾病	入组标准	RRT 时机		预后	延迟组未行 RRT 比例	并发症
					早期组	延迟组			
STARRT-AKI	2020 年	2 927	混合(67%内科疾病)	女性 SCr > 100μmol/L,男性 SCr > 130μmol/L;KDIGO 2~3 级	入组后 12h 内	传统 RRT 指征;或入组 72h 肾功能未恢复	90 天死亡率无差别;早期组 RRT 依赖比例高,再住院发生率高	38%	早期组低血压、低血磷发生率高
IDEAL-ICU	2018 年	477	脓毒血症	脓毒症休克合并 RIFLE 分级衰竭期	入组 12h 内	传统 RRT 指征;或入组 48h 肾功能未恢复	90 天死亡率无差别	38%	早期组低血钾发生率高
FST	2018 年	118	混合	符合 KDIGO AKI 标准;同时呋塞米应激实验 2 小时尿量 < 200ml	符合入组标准 6h 内	传统 RRT 指征	28 天死亡率及 RRT 依赖率 7 天液体负荷无差别	25%	早期组低血磷、透析导管功能不良及透析相关空气栓塞发生率高
Srisawat 等	2018 年	40	混合	RIFLE 标准诊断的 AKI;血 NGAL > 400ng/ml	符合入组标准 12h 内	传统 RRT 指征	28 天死亡率无差别	60%	NA
AKIKI	2016 年	620	混合(80%脓毒血症)	KDIGO AKI 3 级;机械通气/儿茶酚胺	符合入组标准 6h 内	传统 RRT 指征	60 天死亡率无差别	49%	早期组导管相关血流感染及低血磷发生率高
ELAIN	2016 年	231	混合(93%为手术后)	KDIGO AKI 2 级;血 NGAL > 150ng/ml	符合入组标准 8h 内	达到传统 RRT 指征;或符合入组标准 12h	早期组 90 天死亡率低,肾功能恢复比例高	9.2%	NA

续表

研究/作者	发表时间	样本数	基础疾病	入组标准	RRT 时机		预后	延迟组未行 RRT 比例	并发症
					早期组	延迟组			
HEROICS	2015 年	224	心脏术后	心脏手术术后心源性休克	入组后立即	AKIN 3 级；或 BUN > 36mmol/L；或危及生命的高钾血症	30 天死亡率无差别	43%	早期组低血磷、代谢性碱中毒及血小板减少发生率高
Wald 等	2015 年	101	混合 (56% 脓毒血症)	女性 SCr > 100μmol/L，男性 SCr > 130μmol/L；且 AKI 符合任何 2 项：SCr 比基线增加 2 倍或 12h 内尿量 < 6ml/kg 或血 NGAL > 400ng/ml；且没有 RRT 紧急指征及肾前性 AKI	符合入组标准 12h 内	K⁺ > 6.0mmol/L；或血清碳酸氢盐 < 10mmol/L；或氧合指数比值 < 200，肺水肿	90 天死亡率无差异	36.5%	两组间无差别
Jamale 等	2013 年	208	社区获得性 AKI	SCr 和 BUN 进行性升高的严重 AKI	BUN > 25mmol/L；SCr > 619μmol/L	传统 RRT 指征	住院死亡率及 3 个月 RRT 依赖比例无差别	17%	延迟组高钾血症发生率高，容量负荷重
Sugahara 等	2004 年	28	心脏术后	心脏术后急性肾衰竭	尿量 < 30ml/h (持续 3h，或者每日尿量 < 750ml)	尿量 < 20ml/h (持续 2h，或者每日尿量 < 500ml)	早期组 14 天死亡率明显低于延迟组	NA	NA

注：AKI，急性肾损伤；RCT，随机对照试验；SCr，血肌酐；BUN，尿素氮；ICU，重症监护病房；NGAL，中性粒细胞明胶酶相关脂质运载蛋白；RRT，肾脏替代治疗；NA，无数据。

共纳入 63 项研究,15 928 例重症患者,来揭示不同生物标志物对于肾脏替代治疗的预测价值。该研究发现尿液中组织金属蛋白酶抑制物 -2(tissue inhibitor of metalloproteinase-2,TIMP-2)和胰岛素生长因子结合蛋白 -7(insulin growth factor binding protein-7,IGFBP-7)的乘积预测肾脏替代治疗的 ROC 曲线下面积为 0.857,要高于血肌酐(0.764)和血胱抑素 C 的预测价值(0.768),然而包括 NGAL 在内的其他标志物的预测价值都未超过血肌酐及胱抑素 C。未来需要寻找更加灵敏、特异的标志物用于判断患者是否需要肾脏替代治疗。

另外一种临床易于操作且能有效预测患者进入肾脏替代治疗的方法是呋塞米应激实验。给予 AKIN 分期 1 ~ 2 期的 AKI 患者注射呋塞米(1mg/kg,如果既往已使用小剂量呋塞米,则给予 1.5mg/kg),然后观察患者尿量。接受呋塞米应激实验的 AKI 患者,2 小时尿量判断未来是否需接受肾脏替代治疗的 ROC 曲线下面积高达 0.86,明显高于尿液 TIMP-2 和 IGFBP-7 的乘积以及血 / 尿 NGAL 的预测价值。但是,研究中未给出呋塞米应激实验预测肾脏替代治疗的最佳尿量界值,在临床实践中可考虑参考呋塞米应激实验预测进入到 AKIN 3 级的尿量界值(200ml)。

综上所述,由于目前的循证医学证据有限,以及临床患者的复杂性、多样性,仍无法给出传统肾脏替代治疗指征外明确的最佳启动肾脏替代治疗的时机。

因此,2012 年 KDIGO 对肾脏替代治疗时机的推荐未作分级,仅建议:①出现危及生命的容量、电解质和酸碱平衡改变时,应紧急开始肾脏替代治疗(未分级);②作出开始肾脏替代治疗的决策时,应当全面考虑临床情况,是否存在能够被肾脏替代治疗纠正的情况,以及实验室检查结果的变化趋势,而不应仅根据 BUN 和 SCr 的水平(未分级)。

2016 年 6 月召开的第 17 届急性透析质量倡议(acute dialysis quality initiative,ADQI)会议,将精准 CRRT 作为会议主题,并将何时开始急性肾脏替代治疗(包括 AKI 和非 AKI 适应证)做了几点共识。①共识 1.1:当代谢和液体管理需求超出肾脏能力,就需要考虑急性肾脏替代治疗。②共识 1.2:肾脏功能的需求由非肾性合并症,疾病的危重程度,溶质和液体负荷所决定。③共识 1.3:总体肾功能由一系列不同的方法来评估,肾功能变化和受损持续时间可用肾脏损伤的标志物来预测。④共识 1.4:肾脏功能的"需求 - 能力"失衡是动态变化,应当定期评估。⑤共识 1.5:对于需要多种器官支持的患者,肾脏替代治疗的开始和结束时机应当和其他治疗合并考虑。⑥共识 1.6:一旦决定启动肾脏替代治疗,就需要立刻实施,通常在 3 小时内。

笔者结合目前现有的循证医学证据以及笔者所在单位的经验,提供以下流程供读者参考(图 7-1-1)。对于接诊的 AKI 患者首先评估患者是否存在传统 / 紧急肾脏替代治疗指征,如果存在则需要尽快 / 立即启动肾脏替代治疗;如果不存在,则需要进一步评估患者 AKI 分级,如 AKI 分级达到 KDIGO 3 级,且同时存在以下情况可考虑开始肾脏替代治疗。包括:① KDIGO 3 级时间超过 72 小时;②存在无尿、容量负荷过重表现、电解质 / 酸碱紊乱;③需使用 ECMO、呼吸机等其他器官支持。如患者分级仅处于 KDIGO 的 AKI 分级 1 ~ 2 级,可建议行呋塞米应激试验,如 2 小时尿量 < 200ml 可权衡利弊后考虑启动肾脏替代治疗;如 2 小时尿量 ≥ 200ml,可继续观察肾功能转归。

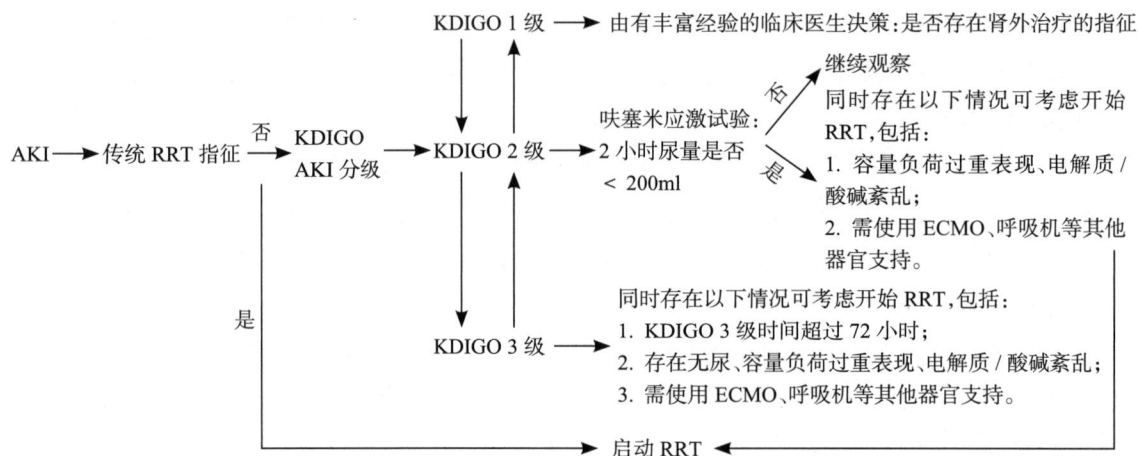

图 7-1-1　AKI 肾脏替代治疗决策流程

注：AKI，急性肾损伤；RRT，肾脏替代治疗；KDIGO，改善全球肾脏病预后组织；ECMO，体外膜肺氧合。

三、停止肾脏替代治疗的指征

超过 80%AKI 患者随着肾功能逐渐恢复，可在住院期间脱离肾脏替代治疗。何时停止肾脏替代治疗是需要解决的另一临床问题。目前关于 AKI 患者停止肾脏替代治疗时机的研究较少。KDIGO 指南未对肾脏替代治疗停止时机作出相应推荐及建议。

尿量是多数临床医师判断是否停止肾脏替代治疗的关键决策指标。一项前瞻性队列研究的后续分析发现，尿量判断是否可停止肾脏替代治疗的 ROC 曲线下面积高达 0.808，尤其是在未使用利尿剂的患者中 ROC 曲线下面积更是高达 0.845。未使用利尿剂时尿量大于 436ml/24h 的特异度超过 80%，灵敏度超过 70%。使用利尿剂时尿量诊断价值相对较低，使用利尿剂情况下，每日尿量大于 2 330ml 特异度可达 87.3%，但灵敏度差。而通过 SCr 判断是否可终止肾脏替代治疗的 ROC 曲线下面积仅为 0.635。因此，从现有的循证医学证据来看，尿量而非血肌酐是判断是否停止肾脏替代治疗的关键决策指标，这其实也非常贴近临床。

当然，仅仅考虑尿量这一指标对于决定是否停止肾脏替代治疗还不完全足够，需要同时结合液体负荷的情况、电解质及酸碱平衡等患者的临床状况后作出临床决策。

（董　伟）

参考文献

[1] GAUDRY S, PALEVSKY P M, DREYFUSS D. Extracorporeal kidney: replacement therapy for acute kidney injury[J]. N Engl J Med, 2022, 386(10): 964-975.

[2] KLEIN S J, BRANDTNER A K, LEHNER G F, et al. Biomarkers for prediction of renal replacement therapy in acute kidney injury: a systematic review and meta-analysis[J]. Intensive Care Med, 2018, 44(3): 323-336.

[3] ZARBOCK A, KELLUM J A, SCHMIDT C, et al. Effect of early vs delayed initiation of renal

replacement therapy on mortality in critically ill patients with acute kidney injury: the ELAIN randomized clinical trial[J]. JAMA, 2016, 315(20): 2190-2199.

[4] COMBES A, BRÉCHOT N, AMOUR J, et al. Early high-volume hemofiltration versus standard care for post-cardiac surgery shock. The HEROICS study[J]. Am J Respir Crit Care Med, 2015, 192(10): 1179-1190.

[5] JAMALE T E, HASE N K, KULKARNI M, et al. Earlier-start versus usual-start dialysis in patients with community-acquired acute kidney injury: a randomized controlled trial[J]. Am J Kidney Dis, 2013, 62(6): 1116-1121.

[6] WANG X, YUAN W J. Timing of initiation of renal replacement therapy in acute kidney injury: a systematic review and meta-analysis[J]. Ren Fail, 2012, 34(3): 396-402.

[7] VAARA S T, KORHONEN A M, KAUKONEN K M, et al. Fluid overload is associated with an increased risk for 90-day mortality in critically ill patients with renal replacement therapy: data from the prospective FINNAKI study[J]. Crit Care, 2012, 16(5): R197.

[8] UCHINO S, BELLOMO R, MORIMATSU H, et al. Discontinuation of continuous renal replacement therapy: a post hoc analysis of a prospective multicenter observational study[J]. Crit Care Med, 2009, 37(9): 2576-2582.

[9] SUGAHARA S, SUZUKI H. Early start on continuous hemodialysis therapy improves survival rate in patients with acute renal failure following coronary bypass surgery[J]. Hemodial Int, 2004, 8(4): 320-325.

第二节

肾脏替代治疗模式选择

当急性肾损伤（acute kidney injury，AKI）患者确定需要接受肾脏替代治疗，接下来需要考虑的问题是：选择何种肾脏替代治疗模式。AKI 肾脏替代治疗的模式包括血液透析及腹膜透析，其中血液透析是 AKI 患者主要使用的肾脏替代治疗方式，本章节主要就血液透析在 AKI 中的应用进行介绍，腹膜透析在 AKI 中的应用见本章第六节。

AKI 患者的血液透析方式最初可分为两大类：连续性肾脏替代治疗（continuous renal replacement therapy，CRRT）和间歇性血液透析（intermittent hemodialysis，IHD）。顾名思义，CRRT 指的是患者接受每日 24 小时的血液透析治疗；而间歇性血液透析，则是指患者所接受的透析治疗并非连续性的，每次治疗时间不足 24 小时，一般情况下为 4 小时左右，每周透析 3 ~ 4 次，和慢性肾脏病透析患者使用的透析设备相同或类似。后续在 CRRT 和 IHD 基础上逐渐衍生出多种杂合式的肾脏替代治疗方案。

一、连续性肾脏替代治疗

CRRT 理论上来讲需要使用特殊的 CRRT 设备对患者进行 24 小时不间断的透析治疗，但在临床实际中由于更换管路、设备报警、患者外出检查等因素，每日治疗时间常常略低于 24 小时。CRRT 目前是 AKI 患者，尤其是 ICU 内重症 AKI 患者最常用的肾脏替代治疗模式。CRRT 与普通的血液透析类似，均涉及超滤、弥散、对流、吸附等基本透析原理，并且根据所涉及的具体原理可将 CRRT 的具体治疗模式分为单纯超滤、透析、滤过、透析滤过及配对血浆吸附。由于精准的血泵引入 CRRT 设备，以及双腔血液透析管的广泛使用，CRRT 早期所使用的动脉 - 静脉治疗模式基本废弃，目前 CRRT 模式包括缓慢连续性超滤（slow continuous ultrafiltration，SCUF）、连续性静脉 - 静脉血液滤过（continuous veno-venous hemofiltration，CVVH）、连续性静脉 - 静脉血液透析（continuous veno-venous hemodialysis，CVVHD）、连续性静脉 - 静脉血液透析滤过（continuous veno-venous hemodiafiltration，CVVHDF）以及连续性配对血浆吸附（continuous plasma filtration adsorption，CPFA）；由于配对血浆吸附严格意义上来讲并非用于 AKI 的肾脏替代治疗，本节将不就该模式进行介绍（表 7-2-1）。

表 7-2-1 CRRT 模式的原理、参数设置及特点

参数	SCUF	CVVH	CVVHD	CVVHDF
血流量 /(ml·min⁻¹)	100 ~ 200	150 ~ 250	150 ~ 250	150 ~ 250
主要溶质转运原理	对流（可忽略）	对流	弥散	弥散 + 对流
透析液流量 /(ml·kg⁻¹·h⁻¹)	—	—	25 ~ 35	合计 25 ~ 35
置换液流量 /(ml·kg⁻¹·h⁻¹)	—	25 ~ 35	—	
溶质清除特点	几乎可忽略	小分子及中分子清除率类似	小分子清除优于中分子	介于 CVVH 和 CVVHD 之间

注：SCUF，缓慢连续性超滤；CVVH，连续性静脉 - 静脉血液滤过；CVVHD，连续性静脉 - 静脉血液透析；CVVHDF，连续性静脉 - 静脉血液透析滤过。

SCUF 的主要作用是减轻容量负荷，而对溶质的影响几乎可以忽略，常用于容量负荷过重而 AKI 程度不重、内环境相对比较稳定的患者，临床应用相对较少。临床上应用比较多的模式是 CVVH、CVVHD 及 CVVHDF。弥散的方式清除中分子溶质的能力明显低于小分子；而对流的方式则对各种能够通过半透膜的分子清除效率相当，且其对小分子的筛选系数

为 1。当治疗剂量相当（相同剂量的置换液/透析液）时，对小分子溶质的清除能力排序为 CVVH 后置换 > CVVHD > CVVH 前置换，对中分子物质的清除能力则 CVVH 明显优于 CVVHD。因此，CVVH 是在临床中应用最广的模式。CVVHDF 兼具弥散及对流的清除特点，CVVHDF 使用的置换液相对较少，跨膜压相对较低，滤器内血液浓缩程度轻，可能对滤器的保护能力要好一些，但两者在小分子溶质的清除能力上的差别相对于治疗剂量而言，显得微乎其微。

由于 CRRT 持续清除溶质及液体，其治疗血流量、置换液/透析液流量一般不需要很大，血流量一般为 150 ~ 250ml/min，置换液/透析液流量为 25 ~ 35ml/(kg·h) 即可（治疗剂量具体见本章第三节），在此治疗条件下，虽然单位时间内溶剂清除缓慢，但其每日 Kt/V 可达 0.8，一周的 Kt/V 接近 6。

CRRT 的优点在于：①对溶质及液体的清除持续而缓慢，所以血流动力学稳定；②治疗时间持续，有利于大剂量补液，从而避免容量控制的时间不均衡；③对颅内压影响较小；④对于高炎症状态患者，可能可以清除部分炎症因子。但同时，CRRT 也存在治疗费用昂贵、需要使用专门的 CRRT 设备、增加医务人员的工作量、抗凝剂使用量大、对血小板影响大等问题。

二、间歇性血液透析

间歇性血液透析的模式类似于慢性肾脏病 5 期患者所接受的血液透析治疗，根据其所需要达成的 Kt/V 剂量制定包括透析时间、血流量、透析液流量在内的透析参数。一般情况下，血流量需 200 ~ 400ml，透析液流量 300 ~ 800ml，治疗时长 4 小时左右，每周治疗 3 ~ 4 次。

间歇性血液透析的优点在于：①溶质清除速度较快，能在更短的时间内有效清除毒素；②费用相对低；③可使用常规透析设备；④节省医务人员时间；⑤抗凝剂使用量小，对血小板影响较小。但间歇性血液透析最大的问题在于其可能存在血流动力学不稳定。

三、连续性与间歇性模式的优劣

在 2006 年以前，关于治疗模式的选择在 AKI 中的研究多为非随机对照研究或回顾性研究，且两组间多不匹配，将这些回顾性研究进行荟萃分析，结果发现 CRRT 与 IHD 对预后的影响无差别。

2006 年，来自法国 21 个中心的大型随机对照研究观察了 CVVHDF 与 IHD 对 360 例多脏器功能障碍综合征患者的预后影响。在接受肾脏替代治疗前超过 80% 的患者需要使用儿茶酚胺，超过 95% 的患者需机械通气，超过 50% 的患者合并脓毒血症，可见该研究入组的患者并非完全血流动力学稳定的患者。但该研究结果表明，两组间 60 天存活率无差别，住院时间及肾脏替代治疗持续时间也无明显差异，CVVHDF 组低体温发生率更高。该研究结论被后续多个 RCT 研究所进一步证实。

因此，尽管临床实践中大多数医师会更优先选择 CRRT，但从目前现有证据来看，CRRT

与 IHD 对 AKI 患者的预后影响相似,均是适合绝大多数 AKI 患者的肾脏替代治疗方案。CRRT 与 IHD 二者并无孰优孰劣之分,可能更多的是相互补充。对血流动力学十分稳定的患者,可能首选费用更低、更为节省人力的 IHD;而对于血流动力学不稳定或者容量负荷过重的患者,在疾病初期可能优先选择 CRRT,后续病情稳定后再逐渐序贯至 IHD。

四、杂合式肾脏替代治疗

由于循证医学证据显示 CRRT 和 IHD 在 AKI 患者中对预后的影响相似,以及他们各自的优缺点,各种各样兼具 CRRT 和 IHD 优点的杂合式肾脏替代治疗应运而生。

最早出现的杂合式肾脏替代治疗是持续低效透析(sustained low-efficiency dialysis,SLED),该模式通常将 IHD 的血流量减少至 100 ~ 200ml/min,将透析液流量减少至 200 ~ 300ml/min,将透析时长延长至 6 ~ 8 小时甚至更久。这样相比于 IHD,延长了治疗时间,改善了血流动力学;相比于 CRRT,增加了溶质清除效率,节省费用及人力,并且使用普通的透析设备即可达成治疗。在 SLED 模式基础上,衍生出延长每日透析(extended daily dialysis,EDD)。简单理解为每日进行 SLED,其透析时间、透析液流量、血流量基本类似于 SLED。在 SLED 及 EDD 基础上加入低剂量对流清除溶质,就形成了持续低效透析滤过(sustained low-efficiency diafiltration,SLED-f)及延长每日透析滤过(extended daily dialysis with filtration,EDDf)。上述从 IHD 衍生出的杂合式肾脏替代治疗,最大的特点就是延长了 IHD 治疗时间,因此,又有学者称其为延长式间歇性肾脏替代治疗(prolonged intermittent renal replacement therapy,PIRRT)。另外,从 CRRT 中衍生出加速静脉 - 静脉血液滤过(accelerated veno-venous hemofiltration,AVVH),指的是使用 CRRT 设备,但是增加每小时的置换液剂量却减少治疗时间至 8 ~ 12 小时的床边血液滤过方式。上述杂合式肾脏替代治疗的具体参数设置见表 7-2-2。

表 7-2-2 杂合式肾脏替代治疗参数设置

参数	PIRRT					AVVH
	SLED	SLED-f	EDD	EDDf	EDHF	
血流量 / (ml·min⁻¹)	100 ~ 200	100 ~ 200	100 ~ 200	100 ~ 200	100 ~ 200	300 ~ 400
主要溶质转运原理	弥散	弥散 + 对流	弥散	弥散 + 对流	对流	对流
透析液 / (ml·h⁻¹)	200 ~ 300	200 ~ 300	200 ~ 300	200 ~ 300	—	—
置换液	—	20 ~ 30ml /(kg·h)	—	20 ~ 30ml /(kg·h)	40 ~ 50ml /(kg·h)	4 000 ~ 5 000 ml/h
治疗时间 /h	6 ~ 8	6 ~ 8	6 ~ 8	6 ~ 8	6 ~ 8	8 ~ 12

续表

参数	PIRRT					AVVH
	SLED	SLED-f	EDD	EDDf	EDHF	
治疗频率	3～4次/周	3～4次/周	每日	每日	每日	6～7次/周
设备	普通透析设备					CRRT机器

注:PIRRT,延长式间歇性肾脏替代治疗;SLED,持续低效透析;SLED-f,持续低效透析滤过;EDD,延长每日透析;EDDf,延长每日透析滤过;EDHF,每日血液滤过;AVVH,加速静脉-静脉血液滤过。

杂合式肾脏替代治疗因为其治疗时间并不连续,所以从广义上讲仍可归类于IHD。但是杂合式肾脏替代治疗大大优化了IHD,尤其是在保持血流动力学稳定方面。从循证医学证据来看,多项临床研究均证实杂合式肾脏替代治疗可以达到和CRRT类似的溶质清除效果,以及媲美CRRT的稳定血流动力学能力。并且杂合式肾脏替代治疗对AKI患者的预后影响也与CRRT类似。

杂合式肾脏替代治疗唯一存在的问题是其透析参数变异性较大,目前绝大多数药物说明书中缺乏根据杂合式肾脏替代治疗的药物调整说明,不利于临床中用药调整。但近年来也有越来越多的研究探讨杂合式肾脏替代治疗时的药物剂量调整,为未来杂合式肾脏替代治疗的广泛应用铺平道路。

因此,杂合式肾脏替代治疗既可以作为AKI患者首选的肾脏替代治疗,又可以作为从危重患者从CRRT向IHD间的过渡。

五、脓毒血症的模式选择

由于CRRT理论上血流动力学会更稳定,并且有潜在清除炎症因子的作用,因此临床实践中临床医师更偏向于使用CRRT来治疗脓毒血症相关AKI或脓毒血症合并AKI的患者。专门在脓毒血症患者中探讨不同治疗模式的研究并不多。国内有学者通过回顾性研究比较了CVVH和每日血液滤过(extended daily hemofiltration,EDHF)两种治疗模式治疗对145例脓毒血症AKI患者预后的影响。两组使用了同样的聚砜膜及碳酸氢盐缓冲液,CVVH组连续治疗至少72小时,EDHF组每日治疗8～12小时。结果显示CVVH组比EDHF组有更高的肾脏功能恢复概率(50.77% vs. 32.50%),平均恢复时间更短(17.26天 vs. 25.46天),但两组间的60天死亡率无差别(44.62% vs. 46.25%),而CVVH组低磷血症发生率明显增高(55.38% vs. 28.75%)。因此,从目前证据来看,合并脓毒血症的AKI患者更加适合使用CRRT,在CRRT使用受限时,杂合式肾脏替代治疗也是可以考虑的选择。

六、伴有高颅压/脑水肿的模式选择

伴有高颅压/脑水肿且需要接受肾脏替代治疗的AKI患者较为特殊。受损伤的脑组织对于渗透压改变尤为敏感。当IHD从血浆中快速清除渗透活性溶质后,细胞外液和脑细胞之间会产生渗透梯度,加重脑水肿及高颅压,严重者甚至可导致脑疝发生。Ronco等通过

CT 扫描测量脑密度，发现 IHD 后脑组织含水量增加，但 CRRT 后则没有发现类似改变。虽然，没有比较这种情况下间歇性和连续性模式对此类患者预后影响的临床研究，但是，从病理生理机制以及透析模式对脑水肿及高颅压的影响来看，IHD 显然是不合适的，甚至可能是致死性的，当然也就无法开展相关临床研究比较预后。因此，对于伴有高颅压 / 脑水肿的 AKI 患者，CRRT 是首选治疗。如果在缺乏 CRRT 条件的情况下，可以考虑谨慎地使用低溶质清除参数的杂合式肾脏替代治疗。

七、KDIGO 指南的建议

2012 年 KDIGO 指南建议如下：①AKI 患者应使用持续性和间断性 RRT 作为相互补充；②对于血流动力学不稳定的患者，建议使用 CRRT 而非标准的 IHD；③对于急性脑损伤或罹患导致高颅压或弥漫性脑水肿的其他疾病的 AKI 患者，建议使用 CRRT 而非 IHD。

八、总结

基于目前循证医学证据，CRRT、IHD 及杂合式肾脏替代治疗均是 AKI 患者可选择的肾脏替代治疗模式，对于大多数 AKI 患者而言，这些肾脏替代治疗模式对于预后的影响相似。对于合并高颅压 / 脑水肿、血流动力学不稳定、脓毒血症的 AKI 患者，CRRT 可作为优选方案，杂合式肾脏替代治疗可作为备选方案或者序贯治疗方案；而血流动力学稳定的患者，出于经济及人力方面的考虑，可能选择 IHD 或者杂合式肾脏替代治疗更加合适。

（董　伟）

参考文献

[1]　BOUCHARD J, MEHTA R L. Timing of kidney support therapy in acute kidney injury: what are we waiting for?[J]. Am J Kidney Dis, 2022, 79(3): 417-426.

[2]　FAYAD A I, BUAMSCHA D G, CIAPPONI A. Timing of kidney replacement therapy initiation for acute kidney injury[J]. Cochrane Database Syst Rev, 2022, 11(11): CD010612.

[3]　TANDUKAR S, PALEVSKY P M. Continuous renal replacement therapy: who, when, why, and how[J]. Chest, 2019, 155(3): 626-638.

[4]　WANG F, HONG D Q, WANG Y F, et al. Renal replacement therapy in acute kidney injury from a Chinese cross-sectional study: patient, clinical, socioeconomic and health service predictors of treatment[J]. BMC Nephrol, 2017, 18(1): 152.

[5]　VILLA G, NERI M, BELLOMO R, et al. Nomenclature for renal replacement therapy and blood purification techniques in critically ill patients: practical applications[J]. Crit Care, 2016, 20(1): 283.

[6]　EDREES F, LI T T, VIJAYAN A. Prolonged intermittent renal replacement therapy[J]. Adv Chronic Kidney Dis, 2016, 23(3): 195-202.

[7]　ZHANG L, YANG J Q, EASTWOOD G M, et al. Extended daily dialysis versus continuous renal replacement therapy for acute kidney injury: a meta-analysis[J]. Am J Kidney Dis, 2015, 66(2): 322-330.

[8] SCHEFOLD J C, VON HAEHLING S, PSCHOWSKI R, et al. The effect of continuous versus intermittent renal replacement therapy on the outcome of critically ill patients with acute renal failure (CONVINT): a prospective randomized controlled trial[J]. Crit Care, 2014, 18(1): R11.

[9] SUN Z P, YE H, SHEN X, et al. Continuous venovenous hemofiltration versus extended daily hemofiltration in patients with septic acute kidney injury: a retrospective cohort study[J]. Crit Care, 2014, 18(2): R70.

[10] Kidney Disease: Improving Global Outcomes (KDIGO) Acute Kidney Injury Work Group. KDIGO clinical practice guideline for acute kidney injury[J]. Kidney Int, 2012, 2012(suppl): 1-138.

[11] LINS R L, ELSEVIERS M M, VAN DER NIEPEN P, et al. Intermittent versus continuous renal replacement therapy for acute kidney injury patients admitted to the intensive care unit: results of a randomized clinical trial[J]. Nephrol Dial Transplant, 2009, 24(2): 512-518.

[12] VINSONNEAU C, CAMUS C, COMBES A, et al. Continuous venovenous haemodiafiltration versus intermittent haemodialysis for acute renal failure in patients with multiple-organ dysfunction syndrome: a multicentre randomised trial[J]. Lancet, 2006, 368(9533): 379-385.

[13] KELLUM J, ANGUS D C, JOHNSON J P, et al. Continuous versus intermittent renal replacement therapy: a meta-analysis[J]. Intensive Care Med, 2002, 28(1): 29-37.

[14] TONELLI M, MANNS B, FELLER-KOPMAN D. Acute renal failure in the intensive care unit: a systematic review of the impact of dialytic mortality on mortality and renal recovery[J]. Am J Kidney Dis, 2002, 40(5): 875-885.

[15] RONCO C, BELLOMO R, BRENDOLAN A, et al. Brain density changes during renal replacement in critically ill patients with acute renal failure. Continuous hemofiltration versus intermittent hemodialysis[J]. J Nephrol, 1999, 12(3): 173-178.

第三节

肾脏替代治疗的剂量

当急性肾损伤（acute kidney injury, AKI）患者接受肾脏替代治疗的时机及模式确定后，需要进一步明确的就是 AKI 患者肾脏替代治疗的剂量。目前，临床研究所探讨的 AKI 患者肾脏替代治疗"剂量"一般指的是对溶质清除的强度，尤其是小分子溶质清除的强度。因此本章节也主要就肾脏替代治疗对溶质清除的强度进行阐述。

一、肾脏替代治疗剂量评估

由于尿素分子量小,且其分布更加接近于一室模型,故目前肾脏替代治疗溶质的清除评估主要基于尿素清除的动力学模型。

(一)尿素清除分数(Kt/V$_{urea}$)

Kt/V$_{urea}$最常用于接受长期透析的慢性肾脏病患者的透析充分性评估,其中K代表透析器的清除率,t为每次透析时间,V为尿素分布容积。Kt/V$_{urea}$同样可用于AKI患者肾脏替代治疗剂量的评估,但既往主要用于间歇性血液透析(intermittent hemodialysis,IHD)的剂量评估。通常我们通过道格拉斯公式[$-\ln(R-0.03)+(4-3.5\times R)\times UF/w$;R为尿素比率,UF为每次透析超滤量,$w$为透析后体重]所计算的为单室Kt/V$_{urea}$(spKt/V$_{urea}$),spKt/V$_{urea}$评估的仅仅是单次IHD的尿素清除情况,但由于透析频率不同,每周总的尿素清除情况需要使用标准Kt/V$_{urea}$(stdKt/V$_{urea}$)来评估。需要注意的是stdKt/V$_{urea}$并非简单的一周内spKt/V$_{urea}$相加而得(例如,每次spKt/V$_{urea}$为1.3,一周3次透析的stdKt/V$_{urea}$并非3.9,而是接近于2),需要使用特殊公式计算所得。一般有两个公式可供参考,需要nPCR和平均每周透析前尿素氮浓度的Gotch公式,以及从spKt/V$_{urea}$推导而得的Leypoldt公式。其中Leypoldt公式仅可用于间歇性血液透析的尿素清除评估。

$$\text{Gotch 公式：std Kt/V} \frac{0.184(\text{nPCR}-0.17)\times V\times 0.001}{\text{meanC}_0} \times \frac{7\times 1\,440}{V}$$

Leypoldt公式(t的单位为分钟):

$$\text{stdKt/V} = \frac{168\times[1-\exp(-\text{eqKt/V})]/(t/60)}{[1-\exp(-\text{eqKt/V})]/(\text{eqKt/V})+168/[N\times(t/60)]-1}$$

Kt/V$_{urea}$同样可用于CRRT剂量评估,但是由于过于烦琐,临床医师更多地使用滤出液的总量作为CRRT剂量评估的指标。

(二)CRRT滤出液量

在CRRT剂量评估中或对剂量进行处方时,往往使用CRRT滤出液量来代表CRRT剂量。CRRT滤出液量=置换液量(滤过模式)+透析液量(透析模式)+实际脱水量。CRRT使用滤出液量作为剂量评估的理由是,在CVVH模式下,由于尿素氮等小分子溶质截留系数为1,滤过液侧和滤器内血液中的尿素氮浓度一致,所以可以用滤出液来评估尿素氮的清除情况,当滤出液量在20~25ml/(kg·h)时,估算的spKt/V$_{urea}$约为0.8,如一周内每日行CRRT治疗,则stdKt/V$_{urea}$可接近6。需要注意的是,理论上滤出液量评估CRRT剂量只适用于CVVH模式,但是由于相同滤出液量时CVVHD和CVVHDF与CVVH清除尿素氮的能力类似,因此,临床实践及临床研究中仍用滤出液量表示所有CRRT的剂量。

CRRT滤出液量评估治疗剂量简单、易行,但往往并非那么精确。CRRT处方的滤出液剂量和实际达成的滤出液剂量存在差异,主要与CRRT治疗中断有关,如更换滤器、机器报警、患者外出检查等。另外,随着肾脏替代治疗时间的延长,滤器的实际功能往往有所下降,这时尿素氮等小分子溶质的截留系数可能会下降,导致滤出液所评估的尿素氮清除过高。一项临床研究中观察到,无论低剂量组还是高剂量组CRRT,处方的滤出液量明显低于实际滤出液量,这就要求临床实践中将处方的滤出液量设置为高于我们预期达成的滤出液量。该研究同时发现,在高剂量组根据实际滤出液量估算的尿素氮清除,明显低于通过实际滤出液量检测的尿素氮清除,这就要求在相对高剂量的 CRRT 时,需要定期检测滤出液尿素氮/血液尿素氮,以评估实际滤过系数,甚至可以考虑使用 Kt/V_{urea} 来精准评估实际达成剂量。

(三)实际的治疗效果

患者内环境的稳定取决于溶质的生成与清除,即使具有相同的尿素氮清除状态,不同的患者可能产生不同的实际效果,所以仍需要动态评估患者内环境是否稳定,包括血尿素氮、血肌酐、血钾、酸碱情况等。

二、间歇性血液透析的目标剂量

2002 年发表的一项 RCT 研究入组了 160 例需要肾脏替代治疗的 AKI 患者,随机分到隔日 IHD 组和每日 IHD 组,两组的每次治疗目标 Kt/V 均为 1.2。研究结果发现每日透析组的病死率明显低于隔日 IHD 组。但是该研究存在一定的缺陷:①两组实际每日达成剂量都不足 1,那么隔日 IHD 组实际每周的透析剂量甚至低于慢性肾脏病 5 期透析的患者,而 AKI 患者的病情明显较慢性肾脏病患者危重;②研究并未除外那些血流动力学不稳定的患者,隔日 IHD 可能较难维持该部分患者的血流动力学稳定性及足够的液体清除,而高剂量组采用每日透析,所以其液体清除及血流动力学明显优于低剂量组。后续发表的 ARFTN 研究,入组了 1 124 例 ICU 中需要肾脏替代治疗的 AKI 患者,血流动力学稳定患者随机分配到 IHD 或 SLED 的低剂量和高剂量组(低剂量组每周 3 次 vs. 高剂量组每周 6 次),血流动力学不稳定的患者则分配到 CRRT 的低剂量或高剂量组。对于接受 IHD 的患者,处方的 Kt/V 为 1.2 ~ 1.4,每日实际 Kt/V > 1.2 的比例超过 65%。最终结果显示低剂量和高剂量 IHD 组间患者肾功能恢复比例及 60 天死亡率无差异。

2012 年改善全球肾脏病预后组织(Kidney Disease:Improving Global Outcomes,KDIGO)指南建议每周 IHD 的总 Kt/V_{urea} 目标值为 3.9。该建议值一方面是根据 ARFTN 研究的结果,另一方面是不低于慢性肾脏病透析患者 Kt/V_{urea} 的目标值。但需要注意的是 KDIGO 所给出的每周 Kt/V 是一周内每次透析 spKt/V 值的总和,而非每周的 $stdKt/V_{urea}$。所以在临床实践中,对于接受 IHD 的 AKI 患者,每周至少需要接受 3 次 IHD 治疗,每次所达成的 Kt/V_{urea} 需要大于 1.3。

三、连续性肾脏替代治疗的目标剂量

2000 年,Ronco 等报道了 425 例接受 CVVH 治疗的 AKI 患者,采用 35ml/(kg·h)、45ml/(kg·h)剂量者的预后优于 20ml/(kg·h)剂量者,生存率分别为 57%、58% 和 41%。

但后续关于 CRRT 剂量的一些研究并未充分证实 Ronco 教授研究的结果。尤其是 2008—2009 年发表的两项高质量大型 RCT 研究,为 AKI 患者 CRRT 治疗剂量探讨提供了很好的循证医学证据。在 RENAL 研究中,来自澳大利亚与新西兰的 1 508 例 AKI 患者接受 CVVHDF 治疗,患者分为低剂量[25ml/(kg·h)]及高剂量组[40ml/(kg·h)],结果两组在

28 天死亡率、90 天死亡率或肾脏结局方面无差异。ARFTN 研究中血流动力学不稳定的 AKI 患者接受 CVVHDF 治疗,并分成高剂量治疗组[35ml/(kg·h)]和低剂量治疗组[20ml/(kg·h)]。结果同样发现,高剂量组与低剂量组相比,并不能改善 AKI 患者预后。

基于上述证据,2012 年 KDIGO 指南推荐 CRRT 的滤出液量为 20 ~ 25ml/(kg·h)。需要注意该推荐剂量为实际达成剂量,临床实践中处方滤出液量需大于该剂量。

上述 CRRT 治疗剂量对于普通 AKI 患者基本是充分及合理的,但对于一些特殊的患者是否是最佳剂量呢?

脓毒血症患者往往合并炎症因子风暴以及高分解代谢状态,其所需肾脏替代治疗剂量有可能比普通患者更高。IVOIRE 研究入选了 140 例脓毒症休克合并 AKI 的患者,随机分为高容量血液滤过[high-volume haemofiltration,HVHF;滤出液 70ml/(kg·h)]组和标准剂量的 CVVH 治疗组[滤出液 35ml/(kg·h)]。研究结果发现,HVHF 相比于普通剂量 CVVH 并不能降低 28 天死亡率。后续的一项纳入包括 IVOIRE 研究在内的 4 项 RCT 研究的荟萃分析进一步显示,HVHF 与普通 CVVH 相比并不能降低脓毒血症相关 AKI 患者病死率,同时在肾脏恢复、住院时间、副作用方面两者也无差异,HVHF 相比普通 CVVH 仅可以减少血管活性药物的使用。

提高 CRRT 剂量并不能改善脓毒血症相关 AKI 患者的预后,可能有以下原因。

(1)CRRT 的滤出液量并不能反映清除炎症介质的能力:一项前瞻性观察性研究发现,接受 CVVHDF 治疗的重症 AKI 患者中,TNF-α 的清除在生存组中明显增多,但是滤出液量却在生存组与死亡组中无差异。这反映出清除炎症因子的确可能可以改善预后,但是滤出液量并不能反映炎症因子的清除情况。这主要是由于即使是目前常用的高通量滤器,其对 TNF-α 等大分子炎症因子的截留系数仍然非常低。所以后续对脓毒血症相关 AKI 的 CRRT 治疗效率的改进,不仅仅是增加 CRRT 滤出液量,同时需要增加滤器的截留系数。

(2)HVHF 对抗生素清除率较高,降低了抗生素的血药浓度:来自 IVOIRO 研究的数据显示,药物半衰期在常规 CVVH 组为 1.51 ~ 33.85 小时,而在 HVHF 组则缩短至 1.29 ~ 28.54 小时。

除了脓毒血症相关 AKI,心脏术后相关 AKI 患者是另一类需要关注的人群。一方面心脏术后相关 AKI 是 AKI 最为常见的原因;另一方面从病理生理机制上来看,其主要是由于肾脏局部缺血再灌注损伤所致,全身炎症反应及分解代谢相对较弱,与脓毒血症相关 AKI 恰恰相反。目前尚无专门探讨心脏术后相关 AKI 患者 CRRT 剂量的临床研究。我们进行了一项单中心的 RCT 研究,入组了 211 例需要肾脏替代治疗的心脏术后相关 AKI 患者,将其随机分为 25ml/(kg·h)组及 35ml/(kg·h)组。我们发现,两组间 28 天生存率、1 年生存率并无差异,同时两组间肾功能恢复比例、住院时间也无差别。而且低剂量组住院相关费用较高剂量组更低。我们这项未发表的研究提示,对于心脏术后相关 AKI 患者仍建议 20 ~ 25ml/(kg·h)的 CRRT 剂量。

2016 年 6 月召开的第 17 届急性透析质量倡议(acute dialysis quality initiative,ADQI)会议将精准 CRRT 作为会议主题,倡导利用特定信息实现个体化肾脏替代治疗。会议提出了 CRRT 剂量精准控制的具体目标,包括:①尿素的清除,滤出液的尿素/血尿素 ≥ 0.80;②达成剂量与处方剂量比例≥ 0.80；③有效治疗时间≥ 20h/d；④实际溶质控制目标，治疗当天溶质 / 前一天溶质≤ 1.0。

四、总结

在 AKI 治疗的临床实践中，当患者需要进行肾脏替代治疗时，既需要遵循指南予以标准化的治疗剂量：每次 IHD 治疗 Kt/V$_{urea}$ ≥ 1.3，每周不少于 3 次治疗；CRRT 治疗实际达成的滤出液量为 20 ～ 25ml/（kg·h）。同时更需要通过对 Kt/V$_{urea}$、实际达成的滤出液量以及临床生化指标等进行实时监测，调整治疗，在实际临床中，做到真正的个体化治疗。另外，当治疗剂量不达标时，除了关注滤出液剂量外，还需要注意有效治疗时间、滤器效能、抗凝充分性以及血管通路的有效性等。

（董 伟）

参考文献

[1] BAGSHAW S M, CHAKRAVARTHI M R, RICCI Z, et al. Precision continuous renal replacement therapy and solute control[J]. Blood Purif, 2016, 42(3): 238-247.

[2] QUINTO B M, IIZUKA I J, MONTE J C, et al. TNF-α depuration is a predictor of mortality in critically ill patients under continuous veno-venous hemodiafiltration treatment[J]. Cytokine, 2015, 71(2): 255-260.

[3] CLARK E, MOLNAR A O, JOANNES-BOYAU O, et al. High-volume hemofiltration for septic acute kidney injury: a systematic review and meta-analysis[J]. Crit Care, 2014, 18(1): R7.

[4] JOANNES-BOYAU O, HONORÉ P M, PEREZ P, et al. High-volume versus standard-volume haemofiltration for septic shock patients with acute kidney injury (IVOIRE study): a multicentre randomized controlled trial[J]. Intensive Care Med, 2013, 39(9): 1535-1546.

[5] LYNDON W D, WILLE K M, TOLWANI A J. Solute clearance in CRRT: prescribed dose versus actual delivered dose[J]. Nephrol Dial Transplant, 2012, 27(3): 952-956.

[6] Kidney Disease: Improving Global Outcomes (KDIGO) Acute Kidney Injury Work Group. KDIGO clinical practice guideline for acute kidney injury[J]. Kidney Int, 2012, 2012(suppl): 1-138.

[7] MACEDO E, CLAURE-DEL GRANADO R, MEHTA R L. Effluent volume and dialysis dose in CRRT: time for reappraisal[J]. Nat Rev Nephrol, 2011, 8(1): 57-60.

[8] Renal Replacement Therapy Study Investigators, BELLOMO R, CASS A, et al. Intensity of continuous renal-replacement therapy in critically ill patients[J]. N Engl J Med, 2009, 361(17): 1627-1638.

[9] VA/NIH Acute Renal Failure Trial Network, PALEVSKY P M, ZHANG J H, et al. Intensity of renal support in critically ill patients with acute kidney injury[J]. N Engl J Med, 2008, 359(1): 7-20.

[10] DIAZ-BUXO J A, LOREDO J P. Standard Kt/V: comparison of calculation methods[J]. Artif Organs, 2006, 30(3): 178-185.

[11] SCHIFFL H, LANG S M, FISCHER R. Daily hemodialysis and the outcome of acute renal failure[J]. N Engl J Med, 2002, 346(5): 305-310.

第四节

肾脏替代治疗的临时性血管通路

重症监护患者急性肾损伤（acute kidney injury，AKI）的发生率高，部分 AKI 患者需要肾脏替代治疗，血液透析是最常用的方式。患者大多使用临时或半永久的中心静脉导管作为透析血管通路。从 20 世纪 60 年代初动静脉锥形管置入应用于 AKI 患者的血液透析发展至今，包括置管部位的选择、操作技术、导管设计和材料都得到了极大的发展。AKI 肾脏替代治疗的血管通路一般都需要符合以下的要求：①可以轻松置入；②可立即使用；③短期内无故障；④为选定的透析方式提供足够的血流量；⑤避免过多并发症。

因为大多数医院获得性 AKI 是可以逆转的，所以需要进行血液净化治疗的患者通常采用临时性血管通路，目前一般首选临时性中心静脉留置导管。这些患者一般需要进行急诊深静脉置管透析，因此肾脏专科医师、重症监护病房医师和血液净化中心的医师需要做到全面了解血管的解剖结构，仔细选择导管的类型，熟练掌握导管置入技术以及导管的维护和并发症的管理，以便能够在最有效和最佳条件下进行血液透析治疗。任何的处理不当都可能会影响透析治疗的效果，导致更多更严重的合并症，甚至更高的病死率。

一、导管规格和种类

目前市面上提供的临时性中心静脉留置导管种类众多，多数为聚氨酯（polyurethane，PU）材料，有不同的直径、长度、接头走向、单腔或双腔等类型可供选择。一般需要根据患者的年龄、身高体重、选择置管部位的情况和疾病本身相关的因素等个体化选择不同类型的导管。

（一）婴幼儿和低龄患儿导管和置管部位的选择

婴幼儿和低龄患儿多数受中心静脉血管直径限制而选择股静脉置管，一般选择直径为 4 ～ 8Fr，长度为 8 ～ 16cm 的直头导管。很多新生儿重症监护病房对于低体重婴幼儿连续性肾脏替代治疗（continuous renal replacement therapy，CRRT）的经验为：可以采用两条 5.5Fr 的单腔静脉导管分别置入不同部位，如双侧股静脉，进行引血和回血，能够保证充足的血流量进行治疗，降低凝血堵管的发生率（新生儿和不同体重的婴幼儿可选择的导管直径详见表 7-4-1）。

表 7-4-1　新生儿及婴幼儿体重与导管直径选择对照表

新生儿 / 患儿体重	导管直径
新生儿	双腔 7Fr
3 ~ 6kg	双腔 7Fr
6 ~ 15kg	双腔 8Fr
15 ~ 30kg	双腔 9 ~ 10Fr
> 30kg	双腔或三腔 11.5 ~ 12.5Fr

(二)大龄患儿和成年患者导管和置管部位的选择

大龄患儿和成年患者需根据身高和置管部位进行个体化选择:进行股静脉置管时,一般选取直径为 11.5 ~ 15Fr,长度为 16 ~ 45cm 的直头导管,成年患者建议使用长度大于 19cm 的股静脉导管;进行右侧锁骨下静脉或颈内静脉置管时,一般选取直径为 11.5 ~ 14Fr,长度为 11.5 ~ 16cm 的弯头导管;进行左锁骨下静脉或颈内静脉置管时,因其血管走行较长且存在生理弯曲度,一般选取直径为 11.5 ~ 14Fr,长度为 16 ~ 20cm 的弯头导管。

导管有带涤纶套(tunneled-cuffed catheters,TCC)和无隧道无涤纶套(non-cuffed catheters,NCC)两种类型,目前国内外大部分指南共识都认为 AKI 患者进行血液透析治疗可首选 NCC,原因是易于置入和使用方便。但近期也有临床观察表明,如果预期留置导管的时间超过 4 周甚至更长时间,建议选择 TCC。相较 NCC 能降低导管相关性感染的发生率,减少血管狭窄栓塞等远期并发症,获得更长的使用时间、更佳的血流量和更少的再循环量,达到改善临床治疗效果的目的。当然,选择 TCC 作为 AKI 血液透析治疗的首选通路,是基于患者病情以及可行性、实用性等综合比较的结果。但是也有研究表明,TCC 会增加置管操作的难度,提高血肿等并发症发生率,而短期内血栓发生率、感染发生率与 NCC 无显著差异。因此,2012 年改善全球肾脏病预后组织(Kidney Disease:Improving Global Outcomes,KDIGO)指南和 2019 年中国血液透析血管通路专家共识建议,急性肾损伤需要急诊透析且预计透析时间小于 4 周的患者,可首选 NCC。

二、穿刺方法

(一)选择血管部位

进行临时性深静脉导管置管时,一般有六条深静脉可供选择,即双侧颈内静脉、双侧锁骨下静脉和双侧股静脉(图 7-4-1)。1963 年开始应用锁骨下静脉置管,因其缺点较多,使用越来越少;颈内静脉置管在 1965 年开始应用于临床,因操作方法简单易行,并发症相对较少,置管血流量充足,可以解决急性透析患者血管通路问题,至今仍被认为是首选的深静脉置管部位。无法使用或者病情不允许穿刺颈内静脉的情况下,可以选择股静脉置管。由于颈外静脉走行变异较大,直径较细,又经过锁骨下静脉,一般不用于穿刺留置临时血液透析导管,可以用于输液留置导管。因此,2019 年中国血液透析血管通路专家共识建议置管部位选择排序如下：①右颈内静脉；②左颈内静脉；③股静脉（肾移植的患者建议首选左股静脉）；④锁骨下静脉。2012 年 KDIGO 指南和 2019 年中国血液透析血管通路专家共识均建议，对有进展至慢性肾脏病（chronic kidney disease，CKD）4 ～ 5 期风险的患者，尽可能避免行锁骨下静脉置管，保护患者的血管资源。当然，如上述静脉置管困难或失败，可选择颈外静脉（详见图 7-4-1）。颈内静脉、锁骨下静脉和股静脉留置导管的优缺点比较详见表 7-4-2。

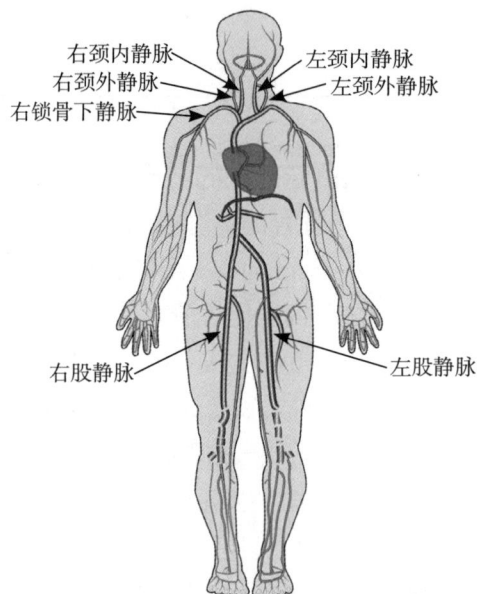

图 7-4-1　颈内外静脉、锁骨下静脉及股静脉分布（见文末彩图）

表 7-4-2　三种中心静脉留置导管比较

项目	股静脉	锁骨下静脉	颈内静脉
操作技术	容易插管	需较高技术及经验	较锁骨下静脉容易
穿刺并发症	穿刺并发症少而轻	可能发生威胁生命的并发症，如血气胸	并发症发生率较低，极少威胁生命
留置时间	一般 72 小时拔除，否则感染率高	可保留 3 ～ 4 周	可保留 3 ～ 4 周
体位	在心力衰竭、呼吸困难等原因不能平卧时采用	需要头后倾体位	需要头后倾体位
活动度	置管后患者长期卧床，不方便行走	患者可自由活动	头颈部活动可能受限，影响外观
流量	可获得较好流量，常与大腿部位有明显关系	可获得较好流量，但可能会受呼吸运动影响	可获得很好流量
血栓和狭窄发生情况	血栓发生率及不畅率很高	锁骨下静脉血栓和狭窄发生率高	狭窄发生率低，血栓发生率同锁骨下静脉

(二)置管方法

在行深静脉穿刺置管时,多数采用的是体表标志定位方法。为减少误穿动脉、血肿和出血等并发症,KDIGO 指南及中国血液透析血管通路专家共识均推荐借助超声引导或超声定位,采用 Seldinger 技术穿刺置管,能显著提高穿刺的成功率,降低并发症发生率。

1.颈内静脉 右侧颈内静脉体表定位比较明确,直径较粗且与头臂干、上腔静脉几乎成一直线,故置管首选右侧颈内静脉。理论上颈内静脉各段均可穿刺,但因其上段与颈总动脉距离较近,且部分重叠,颈动脉窦也位于该段,故不建议选择该部位穿刺。下段位置邻近锁骨上窝,位置较深,易造成肺尖损伤甚至气胸等并发症,穿刺有一定难度。中段位置较表浅,体表定位容易,视野暴露充分,操作较安全,建议首选中段穿刺(图 7-4-2)。

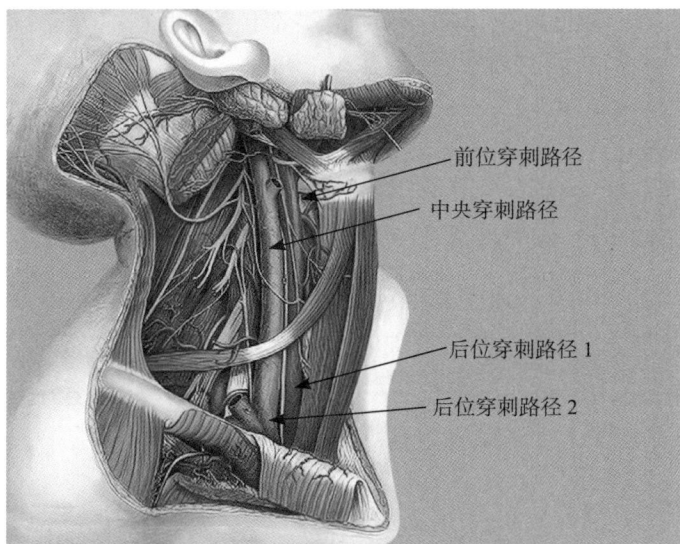

图 7-4-2 右颈内静脉前位、中央、后位穿刺路径示意(见文末彩图)

注:前位穿刺路径,胸锁乳突肌前缘,喉结水平,动脉搏动外侧 0.5cm 处,乳头方向;中央穿刺路径,胸锁乳突肌颈下三角顶点,颈动脉搏动外侧 0.5cm 处,乳头方向;后位穿刺路径,胸锁乳突肌后缘颈外静脉上方,颈静脉切迹(又称胸骨上切迹)方向,或者下三角顶点水平,颈静脉切迹方向。

患者取仰卧位,头转向对侧,并向后 15°,或者采用头低脚高位(Trendelenburg 体位)(图 7-4-3)以防止空气栓塞的发生,并使静脉扩张以利于置管。在选定的进针处,针头指向胸锁关节后下方或同侧乳头,针与皮肤角度为 30°～45°,局部麻醉后缓慢负压进针,有落空感并有通畅的深红色血液回流提示已经进入静脉内,沿穿刺针置入导丝,扩张皮肤后沿导丝置入临时性血液透析导管。

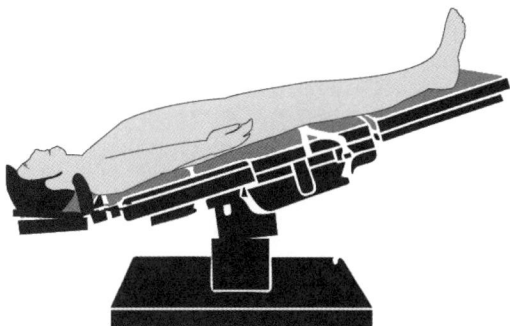

图 7-4-3 Trendelenburg 体位示意

2. 锁骨下静脉　锁骨下静脉也可用于临时血液透析管置管,但因损伤肺、胸膜顶等重要器官和组织概率较高,而且容易发生中心静脉血管狭窄(40% ~ 50%),血流量容易受胸廓呼吸运动的影响,故不作为置管首选。如因个体化原因选择锁骨下静脉进行临时血液透析管置管,一般选择锁骨下入路为宜。选取锁骨中点下方 1cm 或锁骨中点内侧 1 ~ 2cm 为穿刺点。患者取仰卧位,头转向对侧,并向后仰 15°,或者采用头低脚高位以防止空气栓塞的发生,肩下可放置一软垫,以使静脉更加向前暴露。穿刺侧上肢外展 45°,后伸 30°以向后牵拉锁骨。穿刺时穿刺针与锁骨角度为 35° ~ 45°,针体与胸壁皮肤的夹角不超过 15°为宜。局部麻醉后缓慢负压进针,边进针边抽吸,有落空感并有无阻力的暗红色血流回流提示已经进入静脉内,沿穿刺针置入导丝,扩张皮肤后即可沿导丝置入临时性血液透析导管。

3. 股静脉　股静脉变异较少,位置表浅,邻近部位无重要脏器,安全性较高,常用于临时性置管。置管时,患者取仰卧位,膝关节微屈,臀部稍垫高,髋关节稍外展外旋。一般选取腹股沟韧带下方约 2cm,股动脉内侧 0.5 ~ 1.0cm 进针,进针方向与股动脉平行。进针越靠近腹股沟韧带,越可能发生腹膜后血肿。如果穿刺点太低,可能会误穿大隐静脉在靠近股静脉的汇合处,穿刺针回抽有血液,但是导丝无法顺利进入。局部麻醉后缓慢负压进针,边进针边抽吸,有落空感并有深红色血液回流提示已经进入股静脉,沿穿刺针置入导丝,扩张皮肤后沿导丝置入临时性血液透析导管。

如在穿刺置管的过程中,回血是鲜红色血液或者有搏动感,回血压力高,注射器芯有回弹现象,可能误穿动脉,必须立即退出穿刺针,并压迫穿刺血管部位至少 15 分钟,无出血及皮下血肿出现后给予弹力胶布加压包扎。在颈部血管穿刺时,注意不要把导丝送入太深,避免刺激心室壁诱发心律失常。建议在进行深静脉置管时给予心电监护,置入导丝时需要跟患者持续性交流并观察是否出现心律失常的心电图形改变。

(三)导管尖端位置要求

股静脉进入髂总静脉或者下腔静脉开口,颈内静脉和锁骨下静脉进入上腔静脉或者右心房开口(图 7-4-4)。

(四)颈部静脉导管放置后检查

颈部静脉导管放置后建议行胸部 X 线检查,然后再进行血液透析,其目的是检查留置导管的位置,确定有无并发症发生。由于锁骨下静脉穿刺气胸的发生率较高,更应当常规进行胸部 X 线检查。KDIGO 指南推荐在

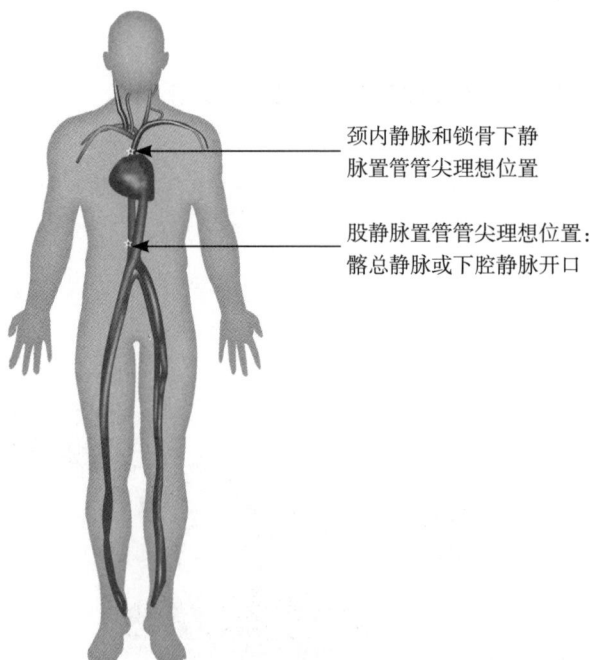

颈内静脉和锁骨下静脉置管管尖理想位置

股静脉置管管尖理想位置:髂总静脉或下腔静脉开口

图 7-4-4　颈内、锁骨下静脉与股静脉置管管尖位置(见文末彩图)

选择颈内静脉及锁骨下静脉作为穿刺部位时,首次置管前、置管后均须常规行 X 线检查。

三、预防留置导管血栓形成

深静脉置管成功后,如果短时间内(不超过 1 小时)安排行血液透析治疗,可以使用 5 ~ 10ml 生理盐水冲洗留置导管,无需肝素封管。如果不是立即进行血液透析治疗,通常可采用 1 000 ~ 5 000U/ml 的普通肝素钠溶液封管;高凝患者可以采用更高浓度的肝素钠溶液甚至肝素钠原液封管,以防止血栓形成。对普通肝素有不良反应的患者可以采用低分子量肝素封管,一般推荐溶液浓度为 1 000 ~ 1 250U/ml。活动性出血、严重出血倾向、肝素过敏或有肝素诱导的血栓性血小板减少症患者,可以采用 4% 的枸橼酸钠封管。血小板减少的患者优先选择枸橼酸钠封管。对于无肝素钠使用禁忌,且无严重出血的透析患者,留置导管可以采用低于 1 000U/ml 浓度的肝素钠溶液封管。

四、留置导管的并发症和处理

血管通路是血液透析患者的生命线,必须保证其性能,否则达不到有效的透析剂量和透析效果。而导管相关性感染、再循环、出血、血栓形成和栓塞等是影响血液透析导管使用寿命和功能的主要并发症。

(一)感染

重症监护病房院内血液感染的最主要原因是导管相关性血行感染,而需要肾脏替代治疗的危重患者存在更大的感染风险。肾脏替代治疗后院内血液感染的风险大幅增加,约 16% 的院内血液感染是由于血管通路所致。如何减少血液透析导管相关感染是预防危重患者院内感染的重要手段。导管相关感染包括导管局部感染(catheter-related local infection,CRLI)及导管相关血行感染(catheter related blood stream infection,CRBSI)。其中 CRLI 包括:①出口部位感染,指出口部位 2cm 内的红斑、硬结和 / 或触痛,或导管出口部位的渗出物培养出微生物,可伴有其他感染征象和症状,伴或不伴血行感染;②隧道感染,指导管出口部位,沿导管隧道的触痛、红斑和 / 或大于 2cm 的硬结,伴或不伴血行感染。CRBSI 指留置导管内装置的患者出现菌血症,经外周静脉抽取血液培养至少一次结果阳性,同时伴有感染的临床表现,且除导管外无其他明确的血行感染源。

有研究表明,细菌类型与置管部位无关,但导管感染的发生率与置管部位相关,目前已经有相关报道提示颈内静脉较股静脉感染发生率低。但也有研究表明,危重患者中心静脉导管感染发生率与位置无关,而与是否进行严格的无菌操作和重症监护病房护理人员的训练素质、导管护理相关。作者回顾性分析了南方医科大学附属广东省人民医院 2010 年 1 月 1 日至 2011 年 12 月 31 日共 1 028 例在重症监护病房行 CRRT 或床边间歇性血液透析 (intermittent hemodialysis,IHD)治疗的患者的血管通路情况,结果提示股静脉感染发生率高于颈静脉(3.13% vs. 1.85%),所以我们推荐 AKI 患者血管通路仍首选颈静脉。但亚组分析发现 CRRT 组导管相关感染发生率高于床边 IHD 组,CRRT 是否增加导管相关感染发生率,目前仍需要更多前瞻性研究予以证实。

导管出口局部感染时，应给予局部定时消毒，更换敷料，外涂莫匹罗星软膏或口服抗生素，一般炎症可消除。隧道感染时，皮下隧道肿胀，出口处可见脓性分泌物，临床上必须使用有效抗生素2周以上，严重者须拔除导管。CRBSI临床上常见情况为患者透析开始15分钟～1小时出现畏寒、寒战，随之出现发热，这种情况下临时导管一般要予以拔除，拔除前须同时留取外周血及导管血进行血培养，以利于CRBSI的诊断，拔管时将留置导管前端剪下做病原学培养，静脉合理使用抗生素治疗。如果使用长期血液透析留置导管，必须同时做血培养及血常规，同时使用广谱抗生素治疗，待细菌培养结果回报后再根据药敏结果调整使用敏感抗生素，疗程至少2周。体温正常后，血液透析无不适反应可以改用抗生素封管，根据感染的病原学资料选择敏感抗生素封管。抗生素必须加用抗凝剂封管，血液透析患者可以每次透析后使用抗生素封管液，为了保持有效的抗生素浓度，建议抗生素溶液保留不超过48小时。选择抗生素和肝素封管需要注意两者配伍禁忌，头孢类抗生素最适合与肝素混合封管，一般头孢类抗生素的封管液浓度为10～20mg/ml，氨基糖苷类与肝素溶液混合比例不恰当易出现混浊，但低浓度的庆大霉素(4mg/ml)以及万古霉素(10mg/ml)可以和高浓度肝素(5 000U/ml)混合而不出现混浊沉淀，可用于封管。万古霉素(10～20mg/ml)和庆大霉素最好选用枸橼酸抗凝剂混合封管。导管相关性血流感染，抗生素封管必需3周以上，有文献报道抗生素封管延长1～2周可巩固疗效。抗炎治疗72小时无效或病情加重，应尽快拔管，拔管后继续使用抗生素1周。但在患者无导管相关感染证据时，并不主张常规使用抗生素外涂穿刺部位及抗生素封管等措施来预防导管感染。

(二)再循环

再循环是影响导管功能的重要因素。再循环量与导管位置相关。股静脉导管在血流速度300ml/min时，再循环量为20%～30%，最大可超过50%，血流速度越大再循环量越多。导管长度大于19cm时再循环量减少。锁骨下静脉及颈内静脉再循环量小于5%。再循环量与血管直径和导管直径的比例有关，比例大者再循环量小。再循环不仅降低有效血流量，降低治疗效能，还增加血路内的血细胞比容，发生凝血。

(三)出血

误穿动脉、穿刺探查不顺利、反复穿刺血管损伤较重的患者，容易发生出血。可表现为导管出口处出血或局部血肿形成，使用抗凝药后更容易发生，一般局部压迫止血即可，并调整抗凝药物用量，必要时拔管止血。

(四)血栓形成和栓塞

深静脉留置导管因使用时间长，患者呈高凝状态，肝素用量受限、不足或者管路受压贴壁扭曲等情况，容易引起导管血栓形成和栓塞，导致功能不良。此时，如果没有禁忌证，可采用尿激酶溶栓法，90%～95%的血栓得以溶解。使用尿激酶溶栓时，建议采用至少5 000～10 000IU/ml的尿激酶，亦有文献推荐采用50 000IU/ml的尿激酶溶栓。尿激酶溶栓时可在导管内保持25～30分钟，或者保留10分钟后每隔3～5分钟推注尿激酶溶液0.3ml，或者根据药品或器械厂家的说明书处理。部分血栓可能需要尿激酶持续滴注，可使用25万～50万IU的尿激酶持续缓慢滴注6～10小时。尿激酶持续滴注时应注意监测凝血功能,当纤维蛋白原低于 1.5g/L 时应停止滴注。使用 t-PA 溶栓时,可采用 t-PA 1 ~ 2mg/ml 浓度,根据导管容积封管并保留至下次透析前。透析间期,也可以使用尿激酶 250 000IU 加生理盐水 250ml 静脉滴注,如溶栓无效,导管保留时间不到 1 周,局部无炎症表现,可以通过引导导丝更换新的透析导管。

(冯仲林)

参考文献

[1]　中国医院协会血液净化中心分会血管通路工作组 . 中国血液透析用血管通路专家共识 (第 2 版)[J]. 中国血液净化 , 2019, 18(6): 365-381.

[2]　KELLY Y P, MENDU M L. Vascular access for renal replacement therapy in acute kidney injury: are nontunneled catheters the right choice?[J]. Semin Dial, 2019, 32(5): 406-410.

[3]　HAN X, YANG X L, HUANG B H, et al. Low-dose versus high-dose heparin locks for hemodialysis catheters: a systematic review and meta-analysis[J]. Clin Nephrol, 2016, 86(7): 1-8.

[4]　EL MASRI K, JACKSON K, BORASINO S, et al. Successful continuous renal replacement therapy using two single-lumen catheters in neonates and infants with cardiac disease[J]. Pediatr Nephrol, 2013, 28(12): 2383-2387.

[5]　MENDU M L, MAY M F, KAZE A D, et al. Non-tunneled versus tunneled dialysis catheters for acute kidney injury requiring renal replacement therapy: a prospective cohort study[J]. BMC Nephrol,2017, 18(1): 351.

[6]　Kidney Disease: Improving Global Outcomes (KDIGO) Acute Kidney Injury Work Group. KDIGO clinical practice guideline for acute kidney injury[J]. Kidney Int, 2012, 2012(suppl): 1-138.

[7]　梁华般,梁馨苓,王文健,等 . 1028 例危重血液净化患者血管通路相关感染回顾分析 [J]. 中国血液净化, 2012, 11(10): 523-526.

[8]　叶朝阳 . 血液透析血管通路技术与临床应用 [M]. 2 版 . 上海:复旦大学出版社, 2010.

[9]　MORAN J E, ASH S R, ASDIN Clinical Practice Committee. Locking solutions for hemodialysis catheters; heparin and citrate: a position paper by ASDIN[J]. Semin Dial, 2008, 21(5): 490-492.

[10]　SHANKS R M, SARGENT J L, MARTINEZ R M, et al. Catheter lock solutions influence staphylococcal biofilm formationon abiotic surfaces[J]. Nephrol Dial Transplant, 2006, 21(8): 2247-2255.

[11]　DESHPANDE K S, HATEM C, ULRICH H L, et al. The incidence of infectious complications of central venous catheters at the subclavian, internal jugular, and femoral sites in an intensive care unit population[J]. Crit Care Med, 2005, 33(1): 13-20.

[12]　VAN WAELEGHEM J P. Vascular access in acute renal failure[J]. EDTNA ERCA J, 2002, Suppl 2: 23-25.

第五节

抗凝剂的选择

　　透析抗凝是血液透析技术的重要组成部分,安全有效的抗凝是血液透析过程顺利的保证和关键部分。然而,急性肾损伤行血液透析治疗的实践中,凝血情况并不少见。2007年的国际多中心研究结果显示,在不同的透析中心,透析中被迫暂停的时间占到透析总时长的8% ~ 28%,其中体外循环的凝血导致的治疗中断高达74%。透析过程中的凝血原因包括不适合的血管通路,血流量不足,超滤引起血液浓缩,危重患者的高凝状态,以及患者血液与穿刺针、导管、透析膜等体外循环装置有致凝血性作用的内表面相接触等,尤其是动静脉壶内血液与空气接触更提高了凝血的可能性。体外循环凝血开始于白细胞与血小板的活化及凝血因子的激活,随后相继活化相关凝血因子,凝血级联反应进一步促进凝血酶形成和纤维蛋白沉积。严重的凝血会阻塞透析管路,阻碍体外循环的进行,甚至对患者造成危害。因此,选择合适的抗凝剂十分重要。

　　理想的抗凝剂应具有以下特点:①抗凝药物用量小,维持体外循环有效时间长;②不影响或能够改善滤器膜的生物相容性;③抗血栓作用强;④药物作用时间短,且抗凝作用主要局限在滤器内;⑤监测方法简单、方便,最适合床边进行;⑥过量时有拮抗剂;⑦长期使用无严重不良反应。

　　目前临床使用的抗凝剂种类繁多、各有优劣,包括普通肝素、低分子量肝素、局部枸橼酸抗凝、前列腺素、水蛭素、阿加曲班、类肝素等,其中肝素类最为常用。以下将对各种抗凝剂进行分别介绍。

一、普通肝素抗凝

　　普通肝素是一种分子量不定的阴离子硫酸黏多糖,可显著增强抗凝血酶Ⅲ的活性,从而抑制凝血因子Ⅱa和Ⅹa的活化。普通肝素是由不同分子量的肝素(3 000 ~ 30 000kD)组成的混合物,其中大分子量肝素主要具有抗凝血因子Ⅱa活性,衡量其抗凝活性的指标为活化部分凝血活酶时间(activated partial thromboplastin time,APTT),在体内被清除较低分子量肝素更迅速;低分子量肝素主要抑制凝血因子Ⅹa活性,可引起APTT正常的抗凝效应。普通肝素的代谢物经肾脏排出,半衰期平均值为1.5小时,但在肾功能不全的情况下其血浆半衰期延长至3小时。

　　普通肝素目前仍是急性肾损伤血液透析的常用抗凝方式。根据B.E.S.T肾脏研究,在急性肾损伤(acute kidney injury,AKI)患者进行的连续性肾脏替代治疗(continuous renal replacement therapy,CRRT)中,使用普通肝素抗凝比例最高,约占42.9%,第二位是不抗凝,约占 33.1%。2012 年改善全球肾脏病预后组织(Kidney Disease:Improving Global Outcomes,KDIGO)指南指出,对于无明显出血风险或凝血功能障碍且无使用全身抗凝剂的 AKI 患者,采取间歇性血液透析治疗时推荐使用普通肝素或者低分子量肝素抗凝。

全身肝素化技术主要采用普通肝素持续输注法。血液透析或者血液透析滤过时给予首剂肝素量 25IU/kg,透析前从静脉注入体内,使患者较快达到全身肝素化;随后持续向动脉管路内输注肝素,剂量为 1 000IU/h,同时监测 APTT 或者激活全血凝血时间(activated coagulation time,ACT);透析结束前 30 ~ 60 分钟停止肝素输注。连续性肾脏替代治疗时采用前稀释的患者,一般首剂量 15 ~ 20mg,追加剂量 5 ~ 10mg/h,持续性静脉输注;后稀释一般首剂量 20 ~ 30mg,追加剂量 8 ~ 15mg/h,结束前 30 ~ 60 分钟停止追加。

以普通肝素作为抗凝剂时,推荐采用 ACT、APTT 指标进行监测。目标是维持 APTT 或 ACT 在透析时间内延长至基础值的 1.5 ~ 2.5 倍,但在透析结束时必须缩短 APTT 或 ACT 至基础值的 1.4 倍以下,以减少拔针后穿刺点的出血。除了 APTT 与 ACT,还可监测凝血因子 Ⅹa 活性,活性降至 0.3 ~ 0.7IU/L 表明抗凝有效。

普通肝素常见的并发症包括出血、血小板减少、脂代谢异常、骨质疏松、低醛固酮血症等,其中出血为最常见的并发症。全身肝素化后,在伴出血性胃肠道病变(胃炎、消化性溃疡或血管发育不良)、近期手术、心包炎或糖尿病视网膜病变的高危患者中,出血风险高达 25% ~ 50%,再次出血可进一步累及中枢神经系统、腹膜后及纵隔等。除此之外,尿毒症相关的血小板功能缺陷、血管内皮细胞功能异常也会加重出血。因此,须注意患者有无瘀点、瘀斑、鼻出血、肉眼血尿和黑便等临床症状,及时通过尿液与粪便检查判断有无新发出血。

当患者存在轻度出血倾向时,可采用小剂量肝素抗凝,尽量通过持续输注给药,首次剂量一般采用标准剂量的一半,约 10IU/kg,同时给予维持输注剂量 10IU/(kg·h)。并且根据 APTT 或者 ACT 调整肝素维持剂量,以维持 APTT 或者 ACT 为基础值的 1.4 倍。如果患者出血过多时还可去除首次剂量,持续出血时可调整维持输注剂量为 500IU/h。

对于存在出血风险的患者也可选择局部肝素化。局部肝素化是指在血液进入透析循环之前加入肝素,在血液回入患者体内之前用硫酸鱼精蛋白中和肝素,从而降低出血风险。鱼精蛋白为富含精氨酸的小分子蛋白质,呈强碱性,可与富含酸性基团的肝素结合形成稳定的盐,使肝素失去抗凝活性。此方法由于存在鱼精蛋白输注的复杂性、抗凝反跳等缺点,因此使用并不广泛。对于存在高度出血风险的患者,不建议 CRRT 时采用局部肝素化抗凝。

除出血外,30% 使用肝素的患者还会出现肝素诱导的血小板减少症(heparin-induced thrombocytopenia,HIT)。HIT 有两种类型,1 型 HIT 为非免疫反应,常出现于使用肝素后的 48 ~ 72 小时,血小板数量减少呈时间与剂量依赖性,减少肝素量可以缓解。2 型 HIT 是免疫反应介导的血小板减少,机制为肝素与血小板因子 Ⅳ 结合形成肝素 - 血小板因子 Ⅳ 复合物并激活免疫系统形成复合物 IgG 或 IgM 抗体。因此,患者需要定期监测血小板数量从而及早发现 HIT 的发生。

因此,肝素使用的禁忌证为:①患者血小板少于 100×10^9/L;②患者无血常规及凝血功能监测;③患者存在活动性且无法控制的出血;④患者存在 HIT 病史。肝素敏感性在患者之间以及同一患者不同时间的差异很大。对肝素过敏、使用肝素后引起 HIT 以及存在明显出血性疾病的人群可改用其他抗凝方法或使用无抗凝透析。根据 KDIGO 指南建议，对于发生 HIT 的患者，必须停用肝素，优先建议使用直接凝血酶抑制剂（如阿加曲班）或者 Xa 因子抑制剂（如达肝素钠、磺达肝癸钠）；当患者无严重肝衰竭时，推荐优先选择阿加曲班进行透析抗凝。

二、低分子量肝素抗凝

低分子量肝素（low-molecular-weight heparin，LMWH）常由猪来源的肝素经化学降解、酶解，去除分子量较大的分子后生成，分子量约 4 000 ~ 6 000D。由于低分子量肝素的蛋白结合率低于普通肝素，因此它的抗凝效果较普通肝素更稳定可靠。低分子量肝素可与抗凝血酶Ⅲ结合，主要抑制 Xa 因子活化，而对凝血酶的活性影响较小，因此 APTT、凝血酶原时间（prothrombin time，PT）在用药后 1 小时内仅延长 35%，随后也仅有轻度增加，从而降低了出血的风险。低分子量肝素种类较多，包括阿地肝素、舍托肝素、达肝素钠、依诺肝素、那屈肝素、帕肝素、瑞维肝素、亭扎肝素等，它们的分子量、半衰期及抗 Xa、Ⅱa 因子活性比也各有不同。

与普通肝素需要多次给药或者持续给药相比，低分子量肝素只需要在透析开始时一次用药即可。对于一次 4 小时的透析治疗，透析前一次给予 2 500 ~ 6 000IU 或 60 ~ 80IU/kg，CRRT 患者每 4 ~ 6 小时给予 30 ~ 40IU/kg 静脉注射均可提供有效的抗凝作用。

与普通肝素相比，低分子量肝素能显著缩短透析后穿刺点出血时间，降低肝素诱导的血小板减少症发生率，减少透析器膜纤维蛋白沉积，而管路凝血及出血时间无明显区别。当然，低分子量肝素也存在以下缺点：①无法完全被鱼精蛋白中和；②不同种类低分子量肝素不能相互替换；③如精确监测低分子量肝素的使用需检测血浆抗 Xa 因子活性，但此项检测方法比较复杂昂贵，难以在临床开展。

综上，普通肝素抗凝存在适用性广、使用经验多、半衰期短、有拮抗剂、能应用常规检测方法监测（APTT 或 ACT）、低成本等优点；但缺点也包括治疗窗较窄、需要监测凝血指标、肝素抵抗等。低分子量肝素使用方便，能显著缩短出血时间，降低 HIT 发生率，但是复杂的检测方法、无拮抗剂中和同样限制了其对所有患者的普适性。不同透析中心肝素类抗凝剂的使用方法和剂量有很大不同，因为基础疾病、血红蛋白水平、炎症状况、血管通路的功能状况等患者自身因素以及透析方案的差异，目前尚缺乏探讨肝素类抗凝剂最佳方案的研究，肝素类抗凝剂的剂量需个体化考虑。

三、局部枸橼酸抗凝

血浆中的钙离子是凝血途径中最重要的凝血因子之一。局部枸橼酸抗凝（regional citrate anticoagulation，RCA）即通过在体外循环动脉端输注枸橼酸，螯合体外循环的钙离子以达到抗凝目的，同时在静脉端输注钙剂，防止患者出现低钙血症。通常 1L 的人体血液需要 4mmol 的枸橼酸螯合才能使体外循环的钙离子浓度有效降低至 0.25 ~ 0.4mmol/L。由于大部分枸橼酸钙能被滤器清除，故在体外循环血液回到人体之前必须补充钙剂使患者血液钙离子维持在生理浓度（1.1 ~ 1.25mmol/L）。因此，在进行 RCA 时需要定期监测体外循环与体内血液中的钙离子浓度,并根据结果及时调整枸橼酸与钙剂的输注速度。

数据表明与肝素抗凝相比,RCA 能有效延长滤器使用时间,减少透析相关出血事件的发生,降低体外循环凝血的可能性并间接提高透析充分性。此外,RCA 还可以抑制钙离子介导的补体和炎症细胞的激活。因此,KDIGO 指南指出,对于进行 CRRT 的 AKI 患者,无论患者有无出血风险,均推荐使用 RCA;若患者存在枸橼酸抗凝禁忌证且无出血风险,则可选择肝素或者低分子量肝素抗凝。

RCA 的并发症主要包括枸橼酸蓄积、代谢性碱中毒、低钙血症、高钠血症等。枸橼酸在体内主要通过三羧酸循环在肝细胞中代谢,产生碳酸氢盐。当枸橼酸代谢受到影响时,枸橼酸蓄积于体内,钙离子释放减少,首先出现低钙血症及钙剂补充需求量的增加;然后当枸橼酸代谢减少时,碳酸氢盐的产生也将减少,因此枸橼酸蓄积的另一个表现为持续或者新发的代谢性酸中毒。既往有研究建议,通过计算总钙与钙离子的比值判断患者有无枸橼酸蓄积,当比值大于2.5时,需采取措施减轻患者的枸橼酸负荷。值得注意的是,由于枸橼酸代谢依赖氧,对于存在多脏器功能障碍、严重低氧血症或者微循环衰竭的患者,枸橼酸代谢将明显受到影响并产生蓄积,可能出现酸中毒进行性加重和低钙血症,这些人群应慎用枸橼酸抗凝。

由于 RCA 技术较为复杂且并发症较重,因此在实施 RCA 前需要制定详细的治疗方案,执行严格的监测流程,确保抗凝治疗的有效性及安全性。目前已有研究通过简化公式精确计算 RCA 所需的枸橼酸及钙剂剂量,大大方便了 RCA 的实施。RCA 作为危重及高出血风险患者的首选抗凝方式,需要积累更多的临床使用经验,值得进一步推广。

四、无抗凝透析

对有活动性出血、中重度出血风险或有肝素使用禁忌证的患者可以选择无抗凝剂的血液透析。其适应证包括:①对肝素过敏的患者;②凝血机制障碍;③血小板减少症;④各种新近手术伴有出血并发症或有术后出血危险的患者;⑤有活动性出血或出血倾向(如活动性消化道溃疡出血、严重脑外伤、脑出血、严重鼻出血等)。在不使用抗凝剂的情况下,3～4小时的透析过程中透析器凝血率为5%～10%,存在透析器和管路消耗、患者丢失约100～180ml血液的风险。但相比于出血带来的严重后果,这些风险对大部分患者来说是可接受的。KDIGO 指南中也推荐:①存在凝血功能障碍的患者建议无抗凝透析;②对于采取间歇性血液透析(intermittent hemodialysis,IHD)治疗的患者,如有出血倾向、活动性出血或对肝素过敏者建议无抗凝透析;③对于采取 CRRT 的患者,如有出血倾向或活动性出血且有使用 RCA 的禁忌证时,建议无抗凝透析。

无抗凝透析方案有多种,要点如下:①透析器膜材料尽量选择用生物相容性好的合成膜,如聚砜膜。②用含肝素5 000IU/L 的生理盐水预冲体外循环管路10～15分钟,透析前须再用不含肝素的生理盐水冲洗管路,防止患者全身肝素化。若患者存在 HIT 则不用肝素预冲。③尽量增加血流量,在患者能耐受的情况下设置为250～350ml/min。若患者发生失衡综合征的风险较大,则可考虑缩短透析时间或应用膜面积小的透析器。④每隔15～30分钟用100～200ml生理盐水冲洗透析器一次,同时关闭血液通路,适当提高跨膜压以去除额外冲洗液。由于冲洗而进入患者体内的生理盐水总量要计算到超滤量中加以清除。⑤据报道，使用前稀释的置换方式能降低体外循环管路的凝血发生率，避免过高的超滤量导致血液浓缩和凝血。

五、其他抗凝方式

(一)甲磺酸萘莫司他

甲磺酸萘莫司他是一种合成的丝氨酸蛋白酶抑制剂，可对凝血系统、纤溶系统、补体系统的多种酶产生抑制作用。它的分子量较小，生物半衰期仅为 8 分钟，不需要拮抗剂中和，故而适用于高出血风险的患者。在日本、韩国等国家常将其作为 CRRT 的抗凝方式之一。

甲磺酸萘莫司他用法如下：透析前使用 2L 含 50mg/L 甲磺酸萘莫司他的生理盐水冲洗滤器，透析开始时在动脉端给药，起始剂量为 20mg/h，根据患者情况调整剂量，剂量范围为 10 ~ 30mg/h，维持 APTT 45 ~ 55 秒(基线值的 1.5 倍)或者 ACT 150 秒左右。

根据文献报道，与普通肝素相比，甲磺酸萘莫司他可以降低出血事件发生率，但不影响滤器寿命；在高出血风险的患者中，与无抗凝血液透析相比，甲磺酸萘莫司他能显著延长滤器寿命，而出血事件发生率及患者生存率无明显区别。其不良反应有变态反应、粒细胞缺乏症、高钾血症等。

目前缺乏甲磺酸萘莫司他的大型临床研究，因此它的用法用量、是否能为患者带来获益值得商榷。

(二)前列腺素

血管扩张性前列腺素包括前列环素及其合成衍生物依前列醇。前列腺素可提高腺苷酸环化酶活性使血小板内环磷酸腺苷浓度增加，从而抑制血小板黏附、聚集，防止血栓形成。前列腺素半衰期为 3 ~ 5 分钟，抗血小板作用可维持 2 小时。前列腺素常用剂量为 2 ~ 8ng/(kg·min)，自动脉端向体外循环输注。前列腺素的不良反应主要包括低血压及血管扩张反应如潮红、头痛、恶心、呕吐等。前列腺素可作为 CRRT 的辅助抗凝方法，常与肝素或者低分子量肝素联合应用，较单用抗凝效果更佳。

(三)水蛭素

水蛭素是由水蛭唾液腺提取的含 65 个氨基酸的小分子多肽，通过直接抑制凝血酶发挥抗凝作用，是临床最早应用的抗凝药物，也是血液透析最早使用的抗凝剂。重组水蛭素在 63 位酪氨酸缺少一个磺基，其与凝血酶的亲和力略低于天然水蛭素，但是对于凝血酶的抑制作用具有更高的特异性。与肝素不同的是，水蛭素不会引起血小板减少或者栓塞，因此适用于 HIT 患者。

由于水蛭素主要经肾脏代谢，对于急性肾损伤患者，水蛭素存在半衰期延长和蓄积风险，需要频繁地监测及调整剂量。水蛭素给药方式有两种：①持续性静脉输注，起始剂量为 0.005mg/(kg·h)，根据 APTT 进行调整；②间歇性静脉推注，剂量为 0.005 ~ 0.01mg/kg。水蛭素的主要并发症为出血，肾功能不全可能加重出血的风险。血液透析滤过及部分滤器可以有效地清除水蛭素，由于水蛭素尚无特异性拮抗剂，因此需备用新鲜冰冻血浆或凝血因子

Ⅶa 浓缩物。此外,44% ~ 74% 的患者可出现水蛭素抗体,这些抗体能通过延长药物半衰期增强水蛭素的抗凝效果。

(四)类肝素

类肝素主要包括达那肝素和磺达肝癸钠。达那肝素是分子量为 5.5kD 的小分子类肝素,由 83% 硫酸乙酰肝素、12% 硫酸皮肤素和 4% 硫酸软骨素组成。达那肝素主要作用于凝血因子 Ⅹa,在肾功能正常患者体内半衰期为 25 小时,在尿毒症患者中其代谢延长,因此使用时需要监测抗 Ⅹa 因子活性。据报道 10% 的患者使用达那肝素后会出现 HIT 抗体,应用达那肝素的患者还须监测血小板数量。达那肝素的推荐剂量:①对于间歇性血液透析患者,根据患者体重给予负荷剂量 2 000 ~ 2 500IU,随后根据抗 Ⅹa 因子活性调整维持剂量;②对于 CRRT 患者,给予负荷剂量 750IU,起始维持剂量 1 ~ 2IU/(kg·h),并根据抗 Ⅹa 因子活性调整,从而维持抗 Ⅹa 因子活性 0.2 ~ 0.35IU/ml。

近来发现了一系列戊多糖如磺达肝癸钠,与 HIT 抗体无交叉反应。磺达肝癸钠可通过选择性结合抗凝血酶直接抑制凝血因子 Ⅹa。它通过肾脏排泄,因此在肾功能不全患者体内半衰期明显延长。常用首剂量是 2.5 ~ 5mg,使用时需监测抗 Ⅹa 因子活性。达那肝素与磺达肝癸钠无特异性拮抗剂。

(五)阿加曲班

阿加曲班是从 L-精氨酸分离的直接凝血酶抑制剂,主要通过肝脏代谢及胆道排泄。其对凝血酶具有高度选择性,能够可逆地与凝血酶活性位点结合,半衰期约为 40 ~ 50 分钟。阿加曲班的抗凝效果可以通过 APTT 监测,据报道 APTT 与阿加曲班血浆药物浓度成正比,通常维持 APTT 延长至基线值的 1.5 ~ 3 倍。阿加曲班的推荐剂量:①血液透析时按 0.1 ~ 0.2mg/(kg·h) 静脉推注;② CRRT 时起始剂量 0.5 ~ 1.0μg/(kg·min),随后根据 APTT 调整剂量。

(六)假性血友病抗凝

近来有报道提出了一种新的抗凝思路,利用液-液相转移法结合静电喷射,制备可以有效结合内源性凝血因子的凝胶微球,从而抑制补体激活系统和凝血酶-抗凝血酶复合物的产生,其抗凝效果在动物实验中得到了很好的验证。系统性凝血测试表明,假性血友病抗凝可以在血液净化期间保持有效的抗凝和管路通畅,凝血功能在治疗结束 2 小时内迅速恢复。凝血因子活性在治疗期间被明显抑制,但在治疗结束后迅速回升。这种基于抗凝凝胶微球的假性血友病抗凝方法,可以在血液净化体外局部、暂时、安全抗凝的同时规避抗凝剂造成的出血风险,对血液净化、体外膜肺氧合(extracorporeal membrane oxygenation,ECMO)等体外疗法以及佩戴式人工肾具有重要意义。

尽管临床上使用的血液透析抗凝剂种类繁多,但总体来说目前缺乏理想的抗凝剂。针对急性肾损伤血液透析的抗凝,最常用的普通肝素与低分子量肝素仍是无出血风险患者 IHD 的首选;对危重或存在出血风险的患者,则可选择调整肝素类抗凝剂剂量,或使用 RCA 等方式替代。若患者进行 CRRT,无论患者有无出血风险,RCA 均是首先考虑的抗凝方法。虽然 RCA 能明显降低患者的出血风险,但监测和使用不便仍限制了其广泛应用。此外,许多其他种类的抗凝剂如甲磺酸萘莫司他、类肝素、阿加曲班等仍需更多研究支持。随着血液透析相关技术的发展，新型抗凝材料已进入人们的视野，相信在不久的将来会有更安全可靠的抗凝剂可以应用于临床治疗，造福更多的患者。

（丁　峰）

参考文献

[1] KRUMMEL T, CELLOT E, THIERY A, et al. Hemodialysis without anticoagulation: less clotting in conventional hemodialysis than in predilution hemodiafiltration[J]. Hemodial Int, 2019, 23(4): 426-432.

[2] KINDGEN-MILLES D, BRANDENBURGER T, DIMSKI T. Regional citrate anticoagulation for continuous renal replacement therapy[J]. Curr Opin Crit Care, 2018, 24(6): 450-454.

[3] RYDZEWSKA-ROSOLOWSKA A, GOZDZIKIEWICZ-LAPINSKA J, BORAWSKI J, et al. Unexpected and striking effect of heparin-free dialysis on cytokine release[J]. Int Urol Nephrol, 2017, 49(8): 1447-1452.

[4] MAKINO S, EGI M, KITA H, et al. Comparison of nafamostat mesilate and unfractionated heparin as anticoagulants during continuous renal replacement therapy[J]. Int J Artif Organs, 2016, 39(1): 16-21.

[5] CHOI J Y, KANG Y J, JANG H M, et al. Nafamostat mesilate as an anticoagulant during continuous renal replacement therapy in patients with high bleeding risk: a randomized clinical trial[J]. Medicine (Baltimore), 2015, 94(52): e2392.

[6] KLINGELE M, BOMBERG H, LERNER-GRÄBER A, et al. Use of argatroban: experiences in continuous renal replacement therapy in critically ill patients after cardiac surgery[J]. J Thorac Cardiovasc Surg, 2014, 147(6): 1918-1924.

[7] DAVENPORT A. The rationale for the use of low molecular weight heparin for hemodialysis treatments[J]. Hemodial Int, 2013, 17(Suppl 1): S28-S32.

[8] SHEN J I, WINKELMAYER W C. Use and safety of unfractionated heparin for anticoagulation during maintenance hemodialysis[J]. Am J Kidney Dis, 2012, 60(3): 473-486.

[9] GREINACHER A, WARKENTIN T E. The direct thrombin inhibitor hirudin[J]. Thromb Haemost, 2008, 99(5): 819-829.

[10] MONTI G, HERRERA M, KINDGEN-MILLES D, et al. The Dose Response Multicentre International Collaborative Initiative (DO-RE-MI)[J]. Contrib Nephrol, 2007, 156:434-443.

[11] FISCHER K G. Essentials of anticoagulation in hemodialysis[J]. Hemodial Int, 2007, 11(2): 178-189.

[12] BALIK M, WALDAUF P, PLÁSIL P, et al. Prostacyclin versus citrate in continuous haemodiafiltration: an observational study in patients with high risk of bleeding[J].Blood Purif, 2005, 23(4): 325-329.

第六节

腹膜透析治疗

急性肾损伤（acute kidney injury，AKI）是各种原因导致肾小球滤过率突然降低，从而诱发的一组以氮质血症、水电解质和酸碱平衡紊乱，以及全身各系统症状的临床综合征，是临床上常见的危重症之一。据报道，AKI 在住院患者中的发病率达 20%，在重症监护病房中的发病率高达 32%。急性肾损伤的治疗需要尽早地识别并纠正可逆病因、维持内环境稳定、营养支持、防治并发症及肾脏替代治疗等。

肾脏替代治疗（renal replacement therapy，RRT）是挽救 AKI 患者生命的重要救治措施，约 10% 的 AKI 患者需要接受肾脏替代治疗。连续性肾脏替代治疗（continuous renal replacement therapy，CRRT）和间歇性血液透析（intermittent hemodialysis，IHD）仍是目前临床上最常用于治疗 AKI 的方式。

腹膜透析（peritoneal dialysis，PD）作为终末期肾病（end-stage renal disease，ESRD）患者重要的肾脏替代治疗方式之一，早在 1946 年，就已经被报道用于挽救 AKI 患者的生命，但直到 20 世纪 70 年代，PD 用于治疗 AKI 才被广泛接受。然而，在随后的 30 年中，由于体外透析技术的飞速发展，且在 2002 年发表的一项随机对照临床试验结果显示，接受 PD 治疗的 AKI 患者病死率明显高于接受血液滤过（hemofiltration，HF）的患者（47% vs. 15%），PD 治疗 AKI 的价值一度受到质疑。

所幸的是，近年来，随着 PD 技术的发展，尤其是自动腹膜透析（automated peritoneal dialysis，APD）治疗技术的发展和临床应用，PD 也越来越多地被用于 AKI 的治疗中。一系列来自不同国家的研究也显示，PD 用于 AKI 的治疗，在提高患者的肾功能恢复率、降低病死率等方面均有积极的结果。相关研究结果也提示，高剂量的 PD 治疗与每日血液透析（hemodialysis，HD）和血液透析滤过（hemodiafiltration，HDF）相比，具有不亚于 HD 和 HDF 的疗效。然而，虽然紧急 PD 治疗更易获得、消耗的医疗资源和人力资源更少，但由于 HD 和 HDF 在 AKI 的治疗中应用更加广泛，PD 治疗 AKI 长期被忽视，目前主要在发展中国家及儿童患者中应用。

新型冠状病毒感染疫情期间，据全球各地报道，重症新型冠状病毒感染合并 AKI 需要接受 RRT 的患者比例达 17% ～ 37%，在 HD 资源紧缺的情况下，PD 被广泛应用于临床救治过程，这也让全球肾脏专科及重症监护相关医护人员积累了更多 PD 在 AKI 救治中的应用经验。国际腹膜透析学会（International Society for Peritoneal Dialysis，ISPD）2020 年更新的急性肾损伤腹膜透析治疗指南（以下简称 2020 年 AKI 指南）也明确推荐——PD 应该被认为是治疗 AKI 的一种合适的方式。

一、腹膜透析的现状

目前,在全世界范围内有超过 30 万的 ESRD 患者选择 PD 进行肾脏替代治疗,其中约 59% 的 PD 患者在发展中国家,41% 在发达国家。PD 的开展,存在较大的地区差异性,墨西哥、新西兰、泰国等国家的 ESRD 患者以 PD 治疗为主。在我国香港特别行政区,由于人口密集、人均公共医疗资源占比偏低,多年来一直实行腹膜透析首选的医保政策("PD First"政策)并取得巨大的成功,目前香港的 PD 患者占总透析人数的 70%。国家肾脏病医疗质量控制中心(Chinese National Renal Data System,CNRDS)的数据显示,截至 2019 年底,我国接受维持性 HD 治疗的患者为 632 653 人、维持性 PD 治疗的患者为 103 348 人,PD 患者占全国透析患者总数的 14.04%,且有逐年增加的趋势。

一项针对医务人员的调查结果显示,36% ~ 51% 的受访者认为 PD 是大多数 AKI 患者的合适治疗选择;然而,只有 16% ~ 22% 的医师在自己的临床实践中使用 PD 治疗 AKI。调查意见和临床实践之间的差距,在北美和欧洲最大,而亚太地区最低,这也提示,目前 PD 在 AKI 治疗中的应用还是主要集中在发展中国家。

除了传统的持续非卧床腹膜透析(continuous ambulatory peritoneal dialysis,CAPD)治疗,APD 也逐渐被应用于临床治疗当中。据报道,在降低 PD 患者腹膜炎发生率、降低患者住院率等方面,APD 比 CAPD 更有优势,而在患者整体生存率和透析导管生存率方面,两者则没有明显差异。但接受 APD 治疗的患者,有更多的时间去支配日常生活、回归工作和接触社会,因此,APD 适用于所有选择腹膜透析作为肾脏替代治疗方式的患者。我国目前 APD 发展尚处于初期,不完全数据显示,我国 APD 患者仅占全国 PD 患者的 1.9%。但 APD 可以减少每日的操作次数,短时小剂量的连续液体交换可以达到有效的毒素和水分清除、纠正酸碱平衡、维持内环境稳态的效果,为 AKI 患者的救治提供了更大的处方选择空间,在 AKI 患者的救治应用中,越来越受到推广。

二、腹膜透析治疗急性肾损伤的优势

与血液透析相比,腹膜透析具有更加自主、灵活、操作简便、费用较低的特点。同时,PD 治疗具有对残余肾功能保护较好、维持血流动力学稳定,以及改善终末期肾病患者生活质量的优势。PD 治疗不需要使用昂贵的机器,不需要严格的医疗场所,不需要直接接触血液,操作更加简单、易行,可在任何医疗场所进行,甚至在灾难或战争条件下也能实施。PD 对血流动力学影响小,可以缓慢、平稳、持续地清除体内毒素、多余的水分以及炎症介质,更符合机体的生理过程;PD 溶质清除慢,发生透析失衡综合征和脑水肿的可能性较小;此外,腹膜毛细血管孔径大,有助于脓毒血症患者炎症因子的清除。因此,对于 AKI 患者,尤其是存在血流动力学不稳定、严重凝血功能障碍、有颅内压增高风险、全身炎症反应的患者,PD 是更加合适、有效的肾脏替代治疗选择。对于合并 AKI 的儿童患者,由于建立血管通路相对困难,且儿童患者机体血容量少,在临床治疗选择中,更加倾向选择 PD。PD 用于治疗儿童 AKI 的有效性和安全性已得到较多的研究结果证实。

三、启动腹膜透析的时机

虽然,已有较多针对 AKI 患者启动 RRT 治疗的时机与生存结局的相关性的研究,但目前对于 AKI 患者何时启动 RRT 并没有统一的标准。2012 年改善全球肾脏病预后组织(Kidney Disease:Improving Global Outcomes,KDIGO) 关于 AKI 的指南建议:AKI 患者何时开始 RRT 治疗,不应该仅根据尿素氮和血肌酐水平来确定,而应该综合考虑患者的病因、残余尿量、氮质血症程度、容量负荷情况、电解质及酸碱平衡紊乱程度等,同时需要考虑 RRT 是否可以改善患者的临床情况。

在一项多中心、随机对照临床研究中,根据 RIFLE 标准,将患者分为早期肾脏替代治疗组(RIFLE 分期为 F 期,12 小时内)和延迟肾脏替代治疗组(RIFLE 分期为 F 期,48 小时内),在 90 天内,两组患者的总体病死率没有显著差异。在儿童患者中,一项针对进行了心脏手术的新生儿和婴儿的回顾性队列研究显示,术后第 1 天开始 PD 治疗(早期)与术后第 2 天或第 2 天之后(延迟)才开始 PD 治疗对比,早期透析治疗的患儿病死率下降。研究者认为,心脏术后尽早开始启动 PD 治疗,可以显著降低心脏术后 AKI 患儿的病死率。

对于 AKI 患者何时启动 PD 治疗,尚无明确的标准。针对 AKI 患者启用 PD 治疗的时机,还需要进一步大规模的临床研究去探寻。

四、适应证和禁忌证

(一)PD 治疗 AKI 的适应证

结合 ISPD 关于急性肾损伤腹膜透析治疗更新指南的建议,从理论上来说,PD 适用于无禁忌证的 AKI 患者。从临床角度看,PD 更适用于:①儿童患者;②有出血或出血倾向、存在抗凝风险的患者;③血流动力学不稳定的患者;④ HD 通路建立困难的患者;⑤合并传染病而无法进行 HD 的患者。

(二)PD 治疗 AKI 的禁忌证

PD 应用于 AKI 患者的治疗,无绝对禁忌证,但存在以下情况的患者,应谨慎或延期选择 PD 治疗:①近期有腹部手术史;②限制性呼吸衰竭;③胸腔和腹腔创伤、存在胸腹腔交通;④合并危及生命的高钾血症;⑤急性肺水肿抢救;⑥腹腔内或腹壁活动性感染;⑦妊娠状态。

五、透析通路的建立

临床上并没有专为急诊 PD 治疗所设计的导管。根据 ISPD 2020 年 AKI 指南的建议,在医疗资源、置管医师专业技能水平允许的情况下,急诊 PD 治疗应尽量选择柔性导管(推荐级别:1C)。目前,临床上所广泛使用的单涤纶套或双涤纶套直管、鹅颈管、卷曲管("猪尾巴管")等(图 7-6-1),均可以采用。在医疗资源贫乏的地方,尤其是针对婴幼儿或儿童,包括导尿管、鼻胃管、中心静脉导管、普通硅胶引流管在内的柔性导管均有应用的报道;而刚性导管(硬质导管)更多应用于医疗资源极其匮乏的地区,或用于战地的救治。

A

导管全长：31～47cm

腹内段长：6.5～20cm   外段长：20cm

B

导管全长：41～46cm

腹内段长：15～20cm   外段长：25cm

C

腹内段长：12～18cm   外段长：17～18cm

D

腹内段长：12～16cm   外段长：12～26cm

E

腹内段长：15cm

预弯夹角
max:30°

外段长：22cm

F

腹内段长：18cm

预弯夹角
max:30°

外段长：21cm

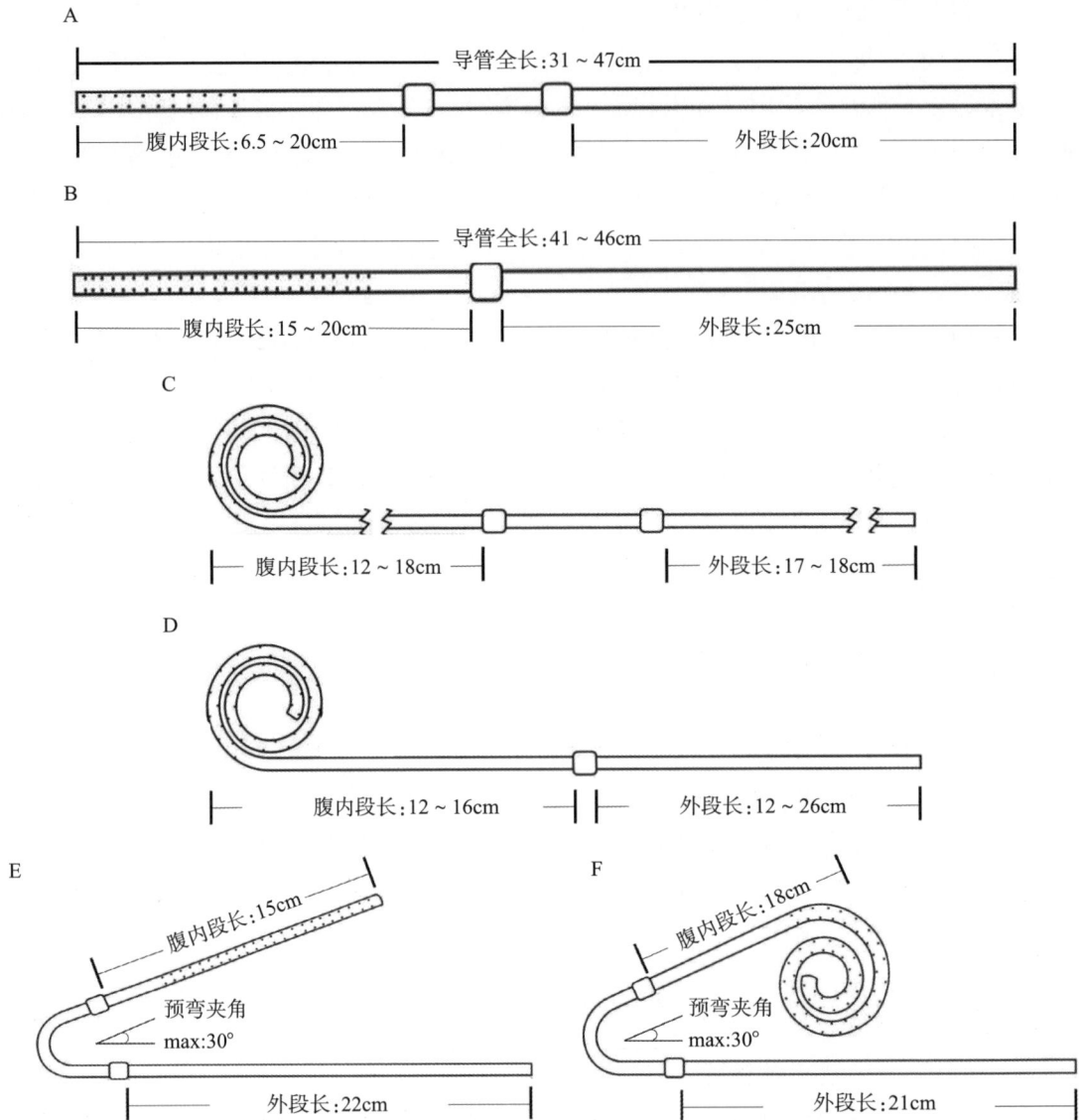

图 7-6-1　临床常用的各类型腹膜透析导管

注：A. 双涤纶套腹膜透析直管；B. 单涤纶套腹膜透析直管；C. 双涤纶套腹膜透析卷曲管；D. 单涤纶套腹膜透析卷曲管；E. 双涤纶套鹅颈管（直管）；F. 双涤纶套鹅颈管（卷曲管）。

对于 AKI 患者的紧急 PD 置管，到目前为止，仍没有任何一种方法被证明是最佳的。现有的证据表明，经皮穿刺 PD 置管（percutaneous PD catheter insertion）可进行柔性 PD 导管的紧急置入，更加有利于难以转送手术室的危重患者在病床边快速建立 PD 通路，是临床上较多采取的方法。但值得注意的是，既往有腹部手术史或明显肥胖的患者，仍然建议在直视下进行 PD 置管。

针对置管医师的资质问题，在很多国家和地区仍存在争议。但对于 AKI 或危重症患者的救治，肾脏专科往往是首诊或者主要会诊科室，需要肾脏专科医师进行紧急 PD 通路的建立。在欧美地区,外科医师、介入科医师、放射科医师、肾脏专科医师等均可能是负责PD置管操作的主体;而在我国,临床上进行PD置管的仍主要是肾脏专科医师。ISPD 2020年AKI指南也明确指出,由经过适当培训的肾脏专科医师进行PD置管,对没有手术禁忌证的患者是安全的,且置管成功率和置管效果不劣于外科医师(推荐级别:1B)。因此,我们还是应该鼓励各级别医院的肾脏专科医师进行适当的PD培训(包括PD置管技术和PD相关知识)、并被授予PD置管的资质,以确保紧急情况下PD治疗的顺利开展。

六、腹膜透析处方

(一)腹膜透析液的选择

AKI多发于危重症患者,可能存在休克、组织或器官低灌注,乳酸产生增多;而伴发AKI的危重症患者,合并肝衰竭亦不少见,在肝衰竭的情况下,肝脏将乳酸转化为碳酸盐的能力下降,进一步加剧了乳酸的堆积;甚至单纯AKI的患者,也可能已经存在较为严重的代谢性酸中毒或乳酸酸中毒。一项随机对照研究结果显示,针对AKI患者采用碳酸氢盐缓冲的腹膜透析液进行治疗,可以更快地改善代谢性酸中毒。然而,目前临床上所使用的腹膜透析液大多数仍是乳酸盐缓冲液,故针对存在严重乳酸酸中毒的AKI患者,选择PD作为RRT方式需要谨慎。

现阶段,碳酸氢盐缓冲的腹膜透析液主要应用于欧美、日韩等发达国家,而包括我国在内的诸多发展中国家,仍主要采用乳酸盐透析液。在针对AKI患者PD救治方面,商品化的乳酸盐透析液也是常用的,在使用过程中须注意监测患者乳酸水平;而对于未能立即获取商品化的透析液或特殊情况下的紧急PD治疗,由医疗单位自行临时配制透析液也是可行的,但必须在严格无菌操作环境下进行配制。

对于腹膜透析液的浓度,一般临床应用中多从低浓度开始使用,以减少高浓度葡萄糖溶液对腹膜的刺激。但对于AKI及危重症患者的救治,尤其是合并高容量负荷的患者,可以更早地启用高浓度的腹膜透析液(如2.5%葡萄糖腹膜透析液),并不拘泥于一定要先从低浓度的腹膜透析液开始使用。

(二)腹膜透析模式

针对AKI患者的PD治疗模式,ISPD 2020年AKI指南并没有给予明确的建议。临床上多采取连续性腹膜透析(continuous PD,CPD)的方法,CPD适用的透析模式主要包括潮式腹膜透析(tidal peritoneal dialysis,TPD)、持续平衡腹膜透析(continuous equilibrating peritoneal dialysis,CEPD)和持续流动腹膜透析(continuous flow peritoneal dialysis,CFPD)。目前尚无不同PD模式应用于AKI患者救治疗效比较的研究,影响PD治疗效果的重点仍是透析剂量。有研究结果显示,采用TPD模式、潮容量设定为70%、总剂量25L/d,其透析效果与连续性静脉-静脉血液透析过滤[透析剂量为23ml/(kg·h)]相当。

对于PD换液的操作,人工进行换液或采用APD机器辅助操作,两者在治疗效果上并没有差别。但是,AKI患者的PD治疗剂量大、需要频繁换液,增加了感染的风险和人力资源的支出,而APD治疗在这两个方面具有明显的优势,因此,在医疗资源许可的情况下,建议采用 APD 辅助操作进行 AKI 患者的 PD 治疗。

(三)腹膜透析的剂量

PD 治疗 AKI 的最佳透析剂量尚不明确。一项单中心的研究报道，针对 AKI 患者的治疗，通过调整腹膜透析治疗剂量使患者每周 Kt/V 达到 3.5 时，PD 治疗效果与每日 HD 相当，且两组患者的病死率、肾脏康复率没有差异。但对于大多数 AKI 患者，并没有必要达到上述透析剂量，每周 Kt/V 达到 2.2 已经被证明是有效的（ISPD 2020 年 AKI 指南推荐级别：1B），且增加透析剂量并不能带来更多的获益。比较不同剂量 PD 治疗对于 AKI 患者预后影响的研究较少，仍需要更多的研究去探寻合适的剂量。新近我国学者注册了一项不同剂量 PD 治疗 AKI 的随机对照临床试验（NCT03438877），我们也期待研究结果能够为 PD 用于 AKI 临床治疗的剂量选择提供更多依据。

关于 PD 治疗的循环次数、每循环腹膜透析液留腹的时间、每循环灌入腹腔的剂量，则需要根据患者的临床情况进行调整。一般来说，短时交换（每 1~2 小时）可以更快地清除小分子毒素和液体，有利于尿毒症症状明显、合并高钾血症、高容量负荷和/或代谢性酸中毒的 AKI 患者。但是，频繁的液体交换增加了人力成本和医疗成本，但患者病情控制后，则可转变为 CAPD 模式。

七、腹膜透析的相关并发症

(一)腹膜炎

腹膜炎是 AKI 患者 PD 治疗的重要并发症，其主要的临床表现仍是腹痛、腹透液混浊，与 CAPD 患者腹膜炎的诊断标准一致。但是 AKI 患者的 PD 治疗具有一定的特殊性。一方面，患者可能昏迷，不能主诉腹部的症状；另一方面，PD 换液频繁，单次循环透析剂量大，或采取 APD 治疗时透出液集中收集至废液桶中，透出液稀释程度高从而影响了对透出液混浊程度的判断，导致接受 PD 治疗的 AKI 患者如合并腹膜炎时不能得到及时的诊治。因此，对于接受 PD 治疗的 AKI 患者，应更加严密地监测 PD 治疗情况，如疑诊腹膜炎，需要及时送检透出液常规和病原微生物培养，必要时每日行透出液白细胞的监测。对于腹膜炎的治疗，可参考 2016 年 ISPD 感染性并发症指南建议，制定抗感染治疗方案。可采取腹腔内用药或静脉用药。需注意的是，紧急 PD 治疗 AKI 时，通常 PD 换液频繁且透析剂量较大，静脉用药时，需根据药物是否可被 PD 治疗清除调整剂量；腹腔内用药时，则需在每次换液时向腹腔内加入抗生素，同时注意抗生素的总量和用药浓度。

(二)腹膜透析导管功能障碍

腹膜透析导管功能障碍是影响 PD 治疗的主要并发症，其主要的原因包括：导管移位、导管弯折或堵塞、大网膜粘连包裹等。一项关于高容量 PD 治疗 AKI 的研究结果显示，紧急 PD 治疗导管功能障碍的发生率为 7.3%，导致 2.6% 的患者须中断 PD 治疗。Ponce D. 等学者的研究认为，在 AKI 患者紧急 PD 治疗过程中，导致 PD 技术失败的第一位原因是导管功能障碍（占 47%），第二位原因则是腹膜炎（占 42%）。然而，值得庆幸的是，随着 PD 导管的改进，以及置管医师操作技能培训的普及和加强，导管功能障碍所导致的 PD 技术失败率正在逐年降低。

(三)高血糖

AKI 患者可能存在应激性高血糖,或者患者已合并糖尿病,在应激状态下血糖进一步升高,高葡萄糖浓度的腹膜透析液势必会增加患者的葡萄糖负荷。而高血糖所产生的高渗透压会影响患者腹膜的渗透梯度,导致 PD 超滤下降,影响 PD 治疗的效果;且高血糖的持续存在,不利于危重症患者整体病情的治疗。有研究表明,维持血糖浓度正常能够显著改善危重患者的生存率。因此,对接受 PD 治疗的 AKI 或危重症患者,我们应该监测血糖的变化,必要时采取胰岛素降糖治疗。在腹膜透析液中加入胰岛素,胰岛素也可被人体所吸收,可用于控制 PD 患者的高血糖。但是,腹膜透析液的加药操作,可能增加了液体污染的风险,且胰岛素吸收不稳定,故建议采取皮下或静脉使用胰岛素更加符合临床实际。

(四)电解质紊乱

PD 治疗 AKI 时,多采取较大剂量的治疗处方,同时,由于商品化的腹膜透析液中不含钾,患者每日经透析丢失大量的钾离子,极易合并低钾血症。故 ISPD 2020 年 AKI 指南建议,对于接受 PD 治疗的 AKI 患者,应每日监测血钾,当血钾水平低于 4mmol/L 时,应在透析液中加入钾(加药时应采取严格的无菌技术防止感染)或口服/静脉补钾以维持血钾水平在 4mmol/L 或以上。此外,针对 AKI 患者的 PD 治疗模式,一般每循环留腹时间是 1 ~ 2 小时,因腹膜透析液留腹时间短,由于"钠筛"现象,易出现高钠血症,在监测血钾的同时,须注意监测钠离子的浓度,并注意使用的腹膜透析液所含的钙离子浓度,避免使用钙离子浓度过高的腹膜透析液而导致高钙血症的发生。

(五)蛋白质丢失

据报道,CAPD 患者每日经腹膜透析丢失的蛋白质为 6.2 ~ 12.8g,如合并腹膜炎时,蛋白质丢失更多。对于 AKI 患者的 PD 治疗,尚未有蛋白质丢失量的评估或研究,但 PD 透析剂量大,且 AKI 或危重症患者往往存在摄入不足、机体消耗大,因此需要注意在胃肠内或胃肠外营养支持时提供更多的蛋白质或氨基酸,以弥补 PD 治疗所造成的蛋白质丢失。

八、ISPD 指南及更新

多年来,ISPD 一直致力于 PD 治疗技术的推广。早在 2014 年,ISPD 就发布了急性肾损伤腹膜透析治疗指南和建议(以下简称 2014 年 AKI 指南)。

在临床适用性方面,2014 年 AKI 指南明确指出,PD 应被视作一种适合 AKI 患者的连续性肾脏替代治疗方式。近年来,在 AKI 患者的救治过程中,PD 的临床应用越来越广泛,甚至在高收入国家,临床医师选择 PD 治疗 AKI 患者(包括重症监护病房的 AKI 患者)的兴趣也被重新燃起。基于来自全球各地的临床证据,并广泛回顾了现有的文献后,ISPD 在 2020 年更新的 AKI 腹膜透析治疗指南中着重强调,在任何情况下,PD 应被认为是治疗 AKI 的一种合适的方式。虽然建议的证据级别与既往指南相同,但推荐力度较以往明显加强。

2020 年 AKI 指南中同样推荐并认为应该允许由经过培训的肾脏专科医师来执行 PD 置管操作,建议如采用经皮穿刺置管法,需选择超声检查进行引导。在 PD 置管前,建议使用抗生素预防感染,并强调须在无菌条件下进行 PD 置管。同时,导管类型建议结合当地医疗资源进行选择,但仍推荐使用柔性(软质材料)导管,并需建立皮下隧道,以避免术后感染和导管周围液体渗漏。

在 PD 治疗方面,2020 年 AKI 指南强调应该使用带有"Y"形连接的封闭式液体输送系统,并建议使用商品化的腹膜透析液,手工 PD 操作或者 APD 均可进行治疗,可根据具体资源进行选择。只有在资源匮乏或者条件不允许情况下,方可考虑在严格无菌条件下自行配制腹膜透析液,并采取临时连接管路进行 PD 治疗。

关于腹膜透析液的选择、透析处方的制定以及腹膜透析剂量的设置,2020 年 AKI 指南也有相应的建议(详见前文"腹膜透析处方"),并着重强调了血钾的监测和钾离子的补充。在透析剂量和透析充分性方面,2020 年 AKI 指南建议如条件允许,应每日检查血肌酐、尿素、K^+ 和 HCO_3^- 的水平,并监测 24 小时 Kt/V 和肌酐清除率以评估透析充分性。基于近年来几项 PD 应用于 AKI 治疗的 RCT 研究结果,2020 年 AKI 指南将每周的 Kt/V 目标值提高到 2.2(2014 年 AKI 指南中每周 Kt/V 目标值是 2.1),并指出,对于大多数 AKI 患者,每周 Kt/V 达到 2.2 已可以获得满意的透析充分性、改善患者预后。虽然 PD 治疗每周 Kt/V 达到 3.5 时其透析效果不劣于 HD,但对于大多数 AKI 患者而言是没有必要的,因为增加透析剂量并不能带来更多的获益。

此外,既往指南并未对何时可停用 PD 治疗作出明确建议,而在 2020 年 AKI 指南中则提示,如患者尿量大于 1.0L/d,且监测血肌酐有逐渐下降趋势,则可以考虑暂停 PD 治疗。虽然关于 PD 治疗终止时机的建议没有明确的推荐证据级别,但也为决定临床治疗策略提供了客观的依据。

九、总结与展望

PD 应用于 AKI 的治疗已有较悠久的历史,虽然 PD 治疗 AKI 的价值一度备受质疑。近年来,随着 PD 技术的发展以及越来越多临床研究结果的支持,PD 已被证实是适宜 AKI 患者的一种治疗技术。当然,我们也应该意识到,PD 应用于 AKI 的治疗仍存在一定的障碍和挑战。关于如何提高 APD 用于 AKI 患者救治的效能,南方医科大学附属广东省人民医院所设计的一种易于管路安装的腹膜透析机(专利号:CN201820851831.3),通过将不同颜色的接口件用在连接补液端管路、连接加热端管路、连接人体端管路和连接废液端管路上,易于操作者快速、准确地识别和连接管道,避免出现连接错误导致透析主机或活动卡扣损坏造成医疗事故,大大缩短了 APD 管路连接的时间,利于 APD 在 AKI 患者救治过程中的应用。对于如何研发和获取更适用于 AKI 患者的 PD 导管和透析液,何时启动急诊 PD 治疗,什么剂量更适合 AKI 患者救治,则仍需更多的研究和证据予以支持。

到目前为止,PD 在 AKI 患者救治中的应用仍处于起跑线上,将 PD 发展为一种成熟、切实可行的 AKI 治疗方式还有很长的路要走,需要肾脏专科医师的进一步努力。

(谢剑腾)

参考文献

[1] CULLIS B, AL-HWIESH A, KILONZO K, et al. ISPD guidelines for peritoneal dialysis in acute kidney injury: 2020 update (adults)[J]. Perit Dial Int, 2021, 41(1): 15-31.

[2] AL-HWIESH A, ABDUL-RAHMAN I, FINKELSTEIN F, et al. Acute kidney injury in critically ill patients: a prospective randomized study of tidal peritoneal dialysis versus continuous renal replacement therapy[J]. Ther Apher Dial, 2018, 22(4): 371-379.

[3] LEVEY A S, JAMES M T. Acute kidney injury[J]. Ann Intern Med, 2017, 167(9): ITC66-ITC80.

[4] LIU X, DAI C S. Advances in understanding and management of residual renal function in patients with chronic kidney disease[J]. Kidney Dis (Basel), 2017, 2(4): 187-196.

[5] PONCE D, BUFFARAH M B, GOES C, et al. Peritoneal dialysis in acute kidney injury: trends in the outcome across time periods[J]. PLoS One, 2015, 10(5): e0126436.

[6] CULLIS B, ABDELRAHEEM M, ABRAHAMS G, et al. Peritoneal dialysis for acute kidney injury[J]. Perit Dial Int, 2014, 34(5): 494-517.

[7] BAI Z G, YANG K H, TIAN J H, et al. Bicarbonate versus lactate solutions for acute peritoneal dialysis[J]. Cochrane Database Syst Rev, 2014(7): CD007034.

[8] PONCE D, BERBEL M N, REGINA DE GOES C, et al. High-volume peritoneal dialysis in acute kidney injury: indications and limitations[J]. Clin J Am Soc Nephrol, 2012, 7(6): 887-894.

[9] GAIÃO S, FINKELSTEIN F O, DE CAL M, et al. Acute kidney injury: are we biased against peritoneal dialysis?[J]. Perit Dial Int, 2012, 32(3): 351-355.

[10] GEORGE J, VARMA S, KUMAR S, et al. Comparing continuous venovenous hemodiafiltration and peritoneal dialysis in critically ill patients with acute kidney injury: a pilot study[J]. Perit Dial Int, 2011, 31(4): 422-429.

[11] GABRIEL D P, CARAMORI J T, MARTIM L C, et al. High volume peritoneal dialysis vs daily hemodialysis: a randomized, controlled trial in patients with acute kidney injury[J]. Kidney Int Suppl, 2008(108): S87-S93.

[12] PHU N H, HIEN T T, MAI N T, et al. Hemofiltration and peritoneal dialysis in infection-associated acute renal failure in Vietnam[J]. N Engl J Med, 2002, 347(12): 895-902.

第七节

护理管理

肾脏替代治疗作为医院获得性急性肾损伤患者必要的治疗手段，其治疗过程中的密切观察与护理对患者治疗效果起着举足轻重的作用。在监护室行肾脏替代治疗常采用连续性血液净化治疗或同时并联体外膜肺氧合（extracorporeal membrane oxygenation，ECMO）的方式。因此，本节主要阐述连续性血液净化治疗过程中常见的护理相关问题及管理策略。

一、体外循环系统的建立与维护

（一）体外循环系统的建立

护士接到持续性肾脏替代治疗（continuous renal replacement therapy，CRRT）的治疗指示后，需要迅速建立体外循环系统，为患者的救治工作争分夺秒。因此，应熟练掌握各种类型 CRRT 机器的性能及操作程序，准确设定各项治疗参数。

1. **评估患者** 建立体外循环管路前须评估患者病情、意识、生命体征、血管通路、最新的血气及生化等检验结果、出入液体量、使用药物治疗情况、输液速度、合作程度等。确保血压达到 90/60mmHg 以上，血管通路功能良好，以保证体外循环的顺利进行。

2. **机器准备** 机器外出搬运中，应小心维护，避免过多震动，以免影响平衡系统的稳定性。使用前确认机器外部清洁无污迹、血迹，然后将 CRRT 机器进行测试、调校后使其处于备用状态。

3. **CRRT 循环通路充分预冲** 遵医嘱选择正确的滤器，并将滤器及管路按程序要求安装妥善，用生理盐水至少 1 500ml 进行预冲，尽可能驱尽滤器血区及 CRRT 管路小气泡。

4. **建立体外循环通路** 静脉置管口及导管彻底清洁消毒，抽吸封管液体丢弃后，将导管与 CRRT 循环通路连接，同时密切观察患者的生命体征。如患者同时接受 ECMO 治疗，则可将 CRRT 管路连接于 ECMO 管路中，需要特别关注压力、分流、再循环、可行性和安全性等，理清 ECMO 引血端和回血端，区分好离心泵、氧合器位置，把相应的旁路做好标记。

（二）体外循环系统的维护

实施连续性血液净化治疗时，面临的最大问题就是如何维护体外循环系统，保证治疗能够顺畅进行。除了护士必须规范操作，避免空气进入体外循环管路系统之外，凝血是最为常见的护理问题,常常导致治疗中断,减少有效的治疗时间。血液在体外通过动脉血路、透析器及静脉回路,再回到体内的这个过程中,血液中各个成分与外源性物质接触,致使凝血系统被激活,极易导致体外循环管路及血滤器凝血,严重时还会导致体外循环的血液无法回输体内,导致患者严重失血。因此,CRRT 治疗过程中密切监测体外循环管路的压力变化及趋势,并预测管路发生凝血的可能,及时调整各项治疗参数或回输血液,以保证患者治疗质量,减少血液浪费。

肝素抗凝进行连续性静脉 - 静脉血液滤过(continuous veno-venous hemofiltration, CVVH)治疗时,CRRT 体外循环管路平均寿命在 14 ~ 17 小时。笔者所在单位的数据显示,CRRT 治疗的体外循环管路使用寿命中位数是 15.0 小时,24 小时内 CRRT 管路堵塞的发生率高达 66.6%。同时,为了保证连续性血液净化的顺利进行,严密监测体外循环管路的运行状态,预测堵管并及时给予处理,笔者所在单位构建了一个简单的 CRRT 体外循环堵管预测积分模型,可以很好地预测堵管发生的可能风险。该预测模型只需要观察五个指标,包括血流量不足,肝素抗凝剂量,HCT ≥ 0.37,动脉血气分析乳酸值 ≤ 3mmol/L 和 APTT < 44.2 秒。这些指标评分每项均为 1 分。当这些危险因素存在时,可采取相应的干预措施来降低堵管的风险。积分总得分 ≥ 3 分即可预测 24 小时内体外循环堵管的发生,这时需要评估能否使用枸橼酸钠局部抗凝,或者通过降低血浆滤过分数来降低堵管的风险,从而提高治疗质量和避免失血。该模型积分 0 ~ 1 分、2 ~ 3 分以及 4 ~ 5 分,分别对应 CRRT 堵管的低、中及高危风险。这种简单的预测办法可以使护士对治疗过程中的管路运行状况具有良好的把握度,能及时进行恰当地应对处理。

合理设置血泵速度,实时监测循环压力,根据病情及时调整治疗参数,及时处理机器报警,避免血泵停转,以减少凝血的发生。此外,严密监控抗凝效果,遵医嘱及时调整抗凝剂用量或改变抗凝方式。除了模型积分的评定之外,护士还需要密切观察滤器和管路内压力,以及血液颜色变化。血液出现颜色变深、变黑或 CRRT 期间,静脉压持续超过 250mmHg 或 TMP 超过 350mmHg 时,需要计划性更换管路或滤器,防止堵管导致患者血液丢失或血管通路功能不良,勿强行继续治疗。对高凝状态患者,应定期关注血细胞比容变化,合理调整 CRRT 治疗参数,维持血浆滤过分数在 25% ~ 30%,必要时更换 CVVHDF 或 CVVHD 治疗模式,增加透析液速度。

二、治疗过程中的观察与护理

(一)病情及生命体征的监测

1. 严密观察患者血压、心率、中心静脉压、血液饱和度等参数,重点观察超滤量与血压变化的关系。根据血压的变化情况适当调整超滤速度,血压降低时应适当减慢超滤速度,血压下降较快可暂停超滤。密切观察患者神志、意识的变化,当患者出现心率、血压等异常时,应立即重新评估患者的病情并反馈给医师,及时调整治疗方案。

2. 监测 CRRT 治疗患者的体温变化,包括:①严密监测体温变化及体温下降的程度,观察末梢循环温度及患者有无寒战、发热等症状,尤其是热射病患者。②由于输入大量置换液以及体外循环丢失热量,体温下降或体温不升的患者常出现畏寒或寒战,尤其在环境温度较低的情况下,此时应提高室内温度并保持在 22 ～ 25℃,及时调整 CRRT 加温档。还可采取为患者加盖被褥、使用暖风机等保暖措施。③准确记录 24 小时出入量及超滤量,警惕因有效循环血量不足或末梢灌注差导致的体温过低。④输入大量置换液更可能发生致热原反应,须严格执行置换液配制的无菌操作流程,鉴别患者出现的寒战、发热等症状,及时给予对症处理。

(二)容量管理

密切监测患者的血气、生化等指标,根据检验结果及时调整置换液配方,维持内环境的稳定。

1. 液体出入量的评估

(1)患者的液体出入量:包括单位时间内外周输液量、口服量、尿量、引流量、不显性失水量、体外循环预冲及回输的液体量、枸橼酸钠输入量、钙剂输入量、碳酸氢钠输入量、超滤量等。

(2)患者的容量状况:全面了解机体总水量、循环量、细胞外液量。重症患者可通过测定中心静脉压、肺动脉楔压、心输出量等来确定循环容量。

(3)设定液体平衡目标:将超滤量和置换液量均衡分配在预定的治疗时间内超滤完成。

(4)计算和设定单位时间内要求实现的液体平衡计划:根据患者的血压、中心静脉压的变化进行调整。

2. CRRT 容量管理目标制定与监测

(1)总容量平衡=患者同期单位时间内总入量-患者同期单位时间内总出量。在行 CRRT 时,AKI 患者总容量平衡可通过调节 CRRT 机器的超滤速率实现。总入量包括静脉输液量、输血量、经胃肠道摄入量、CRRT 置换液量、碳酸氢钠输入量、枸橼酸钠输入量、CRRT 预冲和回血量等;总出量包括尿量、引流量、呕吐量、大便量、不显性失水量和 CRRT 超滤量。

(2)制定 CRRT 容量平衡目标。单位时间内容量有正平衡、负平衡或零平衡,明确正平衡或负平衡的具体目标值。容量平衡目标制定需要考虑患者疾病类型、不显性失水量和疾病进程的不同阶段。①患者同期单位时间内总出量+CRRT 同期单位时间内净超滤量=患者同期单位时间内总入量,定义为零平衡;患者同期单位时间内总出量+CRRT 同期单位时间内净超滤量>患者同期单位时间内总入量,定义为负平衡;与负平衡相反,定义为正平衡。② CRRT 容量平衡目标是针对患者整体而言,可以指 24 小时容量平衡目标(一级容量管理水平),也可以指每小时容量平衡目标(二级或三级容量管理水平)。③对于血流动力学不稳定的重症 AKI 患者采用三级 CRRT 容量管理水平。除了明确容量平衡目标,还要明确指定的血流动力学监测目标及安全范围。

(3)CRRT 超滤率为单位时间在正跨膜压下通过滤器从血液里清除的液体总量。单位时间内 CRRT 超滤量包括同期 CRRT 净超滤量、置换液量、碳酸氢钠量、枸橼酸钠量和冲水量等。CRRT 超滤率与 CRRT 剂量相关,超滤率越大,溶质清除越多。CRRT 净超滤率需要根据容量平衡目标和患者的即时病情变化进行动态评估,甚至每小时需要进行多次调整。

(4) CRRT 容量管理对患者核心温度有显著影响。建议 CRRT 过程中监测患者的体温及核心温度变化,至少每班监测一次。CRRT 期间患者不显性失水量会随着患者的体温变化发生改变。体温正常的成人不显性失水量估计为 30 ~ 50ml/h 或 10ml/(kg·d);在发热患者中,体温每增加 1℃,不显性失水量增加 3.5ml/(kg·d)。

(5) CRRT 治疗中密切监测患者血流动力学的变化并及时调整 CRRT 净超滤率。目前的研究没有足够证据表明任何监测技术具有绝对优越性,建议 CRRT 超滤过程中密切关注患者血压变化,同时联合多个指标动态评估患者容量状态。建议 CRRT 净超滤率先从低剂量开始[初始 CRRT 净超滤率 50 ~ 100ml/h 或 1ml/(kg·h)],保证血流动力学稳定的前提下逐步提高净超滤率,避免低血压和组织器官低灌注。

3. 置换液个性化配方的调整　目前 CRRT 置换液配方有多种,如 Kaplan 配方、Port 配方、原南京军区总医院配方(季氏配方)、枸橼酸盐溶液、中国医学科学院北京协和医院配方、on-line 血液透析滤过机联机生产置换液和其他配方,由于置换液成分较多,离子浓度计算复杂,临床医护工作者在日常工作中较少计算每一袋置换液各成分离子浓度,而更多地采用经验性估算方法,根据患者血液电解质及酸碱变化情况调整置换液中各成分的含量,往往误差较大。置换液各成分的离子浓度直接影响患者血液中电解质及酸碱的变化,决定治疗的最终效果。因此,准确、快速地计算并及时调整 CRRT 置换液配方是持续性血液净化治疗中最基本的要求。然而临床工作中 CRRT 置换液调整常常采用的经验性估算方法,不能及时计算各成分的准确离子浓度,更不能预测患者血液电解质及酸碱变化的幅度,往往造成患者血液电解质及酸碱大幅度变化,特别在高钠血症、低钠血症、低钾血症等治疗中并发症较多,严重影响患者预后。对此,笔者所在单位采用一种能快速、准确计算 CRRT 置换液各成分离子浓度的方法,并且能预测该置换液在治疗过程中对血液电解质及酸碱的影响程度,预测每小时血液电解质及酸碱的变化值,为持续性血液净化临床治疗提供参考,优化治疗方案,改善治疗效果。只需将置换液配方成分及计算公式录入 EXCEL 表格(表 7-7-1),根据患者的生化及血气分析结果进行实时调配即可实现个性化配方的应用。为了保证个性化配方的合理制定及应用,临床治疗中还应设计完善的治疗记录单,便于护士及时记录治疗参数、配方浓度、生化及血气分析结果、病情变化、容量平衡等数据。

表 7-7-1 CRRT 置换液配方表

治疗参数	内容	浓度/%	外周补液参数 内容	浓度/%	用量/(ml·h⁻¹)	外周补液 内容	用量	补液同时其他液体平衡 内容	体积/ml
南方医科大学附属广东省人民医院血液净化中心 CRRT 枸橼酸抗凝配方表									
血浆枸橼酸浓度/(mmol·L⁻¹)	0		枸橼酸钠速度	4		NS/ml	250	净脱水量	
患者体重/kg	60		滤器前补 NaHCO₃ 速度	5		5% 葡萄糖注射液/ml		尿量	
HCT/%	25		滤器后补 NaHCO₃ 速度	5	100	脂肪乳/ml			
治疗模式	CVVHDF		外周 CaCl₂ 实际速度	5		氨基酸/ml			
置换液后稀释速度/(ml·h⁻¹)	1 000		滤器前补 NaCl 注射液	10		5%NaHCO₃/ml			
置换液前稀释速度/(ml·h⁻¹)	0		滤器前补 KCl 用量	10		10%KCl 用量/ml			
透析液速度/(ml·h⁻¹)	1 000		4L 袋配方（电解质浓度/%）			10% 葡萄糖注射液/ml			
血流量/(ml·min⁻¹)	200		NS/ml	0.9		50% 葡萄糖注射液/ml			
机器设置的总超滤速度/(ml·h⁻¹)	300		4 升基础置换液/ml		4 000	血制品/ml			
血总白蛋白浓度/(mmol·L⁻¹)	77								

续表

南方医科大学附属广东省人民医院血液净化中心 CRRT 枸橼酸抗凝配方表

治疗参数

治疗参数	
滤器前钙离子/(mmol·L⁻¹)	0.7
滤器前总钙/(mmol·L⁻¹)	2.2
滤器后钙离子/(mmol·L⁻¹)	0.41
滤器前总钙/滤器前钙离子	3.14
血浆滤过分数/%	14.44

生化及血气检验结果

生化及血气检验结果	
pH	7.35
PCO₂/mmHg	75.9
BEB	−2.4
HCO₃⁻/(mmol·L⁻¹)	26.5
Na⁺/(mmol·L⁻¹)	120
Ca²⁺/(mmol·L⁻¹)	0.7
K⁺/(mmol·L⁻¹)	3.50
Cl⁻/(mmol·L⁻¹)	105.3
CO₂CP/(mmol·L⁻¹)	25.7

外周补液参数 / 4L 袋配方

内容	电解质浓度/%
配方注射用水/ml	
配方 NaHCO₃/ml	5
配方 CaCl₂ 用量/ml	5
配方 KCl 用量/ml	10
硫酸镁/ml	50
配方 MgSO₃ 用量/ml	25
葡萄糖注射液	10
葡萄糖酸钙/ml	10
葡萄糖注射液/ml	5
葡萄糖注射液/ml	50
枸橼酸钠/ml	4
含磷药物/ml	0.7
NaCl 注射液/ml	10

电解质	配方浓度/(mmol·L⁻¹)	溶质速度/(mmol·h⁻¹)
配方 HCO₃⁻	28.3	59.5

外周补液

内容	用量
补液统计时间/h	1

电解质	
外周 Na⁺	
外周 GLU	
外周 HCO₃⁻	
外周 K⁺	

补液同时其他液体平衡

内容	浓度/(mmol·L⁻¹)	体积/ml
	154	
	0	
	0	
	0	

预计浓度变化趋势/(mmol·L⁻¹)

时间 抽血时间/h	HCO₃⁻	Na⁺	Ca²⁺	K⁺	GLU
1	26.2	123.0	0.9	3.5	7.1
2	26.7	124.6	1.0	3.6	7.5
3	27.0	126.1	1.1	3.7	7.9
4	27.2	127.5	1.2	3.8	8.2
5	27.4	128.7	1.3	3.8	8.4
6	27.5	129.7	1.4	3.9	8.6

南方医科大学附属广东省人民医院血液净化中心 CRRT 枸橼酸抗凝配方表

治疗参数		外周补液参数			外周补液		补液同时其他液体平衡	
		电解质	配方浓度/(mmol·L⁻¹)	溶质速度/(mmol·h⁻¹)			低钠血症补钠参数矫正	
Cr/(μmol·L⁻¹)	350	配方 Na⁺	135.5	284.5	透析充分性			
BUN/(mmol·L⁻¹)	24.8	配方 Ca²⁺	1.9	4	每周 Kt/V(>3.9)	3.96	目前血钠浓度/(mmol·L⁻¹)	120.0
HCT/%	25	配方 K⁺	4.1	8.7	R(治疗前 BUN/目前 BUN)	0.82	血钠上升目标/(mmol·L⁻¹)	4.0
Lac/(mmol·L⁻¹)	0.9	配方 Mg²⁺	0.8	1.6	患者体重/kg	60	置换液钠离子/(mmol·L⁻¹)	140.8
GLU/(mmol·L⁻¹)	6.8	配方 Cl⁻	115	241.6	治疗前 BUN/(mmol·L⁻¹)	24.8	估算钠离子清除率	0.3
HB/(g·L⁻¹)	94	配方 GLU	10.1	21.1	目前 BUN/(mmol·L⁻¹)	20.4	预计血钠上升时间/h	24
血浆渗透压/(mOsm·kg⁻¹·H₂O⁻¹)	255.2	配方枸橼酸	0	0	治疗时间/h	0	体液总量/L	30
配方总渗透压/(mOsm·kg⁻¹·H₂O⁻¹)	294.55	配方 HPO₄²⁻	0	0	超滤量/L	9	(男性-0.6;女性-0.5)	0.5

注:BEB,全血剩余碱;BUN,尿素氮;Cr,肌酐;GLU,葡萄糖;HB,血红蛋白;HCT,血细胞比容;Lac,乳酸;NS,生理盐水;pH,酸碱值;CVVHDF,连续性静脉-静脉血液透析滤过。

(三)血管通路护理

妥善固定管路,躁动、意识不清的患者应适当约束,以免发生脱管等意外事件。严格按导管的管腔容量封管,存在出血倾向或高凝状态的患者按医嘱给予个体化封管。

(四)皮肤护理

CRRT治疗中应定时协助患者翻身,以免固定体位时间过久而发生压疮。

(五)出血观察

密切观察原有的出血情况,同时关注患者有无置管部位、皮肤黏膜、口腔、鼻腔、伤口、引流液、大小便等出血情况。患者有出血倾向或凝血功能异常时须及时汇报医师,调整抗凝剂用量或改变抗凝方式,必要时应用止血药等处理。

(六)预防感染

1. 严格无菌操作　严格无菌操作是预防感染的重要措施,包括使用血管通路、体外循环管路采集血标本处、配制置换液、更换置换液等操作。

2. 预防导管相关性感染　①在开管及封管操作时应避免开放的导管口长时间暴露于空气中,避免不必要的开放导管进行采血、肠外营养、反复静脉注射等治疗。②导管出口处局部每日换药一次,当敷料有渗液、渗血、潮湿或被污染应随时换药。换药前应观察置管部位有无红、肿、分泌物等感染迹象。③严密监测患者有无发冷、高热、寒战等症状,未查找出其他部位的感染灶时,需高度怀疑导管相关感染,留取导管内血液进行血培养检查。④如果血液和/或分泌物病原学培养结果阳性,明确导管相关感染,应停止使用导管,推荐在选择敏感抗生素治疗的同时,尽快拔除导管并建立其他血管通路。

3. 联台CRRT治疗时,护理不同患者之间应注意洗手或手消毒。

4. 为感染耐药菌株的患者或传染病患者进行CRRT治疗时,应做好呼吸道隔离及接触隔离,同时患者病床单位应有明显的隔离标识。

5. 进行有可能接触患者血液的操作前,应穿隔离衣;接触患者血液或体液时,应戴手套;接触患者后的手套、隔离衣或患者血液、体液污染物应单独封口包装后再放入医用垃圾装运站中。

6. 可重复使用的机器、设备应做到一物一用一消毒。

(七)血糖监测

在透析时停用胰岛素,监测血糖,密切观察病情变化,发生心悸、出冷汗等低血糖症状时,及时处理。根据血糖监测结果,调整置换液中葡萄糖和胰岛素的用量。

(八)心理护理

对院内获得性急性肾损伤患者,应给予适当的心理护理,解释各种疑问,恰当解释病情,介绍CRRT的治疗方式,消除患者的恐惧心理,并及时解答患者对CRRT治疗的相关疑问,为患者创造舒心的治疗氛围。

(九)病情记录

正确填写CRRT治疗记录单,记录患者病区、床号、姓名、治疗方式及时间、抗凝方式及剂量、超滤量、机器型号、滤器型号、管路类别、血管通路情况、生命体征、置换液配方、电解质浓度、血气、生化等检验结果，以及治疗过程中的病情变化。

三、护理模式与质量管理

（一）CRRT 护理人员运作模式

由于各医院 CRRT 的护理人员管理模式不一样，因此护士所承担的责任也不尽相同。目前 CRRT 技术已不仅为血液透析专业人员所掌握，某些医院的 CRRT 技术甚至主要由各科重症监护病房（intensive care unit，ICU）护士来全程承担。在各医院开展 CRRT 的护理管理模式主要有四种：①血液透析护士全程承担 CRRT 护理工作；② ICU 护士承担全部 CRRT 的护理工作；③血液透析护士和 ICU 护士共同承担 CRRT 护理工作；④轮训护士与血液透析护士共同承担 CRRT 护理工作。

第一种运作模式的优点在于血液透析护士经验丰富，对 CRRT 技术掌握扎实，操作娴熟，对各种紧急情况能够应对自如。同时患者的 CRRT 护理较为单纯，基础护理和其他治疗完全由 ICU 护士来完成，能保证充足的护理人力。但这种模式最大的弊端在于血液透析护士的机动性太大，随时处于待命加班状态，不利于护理人员的作息安排，且由于患者病情的不稳定，可能需要随时终止治疗从而导致血液透析护士的工作安排过于机动。

第二种模式则完全避免了第一种模式的弊端，ICU 护士可以及时地实施 CRRT 治疗，无须等待透析中心的人员，且 ICU 护士全权负责，减少了角色冲突。其不足之处在于增加了 ICU 护士的负担，而且为了安全地实施这项治疗，所有负责 CRRT 的 ICU 护士都要对 CRRT 治疗的各个方面具有丰富的经验并且要保持一定的技术水平。

第三种模式中和了前两种模式的不足，可以合理使用人力，保证治疗安全。即血液透析护士负责建立体外循环和最初一个小时的监护、更换滤器管路及终止 CRRT 治疗，并定时巡视，随时提供咨询意见，对 ICU 护士进行简单培训，如更换置换液，简单的报警处理等，遇到机器报警或故障时求助透析护士。缺点是角色与责任不清，只有科室间相互密切配合并能提供相关资源及专业知识才能使 CRRT 治疗顺利进行。

第四种运作模式不利于患者的有效管理，它主要是在人员不足的现状下产生的运行方式。由于轮训护士经验不足，在血液透析室无法独立处理各种紧急并发症及维持性血液透析患者的慢性并发症管理和健康教育，而 CRRT 治疗则只需要短期培训即可迅速上岗，但对于一些紧急处理尚不熟练。因此，这种模式主要是依靠轮训护士看守机器，而上下机则仍然由血液透析室专业护士负责。为了保证这种运行模式下的工作安全，血液透析室还设立专门的 CRRT 小组长，负责各个 CRRT 治疗过程中的巡视工作，以保证在处理紧急情况时提供协助。

虽然在 CRRT 过程中选择何种护理运作模式有赖于各医院的组织结构，但在实际工作中 CRRT 的护理运作模式是令许多医院备受困扰的问题，也是阻碍这一技术顺利发展的瓶颈问题，常常因为不能获得良好的合作而导致人员浪费或机器闲置。因此，各单位需要结合患者的实际治疗需求，采取合理的运作模式，保证治疗及时有效的同时，为护士创造合理的排班模式。

（二）CRRT 质量管理

做好 CRRT 护理质量管理是使 AKI 患者得到高效、优质、安全服务的保证。

1. 明确 CRRT 护士工作职责　根据 CRRT 的管理模式制定治疗护士的工作职责,要求必须严格执行工作程序和各项规章制度,熟练掌握各种 CRRT 机器的使用性能、操作方法及常见报警的处理,严密监测患者的主要病情变化,及时监测血液酸碱度和水、电解质平衡,准确记录出入量等,以及每班落实 CRRT 机器的清洁与消毒隔离制度。

2. 完善 CRRT 护士培训及管理制度　鉴于对 CRRT 护士素质的特殊要求,护士需经 3 个月的 CRRT 专业培训。培训内容主要包括理论教育和技能操作,如 CRRT 基础理论与基本知识、机器操作技能及各种常见的报警处理等。对于不同学历层次以及不同工作年限的护士,应分别制订在职培训计划,包括目的、内容、要求、带教的特点、实施方案以及考核方法等。在血液透析护士全程承担 CRRT 护理工作的模式中,还需要特别注重对护士的慎独精神的培训。尤其是第一种和第四种 CRRT 护士管理模式,治疗护士并非 ICU 团队中的一员,ICU 护士长无从管理,而血液净化中心护士长鞭长莫及,血液透析室专业护士和轮训护士如缺乏慎独精神将会存在极大的安全隐患,不仅在感染控制方面难以落实,而且治疗时间也得不到保证,在置换液配方的调整方面亦会缺乏对患者内环境的细致评估等。

3. 护理质量的监控　CRRT 护理全过程的每个环节,包括对患者的评估、治疗以及各种监护过程等,均应被纳入质量控制之中,各个环节的护理质量均需要得到合理的监控。环节质量贯穿于 CRRT 护理工作的全过程,包括执行医嘱、观察病情及治疗反应并记录、护理不良事件的发生率、护理事故与差错发生率等。除了现场抽查之外,CRRT 病历的信息管理也是质控的重要手段。对患者的所有监测项目录入电脑进行管理,信息反馈快速、高效且准确,管理者可随时查询、了解患者在任一时间内的生命体征变化,这为判断 CRRT 的治疗及护理质量等提供了准确的依据。

（宋　利　符　霞）

参考文献

[1] 张瑶琴, 徐健, 潘红英, 等. 苏州市血液净化机构医务人员配备情况横断面调查 [J]. 中国感染控制杂志, 2020, 19(1): 78-82.

[2] MURUGAN R, OSTERMANN M, PENG Z, et al. Net ultrafiltration prescription and practice among critically ill patients receiving renal replacement therapy: a multinational survey of critical care practitioners[J]. Crit Care Med, 2020, 48(2): e87-e97.

[3] MURUGAN R, KERTI S J, CHANG C H, et al. Association of net ultrafiltration rate with mortality among critically ill adults with acute kidney injury receiving continuous venovenous hemodiafiltration: a secondary analysis of the randomized evaluation of normal vs augmented level (RENAL) of renal replacement therapy trial[J]. JAMA Netw Open, 2019, 2(6): e195418.

[4] WOODWARD C W, LAMBERT J, ORTIZ-SORIANO V, et al. Fluid overload associates with major adverse kidney events in critically ill patients with acute kidney injury requiring continuous renal

replacement therapy[J]. Crit Care Med, 2019, 47(9): e753-e760.

[5]   OSTERMANN M, LIU K, KASHANI K. Fluid management in acute kidney injury[J]. Chest, 2019, 156(3): 594-603.

[6]   RAURICH J M, LLOMPART-POU J A, NOVO M A, et al. Successful weaning from continuous renal replacement therapy. Associated risk factors[J]. J Crit Care, 2018, 45: 144-148.

[7]   KIM C S, BAE E H, MA S K, et al. A prospective observational study on the predictive value of serum cystatin C for successful weaning from continuous renal replacement therapy[J]. Kidney Blood Press Res, 2018, 43(3): 872-881.

[8]   SILVA D, MARQUES B M, GALHARDI N M, et al. Hands hygiene and the use of gloves by nursing team in hemodialysis service[J]. Rev Bras Enferm, 2018, 71(4): 1963-1969.

[9]   VAARA S T, BELLOMO R. Extra-renal indications for continuous renal replacement therapy[J]. Contrib Nephrol, 2018, 194: 90-98.

[10]   FEALY N, AITKEN L, DU TOIT E, et al. Faster blood flow rate does not improve circuit life in continuous renal replacement therapy: a randomized controlled trial[J]. Crit Care Med, 2017, 45(10): e1018-e1025.

[11]   FU X, LIANG X L, SONG L, et al. Building and validation of a prognostic model for predicting extracorporeal circuit clotting in patients with continuous renal replacement therapy[J]. Int Urol Nephrol, 2014, 46(4): 801-807.

[12]   LANGENECKER S A, FELFERNIG M, WERBA A, et al. Anticoagulation with prostacyclin and heparin during continuous venovenous hemofiltration[J]. Crit Care Med, 1994, 22(11): 1774-1781.

第八章

急性肾损伤的治疗新进展

第一节

血液净化生物材料进展

血液净化（blood purification，BP）滤器生物膜材料或吸附材料是整个血液净化体外循环中极其重要的部分，它是体外循环中与血液接触最广泛的部分，也是决定整个体外循环生物相容性的最重要的环节。透析膜材料的特性决定了滤器对溶质和水分的清除能力，吸附材料的特性决定了对特定毒素的吸附能力及特异性。本节分别就透析相关膜材料及吸附材料进行阐述。

一、透析膜材料

透析器/滤器膜材料的发展主要包括3种类型：未修饰的纤维素膜、改良或再生纤维素膜以及合成膜。①未修饰的纤维素膜：将天然纤维溶解，再生后制成的纤维素膜，亲水性高，通透性好，但生物相容性差，对中大分子毒素清除能力低（如铜仿膜、双乙酸纤维素膜）。②改良或再生纤维素膜：即在纤维素主链上连接不同的取代基团，属纤维素膜衍生物，其特点是对小分子物质和磷的清除能力强，为高效透析膜材料，然而生物相容性仍有待提高（如血仿膜、三乙酸纤维素膜）。③合成膜：多为非对称型疏水性膜，具有较广的截留相对分子质量范围，超滤系数较高，生物相容性较好，能够被制成具有不同孔径的膜（如聚砜膜、聚醚砜膜）。

合成膜对溶质的清除范围较纤维素膜更广，同时避免了未修饰的纤维素膜对补体的显著激活，改善了生物相容性，广泛应用于危重症患者连续性肾脏替代治疗（continuous renal replacement therapy，CRRT）当中。自从20世纪70年代第1个合成膜AN69膜用于常规血液透析，大量的合成膜不断涌现，包括聚砜膜、聚酰胺膜、聚甲基丙烯酸甲酯膜（polymethyl methacrylate，PMMA）、聚醚砜膜、聚芳醚砜膜及聚酰胺膜等。

合成膜根据其结构特征来分类，可以分为对称性（如AN69膜，PMMA）和非对称性（如聚砜膜、聚酰胺膜、聚醚砜膜、聚芳醚砜膜及聚酰胺膜等）2大类。对称性膜的组成分布均匀一致。而非对称性膜，其管腔内部为一层非常薄（1μm或更薄）的与血液直接接触的"皮肤层"，而其他部分为起支撑作用的"基质层"。"皮肤层"决定了膜对溶质的清除（根据分子质量大小）。

临床上选择膜材料主要考虑的参数是：生物相容性、小分子溶质清除、中/大分子溶质清除、吸附能力等。本章节主要围绕生物相容性、溶质清除、吸附能力这3个角度介绍膜材料的研究进展。

（一）生物相容性

体外循环血液成分与滤器膜接触时,会通过细胞和体液途径介导一系列反应(也叫血-膜反应),包括补体、血小板、单核细胞、中性粒细胞的激活,引起氧自由基和细胞因子的产生和释放,可导致低血压、发热、内皮细胞损伤、凝血纤溶异常等。评估血液透析患者膜材料的生物相容性主要通过白细胞数量、补体激活情况和炎症因子指标。但急性肾损伤(acute kidney injury,AKI)患者往往病情危重和/或合并脓毒血症,相比终末期肾病维持性血液透析患者,更难评估膜材料的生物不相容性。血-膜反应对进行血液透析治疗的重症患者的炎症因子反应过程及临床影响均需要进一步的研究。提高生物相容性一直是膜材料研究的关注重点和热点,最理想的膜材料应与人体的血管内皮类似,无毒性、无抗原性,不激活补体、白细胞及血小板,不刺激细胞因子释放,也不影响患者的凝血系统。合成膜避免了纤维素膜因表面羟基结合 C3b 造成的补体激活,生物相容性较纤维素膜有显著提高。合成膜进一步改善生物相容性的方式还包括以下几个方面。

1. 添加亲水性材料　合成膜材料主要为疏水性材料,会吸附蛋白和细胞导致血小板黏附,在疏水的合成膜(如聚砜、聚酰碘)中加入聚乙烯吡咯烷酮(polyvinylpyrrolidone,PVP)等亲水性材料,可以使膜表面呈现出亲水和疏水区域交替平衡的状态。将丙烯酸单体和聚砜混合,制备出具有良好湿润性和表面亲水性的透析膜,蛋白在亲水或疏水区难以与细胞膜保持稳定的联系,从而很大程度上避免了血-膜反应,提高了生物相容性。

2. 提高膜表面的光滑程度　膜内表面的光滑程度与血小板黏附及白蛋白吸附有关。调节 PVP 的类型和数量可以影响膜的光滑程度,也可通过其他嫁接或者表面修饰的方式调节膜表面的光滑程度及软硬度。在膜表面覆盖内皮细胞膜的物质来改善表面光滑度(如白蛋白钝化法),可明显降低血小板的黏附和聚集。

3. 膜表面引入生物活性物质　在外源性材料表面固化某些对抗血液与表面相互作用的物质可改善其血液相容性。如利用合成的共聚物修饰纤维素膜内层,使维生素 E 包被于膜的表面,制成维生素 E 修饰的透析膜,透析过程中不脱落并在原位与血中自由基、维生素 C 等进行氧化还原反应,使其具有较好的生物相容性和抗氧化作用。如把肝素涂到固定多肽的基层,二者之间产生的共价键和离子作用将其稳定结合,从而保持了肝素的活性链,可以延迟接触激活、减少白细胞的变化、降低凝血活性和保护血小板。如新型 oXiris 膜材料即在膜内表面成功嫁接肝素涂层,改善生物相容性的同时也表现出较好的抗凝特性。

4. 膜表面伪饰　透析膜作为一种人工制备的膜,它的表面不同于人体血管内皮细胞,与血液相接触不可避免会引起机体的反应,因此许多学者尝试在外源材料表面覆盖内皮细胞膜物质来改善生物相容性(如白蛋白),可明显降低血小板的黏附和聚集。国外研究发现,用戊二醛胶将白蛋白固定于硫化硅橡胶、聚酯和聚丙烯表面,可明显降低血小板的聚集。

5. 生物活性膜　传统血液净化技术仅仅替代了肾脏的滤过功能,而不能完成重吸收、内分泌、代谢等多种功能。随着细胞治疗和组织工程学的兴起,人们设想用特定的细胞和生物合成膜构建既有肾小球滤过功能,又有肾小管重吸收功能的生物人工肾,而且生物相容性更高,完成肾脏滤过、重吸收、内分泌和自身调节的全部功能替代已逐步成为可能。生物人工肾由生物人工肾小球与生物人工肾小管组成，可应用于体外治疗或植入体内。借鉴肾移植的原理将生物人工肾植入动 - 静脉环路中，经肾小球滤过的液体进入肾小管的内腔，与内腔表面种植的肾小管细胞接触，肾小管细胞重吸收或分泌的物质进入血液循环，发挥转运、代谢、内分泌功能，而经肾小球滤过又经肾小管内腔出口流出的废液则与受者自身的尿液收集、排泄系统连接，从而排出体外。

（二）溶质清除

总体而言，对于小分子溶质的清除，膜孔的特性（孔径大小、分布以及密度）与表面积是重要的决定因素。但在传统透析液或置换液流速（2L/h 或更低）情况下，清除小分子溶质的主要决定因素为透析液或置换液流速。对于中、大分子的清除，除了透析液或置换液流速外，水的通透性及孔径大小是主要的决定因素。

1. 滤器膜面积与溶质清除　在 CRRT 技术应用早期，置换液和 / 或透析液流量以及血流量均相对较低，往往分别小于 1L/h 和 125ml/min，此时滤器的膜面积 < 1.0m² 即可有效运行。Ronco 教授等在 2000 年依据研究提出更高的 CRRT 剂量后，对滤器的面积要求较前显著增加，滤器的膜面积往往要达到 1.5m²，才可满足大剂量对流模式下跨膜压处于可接受的范围，同时在透析模式下使透析液中小分子溶质最大化饱和。

2. 滤器中蛋白膜形成与溶质清除　合成膜相较于纤维素膜具有吸附血浆蛋白的倾向。在 CRRT 治疗过程中，滤器膜内侧与血液接触后可引起快速的非特异性的血浆蛋白吸附，从而在膜表面形成一层"蛋白层"，其可能"堵塞"一定比例的膜孔或者引起凝血，从而对溶质清除的有效率产生负面影响。研究显示对于相对分子质量为 5 000 的溶质，聚酰胺膜在生理盐水中的筛选系数为 1.0，而在血浆中的筛选系数下降为 0.4。在后稀释模式下，由于血液浓缩，更容易产生蛋白吸附现象，而提高血流速增加剪切力，能够更多地破坏蛋白在膜表面的附着，从而减少蛋白层的形成。但某些特定的高吸附性膜材料因具有显著的吸附炎症介质等小分子蛋白的作用，从而为有效清除 AKI 患者血液中的炎症介质带来益处。

3. 高容量血液滤过（high volume hemofiltration，HVHF）和高截留膜（high cut-off membrane，HCOM）与中大分子溶质清除　一般常用的高通量 CRRT 滤器的膜孔孔径约 3 ~ 6nm，但对白细胞介素 -1（interleukin-1，IL-1）、IL-6、肿瘤坏死因子等的截留系数仍较低。为更好地清除这些中大分子溶质，高容量血液滤过及高截留膜材料被提出和应用于临床。然而近年来的大型随机对照试验（randomized controlled trial，RCT），其中具有代表性的如 IVOIRE 研究，对重症监护病房（intensive care unit，ICU）脓毒血症 AKI 患者采用高容量血液滤过[HVHF，70ml/（kg·h）]治疗，与常规剂量[35ml/（kg·h）]相比，两组 28 天、90 天死亡率无差别。因此，如果没有进一步的临床研究证据，目前临床上并不常规推荐高剂量治疗。

关于高截留膜材料的定义，目前尚缺乏明确统一的标准，有学者将高截留膜定义为孔径在 8 ~ 10nm 的膜材料，其孔径约为高通量膜孔径的 2 ~ 3 倍。高截留膜材料对 β_2- 微球蛋白、肌红蛋白的筛选系数可以分别达到 1.0、0.9，对某些炎症因子的清除也较普通滤器有所增加。但同时高截留滤器也存在白蛋白的丢失问题。根据不同的滤器型号、方式、时间，单次治疗可导致 10 ~ 60g 不等的白蛋白丢失。为减少白蛋白的丢失，理想的模式为连续性静脉 - 静脉血液透析(continuous veno-venous hemodialysis,CVVHD),此外也有研究发现高截留滤器对抗生素等药物的清除增加。一项随机对照试验(HICOSS 研究,NCT00875888)曾比较了高截留滤器与传统滤器对 SIRS/脓毒症休克引起的 AKI 患者的临床结局,该研究在中期分析中并未发现两组在血流动力学、呼吸及 ICU 住院时间方面的差异,试验提前终止。新型的高截留滤器可减少白蛋白的丢失,但其对患者的综合获益仍需要进一步观察。

二、吸附材料

近年来,由于高剂量相关随机对照研究的失败、高截留膜材料的不确定性,国际上关注的重点和热点逐渐转向具有吸附性的吸附材料。

目前研究比较热的各种吸附材料,包括在 AN69 ST(surface treated)膜基础上进一步改良产生的 Oxiris,该透析器具备了更强的炎症因子及内毒素的非特异吸附作用。还包括 Cytosorb、CYT-860、CTR、MPCF-X 等炎症因子特异性吸附器,在实验中显示出良好的炎症因子吸附性能;也包括多黏菌素 B 吸附膜(polymyxin B,PMX)、Alteco、MA-TISSE 等特异性内毒素吸附器。这些血液净化材料都曾用于或者现正用于急性肾损伤的治疗或动物实验当中。

根据血液净化材料的吸附特点,可将其分为非特异性吸附材料及特异性吸附材料,而特异性吸附材料又可以分为炎症因子吸附膜及内毒素吸附膜。

(一)非特异性吸附

非特异性吸附主要通过疏水作用力、氢键、范德华力、电荷吸引等实现吸附,其吸附的分子广泛,但特异性差。虽然对流是 CRRT 清除溶质的主要机制,但在 CRRT 过程中仍存在一定程度的非特异性吸附。这种非特异性吸附作用与透析器的材料有关。研究发现聚丙烯腈膜及改良的 AN69 ST(surface treated)膜对炎症因子的吸附作用优于其他种类透析膜。在 AN69 ST 膜基础上加上一层带正电荷的聚乙烯亚胺(polyethylenimine,PEI)涂层生产了 Oxiris,该透析器具备了更强的炎症因子及内毒素吸附作用。一项临床研究评估了 Oxiris 在脓毒血症患者中的作用。该研究中 8 例脓毒血症相关 AKI 患者均使用 Oxiris 进行 CVVH 治疗,并进行了历史病例匹配。使用 Oxirs 治疗后 SOFA 评分平均降低 37%,而在历史对照组中 SOFA 评分则增加 3%。但在病死率方面,使用 Oxiris 进行治疗的患者与历史对照组无差异。近期发表的研究证实 Oxiris 对内毒素的清除效果与 PMX 相当,对多种炎症因子的清除效果与 Cytosorb 相当,因此其兼具 PMX、Cytosorb、常规 CRRT 滤器 3 种产品的功能。

(二)特异性吸附

特异性吸附材料包括炎症因子吸附材料及内毒素吸附材料。炎症因子特异性吸附器能够通过特定的化学结合或配基特异性吸附并清除炎症因子,在炎症因子的清除及脓毒血症治疗方面具有更大的应用前景。革兰氏阴性杆菌是引起脓毒血症的最常见病原体,革兰氏阴性杆菌的内毒素激活机体免疫,引起放大的炎症瀑布效应,导致多器官损伤,是 AKI 的常见病因。通过吸附器表面偶联配基特异性吸附内毒素也是脓毒血症的治疗策略之一。

1. 炎症因子特异性吸附 炎症因子吸附材料按结构不同主要包括 Cytosorb、Cyt-860-

DHP、CTR-001 和 MPCF-X 等类型,对炎症细胞因子(例如 TNF-α,IL-1,IL-6 和 IL-8)均具有出色的吸附能力。许多研究证明,其对败血症动物模型的存活率及炎症反应均有有益的影响,在急性多器官功能衰竭的治疗中有重要作用。

Cytosorb 是目前最热门、研究证据最多的炎症因子特异性吸附器。由高生物相容性多孔性聚乙烯基吡咯烷酮涂层的聚苯乙烯二乙烯基苯共聚物组成。Cytosorb 能从血液中清除各种分子如促炎和抗炎细胞因子、胆红素、肌红蛋白、外毒素及药物。

既往体外研究发现,经过 Cytosorb 吸附后,血浆中的炎症因子 IL-6、TNF-α 水平明显有下降,同时抗炎因子 IL-10 也随吸附时间延长而呈持续下降趋势。脓毒血症动物模型显示 Cytosorb 吸附治疗可以有效清除炎症因子,改善血压,减少血管活性药物使用,延长生存时间。有一项在脑死亡患者中进行的临床研究,共纳入 8 例患者,使用 Cytosorb 进行炎症因子吸附治疗,吸附治疗 1 小时后 IL-6 和 TNF-α 水平较治疗前均有下降,而抗炎因子 IL-10 水平无明显变化。Bernard 等进行了一项关于 Cytosorb 在心脏术后患者中应用的 RCT 研究,发现 Cytosorb 治疗组相比于常规治疗组,只有抗炎因子 IL-10 水平在治疗后有所升高,而其他炎症因子在两组间未见到差异,同时血管活性药物儿茶酚胺的使用、30 天死亡率在两组间均无差异。虽然,目前仍缺乏使用 Cytosorb 改善脓毒血症患者预后的较强证据,但是 CytoSorb 已获得欧盟批准用于去除体外炎症细胞因子。

2. 内毒素特异性吸附 引起脓毒血症的最常见病原体是革兰氏阴性杆菌。革兰氏阴性杆菌产生的内毒素会激活大量的炎症细胞,引起放大的炎症瀑布效应,从而导致多器官损伤或障碍。目前通过吸附器吸附内毒素是治疗脓毒血症的新策略之一。

多黏菌素 B 可以与内毒素的重要结构脂质 A 结合,破坏细菌细胞壁,从而达到杀菌的效果,因此可以用于治疗革兰氏阴性杆菌感染。但多黏菌素 B 的副作用较多,严重的神经毒性和肾毒性等副作用限制了其全身性使用。利用多黏菌素 B 可以和内毒素结合这一特性,对多黏菌素 B 进行表面修饰,制备改良的吸附柱,可达到安全而又特异地吸附清除内毒素的目的。

将多黏菌素共价结合在聚苯乙烯纤维上形成的吸附器称为 Toraymyxin,自 1994 年起开始在日本被广泛用于治疗脓毒血症,随着 EUPHAS2 和 EUPHRATES 临床研究的进行,可能在全球范围内得到推广。Toraymyxin 不仅可以吸附去除炎症细胞、炎症因子,还可以去除外周血中的脂蛋白,抑制细胞因子从而调节免疫抑制状态。

Alteco 内毒素吸附器含有一种用于吸附内毒素的合成肽。此肽覆盖在多孔聚乙烯基质的表面,以达到最佳结合效果。少数危重症成人病例系列报道表明,Alteco 内毒素吸附器治疗后内毒素水平下降,血流动力学改善。除了多黏菌素 B、Alteco 吸附治疗外,还有 MATISSE 等也是新近开发的特异性内毒素吸附器。

3. 其他吸附材料 Seraph® 100Microbind® Affinity 过滤器由装有肝素共价固定的聚乙烯柱子组成。许多病原体使用人细胞表面的糖胺聚糖(例如硫酸乙酰肝素)作为受体,因为肝素具有与硫酸乙酰肝素相似的结构,所以也能够结合这些微生物。临床前研究已经证实,该过滤器能结合各种病原体如病毒、革兰氏阴性菌、革兰氏阳性菌,以及细胞因子。最近,德国对接受 CRRT 的患者首次进行了人体安全性研究,结果尚未公布(NCT02914132)。

FcMBL 是一种基因工程重组蛋白,衍生自人调理素甘露糖结合凝集素(mannose binding lectin,MBL),并进一步与人免疫球蛋白的 Fc 结构域连接,能够结合所有病原体(细菌、病毒、真菌、寄生虫、毒素),动物实验评估了这种新的吸附材料,与抗生素协同作用显示其效果显著。

Hemopurifier® 是一种凝集素亲和血浆吸附器,能够去除血浆中的病毒。该吸附器已经成功用于治疗严重埃博拉病毒感染的患者。

另外,多糖类也可作为病毒吸附剂。研究提示,肝素共价附着于琼脂糖,与含 HIV-1 病毒的缓冲液或血液室温下共同培育均发现病毒滴度显著下降。多糖类与其他材料的结合,不仅有较好的生物相容性,也提高了吸附强度。将壳聚糖与京尼平交联并以纳米 / 微球形式的新型生物聚合物材料,有可能作为人冠状病毒吸附剂。

目前滤器膜材料及吸附材料根据临床需求,特别是针对重症 AKI 患者自身特点及原发、并发疾病特点,滤器膜材料及吸附材料性能和功能不断改良、扩大。但目前的血液净化生物材料仍不能完全满足临床需求,并且依然是非生理性的。未来更先进的表面处理技术有望使膜材料及吸附材料的功能进一步得到扩展和延伸。同时,随着生物材料技术的改进,滤器膜材料可能接近或达到生物膜的性能或水平,从而实现更接近生理条件的人工肾脏替代治疗。

(梁华般)

参考文献

[1] 于茜,周建辉,赵小淋,等 . 血液净化吸附材料的临床发展 [J]. 中华肾病研究电子杂志, 2021, 10(3): 170-174.

[2] POLI E C, RIMMELÉ T, SCHNEIDER A G. Hemoadsorption with CytoSorb®[J]. Intensive Care Med, 2019, 45(2): 236-239.

[3] TANI T, SHIMIZU T, TANI M, et al. Anti-endotoxin properties of polymyxin B-immobilized fibers[J]. Adv Exp Med Biol, 2019, 1145: 321-341.

[4] RONCO C, C1ARK W R. Haemodialysis membranes[J]. Nat Rev Nephrol, 2018, 14(6): 394-410.

[5] MALARD B, LAMBERT C, KELLUM J A. In vitro comparison of the adsorption of inflammatory mediators by blood purification devices[J]. Intensive Care Med Exp, 2018, 6(1): 12.

[6] RICCI Z, ROMAGNOLI S, RONCO C. High cut-off membranes in acute kidney injury and continuous renal replacement therapy[J]. Int J Artif organs, 2017, 40(12): 657-664.

[7] BERNARDI M, RINOESL H, DRAGOSITS K, et al. Effect of hemoadsorption during cardiopulmonary bypass surgery a blinded, randomized, controlled pilot study using a novel adsorbent[J]. Crit care, 2016, 20: 96.

[8] KOKUBO K, KURIHARA Y, KOBAYASHI K, et al. Evaluation of the biocompatibility of dialysis membranes[J]. Blood Purif, 2015, 40(4): 293-297.

[9] PAYEN D M, GUILHOT J, LAUNEY Y, et al. Early use of polymyxin B hemoperfusion in patients with septic shock due to peritonitis: a multicenter randomized control trial[J]. Intensive Care Med, 2015, 41(6):

975-984.

[10] ZHANG J C, PENG Z Y, MABERRY D, et al. Effects of hemoadsorption with a novel adsorbent on sepsis: in vivo and in vitro study[J]. Blood Purif, 2015, 39(1/2/3): 239-245.

[11] ZHOU J F, QIAN C Y, ZHAO M Y, et al. Epidemiology and outcome of severe sepsis and septic shock in intensive care units in the mainland of China[J]. PLoS One, 2014, 9(9): e107181.

[12] HARM S, FALKENHAGEN D, HARTMANN J. Endotoxin adsorbents in extracorporeal blood purification: do they fulfill expectations?[J]. Int J Artif Organs, 2014, 37(3): 222-232.

[13] JOANNES-BOYAU O, HONORE P M, PEREZ P, et al. High-volume versus standard-volume haemofiltration for septic shock patients with acute kidney injury (IVOIRE study): a multicentre randomized controlled trial[J]. Intensive Care Med, 2013, 39(9): 1535-1546.

[14] ANGUS D C, VAN DER POLL T. Severe sepsis and septic shock[J]. N Engl J Med, 2013, 369(9): 840-851.

[15] LAGU T, ROTHBERG M B, SHIEH M S, et al. Hospitalizations, costs, and outcomes of severe sepsis in the United States 2003 to 2007[J]. Crit Care Med, 2012, 40(3): 754-761.

[16] CRUZ D N, ANTONELLI M, FUMAGALLI R, et al. Early use of polymyxin B hemoperfusion in abdominal septic shock: the EUPHAS randomized controlled trial[J]. JAMA, 2009, 301(23): 2445-2452.

[17] PENG Z Y, CARTER M J, KELLUM J A. Effects of hemoadsorption on cytokine removal and short-term survival in septic rats[J]. Crit Care Med, 2008, 36(5): 1573-1577.

[18] KELLUM J A, VENKATARAMAN R, POWNER D, et al. Feasibility study of cytokine removal by hemoadsorption in brain-dead humans[J]. Crit Care Med, 2008, 36(1): 268-272.

[19] KOBE Y, ODA S, MATSUDA K, et al. Direct hemoperfusion with a cytokine adsorbing device for the treatment of persistent or severe hypercytokinemia: a pilot study[J]. Blood Purif, 2007, 25(5/6): 446-453.

[20] CRUZ D N, PERAZELLA M A, BELLOMO R, et al. Effectiveness of polymyxin B-immobilized fiber column in sepsis: a systematic review[J]. Crit care, 2007, 11(2): R47.

[21] SAOTOME T, ENDO Y, SASAKI T, et al. A case of severe acute pancreatitis treated with CTR-001 direct hemoperfusion for cytokine apheresis[J]. Ther Apher Dial, 2005, 9(4): 367-371.

[22] SONG M, WINCHESTER J, ALBRIGHT R L, et al. Cytokine removal with a novel adsorbent polymer[J]. Blood Purif, 2004, 22(5): 428-434.

[23] ODA S, HIRASAWA H, SHIGA H, et al. Cytokine adsorptive property of various adsorbents in immunoadsorption columns and a newly developed adsorbent: an in vitro study[J]. Blood Purif, 2004, 22(6): 530-536.

第二节

干细胞治疗

如何促进急性肾损伤（acute kidney injury，AKI）后肾脏的再生与修复，是降低 AKI 的病死率并改善远期预后的重要研究课题。再生医学、干细胞医学、组织工程学等学科的迅猛发展，给 AKI 后肾损伤的修复再生提供了思路。肾脏是一个结构精细的器官，细胞分化程度高如足细胞，相较于其他器官，肾脏的再生能力很有限。但对肾脏发育的深入了解和肾脏重编程，使肾脏再生成为可能。肾脏再生方面有许多的技术进展，包括肾小管细胞、成纤维细胞、内皮细胞、巨噬细胞在肾脏病方面的作用。干细胞具有自我更新和多向分化潜能。内源性或同谱系的重新编程的肾脏祖细胞可能分化成多种类型的肾细胞。血管再生术可以改善缺氧和肾间质纤维化。

广义上讲，肾脏再生包括肾脏修复和部分或全部肾单位再生。损伤肾的发育，即肾脏损伤后再生出肾单位的每一个组成部分，是低等生物的一个显著特点，但哺乳动物肾脏不会发生该现象。人肾脏的重建比任何其他器官的再生都困难，这是因为其复杂的解剖结构和没有能形成新的肾单位的发育区域。然而，在肾脏再生的许多研究中，主要是动物模型中，已经确定了通过药理学或基因组学调节肾细胞的方法可以促进肾脏再生。干细胞或祖细胞治疗也被视为再生医学中一个有前景的策略。最近的研究还表明，恢复肾脏微血管可以有效地修复受损肾脏的结构。因此，加强肾脏发育生物学和再生医学的研究，阐明肾脏发育过程和损伤修复再生过程中细胞定向分化的相关细胞、关键因子和信号通路，就有可能针对性地促进损伤肾脏细胞的修复再生。

一、肾脏发育

肾脏是一个由包括上皮细胞、内皮细胞、平滑肌细胞、基质细胞等许多类型细胞组成的具有精密复杂三维结构的复杂器官。一般而言，哺乳动物（包括人类）胚胎期的肾脏发育可分为三个阶段，即前肾、中肾及后肾。

人类前肾发生于妊娠第 22 天。在胚胎发育过程中，随着胚胎侧面体褶的形成，位于颈部体节的间介中胚层细胞逐渐向腹侧移动，形成左右两条纵行的条索状结构，称为生肾索。生肾索头端部分细胞受诱导分化，形成数条横行小管状结构，称为前肾小管。前肾小管的外侧端部分向尾部延伸，并相互连接形成一条纵行的上皮细胞性小管，称为前肾管。前肾在脊椎动物（包括人类）无任何排泄功能，并于妊娠第四周末开始逐渐退化，前肾管下端继续向尾侧部延伸，成为中肾管，又称 Wolffian 管。

人类中肾发生于妊娠第 24 天。在人类胚胎发育过程中，位于胸、腰部体节的间介中胚层细胞受到邻近前肾管信号诱导,增生分化成完整的肾单位,包括含有毛细血管丛的肾小球以及与之相连的成对排列的肾小管,又称中肾小管。成熟的远端肾小管的外侧端引流进入向尾侧延伸的中肾管,而中肾管尾侧部继续向下延伸,于妊娠第四周末与膀胱前体器官泄殖腔融合。人类的中肾并无明显的排泄功能,至妊娠第三个月末已大部分退化,遗留中肾管及部分输精管;在女性,绝大部分中肾管及中肾小管完全退化,部分残留中肾小管形成卵巢冠及副卵巢。

人类后肾发生于妊娠第 28 天。在中肾仍在发育之际,后肾已开始形成。后肾包括后肾间充质(metanephric mesenchyme,MM)和输尿管芽(ureteric bud,UB)两部分,它们相互作用形成肾脏结构。成年肾脏完全是在后肾的基础上生长、发育、分化而来。

输尿管芽系由 Wolffian 管尾侧端的上皮细胞受到位于其周围的间充质细胞信号诱导,向其后侧凸出生长,侵入生后肾间充质而形成。初始形成 UB 分支树,最后 UB 分支的起始部及初始分支,分别形成肾盏、肾盂、输尿管及膀胱三角区组织,而其分支的终末端部分形成肾单位的集合管,并与间充质细胞分化而来的远端肾小管融合。

生后肾间充质由位于 Wolffian 管尾端周围呈弥漫性分布的、来源于间介中胚层的间充质细胞,经 UB 信号诱导,聚集并增生而形成。UB 细胞信号诱导 MM 细胞聚集、增生、分化,最后形成肾小管上皮及成熟肾单位,此过程称为间充质 - 上皮细胞转化。MM 信号诱导 UB 不断分支、分化,并规范其分支发生的空间位置,此过程称为 UB 分支的形态发生。

基质细胞可能系由某部分特定的 MM 细胞分化而来。后肾基质细胞广泛分布于胚胎肾脏的皮质、髓质部分及 UB 茎部周围,在肾脏发育过程中具有独特的作用。基质细胞最后将形成肾脏包膜及肾内间质和纤维结缔组织。

人类肾脏发育过程中,妊娠第 9 周开始形成后肾来源的肾小球,第 28 周左右 UB 分支即到达外周皮质部分,新的肾单位形成一直延续到妊娠第 36 ~ 38 周,最后每侧肾脏形成70 万 ~ 100 万个肾单位。自第 10 周左右开始,人类胚胎肾脏开始产生尿液,尿液进入羊膜腔后与羊水混合,胎儿经消化道吞咽进入体内,然后经肾脏排泄形成再循环。整个妊娠期间,母体胎盘代替肾脏行使排泄代谢产物的功能,肾脏本身基本上不具有排泄废物的作用。

二、干细胞和肾脏再生

(一)肾脏再生的机制

肾单位是肾脏的功能单位,成年人的一个肾脏有将近一百万个肾单位。肾单位的基本组成包括肾小体、近曲小管、髓袢(亨利氏环)和远曲小管。肾单位周围包绕了丰富的血管。各种肾脏疾病会导致不同类型细胞的损伤,包括足细胞、肾小管上皮细胞、肾小球系膜细胞及内皮细胞的损伤。虽然一些损伤会在不同程度上损害肾功能,但与此同时也能激活受损伤肾组织再生的机制。根据目前的研究,肾脏再生有四个关键过程,包括内源性肾脏细胞的重新编程、骨髓干细胞和巨噬细胞迁移入肾脏、肾脏祖细胞的分化和新血管的生成。越来越多的证据表明,肾脏再生过程类似于细胞去分化(dedifferentiation)的肾脏发育过程。肾脏胚胎发育的核心环节是后肾的间充质细胞定向分化为成熟肾脏固有的肾小球上皮细胞和肾小管上皮细胞,以及基质细胞。急性肾小管损伤时,首先是具有极性、紧密连接和终末分化的肾小管上皮细胞去分化,变成没有极性、类似于未分化的肾脏胚胎细胞。当损伤因素减轻、修复因素占主导地位时,去分化的细胞再分化为肾小管上皮细胞。这一过程类似于胚胎发育过程。肾发生过程中的重要基因可以调控肾脏损伤后细胞的再生和组织的修复。在肾脏缺血再灌注损伤后,残存的肾小管上皮细胞通过重新表达波形蛋白(vimentin)和 *PAX2* 基因,转变回不成熟的骨髓间充质表型,这种去分化的过程被称也被称为重新编程(reprogramming)。去分化的细胞重新获得增殖能力,并进入损伤后裸露的区域。此外,骨髓干细胞进入受损的肾脏,能够通过对抗炎症反应来阻止肾脏细胞凋亡,增强肾细胞增殖。巨噬细胞可清除急性期坏死的组织,也能促进修复过程中肾小管上皮细胞的再生。不同的肾脏祖细胞,无论是来自肾脏本身还是来自血液循环,都具有分化为靶细胞、促进肾残余细胞增殖和肾损伤后修复的潜力。通过血管生长因子和血管内皮前体细胞(endothelial progenitor cells,EPCs)的刺激可以促进新血管生成,新生成的血管能改善氧化应激,减少肾单位损失。

(二)肾脏再生中涉及的细胞

许多细胞都参与了肾脏的再生。首先,受损的近端肾小管上皮细胞可以去分化和增殖。通过基因图谱技术(genetic fate-mapping techniques),Humphreys 等指出,本身残存的肾小管上皮细胞是缺血肾单位修复过程中所需的新细胞的主要来源。其次,远端肾小管上皮细胞可释放生长因子如表皮生长因子(epidermal growth factor,EGF)、胰岛素样生长因子 -1(insulin like growth factor-1,IGF-1)、肝细胞生长因子(hepatocyte growth factor,HGF),这些修复性生长因子通过旁分泌作用于近端肾小管上皮细胞的受体,促进再生。再次,伤口愈合可能是由于巨噬细胞可产生多种生长因子,包括 Wnt7b,促进肾小管上皮细胞增殖、血管生成和肾脏修复。最后,肾血管的完整性对肾脏损伤后的再生有重大影响。最近的研究新确定了一种表达于内皮细胞的发育基因及其编码的蛋白质——SCUBE1。在体外抑制 SCUBE1 可以抑制肾小管上皮细胞的增殖。正常肾周细胞能够维持微循环的稳定。虽然肾周细胞、血管周围成纤维细胞的持续激活能促进肾脏纤维化,但是围绕在受损肾小管周围的肾周细胞的短暂激活也是正常的修复过程。肾成纤维细胞产生的细胞因子,如成纤维细胞生长因子 -1、成纤维细胞生长因子 -7 也能刺激肾小管上皮细胞的增殖。因此,在急性肾损伤后肾脏的修复过程中,肾周细胞的活化对肾脏修复也是有一定帮助的。另外,除非组织结构重建和稳定,否则肾小管上皮细胞的代替不可能实现,因为幸存的肾小管上皮细胞需要胶原蛋白框架来支持其增殖和迁移,以重新填充入损伤后裸露的区域。

(三)干细胞与急性肾损伤

越来越多的证据表明,干细胞是有可塑性的。在一定条件下,一些成体干细胞能够跨谱系分化成不同器官的细胞。单一的骨髓源性干细胞可以分化为肝脏、肺、皮肤和胃肠道的上皮细胞。在Ⅰ型人类酪氨酸血症的小鼠模型中,注射造血干细胞后肝细胞可以再生,从而可以使发生肝衰竭的小鼠重获新生。干细胞可以治疗肝衰竭,同样对于肾脏,干细胞治疗也给人带来了希望。

AKI 被认为是干细胞基础疗法的理想对象，主要是由于干细胞能够影响 AKI 各个阶段的病理生理过程。药物针对致病机制的作用靶点非常有限，所以其治疗效果也很受限。相反，干细胞是细胞基础治疗的主要"药物"，因为外周给药时他们可以替代受损的细胞，多能干细胞能够同时影响整个级联反应机制，从而实现器官的保护和修复。干细胞群，尤其是骨髓来源的造血干细胞和间充质干细胞的分化潜能的发现，使得人们开始注重这些特性在临床上的应用。骨髓干细胞因为其最容易获得的特点，是自体细胞替代疗法的重要来源。已有动物和人类的研究表明，骨髓干细胞可以以管状表型植入肾单位。

间充质干细胞已被证明能够用于组织恢复，这对于进一步的研究非常重要。间充质干细胞可以增强肾内源性干细胞的增殖，从而参与组织的修复。间充质干细胞能够通过转分化形成几种来源于中胚层的细胞类型（如脂肪细胞，软骨细胞，骨细胞），也可以形成来源于其他胚层的细胞。这些细胞以旁分泌和内分泌的方式，产生许多生长因子，例如血管内皮生长因子、胰岛素样生长因子 -1、肝细胞生长因子，细胞因子，趋化因子以及微泡等。这些成分共同刺激细胞有丝分裂，抑制细胞凋亡，并阻止炎症反应。间充质干细胞可以从骨髓、脐带血、基质、脂肪组织和其他来源获得。它们容易分离，且可以在体外迅速扩增，比较安全。目前，用于临床的都是优选的细胞类型。脓毒血症造成的 AKI 往往很严重，且不可逆转，会导致终末期肾衰竭或死亡，但近期已有研究表明，使用间充质干细胞可以激活其造成的损伤后肾脏修复。另有研究表明，给予间充质干细胞可以有效地降低腹膜炎诱发的脓毒血症小鼠的病死率。此外，间充质干细胞对机体炎症反应具有重要的调控作用，可以通过调控参与炎症反应的免疫细胞增殖、分化和炎性因子分泌来发挥作用。急性肾损伤中，间充质干细胞可以通过调控前列腺素 E、转化生长因子 p、白细胞介素 -10 等多种中间途径来调控单核 / 巨噬细胞在炎症反应中的表型和作用。

此外，还可以使用生长因子或药物制剂来刺激内源性肾上皮细胞，使之增殖、分化，参与急性肾损伤后的修复过程。人体胚胎干细胞（embryonic stem cells，ESCs）在体外的成功培养及诱导多能干细胞（induced pluripotent stem cells，iPSC）的发现，推动了干细胞领域的迅速发展。

为了使干细胞成为急性肾损伤的一种有效治疗方法，需要进行更多的研究来深入了解肾损伤与修复过程。成人肾脏中，至少有 26 种分化的细胞。然而没有任何一种单一来源的干细胞可以分化形成所有这些类型的细胞。对于骨髓干细胞，需要更多的研究来确定骨髓干细胞的类型、剂量和细胞的输注途径。ESCs 具有无限的发育潜力，可以被诱导分化成管状结构，表达肾细胞标志物，这些细胞可以为细胞替代治疗提供大量的细胞来源。但在应用于临床之前，需要设计一种可重复并且能精确调控肾脏谱系分化的方法，同时，需要一种能提取高纯度肾细胞的方法，以避免被未分化的胚胎干细胞所干扰，因为未分化的胚胎干细胞也可导致畸胎瘤的形成。同时，对于每个患者而言，在自体的胚胎干细胞被顺利克隆之前，免疫反应也是一个问题。如果能成功分离、提纯和扩增肾小管上皮细胞的祖细胞，那么对于替代和再生因损伤或肾脏疾病而损失的肾小管上皮细胞将是一个重要的突破。

(四)以干细胞为基础的治疗

干细胞是多能的,能分裂和分化成不同的特定的细胞类型。它们还可以自我更新并产生更多的干细胞。干细胞疗法的研究包括使用外源性或内源性干细胞进行诱导修复,实现器官重新发育即重新编程。肾小管上皮细胞坏死和凋亡是 AKI 的主要病理改变。AKI 肾小管坏死后新生小管上皮细胞可能来自肾脏固有的成熟细胞、肾脏固有的干细胞及循环中的干细胞,包括从骨髓入血的细胞。干细胞可以是外源性的,也可以是内源性的。外源性干细胞有胚胎干细胞(embryonic stem cells,ESCs)、骨髓造血干细胞(hematopoietic stem cells,HSCs)、骨髓间充质干细胞(bone mesenchymal stem cells,BMSCs)、脂肪间充质干细胞(adipose tissue-derived mesenchymal stem cells,ADMSCs)、诱导多能干细胞(induced pluripotent stem cells,iPSCs)。肾脏内源性干细胞主要是指各种肾脏干细胞 / 祖细胞,关于其来源有两种学说,一种是原位干细胞学说,另一种是骨髓干细胞学说。原位干细胞学说认为,部分肾脏构成细胞的干细胞在个体发育时已进入肾脏,具有多向分化潜能和自我复制能力,平时处于静止状态,在某种刺激的诱导下,即可分化、增殖。骨髓干细胞学说认为,肾脏的干细胞存在于骨髓中,在脏器损害的时候,骨髓干细胞随着血流到达肾脏,在肾脏分化、增殖,重建组织。以下介绍各种干细胞的特点。

1. 骨髓间充质干细胞(bone mesenchymal stem cells,BMSCs)　骨髓干细胞相对于其他干细胞易于获取,是多能干细胞的重要来源,具有可塑性强的特点,方便其在组织再生修复中的应用。骨髓包含了各种类型的干细胞,主要有两个干细胞群,HSCs 和间充质干细胞(mesenchymal stem cells,MSCs)。一些研究表明,BMSCs 在急性肾损伤后移入肾脏并参加正常的肾小管上皮细胞更新和修复。人体肾移植的结果显示,女性供肾移植到男性受者以后,移植肾在急性肾小管坏死后再生的细胞中发现了带有 Y 染色体的细胞,虽然只占肾小管上皮细胞的 1%,但提示其再生的细胞可能来自肾脏以外。骨髓干细胞直接分化成肾小管上皮细胞、促进肾小管坏死后上皮细胞的修复与再生的作用,可能是有限的。因为 BMSCs 对肾功能修复的主要作用是通过旁分泌机制实现的,而不是通过损伤后上皮细胞和内皮细胞的替代作用。以缺血性肾损伤为例,BMSCs 无论是通过直接抑制细胞凋亡,还是通过防止炎症细胞浸润,都可以改善炎症的伤害。在修复阶段,BMSCs 分泌的因子能促进肾小管上皮细胞分化和增殖。BMSCs 也有助于肾小球再生。少数骨髓来源的系膜细胞和内皮细胞在抗 Thy-1.1 肾小球肾炎模型中也能被找到。同时,在 Alport 综合征模型中,BMSCs 也可以分化成足细胞和系膜细胞来实现肾小球更新,改善肾小球缺陷功能。

骨髓中 BMSCs 所占的比例较少(占骨髓有核细胞的 0.001% ~ 0.01%),但其易分离、体外扩增迅速。BMSCs 细胞表面不表达或低表达 MHC Ⅰ类和 MHC Ⅱ类分子,具有低免疫原性,体内输注能避开同种异体 T 细胞的攻击。另一方面可以通过细胞免疫或者固有免疫途径,发挥免疫抑制作用。动物实验发现,输注 MSCs 能有效减轻 AKI 的肾脏损伤,促进肾脏修复。但是,对于 MSCs 移植的肾脏保护机制目前仍有争议。虽然部分研究认为输注的 MSCs 通过分化为肾小管上皮细胞而促进肾损伤修复、改善肾脏功能,但多数学者认为,输注的 MSCs 迁移归巢至受损肾脏后,可通过旁分泌或自分泌途径分泌多种细胞因子,如

VEGF、BMP-7、HGF、IGF-1、EGF 及白细胞介素 -10 等促有丝分裂、促血管生成、抗凋亡、抗炎症反应等相关细胞因子，从而发挥肾脏保护作用。

MSCs 可释放微泡，这可能是 MSCs 旁分泌或自分泌的一种新机制。微泡被募集到组织损伤部位，通过携带或传递蛋白质、mRNA 和 microRNA 等生物信息物质，调节机体细胞及组织的生物学行为，发挥抗凋亡、抗炎、促进血管生成、抗氧化、抗纤维化等方面的作用，达到改善肾脏损伤情况的效果。MSCs 微泡作为一种非细胞性治疗，不存在免疫反应及肿瘤形成的风险，具有稳定性好、无须增殖、可以向损伤处募集等优势，并且在保存及运输方面也优于 MSCs 囊泡。

HSCs 是未充分分化的原始细胞，能自我更新，具有分化增殖能力，可分化生成包括红细胞、白细胞和血小板等各种血细胞成分。很多研究表明骨髓移植可促进损伤肾脏的修复，骨髓来源的干细胞可转分化为足细胞、肾小球系膜细胞和肾小管上皮细胞，改善组织损伤程度，增强肾功能。骨髓干细胞早就被应用于修复其他器官。Kale 等通过给免疫缺陷小鼠输注人造血干细胞，在肾损伤 24 小时后，发现可选择性地募集骨髓干细胞并定植于肾血管，能够促进肾脏结构和功能的修复，提高动物生存率。

但 HSCs 在肾损伤修复中的确切作用也存在一定的争议。Burst 等的研究显示，在肾缺血再灌注损伤模型的大鼠肾动脉注射荧光标记的 HSCs，24 小时内可检测到荧光标记细胞集中于肾小球内，但注射后第 2 日，肾中未检测到荧光标记的细胞，也无改善肾功能的作用。

2. 脂肪间充质干细胞（adipose tissue-derived mesenchymal stem cells，ADMSCs）脂肪组织中存在丰富的成体干细胞，ADMSCs 同 BMSCs 一样也是一个非常有吸引力的具有再生性能的干细胞来源，具有获取简便、扩增速度快、遗传稳定、抗原性低的特点。ADMSCs 具有分化成其他细胞类型的能力，例如脂肪细胞、肌细胞、成骨细胞和神经元等。ADMSCs 具有只需微创就能获取、通过培养就能大量获得的优点，同时无论是从来源上还是关于异体和异种移植的安全性上都不存在伦理问题。最重要的是，ADMSCs 的抗炎和免疫调节功能比 BMSCs 更强。一些研究已证明 ADMSCs 可以降低缺血再灌注损伤的严重程度，通过抑制氧化和炎症反应延缓肾纤维化的进展。此外，脂肪干细胞移植后还能靶向性向肾脏损伤部位聚集，可以在肾脏损伤部位分化为肾小管上皮样细胞，从而促进肾小管结构和功能的恢复；脂肪干细胞还可以通过旁分泌或者自分泌途径分泌多种免疫调节因子，发挥肾保护作用。

3. 胚胎干细胞（embryonic stem cells，ESCs）胚胎干细胞最初来源于小鼠胚胎的囊胚内细胞团。这些细胞具有分化成中胚层、内胚层、外胚层谱系多种类型细胞的能力。因此，它们可以被看作用于肾再生疗法的有效工具。研究表明，小鼠 Wnt4 转染的胚胎干细胞可以分化成小管样结构，同时在体外和体内表达水通道蛋白 -2（aquaporin-2，AQP2），水通道蛋白 -2 的表达在 HGF 和激活素 A（activin A）的作用下可以进一步加强。Steenhard 等把胚胎干细胞注射到 12 ～ 13 天的胚胎后肾中，然后把它们放在 Transwell 小器官培养基中。这些 ESCs 分化成肾上皮结构，这种肾上皮结构类似于肾小管，相似率接近 50%。此外，Kim 和 Dressler 还表明，通过联合使用视黄酸（retinoic acid）、激活素 A 和骨形态发生蛋白 -7（bone morphogenetic protein-7），ESCs 注入发育中的后肾内，能被诱导分化为肾小管上皮细胞，这种效能将近 100%。然而,Yamamoto 也阐述了此技术的一个问题,除了分化成肾细胞,ESCs 在植入小鼠 14 天和 28 天后也可致畸胎瘤。此外,胚胎干细胞的使用还有一些相关的法律和道德问题。总之,胚胎干细胞是一个很有价值的细胞来源,但真正应用于临床上仍有很多局限性。

4. 诱导多能干细胞(induced pluripotent stem cells,iPSCs)   干细胞领域中,目前最引人注目的进展是 iPSCs 的出现。iPSCs 能够发育成体内的各种细胞,最初是在 2006 年由 Takahashi 和 Yamanaka 发现的,他们通过引入 4 个基因使人成纤维细胞成为多能干细胞。这些突破性的发现彻底改变了此前对于发育和细胞特性的看法。因为这方面的杰出成就,2012 年诺贝尔生理学或医学奖授予了 Yamanaka。然而,并非所有的成体细胞都可以实现类似的重编程。比如,除了 Oct4,Sox2,Klf4 和 c-Myc 这几个因子,来自成人的脾的成熟 B 细胞重编程为 iPSCs 就需要一个额外的因子 C/EBP。最近的研究成功地从人肾系膜细胞和尿液中脱落的肾小管上皮细胞中诱导多能干细胞产生。iPSCs 的出现使人们可以获得具有患者自身遗传背景的多能干细胞,并且相对 ESCs 而言,既无伦理问题,也没有免疫排斥反应。但我们也需关注 iPSCs 的相关风险,因为 Klf4 和 c-Myc 也是致癌因素。事实上,最近的研究也确实表明了 iPSCs 的致癌风险。以 iPSCs 为基础的治疗仍然存在不少问题,如并没有建立细胞从多能性状态转化为功能性肾细胞的协议,没有明确培养靶细胞所需的良好的培养条件,并且该过程涉及很多个步骤,每一步分化都需要不同的因素来诱导。此外,一些由 iPSCs 分化来的细胞可能会表达异常基因,在同基因受体中诱导 T 细胞免疫应答。因此,来自患者的特异性 iPSCs 在正式开始临床应用之前需要进行更全面的评价。

5. 肾祖细胞(renal progenitor cells)   多能成体干细胞在皮肤、骨髓、胃、肠以及角膜的分化应用方面有很重要的作用。然而,迄今为止在成年人中,并没能建立一个多能干细胞群或自我更新的细胞群。在肾脏发育中,围绕输尿管芽分枝的顶端的密集间充质内包含自我更新细胞,这些细胞能够通过最初的间充质 - 上皮细胞转换而产生肾单位、肾间质和血管系统。这些密集的间充质细胞被认为是肾干细胞群体。人类新的肾单位形成是在妊娠第 36 周,而在小鼠和大鼠,这种状态能持续到出生后 1 ～ 2 周。Hartman 等人报道了密集间充质干细胞停止不对称分化和自我更新,然后自发地开始间充质 - 上皮细胞转换。但是,这些细胞在围生期之前就消耗完了。这说明当一个肾单位损耗后,哺乳动物肾脏不会再发生完整的肾单位。然而,更多的研究已经发现,在成年肾中有像干细胞一样的多潜能细胞,即肾祖细胞。相对于干细胞,肾祖细胞没有或只有有限的自我更新潜能,只能分化成某种特定的细胞类型。在生理条件下,肾祖细胞处于静止状态,而当肾脏发生损伤时,则迅速增殖、分化,参与肾损伤的修复再生。

肾祖细胞确定的细胞标记有 CD133 和 CD24。CD133 是多种类型的成人组织干细胞的标志。CD24 是表达在人后肾间充质的一种表面分子。在成年哺乳动物的肾单位,肾祖细胞聚集在尿极,分散在肾小囊、近端小管、髓袢升支粗段及远曲小管与输尿管的连接点。在尿极的肾祖细胞可以分化成肾小球和肾小管上皮细胞。小管祖细胞说明在健康成人肾脏上有 2% ～ 6% 的肾小管上皮细胞能表达 CD133 和 CD24,以及波形蛋白,细胞角蛋白 7/19,Pax2

和 nestin，而这些在完全分化后的肾小管上皮细胞中是不表达的。肾小球内的祖细胞定位在肾小囊，并且可以向足细胞分化。小管祖细胞不能表达 CD106，而肾小球系祖细胞能表达这种表面标志物。Lee 等人的研究分离出的位于肾髓质和肾乳头的小鼠肾脏祖细胞，可以分化为内皮细胞和肾小管上皮细胞。用小鼠肾祖细胞治疗可以降低缺血性损伤后小鼠的病死率。关于肾小球损伤，Ronconi 等报道 CD133$^+$ 和 CD24$^+$ 细胞可以取代足细胞，并能在多柔比星肾病模型中改善慢性肾小球损伤。Sallustio 等研究发现，肾小管祖细胞通过活化 Toll 样受体 2（toll-like receptor 2，TLR2），分泌抑制素 A 蛋白，释放微泡，将核心蛋白聚糖、抑制素 A、细胞周期 D_1mRNA 转移给其他细胞等方式，促进分化的肾小管上皮细胞增殖以及增强对顺铂诱导的细胞抗凋亡作用，同时促进残存肾小管上皮细胞增殖。肾小管祖细胞可以通过植入、分化成肾小管细胞以及旁分泌细胞因子等机制发挥肾脏保护作用。

肾脏祖细胞相比其他分化后的肾脏细胞，对于损伤有更好的耐受性。在横纹肌溶解诱导的急性肾损伤所致免疫缺陷模型的小鼠中注入肾祖细胞，结果显示这些细胞群都能整合到肾小管，生成新的肾小管上皮细胞，并改善肾功能。血管管周也是祖细胞的储备处。这些细胞都能表达祖细胞和间充质干细胞的标志物，在有局灶性损伤时可以增殖，并且促进组织修复。如果肾脏祖细胞也可以通过谱系指导重编程作用而被诱导，或者由来自肾外的干细胞如间充质干细胞、胚胎干细胞、iPSCs 分化得到，将是一个很有吸引力的策略。然而，在体外实现这种分化还没有取得成功。

使干细胞分化成所需的肾细胞，在实际中操作起来是比较困难的。肾脏祖细胞分化潜能不是很高，然而其分化过程很可靠的特点使之更适用于肾再生医学。相比于干细胞，肾脏祖细胞具有很多的优点，如不需要中间细胞培养条件的支持，可以直接从一种表型转化到另一种表型等。

（五）干细胞和肾脏再生：现状和前景

虽然在肾脏再生医学方面有许多令人兴奋的进展，但依然存在不少问题。胚胎干细胞具有发育成所有类型组织的最大潜能，但与此同时也会增加畸胎瘤的形成风险，所以其临床应用很受限。iPSCs 来源于患者的自体细胞，这样就解决了免疫排斥反应和组织相容性的问题。然而，目前 iPSCs 治疗肾脏疾病还没有进行临床试验。间充质干细胞虽然已经被证明在 AKI 模型的 SCID 小鼠中有肾脏保护作用，可促进 AKI 肾脏修复等，但仍然存在输注 MSC 归巢率低、生存率低等问题，这就减弱了 MSC 对 AKI 的保护作用。

尽管干细胞在治疗急性肾损伤的动物模型中取得了一定的效果，但对于应用于人体肾脏病治疗的有效性和安全性仍不明确。即使是动物实验也存在很多问题，如干细胞植入的种类、植入的方法、动物模型以及与疗效的关系等。将来，我们应该进一步明确再生相关细胞的基因表达谱，并探讨清楚相对应的信号分子。基于目前的肾脏发育相关知识，我们需要一种更可靠的方法来实现干细胞的治疗应用。增进对肾脏保护药物作用机制的了解也可以帮助我们为肾脏再生找到新的途径，并且对于不同类型的肾脏疾病应该开发更具体的药物或基因疗法。

值得注意的是，生物工程肾将是一个重要的研究领域，它为终末期肾病患者等待肾移植提供了一种新的解决方法。随着透析患者人数的增多和可捐赠肾源的短缺,最近的研究开始考虑生物工程肾的可能。先前已经设计出了装备生物工程肾小管血液滤过的设备,可以在尿毒症狗模型中代替部分肾功能,以及在急性肾衰竭时暂时改善肾功能。下一步试图发明一种具有肾脏结构和功能的生物工程化肾脏,实现灌注、滤过、分泌、吸收和排泄尿液。通过洗脱肾脏固有细胞,保留肾脏胶原骨架,再重新灌注受者自身的干细胞,实现肾脏的重建。另外,三维打印肾脏也得到了初步的结果。这些方法都离不开干细胞,虽然相关研究仅处于初步阶段,但是我们已经看到了希望的曙光。

（吴　镝）

参考文献

[1] PATSCHAN D, BUSCHMANN I, RITTER O, et al. Cell-based therapies in acute kidney injury(AKI)[J]. Kidney Blood Press Res, 2018, 43(3): 673-681.

[2] CHUAH J K C, ZINK D. Stem cell-derived kidney cells and organoids: recent breakthroughs and emerging applications[J]. Biotechnol Adv, 2017, 35(2): 150-167.

[3] PANAGIOTOU N, WAYNE DAVIES R, SELMAN C, et al. Microvesicles as vehicles for tissue regeneration: changing of the guards[J]. Curr Pathobiol Rep, 2016, 4(4): 181-187.

[4] ENDO T, NAKAMURA J, SATO Y, et al. Exploring the origin and limitations of kidney regeneration[J]. J Pathol, 2015, 236(2): 251-263.

[5] TAGUCHI A, NISHINAKAMURA R. Nephron reconstitution from pluripotent stem cells[J]. Kidney Int, 2015, 87(5): 894-900.

[6] KRAUSE M, RAK-RASZEWSKA A, PIETILÄ I, et al. Signaling during kidney development[J]. Cells, 2015, 4(2): 112-132.

[7] MORIZANE R, LAM A Q, FREEDMAN B S, et al. Nephron organoids derived from human pluripotent stem cells model kidney development and injury[J]. Nat Biotechnol, 2015, 33(11): 1193-1200.

[8] ROMAGNANI P, LASAGNI L, REMUZZI G. Renal progenitors: an evolutionary conserved strategy for kidney regeneration[J]. Nat Rev Nephrol, 2013, 9(3): 137-146.

[9] BURST V, PUTSCH F, KUBACKI T, et al. Survival and distribution of injected haematopoietic stem cells in acute kidney injury[J]. Nephrol Dial Transplant, 2013, 28(5): 1131-1139.

[10] HENDRY C E, LITTLE M H. Reprogramming the kidney: a novel approach for regeneration[J]. Kidney Int, 2012, 82(2): 138-146.

[11] LONG D A, NORMAN J T, FINE L G. Restoring the renal microvasculature to treat chronic kidney disease[J]. Nat Rev Nephrol, 2012, 8(4): 244-250.

[12] KALE S, KARIHALOO A, CLARK P R, et al. Bone marrow stem cells contribute to repair of the ischemically injured renal tubule[J]. J Clin Invest, 2003, 112(1): 42-49.

第三节

可穿戴型人工肾

一、研究背景

急性肾损伤或慢性肾衰竭患者达到一定指征后均可能需接受血液净化治疗，目前全球长期接受血液净化治疗的患者约达三百万人，血液净化治疗方法的改进对于提高这些患者的生存率和生活质量具有重要意义。

广义的血液净化治疗主要包括血液透析和腹膜透析，这两者虽可部分替代肾小球滤过功能，纠正水电解质紊乱，但和肾脏正常生理功能之间存在一定差异。一方面，目前的透析器不具备肾小管的生理功能，如内分泌、代谢等。另一方面，目前的透析模式和正常肾脏生理模式之间存在较大差异。健康肾脏每周 168 小时持续工作，而常规血液透析多采用间歇模式（每周约 3 次，每次约 4 小时），这就导致透析过程中毒素和液体大量清除、电解质剧烈波动，而透析间期毒素和水分逐渐累积。腹膜透析的清除模式虽相对持续，但仍存在一定程度的波动性，且操作烦琐，腹膜对毒素清除率相对较低，并常常由于腹膜炎和腹膜功能衰竭而无法长期维持。另外，目前的透析设备多体量巨大，血液透析患者需定期到具有透析设备的医疗机构进行治疗，影响患者生活质量及社会回归；腹膜透析患者虽可在家治疗，但由于腹透液量大、需预先处理等，其行动也受到限制。因此，更轻便、更持续、更符合正常生理过程和患者需求的透析方式是未来透析发展的趋势。

早在 20 世纪 70 年代，国外就有人提出了可穿戴人工肾（wearable artificial kidney，WAK）的概念，其具有方便携带、操作简单、安全稳定、持续工作的特点，有望显著改善患者的生活质量和生存率，受到国内外医疗界、材料界等领域的广泛关注。但由于技术限制，直到 2005 年 Gura 等人才首次报道了 WAK 的动物实验，并于 2 年后在人体试验中进行了验证。此后，借助现代科学技术的飞速进步，WAK 技术也得到了迅速发展。

二、需解决的关键技术

可穿戴人工肾需具备以下条件：设备轻便，易于携带，不影响日常活动；操作简单，界面友好，便于患者自己操作或医务人员远程控制；安全稳定，在日常活动中可正常工作；持续或每日治疗，模拟生物肾功能特点。因此，要实现可穿戴人工肾，须解决几个关键技术问题。

(一)透析膜

要能够持续治疗，且血流量小于 100ml/min，WAK 的透析膜需满足以下特点：①具有可更换元件的集成膜结构系统；②透析膜孔结构及整体形状适宜长期治疗；③日常活动时不损伤血细胞；④模拟肾单位的生理功能。

目前,已研发的用于制备血液净化用高分子膜的材料主要是合成高分子材料如聚砜膜、聚醚砜膜等,其中合成膜多为非对称性疏水性膜,超滤吸附能力较强,生物相容性较高,得到广泛使用。WAK 长时间持续治疗的特点使其对透析膜的血液相容性提出了更高的要求,目前改善透析膜生物相容性的方法包括提高表面亲水性、类肝素表面透析膜、引入生物活性物质、膜表面伪饰、调节表面微观不均匀性等,硅基膜技术、微流控芯片技术、纳米材料等新技术也被应用到改善膜性能的研发当中。

随着细胞治疗和组织工程学的兴起,具有肾脏生物活性的生物活性膜也逐渐成为可能。其中,生物人工肾小球拟将具有活性的内皮细胞种植在透析膜内腔,将抗凝因子转染至内皮细胞,减少血栓形成,改善生物相容性。而生物人工肾小管(bioartificial renal tubule assist device,RAD)则通过使用具有生物相容性的中空纤维膜制成的高通量血滤器作为肾小管细胞的支架,将体外分离和培养的肾小管上皮细胞种植于滤器内腔,从而发挥肾小管上皮细胞的合成、分泌等生物学功能。自 1997 年 Humes 等首次构建 RAD 以来,RAD 技术在国内外已获得巨大进展,国内多项 RAD 体外试验均证实人工构建的 RAD 具有生物活性,经美国食品药品监督管理局(U.S. food and drug administration,FDA)批准的几项 Ⅰ / Ⅱ 期临床试验也获得了令人鼓舞的结果。然而,随后的 Ⅱb 期临床试验发现该设备虽然可以起到调节炎症反应的作用,但是没有活细胞。加之细胞来源和技术问题尚未得到合理解决,RAD 研究近期进展缓慢。

(二)透析液再生

普通透析用水量巨大,4 小时血液透析需透析液约 120L,而腹膜透析每日也需透析液 8 ~ 12L,因此 WAK 必须解决的一大问题就是透析液再生。WAK 透析液再生系统须满足以下条件:①小型、轻便;②高效且可替换的吸附剂;③最小注液量和精确的透析液成分调整系统;④透析液成分监测传感器。

目前的透析液净化方式有多种,阴阳离子交换器可清除无机磷、钾等离子,活性炭可清除有机代谢废物(肌酐、中分子等),最为困难的要数尿素的清除。尿素的清除方式有:①尿素酶,是 Recirculating Dialysis(REDY)吸附系统的主要技术,在 20 世纪 70 到 80 年代广泛使用,尿素酶可将尿素降解为铵和碳酸盐,虽然经改进后,该系统已不再有铝毒性,但尿素降解产生的铵需要阳离子交换器来清除,而阳离子交换器同时会结合钙、镁、钾离子,释放钠、氢离子,导致的酸碱电解质失衡又需进一步补充和中和,但目前尿素酶仍为吸附清除尿素的主流;②活性炭,由于机体每日可产生 230 ~ 470mmol 尿素,而活性炭的尿素结合率仅约 0.1mmol/kg,其需要量可高达 2 ~ 5kg;③电化学法,该法可将尿素降解为二氧化碳和氮气,再通过吸附剂(如沸石、树脂、二氧化硅、甲壳胺)清除。

(三)血管通路

要满足患者自由活动的需求,WAK 对血管通路的要求较高:①患者日常活动中保证血管通路连接及断开的安全性;②预防生物膜形成及炎症反应的无创性通路监测 / 管理系统;③新型生物材料及抗凝剂。

目前,血液透析使用的血管通路包括自体动静脉内瘘、人工血管和中心静脉导管(central

venous catheter,CVC)。虽然动静脉内瘘是普通血液透析的首选通路,但普通内瘘需穿刺操作,穿刺针移位可导致血肿、出血等并发症,由于内瘘血流量大,一旦发生大出血可能威胁患者生命安全,因此对于 WAK 而言并不理想。

瑞典的一家公司提出了一种新型的无需穿刺针的动静脉血管通路 Hemaport 系统,该系统在聚四氟乙烯移植物上连接了一个钛连接器,连接器有封闭盖和透析盖两种盖子,在非透析时封闭盖可保证移植物内血流持续通过,透析时则替换为透析盖将血流引出体外。该设备相关的临床试验分别于 2003 年和 2005 年有所报道,共涉及 25 台设备,平均血流量约在 364 ~ 368ml/min,平均使用寿命为 240 天,不良事件主要包括血栓、感染和局部皮肤过度生长,这些并发症限制了该设备的进一步开发使用。

另一种值得考虑的 WAK 血管通路为 CVC。CVC 的出口是需要关注的首要问题,出口机械损害和导管感染是 CVC 常见并发症。因此,美国的两家公司分别研发了 LifeSite 和 Dialock 血液透析通路出口系统,其 CVC 可置于右侧颈内静脉或其他深静脉内,带有活瓣和套管的出口埋于皮下,使用时外接管路即可,该系统有望降低感染率,可考虑作为 WAK 的血管通路。除出口外,CVC 需关注的问题还包括内径、材料、涂层等。由于 WAK 的理想血流速度在 100ml/min 左右,CVC 的内径可适当缩小,比如两个 5Fr 单腔管可能即可满足 WAK 的血流量需求。目前,最常用的 CVC 材料仍为聚氨酯 / 聚碳酸酯共聚物,其能为 CVC 的长期使用提供足够的强度,且足够柔软灵活,可适应 WAK 需要。CVC 最常见的并发症为感染和栓塞,因此,涂层研发也主要针对抗血栓和抗菌两个方面。肝素是研究最多的抗血栓物质,其可抑制局部凝血途径、稳定血小板以及降低细菌在 CVC 上的黏附性,在重症监护相关研究中被证实具有减少菌血症和细菌集落的作用,然而在血液透析患者中的研究较少。抗菌涂层同样在透析患者中缺乏研究,目前主要报道的是米诺环素联合利福平的复合抗生素导管,虽然少数报道证实其可有效抗菌,但细菌耐药性和药物长期有效性问题仍未得到解决。近期,纳米技术的发展也推动了 CVC 涂层的研发,新型的 Endexo 技术包括了永久结合在导管聚氨酯内外层的表面修饰大分子,这些大分子能减少血液中蛋白及其他成分黏附和激活的负离子 / 二羟基寡聚物,因此可起到抑制血栓形成的作用。

(四)泵系统

泵系统在 WAK 的研发中也非常重要,理想的 WAK 泵系统需要:①安全;②生物相容性好;③低溶血;④高准确度和精密度;⑤低能耗;⑥体积小,重量轻,成本低。

WAK 的泵系统主要包括血泵和输液泵。透析用血泵主要为排量式(positive displacement pump,PD)泵,通过周期性地充满和排空产生压力变化。可能用于 WAK 的 PD 泵包括蠕动泵、往返泵、旋转泵、指压泵和隔膜泵。输液泵主要包括置换液 / 透析液泵、流出泵(用于将患者血浆中的液体从血流侧拉至透析膜另一侧)和药物泵,除了前面提到的几种 PD 泵外,可用于 WAK 的输液泵还包括运动离心泵和涡轮泵。由于驱动泵是 WAK 的主要重量和耗能来源,因此低耗能小型化长期稳定性的泵仍是 WAK 开发的重要环节。

(五)患者监测系统

由于 WAK 旨在让患者真正实现行动自由,安全的监测和智能调节系统就非常重要。

该系统需要及时分析和理解患者体内平衡的变化,并作出相应的反应。治疗前、中、后的数据需储存并实时发送给医务人员,以便专业人员根据个体情况及治疗效果进行方案制定和调整,并在意外发生时及时处理。既往针对这样大量数据的处理往往需要大型设备,如今随着计算机技术的发展,芯片微小化、网络高速化以及人工智能等新技术使得微缩设备和在线实时处理信息得以实现,未来有望通过智能透析软件实现 WAK 的监测和调控。

(六)能源系统

由于 WAK 须持续工作,对于能源系统的能量密度就提出了新的要求,常规可充电锂电池可能无法满足 WAK 的需要,未来可供考虑的能量来源有能量细胞、无线能量传输,以及从周围环境吸取能量等;而从体积考虑,固态薄膜电池、石墨烯电池和可弯曲电池可能作为 WAK 的能源系统。

三、研究进展

(一)可穿戴血液透析设备

最早的可穿戴血液透析设备可追溯到 20 世纪 70 年代,Kolff 等人发明了一种在透析过程中可部分和透析池断开的血液透析设备。该设备包括一个双腔泵和可充电电池,患者可将透析器穿戴在身上,然而该设备缺乏透析液再生系统,因此患者在透析过程中,至少三分之二的时间里仍需和 20L 透析液箱连接,无法实现真正的自由行动。另外值得一提的是基于 Nxstage 平台的便携式 The Nxstage System One,该设备大小约 38cm×38cm×46cm,重 33.75kg,配合 FureFlow SL DI 水处理系统,每次透析需使用 18.9L 水,患者虽无法自由活动,但可在家庭内进行血液透析治疗。

第一个真正意义上的 WAK 人体试验发表于 2007 年,由英国、美国、意大利学者共同报道,该试验所采用的设备重约 5kg,包括一个血室 - 透析室的双室系统、0.6m² 高通量聚砜透析器、一个由标准 9V 电池驱动的血泵,以及四个向血液循环中加入肝素和向透析液循环中加入碳酸氢钠、镁、醋酸钙并控制超滤的微型泵。该设备利用含有尿素酶、活性炭、羟基氧化锆和磷酸锆的吸附剂罐再生透析液,同时使用两个监测气泡和血流的传感器作为安全控制。试验纳入了 8 例血液透析患者,平均年龄 51.7 岁,治疗时间(6.4±2.0)小时,平均血流速度为 58.6ml/min,平均透析液流速为 47.1ml/min。结果提示,该设备可有效清除液体和毒素,但尿素和肌酐清除率较普通血液透析偏低。试验过程中没有发现严重心血管事件、溶血、电解质和酸碱平衡紊乱,两例患者出现了因肝素用量不足导致的凝血,一例患者由于透析针脱落而停止透析,此外还发现了血液循环出现气泡之类的技术问题。尽管如此,所有患者都对治疗表示满意。

2016 年,Gura 等发表了首个持续治疗 24 小时的 WAK 人体试验。该试验由美国 FDA 批准,纳入 7 例血液透析患者,平均年龄 49 岁,其中 3 例合并慢性心功能不全,平均血流速度为 42ml/min,平均透析液流速为 43ml/min。试验中,1 例患者由于凝血退出,1 例患者由于透析液变红退出(无溶血证据)。该试验的结果总体来说令人鼓舞,试验过程中患者的血流动力学保持稳定,达到了目标超滤,在不限制饮食的情况下维持了正常的酸碱及电解质平衡。该设备完成了超过 24 小时的持续溶质清除，同时没有出现重大不良事件，试验结束后所有患者均表示满意。该试验由于技术原因而未能继续纳入更多患者，主要问题包括透析液循环中累积的二氧化碳气泡、管路打折等，这些问题有望在后续研究中得到改进。

Vicenza 团队提出了一个拟针对容量负荷过重和充血性心力衰竭患者的 WAKMAN 系统，该系统主要基于由滤过 / 泵单元、安全控制、远程控制单元、废液袋和耐用电池组成的微型超滤环路，其大小可放入患者的口袋，每日工作 8 ～ 24 小时，通过双腔管和患者连接，血流速度在 50 ～ 80ml/min，超滤率在 2 ～ 10ml/min，目前仍在研发当中。

NEPHRON+ 是欧盟第七框架计划的项目之一，该项目拟研发一个体积为 10cm×6cm×4cm，重量小于 2kg 的 WAK。与既往 WAK 设计不同的是，由于 NEPHRON+ 基于血浆部分分离和吸附技术，直接通过纳米结构吸附剂将分离的血浆进行净化，该系统有望无需透析液。

四川大学、中国人民解放军总医院联合我国相关企业获得国家"十三五"重点研发计划资助的项目，目前正在共同研发一种新型 WAK。该项目拟在自主研发抗凝抗蛋白污染血液透析器和高性能吸附材料的基础上，采用"血液滤过 + 血液灌流"的模式，通过灌流吸附尿毒症毒素的方式完成一部分治疗剂量，以此减少患者需要血液滤过的治疗剂量，形成一种血液滤过 + 血液灌流的"杂合"式血液净化模式。该研发正在进行中，进展非常顺利，有望成为第一个走进临床的 WAK。

此外，目前还有 Neokidney PAK、Easydial PAK、Medtronic PAK 等 WAK 正在研发当中。

（二）可穿戴腹膜透析设备

可穿戴腹膜透析设备主要基于腹透液再生的持续流动腹膜透析技术（continuous flow peritoneal dialysis，CFPD），该技术主要通过净化单元再生腹透液，然后通过闭环系统让腹透液持续在腹腔再循环。再生腹透液可维持稳定的高渗透梯度，降低渗透阻力，增加腹膜的面积相关溶质转运指数，同时持续的液体流动也增加了有效透析膜面积，因此 CFPD 和普通腹膜透析相比血液净化率提高了 2 ～ 9 倍。由于持续更新腹透液，腹透液可维持较低的糖浓度，在维持恒定超滤量的同时，也避免了腹膜长期暴露于高浓度葡萄糖下，因此，CFPD 可减缓腹膜功能衰竭的速度，延长腹膜透析设备的寿命。近年基于 CFPD 的可穿戴腹膜透析设备也有所发展。

Vicenza 可穿戴腹透人工肾（Vicenza Wearable Artificial Kidney for PD，ViWAK PD）是目前唯一完成了人体试验的可穿戴腹透人工肾，其重 2kg，由双腔腹透管和患者连接。工作时先向腹腔放入 2L 腹透液，2 小时后腹透液 / 血浆平衡达到约 50% 时，开始通过吸附剂进行腹透液再生。虽然 2007 年的人体试验即已证实了该设备的高肌酐清除率和高 β_2- 微球蛋白清除率，但其缺乏尿素清除系统、葡萄糖及碳酸氢盐管理系统，至今仍未有进一步报道。

自动化腹透 WAK（The Automated WAK for PD，AWAK PD）运用了 REDY 尿素清除技术，该系统应用潮式腹透模式，每 6 ～ 8 小时的治疗可提供 12 ～ 16L 透析液。AWAK PD 和普通腹透最大的区别在于患者无须每日更换腹透液，而是可以每 8 ～ 12 周更换一次。基于尿毒症猪模型的动物实验证实了该系统的有效超滤（7 小时治疗超滤 1.3L）及尿素、肌酐、磷的清除,进一步的人体试验仍待进行。

欧盟"地平线 2020 计划"中也提出了可穿戴人工肾(A Wearable Artificial Kidney,WEAKID)系统,该系统包括了含有离子交换器和活性炭的吸附盒,旨在利用患者的单腔腹透管提供夜间 8 小时潮式腹膜透析,必要时患者可以在白天穿戴重约 1.5kg、含有第二套吸附盒的设备以提供日间的额外清除,该系统目前正在准备进行临床试验。

四、总结与展望

不论血液透析还是腹膜透析,均未能替代肾小管功能,因此在可穿戴人工肾的基础上,研究者提出了生物可植入式人工肾(bio-implantable artificial kidney,BAK)的概念。BAK 将过滤器与含有肾脏上皮细胞的生物反应器单元串联,将超滤、清除、代谢、内分泌等功能结合起来。生物人工肾目前的主要研发成果集中在 RAD 方面,RAD 研究经过动物实验进入临床试验阶段后受到一定程度的限制,主要待解决的问题包括伦理问题、细胞来源、器官支架、免疫反应、透析器大小、血栓以及透析液等。为了解决细胞来源和储存的问题,Buffington 等进一步设计了生物人工肾上皮细胞系统(bioartificial renal epithelial cell system,BRECS),该系统集培养容器、低温贮藏工具及细胞疗法为一体,并已在动物实验中得到一定验证。基于以上技术,Fissel 和 Roy 等提出了植入式肾脏辅助系统(implantable renal assist device,iRAD),该系统结合硅纳米孔膜制备的耐用血滤器和含有肾小管细胞的生物反应器,利用微电子机械系统工艺将整个设备微缩化后植入体内,目前在动物实验(狗)中已证实了血滤器的耐用性,进一步临床试验正在筹备中。

除生物人工肾外,美国"创新之路 2.0"计划正在研究的 Human Nephron Filter(HNF)是一个应用纳米技术的人工肾,该设备由两片串联的膜构成,一个模拟肾小球功能,通过对流作用实现血浆超滤;一个模拟肾小管功能,进行选择性重吸收。该设备无需透析液和置换液,有望实现植入式连续工作。计算机模拟下,HNF 每周工作 7 天,每日 12 小时,可以达到 30ml/min 的肾小球滤过率。目前该设备仍在研发阶段。

虽然面临重重困难,但多项可穿戴型人工肾的研究正如火如荼地进行,可穿戴型人工肾的临床广泛应用指日可待。随着组织工程技术、纳米技术、能源电池技术、计算机信息技术的飞速发展,生物人工肾、人造生物器官的时代也让人期待。

(廖若西　苏白海)

参考文献

[1] 赵长生,赵伟锋,张翔,等. 新型血液净化材料及佩戴式人工肾的研究构想和预期成果展望 [J]. 工程科学与技术, 2018, 50(1): 1-8.

[2] MENG F Y, SEREDYCH M, CHEN C, et al. MXene sorbents for removal of urea from dialysate: a step toward the wearable artificial kidney[J]. ACS Nano, 2018, 12(10): 10518-10528.

[3] JOHNSTON K A, WESTOVER A J, ROJAS-PENA A, et al. Development of a wearable bioartificial kidney using the Bioartificial Renal Epithelial Cell System (BRECS)[J]. J Tissue Eng Regen Med, 2017,

11(11): 3048-3055.

[4]　GURA V, RIVARA M B, BIEBER S, et al. A wearable artificial kidney for patients with end-stage renal disease[J]. JCI Insight, 2016, 1(8): e86397.

[5]　JANSEN J, FEDECOSTANTE M, WILMER M J, et al. Bioengineered kidney tubules efficiently excrete uremic toxins[J]. Sci Rep, 2016, 6: 26715.

[6]　ARMIGNACCO P, GARZOTTO F, BELLINI C, et al. Pumps in wearable ultrafiltration devices: pumps in wuf devices[J]. Blood Purif, 2015, 39(1/2/3): 115-124.

[7]　BUFFINGTON D A, PINO C J, CHEN L J, et al. Bioartificial Renal Epithelial Cell System (BRECS): a compact, cryopreservable extracorporeal renal replacement device[J]. Cell Med, 2012, 4(1): 33-43.

[8]　HUMES H D, SOBOTA J T, DING F, et al. A selective cytopheretic inhibitory device to treat the immunological dysregulation of acute and chronic renal failure[J]. Blood Purif, 2010, 29(2): 183-190.

[9]　RONCO C, FECONDINI L. The Vicenza wearable artificial kidney for peritoneal dialysis (ViWAKPD)[J]. Blood Purif, 2007, 25(4): 383-388.

[10]　DAVENPORT A D, GURA V M, RONCO C M, et al. A wearable haemodialysis device for patients with end-stage renal failure: a pilot study[J]. Lancet, 2007, 370(9604): 2005-2010.

[11]　FISSELL W H, DYKE D B, WEITZEL W F, et al. Bioartificial kidney alters cytokine response and hemodynamics in endotoxin-challenged uremic animals[J]. Blood Purif, 2002, 20(1): 55-60.

[12]　ZOLLO A, CAVATORTA F, GALLI S. Experience using a new vascular port access device for hemodialysis: preliminary clinical results[J]. J Vasc Access, 2001, 2(2): 51-55.

第九章

特殊人群的急性肾损伤

第一节

老年急性肾损伤

一、流行病学

急性肾损伤（acute kidney injury, AKI）是短时间内肾功能快速减退发生氮质血症，由此引起明显的水、电解质紊乱以及酸碱失衡，并引发相应的并发症。老年人由于肾脏发生结构改变与功能减退，是急性肾损伤的高发人群，我国已处于老龄化社会，人群中老年人所占比例逐年增多。AKI 在老年男性中更为常见。美国一项全国范围的住院患者调查数据显示，2000 年需要透析的新发 AKI 为 222/100 万人年，到了 2009 年增加至 533/100 万人年，其中新发病例增加最显著的是 65～74 岁，特别是 75 岁以上的老年患者。我国多中心大规模横断面研究显示，住院成年人中 AKI 发生率约为 2.03%，其中 57.7% 为 60 岁以上老年人。

对于有基础慢性疾病的老年个体而言，由于临床用药、介入操作和手术治疗等的应用，老年人发生急性肾损伤的风险较青年人明显增加。急性肾损伤不仅因肾脏受损影响老年人的肾脏预后，增加其发生终末期肾病的风险，也是影响个体预后的重要危险因素，显著增加老年人的死亡风险。合并急性肾损伤的老年人，其住院时间明显延长，医疗花费显著增加，生活质量亦受到严重影响。因此，需要积极预防老年人的急性肾损伤，对于已经发生急性肾损伤者，做到早期识别、及时干预、改善预后。由于老年急性肾损伤的病因、危险因素、临床表现、诊断、治疗及预后均有其特殊性，本文对老年急性肾损伤的特点与近年来的诊治进展进行介绍。

二、发病机制

肾脏是容易随年龄增加发生结构改变和功能减退的重要内脏器官。老年人肾脏随衰老发生结构与功能改变，肾脏储备功能减退是对损伤易感的基础。随年龄增加，老年人肾脏的大体表现为质量减轻、体积缩小，肾实质尤其是肾皮质减少。组织病理学表现为功能肾单位减少，皮质区硬化的肾小球增多，60 岁以上健康老年人硬化的肾小球比例可大于 10%。系膜细胞和系膜增生引起系膜区面积增宽，肾小球基底膜增厚、分层，毛细血管塌陷，肾小囊纤维化。肾小管早期基底膜增厚，肾小管上皮细胞减少、萎缩，有囊肿形成，肾间质有局灶性炎症与纤维化，肾脏血管硬化，小动脉管壁增厚与玻璃样变等。

随着年龄增加，肾脏功能的改变包括：40 岁以后的肾脏功能会减退，肾血流量下降，每 10 年减少 10%，肾小球滤过率（glomerular filtration rate, GFR）以每年 0.8ml/(min·1.73m^2) 的速度下降；肾小管对尿液的浓缩和稀释功能、酸化功能以及转运功能减退；肾脏血管的自身调节功能减退，血管舒张因子（如一氧化氮、前列腺素等）分泌减少；肾脏的内分泌功能降低。评估老年人的肾脏功能储备对防治急性肾损伤发生有重要意义。老年慢性肾脏病合并蛋白尿和GFR减退也是发生急性肾损伤的重要危险因素和易感基础,尤其是需要透析的重症急性肾损伤。基础肾功能越差,急性损伤的程度越重。与基线估算肾小球滤过率(estimated glomerular filtration rate,eGFR) > 60ml/(min·1.73m^2)相比,eGFR 45 ~ 59ml/(min·1.73m^2)的患者需要透析治疗的重症AKI风险增加了2倍,基线eGFR < 15ml/(min·1.73m^2)的患者风险增加了40倍。

关于肾脏衰老的机制,先后提出过多种假说,包括基因调控失常、能量代谢失衡、自由基氧化损伤、免疫衰老的作用、DNA损伤修复障碍等。衰老肾脏的固有细胞出现细胞衰老表型、端粒长度缩短。无论是临床研究还是实验研究均发现,老年人肾脏对各种应激损伤因素的易感性显著增加,在缺血、感染、创伤、药物等同等程度损伤因素的作用下,老年人肾脏更容易发生急性肾损伤,且老年人肾脏损伤后再生能力减低、修复能力下降,不能完全修复或者发生病理性修复,容易发展成慢性肾脏病,其机制可能与老年人体内干细胞、祖细胞数量少,生长因子浓度低有关。

老年人因合并基础慢性疾病,甚至多病共存,各种慢性疾病可继发肾脏病变。中国疾病预防控制中心的调查数据显示,我国60岁及以上老年人中,75.8%至少有1种慢性病,58.3%患有高血压,19.4%患有糖尿病,37.2%患有血脂异常。这些疾病持续存在会累及肾脏,出现糖尿病肾病、良性肾小动脉硬化、缺血性肾病、梗阻性肾病等慢性肾脏病。患有糖尿病、高血压、蛋白尿等基础疾病的老年人发生医院获得性急性肾损伤的风险显著增加。

由于老年人患有慢性疾病,常常一个老年人身患多种慢性病,需要服用多种药物,接受介入或者手术治疗。RAS阻断剂等抗高血压药、利尿剂、非甾体抗炎药、抗生素、质子泵抑制剂等均为老年人常用的治疗药物,这些药物具有潜在的肾毒性。老年人由于常合并心脑血管疾病、肿瘤等,需要使用对比剂检查或进行介入治疗,从而可能发生对比剂肾病;接受复杂性手术治疗,因创伤、失血、感染等使急性肾损伤的发生风险明显增加,其中心血管外科手术后急性肾损伤的发生率更高。以上均是住院老年人容易发生AKI的主要原因。

三、不同病因急性肾损伤的临床特点

老年人急性肾损伤一般由多个病因、基础疾病、合并用药,以及多重危险因素共同参与所致,但是按照急性肾损伤的病理生理学发病特征,依然可以大致分为肾前性、肾性和肾后性三大类。

(一)肾前性因素

肾前性因素包括:过度利尿、严重腹泻、呕吐、出血、滥用缓泻剂等过度脱水导致的绝对低血容量;心力衰竭、发热性疾病、脓毒症等引起的功能性低血容量导致肾前性急性肾损伤。有研究显示,肾前性因素是老年人社区获得性急性肾损伤的主要原因,约25% ~ 40%是过度利尿引起的容量丢失所致。肾血管性病变如动脉血栓性疾病、手术或放射操作过程引起胆固醇或非胆固醇栓子引起肾动脉及其分支急性栓塞,引起肾血流急剧减少而引发急性肾损伤。非甾体抗炎药、钙调磷酸酶抑制剂等直接收缩入球动脉,肾素血管紧张素系统阻断剂(如血管紧张素转化酶抑制剂、血管紧张素Ⅱ受体阻滞剂)通过扩张出球动脉大于扩张入球动脉,改变了肾脏的自身血流动力学调节机制,使肾小球滤过率下降,如果同时合并容量不足、基础血管病变或者合并用药的情况下,容易引起老年人急性肾损伤。

(二)肾性因素

老年人的各种肾小球疾病、肾小管间质性疾病、肾血管疾病等是常见的肾性因素,其中抗中性粒细胞胞质抗体(antineutrophil cytoplasmic antibody,ANCA)阳性的显微镜下多血管炎是老年急进性肾小球肾炎的最常见类型,占 75% ~ 80%。如不能及时确诊和治疗,预后通常较差。肾毒性和缺血性是急性肾小管坏死(acute tubular necrosis,ATN)的两类主要类型。肾毒性 ATN 占老年 ATN 病因的 1/3,是药物本身或者通过刺激肾血管收缩间接所致的肾小管坏死,常见原因有应用氨基糖苷类抗生素、对比剂、化疗药,或者因溶血或横纹肌溶解所致。老年高脂血症患者广泛应用 HMG-CoA 还原酶抑制剂,而 HMG-CoA 还原酶抑制剂是导致横纹肌溶解的最常见药物。心脏和大动脉手术后的老年患者多见缺血性 ATN,这在开展复杂手术的三级医院更为常见,其主要原因与术中或术后体液丢失、出现低血压、术后心律失常、心肌梗死等有关。有研究显示,60 岁以上 AKI 中诊断急性间质性肾炎(acute interstitial nephritis,AIN)的患者占 18.6%。AIN 的主要原因是使用抗生素和非甾体抗炎药等药物。近年注意到,质子泵抑制剂也可以诱发 AIN。尽管其严重程度相对轻,但是长期应用质子泵抑制剂的老年患者,肾脏功能恢复比例低。

(三)肾后性因素

肾后性因素也是老年急性肾损伤的重要原因,常见于各种原因引起的尿道梗阻。男性与女性病因不同,老年男性多见良性前列腺增生、肾结石、输尿管狭窄、恶性肿瘤和腹膜后纤维化等;而老年女性多为盆腔和腹膜后恶性肿瘤。此外,梗阻性 AKI 还可见于因骨髓瘤蛋白等引起的管型肾病以及草酸钙结晶。

四、病理表现

老年人肾脏的各种组成结构在短时间内发生严重损伤,临床上都可以表现为急性肾损伤,肾单位不同组分的常见组织病理学改变如下。肾小球病变常见于新月体肾炎,老年人的常见病因为 ANCA 相关性小血管炎,还可见于各种继发性肾小球疾病,如淀粉样变肾病、轻链沉积病等。肾脏小血管病变包括血栓性微血管病、胆固醇栓塞性肾病等。各种原发或继发性原因引起的肾病综合征也常合并急性肾损伤,如微小病变性肾病等。因缺血、中毒或药物性损害引起的急性肾小管坏死是临床上最常见的病理类型。肾间质性病变常见于感染、过敏或药物引起的急性间质性肾炎。此外,骨髓瘤、异常丙种球蛋白、横纹肌溶解等异常蛋白等在肾小管的管腔沉积,引起各种管型肾病。白血病、淋巴瘤等血液系统肿瘤细胞在肾小管间质的大量浸润。需要注意的是,老年人急性肾损伤常常非单一因素引起,病理表现也非单一表现,常常为慢性病变基础上的急性加重,在衰老、高血压、糖尿病等引起的肾脏缺血性改变、肾小球硬化、肾小管萎缩、小血管玻璃样变或血管壁增厚等改变的基础上,出现炎症、坏死、增殖、新月体形成、异常细胞浸润、管型形成等病理改变,临床形成慢性肾脏病基础上的急性肾损伤。根据病理改变可以发现导致急性肾损伤的病因或者危险因素。

五、诊断与鉴别诊断

老年 AKI 的诊断体现于肾小球滤过功能的快速下降,目前国际的通用标准是 2012 年发布的《KDIGO 急性肾损伤临床实践指南》(详见第四章第一节)。

临床常用的评价肾功能的指标是血肌酐。随着年龄增加,老年人肌肉组织相应减少,由于肌酐易受饮食和体液容积的影响,一些老年人血肌酐并未随肾功能下降而升高,因此该指标不够灵敏,应用血肌酐诊断和分期容易漏诊和误诊。采用 Cockcroft-Gault 公式估算的肌酐清除率和 MDRD 公式、CKD-EPI 公式计算的 eGFR 在老年人急性肾损伤诊断中的临床应用价值尚无统一结论,仍有争议。临床上动态监测老年患者血肌酐更重要。对于 3 个月内发生肾功能减退的老年患者要予以关注,以鉴别是否发生急性肾损伤。根据是否有尿量减少,可以将老年急性肾损伤分为少尿型 AKI 和非少尿型 AKI。由于 ATN 病因谱日趋复杂化、早期应用利尿剂等原因,目前少尿型 ATN 比例已明显下降。

临床确诊老年 AKI 后,应尽快明确其病因。仔细排查可能引起 AKI 的肾前性、肾性和肾后性因素,须仔细评估肾脏的血流灌注以及尿路有无梗阻。通过多普勒超声动态监测肾脏血管阻力指数变化,可以评估肾脏血流灌注;尿路梗阻等肾后性因素也可以通过各种影像学检查发现。肾前性 AKI 和肾后性 AKI 多有明确的致病因素,如能及时发现、及时去除,可防止发展至肾性 ATN。对于临床疑似肾前性 AKI 的老年患者,如中心静脉压降低,可在 30 分钟内快速静脉滴注等渗盐水或 5% 葡萄糖溶液 500ml,根据就诊时容量不足的程度设定补液量和补液速度。补液后如尿量增多,提示为肾前性 AKI;如补液后尿量不增加,可静脉注射呋塞米 1 ~ 1.5mg/kg,观察 2 小时,如给药后尿量未增加则提示已经发生了 ATN。尿沉渣检查有新发生的颗粒管型和脱落的肾小管上皮细胞,尿液检查中肾小管结构损伤标志物如肾损伤分子 -1(kidney injury molecule,KIM-1)、中性粒细胞明胶酶相关脂质运载蛋白(neutrophil gelatinase-associated lipocalin,NGAL)等表达升高,已有肾小管浓缩功能减退、肾小管重吸收功能减退者,多提示已经发生急性肾小管坏死。需要再次强调的是,老年 AKI 多不是单一因素造成的,肾前性、肾性和肾后性因素可能同时存在。

六、治疗

目前老年 AKI 仍然缺少特异性的治疗手段。去除病因、纠正可逆因素和对症支持,仍然是最主要的治疗方法。防患于未然,对于老年人首先应做好 AKI 的风险评估。对高风险者,应给予积极预防,纠正各类可逆的危险因素,包括控制低血压、低血容量、纠正心力衰竭及控制感染等,维持老年人的血流动力学稳定。应停止应用有潜在肾毒性的药物。对于可能发生 AKI 的高危人群,需动态监测肾功能指标和损伤指标(血肌酐、尿量及尿液标志物),避免肾脏损伤进一步加重。

(一)早期液体复苏,纠正低血容量状态

通过液体复苏维持血流动力学稳定,保证肾脏灌注,有利于预防或者防止早期 AKI 进行性发展。液体复苏时机和剂量需要掌握好,强调早期进行,避免矫枉过正(补充液体多于液体丢失导致容量超负荷)。已经发生严重器质性损伤的少尿或无尿患者不能再过多补充

液体,会增加患者死亡风险。因此,需要对老年患者的血流动力学进行准确评估和监测。利用超声心动图观察左室舒张末期压评估血管内容量状态,个体化指导老年人液体复苏用量,有利于减少老年人 AKI 的发生。老年 AKI 液体复苏的种类首选等渗晶体液,如平衡盐。避免应用高分子量羟乙基淀粉等可损伤肾小管上皮的胶体液。近年来发现,大量输入生理盐水,有增加高氯血症风险,对老年 AKI 患者肾功能的恢复无益。也有临床试验显示,使用平衡盐与生理盐水对 AKI 发生并无差别。应用碳酸氢钠有助于纠正老年 AKI 合并发生的代谢性酸中毒,但在预防 AKI 发生方面作用有限。

(二)药物治疗

对于老年 AKI 目前仍缺少确切有效的治疗药物。非诺多泮是选择性多巴胺 D_1 受体的激动剂,对肾小球入球小动脉和出球小动脉的扩张程度相似,增加肾小球的血流灌注而不影响肾小球滤过率,理论上对预防 AKI 有益。有临床研究观察其小剂量应用是否有助于减少心脏手术相关 AKI 的发生,但是结论不一。重组人红细胞生成素对缺血性或脓毒血症相关 AKI 动物模型有肾功能保护作用,其保护机制为减轻凋亡、促进增殖,但后来的临床研究未发现此方面的肯定作用。研究发现,大剂量他汀类药物有利于降低对比剂相关 AKI 的发生率,但是术前应用他汀治疗,能否降低术后 AKI 的发生风险,未形成一致意见。N-乙酰半胱氨酸在药理学上具有抗氧化、抗炎和血管舒张作用,理论上具有减少 AKI 发生的作用。有研究显示,大剂量 N-乙酰半胱氨酸可以降低心脏术后 AKI 的发生。

(三)远处缺血预处理对 AKI 的预防作用

远处缺血预处理(remote ischemic preconditioning,RIPC)是指采用一个或多个周期短暂的、非侵入性方式对远端器官或组织进行缺血再灌注损伤处理,以期达到保护心、脑、肾、肝等重要器官的作用。通常利用标准血压计袖带简单充气或放气来诱导上臂或大腿的短暂缺血再灌注损伤,操作简单,而且无创。该方法早期研究得到阳性结果,曾被寄予期望,但在随后的几项关于心脏手术 AKI 和对比剂 AKI 的临床研究中,未能证实其对 AKI 的保护作用。

(四)肾脏替代治疗

老年 AKI 如发生严重氮质血症、严重水钠潴留、高钾血症、严重代谢性酸中毒等内环境紊乱的情况,有危及生命的风险,需要及时行肾脏替代治疗,治疗模式有血液透析、连续性肾脏替代治疗、腹膜透析等。但是治疗模式、开始时机、治疗剂量,以及对老年患者 AKI 的预后是否有改善作用,尚无一致意见。与中青年 AKI 相比,老年患者接受血液透析治疗易出现低血压、出血、心血管及神经系统并发症。几项大型多中心临床研究证实,早期启动持续性肾脏替代治疗并未改善老年 AKI 患者的生存及肾脏预后。目前,对肾脏替代治疗时机的早或晚缺少统一定义,影响了不同临床试验的疗效比较。血液滤过的不同治疗剂量[40ml/(kg·h)vs. 25ml/(kg·h)]对 AKI 患者的预后影响,亦未发现差异。

七、预后

AKI 显著增加老年患者的病死率,ICU 中危重 AKI 的病死率可以高达 60%。与青年患者相比,老年患者发生 AKI 后,其肾功能恢复比例低,能恢复至基线水平的仅占 30%。多数老年 AKI 患者会进展至慢性肾脏病,发展至终末期肾病的风险亦很高。发生 AKI 后显著增加老年患者的其他肾外并发症和住院费用。AKI 患者治疗费用是无 AKI 患者的 2 倍。

总之,老年 AKI 是临床上的急重症,近年来发病率逐渐增多,增加了患者的病死率,加重了医疗消耗,影响老年患者的预后,需要给予高度重视。老年 AKI 的病因、危险因素、发病机制、临床特点与诊断具有其特殊性,临床诊治更为复杂。老年人 AKI 在治疗上缺少特异性治疗方法,当前需要结合液体管理、药物治疗和肾脏替代治疗进行综合处理。今后需要开展更多循证医学研究,以提高临床诊治水平,改善预后。

（蔡广研）

参考文献

[1] 王小龙,蔡广研,冯哲,等. 老年急性肾损伤且行肾脏替代治疗患者的预后及影响因素分析 [J]. 中华肾病研究电子杂志,2018,7(6): 264-270.

[2] ROSNER M H, LA MANNA G, RONCO C. Acute kidney injury in the geriatric population[J]. Contrib Nephrol, 2018, 193: 149-160.

[3] LEISTNER D M, MÜNCH C, STEINER J, et al. Impact of acute kidney injury in elderly (≥ 80 years) patients undergoing percutaneous coronary intervention[J]. J Interv Cardiol, 2018, 31(6): 792-798.

[4] DA ROCHA E P, YOKOTA L G, SAMPAIO B M, et al. Urinary neutrophil gelatinase-associated lipocalin is excellent predictor of acute kidney injury in septic elderly patients[J]. Aging Dis, 2018, 9(2): 182-191.

[5] LIU J Q, CAI G Y, WANG S Y, et al. The characteristics and risk factors for cisplatin-induced acute kidney injury in the elderly[J]. Ther Clin Risk Manag, 2018, 14: 1279-1285.

[6] SILVEIRA SANTOS C G D, ROMANI R F, BENVENUTTI R, et al. Acute kidney injury in elderly population: a prospective observational study[J]. Nephron, 2018, 138(2): 104-112.

[7] CHAUMONT M, POURCELET A, VAN NUFFELEN M, et al. Acute kidney injury in elderly patients with chronic kidney disease: do angiotensin-converting enzyme inhibitors carry a risk?[J] J Clin Hypertens(Greenwich), 2016, 18(6): 514-521.

[8] 刘洁琼,蔡广研. 老年急性肾损伤的防治进展 [J]. 中华肾病研究电子杂志,2016,5(6): 269-272.

[9] ABDEL-RAHMAN E M, OKUSA M D. Effects of aging on renal function and regenerative capacity[J]. Nephron Clin Pract, 2014, 127(1/2/3/4): 15-20.

[10] KHOW K S, LAU S Y, LI J Y, et al. Diuretic-associated electrolyte disorders in the elderly: risk factors, impact, management and prevention[J]. Curr Drug Saf, 2014, 9(1): 2-15.

[11] MÅRTENSSON J, BELLOMO R. Prevention of renal dysfunction in postoperative elderly patients[J]. Curr Opin Crit Care, 2014, 20(4): 451-459.

[12] MUSSO C G, OREOPOULOS D G. Aging and physiological changes of the kidneys including changes in glomerular filtration rate[J]. Nephron Physiol, 2011, 119(Suppl 1): p1-p5.

第二节

儿童急性肾损伤

2004 年，急性肾损伤（acute kidney injury，AKI）的定义正式被提出，从而取代了既往急性肾衰竭（acute renal failure，ARF）的概念。相较于 ARF，新的 AKI 概念更加突出于早期发现肾脏损伤情况。儿童急性肾损伤（pediatric acute kidney injury，pAKI）是一种涉及多个系统的儿科临床危重病症，在住院患儿中十分常见。该病症可显著增加患儿病死率，并增加成年后进展至慢性肾脏病的风险。pAKI 往往病因繁多，病情紧急，但若做到早期发现、及时治疗，肾功能恢复情况亦较为理想。

一、流行病学

AKI 发生率在住院患者中大约为 1% ~ 5%，在重症监护病房（intensive care unit，ICU）中可高达 20% ~ 30%。由于 pAKI 诊断的标准不统一，故相关的发病率报道相差较大。国外有研究采用血肌酐升高 100% 为标准来判断 pAKI，结果显示儿童住院患者 AKI 的发病率为 5%，而有研究则以血肌酐升高 33% 来评估重症儿科患者，发现 pAKI 的发生率则高达 82%。2016 年，印度一项大样本的 pAKI 回顾性调查纳入 23 749 例儿童住院患者，其中 197 人发生了 AKI，发病率仅为 0.8% 左右，在一些重症患儿中 AKI 的发生率明显升高，大约为 4.0%。2017 年，来自比利时的关于 pAKI 的流行病学调查得到了相似的结果，在 28 295 例住院儿童患者中，AKI 的发生率为 0.59%，在发生 AKI 的儿童中，27% 的患儿转归为慢性肾脏病，病死率更是高达 15%。

以上针对 pAKI 的流行病学调查，大多都是单中心或回顾性分析，其调查结果往往缺乏一定的代表性。2017 年，新英格兰医学杂志上发表了一项关于重症患儿 AKI 发生情况的调查研究，是首次多中心的前瞻性研究。研究共纳入了来自亚洲、澳大利亚、欧洲及北美洲 32 个儿科监护中心的 4 683 例儿童患者，其中 1 261 例发生了 AKI，发病率高达 26.9%，发展到重症 AKI 的人数达到了 543 例，发病率高达 11.6%。该研究采用改善全球肾脏病预后组织（Kidney Disease：Improving Global Outcomes，KDIGO）标准来统一判别 AKI，调查范围较广，人数较多，其结果具有很强的代表性，可以作为目前 pAKI 现状调查的重要参考。

国内一直缺乏 pAKI 大样本调查数据。既往研究报道我国 pAKI 的发病率为 0.31% ~ 1.4%，显著低于发达国家数据，但由于这些研究的样本量较小，且往往为单中心数据，并未真实反映我国 pAKI 的现状。为更准确评估我国 pAKI 的发病情况，2018 年南方医科大学联合国内 25 家综合医院及儿童专科医院，开展了 10 万余例儿童住院患者的调查性研究，覆盖 15 个省、直辖市，结果显示我国患儿 AKI 的发病率为 20% 左右，社区获得性 AKI

发病率为 7%,医源性 AKI 发病率为 13%,96% 的 AKI 患儿出院时都存在漏诊现象,研究结果对儿童肾脏健康保护工作具有重要的指导意义。

二、常见病因

pAKI 的病因往往多样,如原发性肾脏疾病、脱水、肾毒性药物使用、外科手术后及泌尿系统先天畸形等,都是容易导致儿童发生 AKI 的因素。值得一提的是,不同国家之间往往会因为地理位置、经济状况及可支配资源等条件的差异出现较大的病因差别。比如,亚洲及非洲 pAKI 的病因往往以肾前性因素为主,如胃肠炎、感染等导致患者容量丢失,但病因也随着经济社会状况的变化而不同;在北美地区,儿童发生 AKI 主要由缺血、中毒、肾脏疾病、脓毒血症引起,溶血性尿毒综合征引起的比例很少;地理位置对 AKI 的病因也影响较大,在经济发展水平同样较高的欧洲,溶血性尿毒综合征的发生比例却较高。

根据病变部位不同,pAKI 的病因可分为肾前性、肾性和肾后性三大类。

(一)肾前性急性肾损伤

指各种肾前性因素引起血管内有效血容量减少,肾小球滤过率下降,肾实质结构并无特异性损伤,大约占 pAKI 病因的 30% ~ 40%。在儿童住院患者中,容易引起有效血容量减少的原因包括脱水、呕吐、腹泻、外伤、烧伤、失血、外科手术、大量应用利尿剂、低蛋白血症、全身血管扩张等。如果肾脏灌注不足的肾前性因素持续存在,可能会进展为肾性急性肾损伤。

(二)肾性急性肾损伤

指各种原因如肾小球疾病、肾小管疾病、感染、中毒及肿瘤侵犯,或由于肾前性因素持续存在而导致的肾实质性损害,约占 pAKI 病因的 10% ~ 50%。按照累及部位和性质,又可分为肾小球疾病、肾小管疾病、肾间质损伤及肾血管性因素。

1. 肾小球疾病 常见于一些肾小球累及较为严重的疾病,或伴有新月体形成,如各类急进性肾炎、感染后急性肾小球肾炎等。

2. 肾小管疾病 以急性肾小管坏死(acute tubular necrosis,ATN)最为多见,又可分为缺血性或肾毒性 ATN。

(1)缺血性 ATN:肾前性灌注不足持续存在,可进一步导致肾小管缺血性坏死。如:持续性脱水引起机体血管内有效循环血量不足,进一步导致肾脏灌注较少,肾脏本身缺血性损害;外科手术术中持续肾脏断流,或术后低血压、容量不足等因素;严重创伤或烧伤导致的低血容量。

(2)肾毒性 ATN:药物、对比剂、有机溶剂、毒物或重金属等是引起 pAKI 的常见原因。儿童本身代谢功能低于成人,许多抗生素、抗肿瘤药物较容易引起肾脏损害。氨基糖苷类抗生素、两性霉素 B 及阿昔洛韦等抗生素和抗病毒药,顺铂、环磷酰胺等抗肿瘤药可直接导致肾小管上皮损伤。钙调磷酸酶抑制剂、非甾体抗炎药及对比剂可引起肾血管收缩,导致肾小管损伤。近年来,质子泵抑制剂(proton pump inhibitors,PPIs)类药物引起的急性肾损伤受到了肾脏病学者们的关注,可能与 PPIs 引起的氧化应激反应导致肾小管内皮损伤有关。目前,由于国内 PPIs 普遍存在滥用现象,导致 PPIs 相关的急性肾损伤比例越来越高。

3. 肾间质损伤　主要指各种原因包括过敏性间质性肾炎、严重感染、自身免疫性疾病、淋巴瘤、白血病及中毒等引起的肾脏间质损伤,这也是儿童发生 pAKI 的常见病因。

4. 肾血管性因素　小血管损伤,如 ANCA 相关性血管炎;血栓性微血管病,如溶血性尿毒综合征、硬皮病、弥散性血管内凝血及恶性高血压等;在一些肾病综合征的患儿中,容量管理不规范、严重脱水时,常可并发双肾静脉血栓形成,进而导致 pAKI 发生。

(三)肾后性急性肾损伤

此系肾集合管和肾以下尿路梗阻致使梗阻上方的压力增高,导致尿液潴留,进而引起肾后性急性肾损伤,可见于尿路结石、感染、肿瘤、尿路畸形、外伤等。

三、病理表现

不同病因和机制引起的儿童急性肾损伤,病理改变往往存在差异性表现。急性肾小球肾炎是儿童较为常见的临床病症,肾脏病理改变特征为毛细血管内皮增生。其他的病理改变与成人肾脏疾病类似。ATN 病理改变主要累及肾小管,光镜下肾小球无明显病变。光镜下可见肾小管上皮细胞空泡或颗粒样变性,管腔扩张,上皮细胞肿胀、崩解,甚至完全脱落,形成肾小管裸基底膜样表现。肾间质水肿,伴有多灶性淋巴细胞和单核细胞浸润。有毒物质引起的 ATN 往往具有一些特征性表现,重金属可直接损伤肾小管,特殊染色有时可发现金属包涵体。急进性肾炎患者病理改变往往可见肾小球新月体形成,细胞或基质增生明显,肾小球血管袢开放不佳,伴免疫复合物形成。

四、临床表现

不同病因导致的 pAKI 可有不同的临床表现和特征。临床上有些患儿可表现为以少尿或无尿为特征的急性肾损伤;无尿量减少,肌酐清除率下降,血肌酐及尿素氮浓度迅速上升的非少尿型急性肾损伤;组织呈高分解代谢状态,血肌酐(每日递增 > 17μmol/L)或尿素氮(每日递增 > 14.3mmol/L)每日递增的高分解性急性肾损伤。

根据疾病的发展过程可以将 pAKI 的临床表现分为三期:少尿期、多尿期及恢复期。

(一)少尿期

1. 尿量减少　发生 pAKI 的患儿尿量突然减少。儿童少尿的定义与成人稍有差别:婴幼儿尿量 < 200ml/($m^2 \cdot d$),学龄前儿童尿量 < 300ml/($m^2 \cdot d$),学龄儿童尿量 < 400ml/($m^2 \cdot d$),称为少尿;当患儿每日尿量少于 50ml/m^2,称为无尿。其间,若没有做好容量控制,可引起患儿肺水肿、高血压脑病和心力衰竭等紧急并发症。

2. 电解质失衡

(1)低钠血症:往往由于不适当补液引起稀释性低钠血症,轻度低钠血症患儿可无明显的临床表现;当出现严重低钠血症时,患儿可出现头晕、头痛、神志淡漠、肌肉痉挛等表现。

(2)高钾血症:主要由于尿液排钾减少,机体摄入或补充过多钾而引起高钾血症。患儿可表现为烦躁不安、口唇麻木、四肢无力、膝反射消失及心律失常等。

（3）低钙血症：由于肠道丢失导致持续低钙血症，患儿可出现低钙性抽搐、精神异常等表现。

（4）高磷血症：由于急性肾损伤过程中处于高分解状态，组织破坏及肾脏排泄下降引起磷在体内蓄积，引起高磷血症，多数患儿无特异性症状，当合并低钙血症时，可出现低钙相关表现。

3. 代谢性酸中毒 急性肾损伤期间肾脏酸碱调节能力下降，且肾脏对酸性代谢产物的排泄减少引起酸中毒。患儿可表现为恶心、呕吐、嗜睡、深大呼吸，甚至昏迷等。

（二）多尿期

少尿期一般持续 1 ~ 2 周，若及时去除病因，合理治疗，患儿泌尿功能逐渐恢复，可进入多尿阶段。当每日尿量增加到 > 250ml/m² 时，提示肾脏功能开始恢复，婴儿 > 500ml/d，幼儿 > 600ml/d，学龄前儿童 > 800ml/d，学龄儿童 > 1 400ml/d 时，即进入多尿期。多尿期间患儿往往会因为水分、电解质大量排出，而出现脱水、低钠血症、低钾血症及低钙血症等危象，必须严密监测患儿电解质水平和临床表现，及时纠正。

（三）恢复期

经过少尿期、多尿期后，患儿肾脏进入自我修复阶段，肾小管上皮细胞再生。该病程阶段患儿无特异临床表现。

五、诊断及鉴别诊断

（一）诊断依据及标准

目前，两个常用的 pAKI 诊断和分期标准，儿童 AKI 修正的 RIFLE 标准（pediatric-modified RIFLE criteria，pRIFLE）（表 9-2-1）和 KDIGO 的分期标准（见第四章第一节表 4-1-3），亦是根据血肌酐以及尿量变化进行诊断分期。由于血肌酐水平随着患儿肌肉总量的改变而改变，但目前采用的 KDIGO 标准或 pRIFLE 标准，均没有考虑儿童血肌酐水平的高度变异性。我国的一个研究团队根据儿童血肌酐的变异范围 [参考变化值（reference change value，RCV）]，提出了儿童 AKI 的诊断新标准（pROCK），即 7 天内血肌酐增高超过 RCV 上限，即 > 20μmol/L 并超过基线血肌酐值的 30%，提示患儿出现肾功能障碍。然而，由于个体肌肉含量、饮食习惯、生活方式等的不同，正常肌酐值范围差异较大，并且肌酐对于肾功能的改变不够灵敏，一旦升高意味着肾脏功能已有较大损伤，由此必然导致 AKI 的治疗不及时。因此，如何早期发现 AKI 高危风险患儿显得非常必要。

表 9-2-1 儿童 AKI 修正的 RIFLE 标准

分期	估计肌酐清除率	尿量
危险期	eCcr 下降 > 25%	< 0.5ml/(kg·h) 时间超过 8h
损伤期	eCcr 下降 > 50%	< 0.5ml/(kg·h) 时间超过 16h

分期	估计肌酐清除率	尿量
衰竭期	eCcr 下降 > 50% 或 eCcr < 35ml/(min·1.73m²)	< 0.3ml/(kg·h)时间超过 24h 或 无尿 12h
肾功能丧失期	持续肾功能损伤 > 4 周	
终末期肾病期	肾功能彻底丧失 > 3 个月	

注：估计肌酐清除率参考 Cockcroft-Gault 公式。

由于上述所说肌酐的局限性，在儿童 AKI 患者中寻找肾脏损伤的灵敏"标志物"，一直是国内外学者孜孜追求的目标。当肾小球滤过率下降时，胱抑素 C 升高要快于血肌酐，且不受患者肌肉含量的影响，因此是一种反映肾小球滤过率变化的较好的标志物。胱抑素 C 对 pAKI 患儿诊断的曲线下面积（area under the curve，AUC）达到了 0.83。但值得注意的是，1 岁以内儿童的血清胱抑素 C 水平较高，因此胱抑素 C 水平不适合用来评估这部分儿童的肾功能。由于 AKI 发病的原因、持续时间等不同，目前 AKI 的生物标志物并不能够精准地反映肾损伤的情况。因此，从临床情况鉴别 AKI 高危患儿亦十分必要。有学者根据"心绞痛"的概念，提出了"肾绞痛（renal angina）"和"肾绞痛指数（renal angina index，RAI）"的概念（表 9-2-2）。研究显示，RAI 大于 8 分预测 PICU 中患儿住院第三天发生 AKI（血肌酐上升 100%）的 AUC 达到了 0.8。而联合 RAI 与 AKI 的生物标志物，AUC 可进一步上升至 0.85 ~ 0.88，并且有极高的阴性预测值。

表 9-2-2 "肾绞痛指数"评分标准

项目	分期	分级	评估	评分 / 分
急性肾损伤危 险程度	危险期	中危	入儿童重症监护病房	1
		高危	实质器官或骨髓移植病史	3
		极高危	气管插管同时使用一种以上血管活 性药物或强心药物	5
肾脏损伤表现	损伤期	估计肌酐清除率下降率	液体负荷百分比	评分 / 分
		无变化	< 5%	1
		0 ~ 25%	≥ 5%	2
		25% ~ 50%	≥ 10%	4
		≥ 50%	≥ 15%	8

注："肾绞痛指数" = 急性肾损伤危险程度评分 × 肾脏损伤表现。该指数综合反映患者急性肾损伤的风险和损伤的早期表现，评分范围为 1 ~ 40 分，且≥ 8 分为诊断"肾绞痛"的最佳阈值。估计肌酐清除率参考 Cockcroft-Gault 公式。

(二)鉴别诊断

根据目前的诊断标准进行 pAKI 诊断后,进一步需要针对导致 pAKI 的病因进行鉴别诊断。

1. 肾前性与肾性急性肾损伤的鉴别诊断　单纯肾前性因素引起的儿童急性肾损伤往往从病史和体征上可以鉴别。这类患儿往往有容量不足的诱因存在,如持续性进食饮水减少、严重腹泻、大量出汗等,体征上可发现患儿有明显脱水征,如血压偏低、眼眶凹陷、皮肤干皱、颈静脉不充盈等。实验室检查尿渗透压明显增高,往往大于 500mmol/L,尿比重增加,通常可大于 1.020,补液实验有效。肾前性因素引起的急性肾损伤往往通过及时地补充有效循环血量,肾功能可以迅速恢复,但若出现持续的肾缺血损伤,可进展到肾性急性肾损伤状态。

2. 肾后性因素与其他病因引起的急性肾损伤的鉴别诊断　肾后性急性肾损伤往往有如下特点:①患儿有导致尿路梗阻的因素存在,如尿路结石、尿道狭窄或畸形,肿瘤压迫;②一旦出现尿路梗阻后,尿量突然减少,梗阻解除后尿量可迅速增多;③影像学检查可见肾盂或肾盏积水,输尿管扩张等表现。

六、治疗及预后

随着医学技术不断发展,AKI 的诊疗方面取得了长足的进步,但目前 AKI 的治疗依然是个严峻的挑战,尤其对于儿童 AKI 的治疗,尚无特效药物,情况严重需肾脏替代治疗。

(一)支持治疗

对 pAKI 的治疗强调早期发现,积极去除诱因,治疗原发病,纠正水、电解质紊乱,维持内环境酸碱平衡,防治并发症,促进肾功能早期恢复。

1. 维持机体容量平衡　肾前性因素导致的患儿急性肾损伤,治疗的关键在于积极纠正机体有效循环血量,积极补液,同时必须避免水负荷过多造成的肺水肿,特别是脑水肿等危急并发症。因此,补液时需遵循量出为入的原则,保持容量平衡。

24 小时摄入量 = 前一日的显性失水量 + 不显性失水量 − 机体内生水量

显性失水量:包括尿量、大便、呕吐、腹泻、引流液、出汗、超滤脱水等。

不显性失水量:包括呼吸及皮肤失水量,约为 400 ~ 500ml/($m^2·d$)。

内生水量:包括组织代谢、食物或补液中的葡萄糖氧化量,约为 100ml/($m^2·d$)。

2. 纠正电解质及酸碱失衡　患儿发生急性肾损伤过程中往往容易并发电解质紊乱。在少尿期,由于补液过多可引起细胞外液增加,导致稀释性低钠血症,一般无须使用高渗性盐水进行矫正,严格限制液体入量即可恢复,仅在严重低钠血症时(血钠 < 120mmol/L),须补充适量钠盐纠正低钠血症,补钠速度需缓慢。

补液量计算公式如下:

补钠量(mmol)= [130 − 血钠(mmol/L)] × 0.6 × 体重(kg) × 0.5(女性儿童)

临床通过输注氯化钠溶液进行补钠,1g 氯化钠含 17mmol 钠离子,所以补钠量(mmol)÷ 17= 需要补充的氯化钠量(g)。

高钾血症是患儿容易发生的另外一个紧急的电解质紊乱现象。处理高钾血症的主要措施包括：① 10% 葡萄糖酸钙 10 ~ 20ml 静脉注射，可减少钾离子的心脏毒性及心律失常的发生；② 5% $NaHCO_3$ 每次 3 ~ 5ml/kg 静脉滴注，纠正代谢性酸中毒，促进钾离子向细胞内转移；③静脉滴注葡萄糖胰岛素溶液，胰岛素用量以 0.5 ~ 1U/kg 计算，每 1 个单位胰岛素需供给葡萄糖 4g，可持续给药；④应用口服降钾树脂类药物。若常规药物治疗无效，或考虑高钾血症可能造成严重后果，可选择血液透析或腹膜透析方式纠正高钾血症。

(二)药物治疗

多种药物都曾经被用于 AKI 患儿的治疗，但结果往往不尽如人意。其中最具代表性的是呋塞米和多巴胺两个药物。呋塞米曾在 AKI 的治疗中被广泛使用，但一项荟萃分析显示，袢利尿剂并不能改善 AKI 患者的生存率和肾脏替代治疗需要率。由于肾脏的血流情况在 AKI 的发生发展中可能起到重要的作用，改善肾脏循环被认为是可行的方案，"肾脏剂量"的多巴胺曾被广泛使用，但目前已有确切的证据证实，多巴胺在 AKI 的治疗中几乎没有作用。因此，目前指南不推荐常规使用呋塞米和多巴胺治疗 AKI，选择针对病因的药物治疗是最有效的手段。

胎儿和新生儿窒息是新生儿急性肾损伤的主要原因。动物实验表明，低氧血症和 / 或缺血后，腺苷介导肾脏入球小动脉收缩，从而导致肾小球滤过率下降。而非特异性腺苷受体拮抗剂可竞争结合腺苷受体，抑制其肾血管收缩作用，降低 AKI 发生率。既往研究表明，窒息新生儿静脉给予单剂量茶碱治疗可以改善患儿液体平衡，降低血肌酐水平和尿 β_2- 微球蛋白浓度。茶碱治疗组 AKI 发生率 17% ~ 25%，显著低于对照组（55% ~ 60%）。2019 年两篇荟萃分析显示，接受茶碱治疗的新生儿 AKI 发生率显著降低，血肌酐水平显著降低，肾小球滤过率增加。KDIGO 指南提出对于严重窒息的新生儿可给予单剂量茶碱治疗（5 ~ 8mg/kg），减轻窒息新生儿的肾功能损害。

(三)肾脏替代治疗

对于重症 AKI 或容量过多的患儿，腹膜透析（peritoneal dialysis，PD）或连续性肾脏替代治疗（continuous renal replacement therapy，CRRT）均为可选择的肾脏替代治疗方式。由于急性重症婴幼儿难以建立血管通路，PD 具有一定优势。目前，随着自动化腹膜透析（automated peritoneal dialysis，APD）的逐渐普及，新的腹膜透析模式不断呈现，使得 PD 在儿童 AKI 的治疗中起到更为重要的作用。AKI 患儿进行 CRRT 的主要障碍包括血管通路建立困难、循环功能承受能力差以及营养物质丢失更为明显。目前的研究显示，婴儿 CRRT 的生存率低于年长儿童，体重低于 3kg 的儿童生存率低于体重大于 3kg 的儿童。

1. 儿童 AKI 的肾脏替代治疗特点 在选择适合患儿的 CRRT 机器时主要需要考虑两点：一是机器的最小血流速度，因为 AKI 患儿通常需要比较小的血流量，尤其是体重在 10kg 以下的患儿，所以要求 CRRT 最小血流速度应该能够达到 30ml/min 以下；二是要求机器具有良好的液体加热装置，否则极易引起患儿体温不升。表 9-2-3 是目前常用的一些 CRRT 机器。国内目前尚无专门针对儿童的 CRRT 机，但是在意大利已经有专门针对儿童的 CRRT 机器。这种 CRRT 机长、宽、高分别为 44cm、23cm 及 43cm，血泵及置换液泵直径仅 4cm，最小血流速度 4ml/min，最小置换液量 150ml/h，24 小时超滤量误差不超过 20g。

儿童血管通路建立也具有其特殊方面。可选择的置管部位包括:颈内静脉、锁骨下静脉及股静脉。需要根据不同体重患儿选择不同型号的中心静脉导管(表 9-2-4)。如果部分中心没有 7Fr 双腔血液透析管,可以选择在不同部位置入两条 5/5.5Fr 单腔导管。南方医科大学附属广东省人民医院使用两条单腔导管透析基本可以满足临床需要。对于已进行体外膜肺氧合(extracorporeal membrane oxygenation,ECMO)治疗的患儿,可以将 CRRT 管路并联到 ECMO 泵前,通过三通控制 CRRT 静脉端压力,保证 CRRT 治疗顺利。在 ECMO 联合 CRRT 治疗过程中,避免空气进入体外循环,防止空气栓塞。

儿童透析滤器需根据患儿的体重、年龄来选择。年龄越小、体重越轻,则越需选择透析膜面积及容积小的滤器。儿童 CRRT 常用的滤器见表 9-2-5。当体外循环的血量超过患儿血容量的 10%,尤其是对于那些低体重、严重贫血或血流动力学不稳定的患儿,需要予以患儿预充上机,可使用的预充液体包括全血、红细胞、血浆、5% 白蛋白及盐水。比较理想的预充液体是红细胞,这是由于那些需要预充上机的患儿,在回血时为避免短时容量负荷过重导致心力衰竭,通常只回部分血液,甚至不回血,如果不使用红细胞预充,则可能导致患儿贫血。

表 9-2-3　儿童 AKI 常用 CRRT 机器

机器型号	置换方式	加热装置	最小血流速度 /(ml·min^{-1})
Accura	前置换和后置换	可以	10
Prisma	前置换	不可以	10
PrismaFlex	前置换和后置换	可以	10
MultiFiltrater	前置换和后置换	可以	10

表 9-2-4　儿童中心静脉导管的选择

新生儿 / 患儿体重	导管周径
新生儿	双腔 7Fr
3 ～ 6kg	双腔 7Fr
6 ～ 15kg	双腔 8Fr
15 ～ 30kg	双腔 9 ～ 10Fr
> 30kg	双腔或三腔 11.5 ～ 12.5Fr

注:Fr 是一种衡量医疗导管直径的单位,1Fr=1/3mm。

表 9-2-5　儿童 CRRT 常用滤器

滤器	容量 /ml	表面积 /m²	膜材料
AV400S	52	0.7	聚砜膜
AVpaed	18	0.2	
Minifilter Plus	15	0.07	聚砜膜
PSHF400	28	0.3	
PRISMA M10	50*	0.04	甲基丙烯磺酸钠 - 丙烯
PRISMA M60	84*	0.6	腈共聚物合成膜
PRISMA HF20	60*	0.2	聚砜膜

注：*容量包含管路和滤器。

2. 儿童 CRRT 抗凝治疗　普通肝素剂量一般以 20 ~ 50U/kg 开始，追加 5 ~ 20U/(kg·h)，监测激活全血凝固时间 150 ~ 180s 或活化部分凝血活酶时间延长至 1.5 ~ 2 倍。南方医科大学附属广东省人民医院参照成人剂量标准予以低分子量肝素 60 ~ 80U/kg 起始剂量予以抗凝，抗凝效果理想。

KDIGO 的 AKI 指南推荐 CRRT 治疗首选局部枸橼酸钠抗凝。目前国内已广泛使用商品化 4% 枸橼酸钠溶液，初始 4% 枸橼酸钠速度约是血流量的 1.2 ~ 1.5 倍，由 CRRT 泵前给药，维持滤器后钙离子浓度为 0.25 ~ 0.35mmol/L。而 5% 氯化钙给药方式有两种：在 CRRT 回血端连接三通持续给药或者选择其他深静脉置管给药，维持患儿体内血钙离子 1.0 ~ 1.2mmol/L。定期检测滤器后和外周血气分析，根据钙离子水平分别调整枸橼酸钠或补钙速度。其相对禁忌证包括肝衰竭，低氧血症及严重休克状态。常见并发症为代谢性碱中毒及高钠血症，但当患儿存在严重肝衰竭或严重休克时，由于枸橼酸蓄积，可能同时出现代谢性酸中毒和钙离子水平降低。

目前推荐采用 CVVHDF 或 CVVHD 模式进行局部枸橼酸钠抗凝，通过增加透析液剂量，提高滤器对枸橼酸螯合物的清除率，降低枸橼酸蓄积的风险；同时降低滤器的血浆滤过分数，延长 CRRT 体外循环使用寿命。

3. 儿童 CRRT 治疗参数设定　儿童行 CRRT 时，血流量要求控制在 3 ~ 5ml/(kg·min)，置换液量常规给予 25 ~ 45ml/(kg·h)。目前，尚无随机对照试验研究支持提高置换液剂量能够改善 AKI 患儿预后。由于儿童每小时需要的置换液量较小，建议每次配置换液 500 ~ 1 000ml，并每 1 ~ 2 小时复查血气分析及生化，及时调整置换液配方。

4. 儿童 CRRT 结束治疗回血特点　儿童 CRRT 治疗结束回血时，需要以机器最小血流速度回血，同时在回血过程中注意患儿血压、心率、血氧及肺部啰音情况，避免出现短时间容量增加所致心力衰竭。一旦有心力衰竭表现，立即停止回血。对于部分低体重患儿，只需回体外循环的 1/3 ~ 1/2，甚至完全不回血。

（四）预后

pAKI 的预后往往取决于多种因素，包括患儿年龄、导致 AKI 的病因、原发病的严重程度、肾脏损伤程度、并发症情况以及是否得到及时规范化治疗等。发生 AKI 的患儿年龄越小，肾脏预后往往越差；单纯性肾前性 AKI 得到及时处理后，患儿预后较好，肾脏功能可以达到完全恢复；肾后性因素导致的儿童 AKI，当及时有效解除梗阻因素后，肾脏功能恢复亦良好；肾性因素导致 AKI 的预后情况差异较大。目前，许多国家和地区对 pAKI 管理尚不够到位，漏诊和延误诊治比例较高，导致患儿远期预后情况不佳。如果及时识别、去除危险因素或积极干预，许多 AKI 患儿的肾功能可以达到完全或部分恢复。

（宋 利 何 强）

参考文献

[1] BELLOS I, PANDITA A, YACHHA M. Effectiveness of theophylline administration in neonates with perinatal asphyxia: a meta-analysis[J]. J Matern Fetal Neonatal Med, 2021, 34(18): 3080-3088.

[2] KEENSWIJK W, VANMASSENHOVE J, RAES A, et al. Epidemiology and outcome of acute kidney injury in children, a single center study[J]. Acta Clin Belg, 2017, 72(6): 405-412.

[3] MCCAFFREY J, DHAKAL A K, MILFORD D V, et al. Recent developments in the detection and management of acute kidney injury[J]. Arch Dis Child, 2017, 102(1): 91-96.

[4] KADDOURAH A, BASU R K, BAGSHAW S M, et al. Epidemiology of acute kidney injury in critically ill children and young adults[J]. N Engl J Med, 2017, 376(1): 11-20.

[5] NAKHJAVAN-SHAHRAKI B, YOUSEFIFARD M, ATAEI N, et al. Accuracy of cystatin C in prediction of acute kidney injury in children; serum or urine levels: which one works better? A systematic review and meta-analysis[J]. BMC Nephrol, 2017, 18(1): 120.

[6] ASHRAF M, SHAHZAD N, HUSSAIN A, et al. Incidence of pediatric acute kidney injury in hospitalized patients[J]. Saudi J Kidney Dis Transpl, 2016, 27(6): 1188-1193.

[7] JENSSEN G R, HOVLAND E, BANGSTAD H J, et al. The incidence and aetiology of acute kidney injury in children in Norway between 1999 and 2008[J]. Acta Paediatr, 2014, 103(11): 1192-1197.

[8] BASU R K, WANG Y, WONG H R, et al. Incorporation of biomarkers with the renal angina index for prediction of severe AKI in critically ill children[J]. Clin J Am Soc Nephrol, 2014, 9(4): 654-662.

[9] OZÇAKAR Z B, YALÇINKAYA F, ALTAS B, et al. Application of the new classification criteria of the Acute Kidney Injury Network: a pilot study in a pediatric population[J]. Pediatr Nephrol, 2009, 24(7): 1379-1384.

[10] BAILEY D, PHAN V, LITALIEN C, et al. Risk factors of acute renal failure in critically ill children: a prospective descriptive epidemiological study[J]. Pediatr Crit Care Med, 2007, 8(1): 29-35.

[11] HIRSCH R, DENT C, PFRIEM H, et al. NGAL is an early predictive biomarker of contrast-induced nephropathy in children[J]. Pediatr Nephrol, 2007, 22(12): 2089-2095.

[12] AKCAN-ARIKAN A, ZAPPITELLI M, LOFTIS L L, et al. Modified RIFLE criteria in critically ill children with acute kidney injury[J]. Kidney Int, 2007, 71(10): 1028-1035.

第三节

妊娠相关的急性肾损伤

妊娠期急性肾损伤（pregnancy-related acute kidney injury，PR-AKI）是危及母婴生命的严重产科并发症之一，其导致的孕产妇病死率可高达 16% ~ 42%，需要引起高度重视。随着产科医疗质量和服务水平的不断提高，全球 PR-AKI 发生率明显降低。但是，由于社会经济条件和医疗基础设施的差异，发达国家与发展中国家的 PR-AKI 发生率显著不同。流行病学数据显示，发达国家 PR-AKI 发生率为 1/3 700，而发展中国家 PR-AKI 平均发生率虽然较三十年前明显下降，但仍高达 2.78% ~ 7.3%。近年来，由于急性肾损伤诊断标准不断完善，妊娠期急性肾损伤诊断灵敏度随之增高。

一、妊娠期肾脏特点

妊娠期肾脏增大，长度增加约 1 ~ 1.5cm，体积增加 10% ~ 30%，重量增加约 20%。镜下可见血管和间质容积增加，肾小球体积增大。孕激素及前列环素作用下，输尿管平滑肌松弛及蠕动减弱，膀胱、输尿管反流增加，增大的子宫可压迫输尿管，造成集合系统扩张。多出现于妊娠期前期 1/3，可持续至产后 12 周。

由于妊娠期体循环血量增加，心输出量增加 30% ~ 40%，肾血管阻力下降，导致肾灌注流量增加。肾小球滤过率（glomerular filtration rate，GFR）在妊娠 4 周即明显升高，9 ~ 11 周达到高峰（较妊娠前增加 40% ~ 60%），并维持到 36 周。菊粉测定的 GFR 在妊娠前期 1/3 时可达 143ml/min，妊娠末期可达 96ml/min。另外，妊娠期间血液呈高凝状态，血小板数量增加、功能增强，β- 血栓球蛋白、纤维蛋白原、凝血因子Ⅶ、Ⅷ、Ⅹ均增加，纤溶系统活性降低，胎盘可分泌凝血物质，故容易发生局限性血管内凝血和微血栓。

二、病因

急性肾损伤（acute kidney injury，AKI）可发生于妊娠的各个时期。在妊娠早期，常见于感染性流产导致的脓毒血症、异位妊娠，也可由严重的妊娠反应导致的剧烈呕吐脱水所致。在妊娠中晚期，AKI 常继发于重度先兆子痫，溶血肝功能异常血小板减少综合征（简称 HELLP 综合征，hemolysis elevated liver function and low platelet count syndrome，HELLP syndrome），妊娠急性脂肪肝，血栓性微血管病等。从功能学上分类，与非妊娠相关 AKI 相同，可分为肾前性、肾性、肾后性三类。肾前性因素主要为剧烈呕吐、产后大出血、肾上腺皮质功能减退、急性心力衰竭等因素引起的循环灌注不足。肾性因素包括感染、急性间质性炎症、血栓性微血管病等多种因素，部分为妊娠相关特异因素，部分为非妊娠相关因素。另外，各种病因引起的尿路梗阻可导致肾后性 AKI。具体发病因素详见表 9-3-1。

表 9-3-1　妊娠期急性肾损伤的病因

分类	病因
肾前性	妊娠剧烈呕吐
	产科出血
	胎盘早剥
	产后出血
	心力衰竭
肾性	急性肾小管损伤,包括急性皮质坏死
	妊娠急性脂肪肝
	HELLP 综合征
	非典型溶血性尿毒综合征
	血栓性血小板减少性紫癜
	急性间质性肾炎
	肺炎
	子宫内膜炎和绒毛膜羊膜炎
肾后性	双侧输尿管梗阻扩张
	肾结石
	妊娠子宫

三、病理表现

病理诊断是 PR-AKI 诊断的"金标准",但须充分评估平衡患者肾活检的获益和风险。在实验室检查无法准确诊断 PR-AKI 及可能的病因,同时肾穿刺活检有可能改变治疗决策时,可考虑行肾穿刺活检术。PR-AKI 典型的病理改变可表现如下。

1. 肾小管坏死　严重且持续的肾灌注不足引起的妊娠期急性肾损伤,常见病理改变为肾小管缺血坏死,其病理表现与非妊娠期肾小管坏死相似。包括坏死上皮细胞和基底膜脱离,肾小管腔内出现坏死碎片,肾小管上皮扁平、核消失等。

2. 肾皮质坏死　肾灌注极度降低时,发生肾皮质坏死较非妊娠期更多见。可见肾脏肿大,光镜下可见皮质弥漫坏死,或不同程度的灶状坏死,病变累及部位的肾小球、肾小管及肾间质均出现坏死改变。

3. 血栓性微血管病变　特殊类型妊娠期急性肾损伤病理上还可表现为血栓性微血管病变改变。病理改变包括肾小球毛细血管内皮细胞肿胀增生,毛细血管襻纤维素样坏死,系膜溶解并局灶性血管襻双轨改变,微血栓形成等。

四、临床表现及诊断

1. 病史 寻找妊娠期引起急性肾损伤的诱因，如孕吐脱水、感染性流产、胎盘早剥、产后大出血、肾毒性药物使用等。

2. 原发病因的临床表现 存在部分原发病体征，如感染所致发热，失血甚至贫血症状，高血压、水肿等。

3. AKI 肾脏表现 出现明显少尿或无尿，伴或不伴血尿、腰痛等症状。可伴有电解质紊乱，高毒素血症所致胃肠道症状，全身性水肿，甚至多器官功能衰竭。典型急性肾小管坏死，临床上可见明显少尿期及多尿期，恢复期后肾功能可恢复正常。肾皮质坏死，肾功能不可完全逆转，可遗留不同程度肾功能不全。

4. 诊断 生理性妊娠状态下，肾小球滤过率增高 50% ~ 80%，血容量增加 50%，而这种生理改变可导致孕妇血肌酐下降至 0.4 ~ 0.5mg/dl，从而容易掩盖轻度发生的 AKI。由于妊娠期肾脏病变存在异质性，因此妊娠期 AKI 的定义尚未达成共识。目前，急性肾损伤的诊断是基于尿量减少及血肌酐较基线增加，但仍然缺乏研究验证其在妊娠人群中的适用性。改善全球肾脏病预后组织（Kidney Disease：Improving Global Outcomes，KDIGO）的 AKI 定义是针对非妊娠期人群，对于 PR-AKI 人群是否适用，需要更多的研究去探索和验证。

血肌酐水平 ≥ 1mg/dl 或快速升高（在 48 小时内）超过基线水平 0.5mg/dl，应高度怀疑存在妊娠期急性肾损伤。需要注意的是，在某些妊娠状态下，少尿常被视为肾脏对妊娠期血管内消耗的代偿性反应，例如子痫前期，以及其他几种情况，如疼痛和围手术期等。相反，无尿是绝对非正常状态，应该作为紧急情况处理。

5. 检验项目 根据不同的 AKI 诱发因素，存在不同的辅助检查指标改变。妊娠剧吐，表现为持续性呕吐伴有体重下降，这些患者可出现 AKI，可伴代谢性碱中毒、低钾血症和血细胞比容增高（血液浓缩）等。感染引起的 AKI，可见外周血白细胞及中性粒细胞比例升高，降钙素原、C 反应蛋白升高。大出血者可见血红蛋白下降，合并溶血性尿毒综合征或弥散性血管内溶血时，可伴血小板下降。合并急性肾小管坏死时，尿常规呈低比重尿，尿渗透压降低，24 小时尿钠排泄增多。合并溶血时可出现乳酸脱氢酶升高伴 / 不伴胆红素升高、血红蛋白尿等。肾功能可在短期内急性恶化，表现为血肌酐、尿素氮急剧升高，伴代谢性酸中毒，高钾血症，水潴留等。

6. 检查项目 泌尿系超声检查可见双肾增大，存在肾后性梗阻时，可见结石影或输尿管受压表现。肾活检为 PR-AKI 诊断的"金标准"，但须充分评估平衡患者肾活检的获益和风险。在实验室检查无法准确诊断 PR-AKI 及其可能的病因，同时肾穿刺活检起到可能改变治疗决策的作用时，可考虑行肾穿刺活检术。一项荟萃分析结果显示，妊娠期行肾穿刺的并发症发生率为 7%，而产后肾穿刺的并发症发生率为 1%。值得注意的是，妊娠 24 周前肾穿刺的主要并发症包括腰疼、肾穿刺局部小出血等，而妊娠中后期则更容易出现肾穿刺后大出血。因此，尽量选择在妊娠早期进行肾穿刺活检术。

五、治疗

PR-AKI 属于妊娠期严重并发症之一,与孕产妇的病死率密切相关。本病的处理关键在于早期诊断及早期干预。

(一)对症支持治疗

早期优质低蛋白、高热量饮食;严密监测出入量,根据不同病因予适当补液维持肾灌注或限制补液减轻容量负荷;纠正水、电解质紊乱;控制血压。

1. 血压控制　血管紧张素转化酶抑制剂和血管紧张素 II 受体阻滞剂使用禁忌,不推荐使用利尿剂。第一线抗高血压方案是甲基多巴和拉贝洛尔。二氢吡啶类钙通道阻滞剂也可用于妊娠患者。肼屈嗪更常用于重度高血压患者,然而已有孕产妇和胎儿不良结局报道,须谨慎使用。

2. 降钾治疗　离子交换树脂推荐用于治疗妊娠期高钾血症。

3. 纠正贫血　输血或使用红细胞生成素。

(二)肾脏替代治疗

当患者出现尿毒症症状,如代谢性脑病,胃肠道症状,容量超负荷,难以纠正的高钾血症,严重代谢性酸中毒等,建议给予肾脏替代治疗。当 GFR 下降到 $20ml/(min \cdot 1.73m^2)$ 以下,可早期开始肾脏替代治疗。任何透析方式均可以在妊娠期使用,目前没有随机对照研究显示各种透析方式在该特殊人群中的优越性。在大多数情况下,可选择间歇性血液透析。增加透析剂量可提高胎儿生存率和降低早产儿发生率,建议条件允许时行每日透析(超过 20h/周),合理调整干体重。

(三)纠正原发病及可逆因素

纠正低血容量、控制感染、控制产科并发症、解除梗阻等处理。避免使用肾毒性药物和对胎儿存在影响的药物。

(四)分娩时机

PR-AKI 的治疗关键是纠正原发病病因,但是在以下几种病因下,需要通过快速分娩结束妊娠:重度子痫前期、溶血、转氨酶升高、HELLP 综合征和妊娠期急性脂肪肝。另外,在肾前性急性肾损伤病因中,例如大出血和脓毒血症等病因纠正不理想时,也可通过快速分娩控制出血或去除绒毛膜上的感染源等,以维持内环境稳定。

六、预后

PR-AKI 的肾脏预后与多个因素相关,包括病因、人口统计学和公共健康资源利用情况等。目前,还未有大型的临床观察研究对 PR-AKI 患者发展至慢性肾脏病的风险进行评估,只有几个短期的临床观察数据,其结果也因地域和经济发展程度不同而有所不同。例如,加拿大的一项研究表明,PR-AKI 人群的病死率为 4.3%,而无急性肾损伤的妊娠人群的病死率只有 0.01%。同时,产后 4 个月仍无法脱离透析的比例为 3.9%。而印度的一项研究表明,18.3% 的 PR-AKI 患者需要透析支持,同时,产后半年仍需要继续透析者的比例高达 9%。同时,有新的数据表明,即使在已恢复的 PR-AKI 人群中,在未来的妊娠中发生先兆子痫和其他急性肾损伤的风险会高于普通妊娠人群。因此，全球关于 PR-AKI 的预后和肾脏结局的研究结果是有差异的，预防和严密监测仍然是影响预后的关键措施。

七、特殊类型的妊娠期急性肾损伤

（一）先兆子痫

先兆子痫是一组在妊娠 20 周后基于高血压、蛋白尿发生的一组综合征，在发达国家妊娠者中发生率为 3%～8%。目前，最广泛接受的诊断标准见表 9-3-2。根据疾病的严重程度，分为轻度和重度两种。重度先兆子痫表现为严重的血压升高、蛋白尿及存在靶器官损害。近年来，出现了基于发病时间的新概念：早期和晚期先兆子痫。早期先兆子痫发生在妊娠 34 周之前，而晚期先兆子痫则发生在妊娠 34 周后。研究发现，二者病理机制和预后有所不同。前者主要表现为侵袭性滋养细胞的浸润和螺旋动脉的重塑，而后者主要表现为胎盘部位的慢性缺氧，因此二者的治疗策略和效果会有所不同，发展为 PR-AKI 的发生率也有所不同。近年来，研究者积极寻找早期诊断先兆子痫的分子标志物，例如抗血管生成因子 sFlt-1、可溶性内因子 sEng、抗血管生成因子 PIGF 等。同时，一些分子标志物，除了作为诊断标志物，可作为潜在的治疗先兆子痫的有效手段。例如，有研究证实，通过单采等技术分离清除 sFlt-1 可改善先兆子痫。轻度先兆子痫状态下肾血浆流量降低，肾小球滤过率下降 30%～40%；然而，血肌酐常保持正常或略有增加（1～1.5mg/dl）。重度先兆子痫，可引起中度 / 重度 AKI，发生率为 1%～5%。同时伴肾小管功能受损，表现为早期肾小管尿酸分泌功能障碍，合并高尿酸血症。先兆子痫的肾脏病理改变为肾小球内皮增生，内皮细胞肿胀、空泡形成，毛细血管腔闭塞，足细胞足突消失或肾小球毛细血管血栓形成和肾小球扩大，免疫荧光可能揭示纤维蛋白沉积。

表 9-3-2　子痫前期诊断标准

先兆子痫
血压：妊娠 20 周后出现收缩压 ≥ 140mmHg 或舒张压 ≥ 90mmHg
尿蛋白：≥ 300mg/24h

重度先兆子痫
血压：收缩压 ≥ 160mmHg 或舒张压 ≥ 110mmHg，连续 2 次，间隔 6 小时以上 尿蛋白：≥ 5g/24h 靶器官受累： 　脑功能及视力障碍 　肺水肿 　上腹或右上腹疼痛 　肝功能损害 　血小板减少 　少尿

（二）HELLP 综合征

HELLP 综合征是以溶血（hemolysis，H）、转氨酶升高（elevated liver enzymes，EL）和血小板减少（low platelets，LP）为特点的一组综合征，是妊娠期高血压疾病的严重并发症，病理生理改变与妊娠期高血压疾病相似。其临床表现多样，典型的临床表现为乏力、右上腹疼痛及恶心呕吐、体重骤增、脉压增宽，但少数患者高血压、蛋白尿临床表现不典型。可能的并发症有弥散性血管内凝血，胎盘早剥，AKI（7% ~ 36%），肺水肿，肝包膜下血肿和视网膜脱离。诊断是基于以下的实验室标准：①微血管病性溶血性贫血：外周血涂片中找到破碎红细胞、球形红细胞，血清胆红素 ≥ 1.2mg/dl，乳酸脱氢酶 > 600U/L。②转氨酶升高：谷草转氨酶 > 70U/L。③血小板计数 < 100×10^9/L。

治疗上予适时终止妊娠，一些研究显示，糖皮质激素可改善 HELLP 综合征的预后，血浆置换治疗目前无前瞻性研究评价其治疗价值。AKI 的发生随 HELLP 综合征的严重程度增加，通常需要重症监护，大约有 30% ~ 50% 的 AKI 合并 HELLP 综合征孕妇需要透析治疗。分娩后部分患者肾功能可恢复至正常，再次妊娠时复发率为 2% ~ 6%。

（三）妊娠急性脂肪肝

妊娠急性脂肪肝（acute fatty liver of pregnancy，AFLP）是一种妊娠晚期发生的罕见但严重的并发症，起病急骤，病情凶险，可引起多器官损伤。AFLP 在妊娠人群中的发生率约为 1/（7 000 ~ 20 000）。虽然 AFLP 不常见，但延误诊断可能会导致较高的孕产妇和围产儿病死率。过往的报道显示妊娠合并 AFLP 的孕妇和胎儿病死率高达 85%。因此，早期诊断对提高孕产妇和胎儿的生存率是必需的。近年，由于对该病认识的提高，早期诊断，及时治疗和及时终止妊娠，目前 AFLP 患者的病死率为 12% ~ 26%。

本病的发病原因不明，可能与妊娠晚期激素变化引起的脂肪酸代谢障碍有关，大量的游离脂肪酸堆积在肝脏、肾脏、脑等器官，造成一系列脏器功能衰竭。也有人认为与一些病毒感染、药物因素（四环素、阿司匹林）有关。典型的 AFLP 前驱症状包括发热、全身乏力、厌食症、肌痛、恶心、呕吐和上腹疼痛。黄疸通常出现在几天之后。肝脏受累的严重程度个体差异大，可表现为转氨酶轻度升高到暴发性肝衰竭和肝性脑病及凝血功能障碍。实验室检查包括转氨酶增加，低血糖和白细胞增多。凝血功能障碍是本病的一个关键特征，纤维蛋白原、抗凝血酶Ⅲ和血小板减少，凝血酶原时间、活化部分凝血活酶时间延长。AFLP 是一个排除性诊断，一旦确诊为病毒性肝炎、胆道阻塞等，本病被排除在外。其中妊娠期病毒性肝炎是常见类型，其不常见血压升高，但 AFLP 常伴血压升高；因此，血压升高与否可作为临床线索区别两者。

AKI 是 AFLP 常见的并发症，但确切的发病率尚未明确。可能是由血流动力学紊乱（如肝肾综合征）或血栓性微血管病变引起。PR-AKI 在 AFLP 中发生率为 50% ~ 75%，然而，在这些报道中 AKI 的诊断标准是不一致的。AFLP 合并肾功能不全通常为非少尿性 AKI，但产后大出血所致低血容量可诱发急性肾小管坏死导致少尿性 AKI。肾活检可见轻度肾小球毛细血管腔狭窄，脂肪酸在肾小管上皮细胞沉积。电镜显示弥漫性内皮下纤维蛋白 / 纤维蛋白原、IgG、IgM、C3 沉积。

早期诊断、早期治疗、及时终止妊娠是 AFLP 的治疗关键。其他治疗还包括监测血流动力学,纠正水电解质紊乱,输注血液制品纠正贫血、凝血障碍。最近,有通过分子吸附再循环系统(molecular adsorption recycling system,MARS)技术成功治疗 AFLP 的病例报告。该技术是利用白蛋白作为毒性物质的转运载体进行毒素清除,从而消除血液中与蛋白结合的炎症因子。近年来,也有多项报道显示血浆置换联合连续性血液净化治疗可有效治疗并改善 AFLP 预后。

(四)妊娠合并血栓性微血管病

血栓性微血管病(thrombotic microangiopathy,TMA)是一种病理诊断,是一组微血管血栓形成引起的多器官损伤的疾病,其中脑及肾脏为重要的累及器官。妊娠合并血栓性微血管病(pregnancy-associated thrombotic microangiopathy,pTMA)罕见,妊娠中发生率约 1/25 000。经典的 pTMA 主要指溶血性尿毒综合征(hemolytic uremic syndrome,HUS)和血栓性血小板减少性紫癜(thrombotic thrombocytopenic purpura,TTP)。TTP 的临床特点包括发热,血小板减少症,微血管病性溶血性贫血,轻度肾衰竭(肌酐 < 1.4mg/dl)和神经症状,诊断的必需标准是血管性血友病因子裂解蛋白酶 13(ADAM metallopeptidase with thrombospondin type 1 motif 13,ADAMST13)活性小于 10%。HUS 的临床特征与 TTP 相似,但具有更明显的肾损害(肌酐 > 2.3mg/dl),神经系统症状罕见。

肾脏病理改变为毛细血管内皮细胞肿胀增生、管腔狭窄,腔内血栓,毛细血管基底膜双轨征;肾小动脉改变,包括纤维素样坏死或血栓形成。pTMA 病死率在近几年有所下降,降至 10% ~ 20%,但是 pTMA 发生 AKI 的患者肾脏长期预后差,76% 的患者发展为终末期肾病。

妊娠相关的 HUS 多为非典型 HUS,由于妊娠引起异常的补体旁路途径激活,86% 的患者存在补体旁路途径的激活。因此,对于妊娠相关的 HUS 的主要治疗方法为血浆置换和依库珠单抗,后者为一种选择性抑制补体共同途径阶段的 C5 分子的单克隆抗体。目前的数据显示,依库珠单抗在妊娠人群中使用相对安全,并不会损伤新生儿的补体功能从而造成新生儿严重的溶血性贫血。但是相关报道仅为个案报道,目前还缺乏强有力的循证医学证据证明依库珠单抗对于妊娠相关 HUS 的治疗有效性,以及其对患者产后进入 ESRD 的远期影响。

(林　婷　刘木彪)

参考文献

[1] LIU D K, HE W J, LI Y Q, et al. Epidemiology of acute kidney injury in hospitalized pregnant women in China[J]. BMC Nephrol, 2019, 20(1): 67.

[2] PHIPPS E A, THADHANI R, BENZING T, et al. Pre-eclampsia: pathogenesis, novel diagnostics and therapies[J]. Nat Rev Nephrol, 2019, 15(5): 275-289.

[3] VIJAYAN M, AVENDANO M, CHINCHILLA K A, et al. Acute kidney injury in pregnancy[J]. Curr Opin Crit Care, 2019, 25(6): 580-590.

[4] PRAKASH J, GANIGER V C, PRAKASH S, et al. Acute kidney injury in pregnancy with special reference to pregnancy-specific disorders: a hospital based study(2014-2016)[J]. J Nephrol, 2018, 31(1): 79-85.

[5] TANGREN J S, WAN MD ADNAN W A H, POWE C E, et al. Risk of preeclampsia and pregnancy complications in women with a history of acute kidney injury[J]. Hypertension, 2018, 72(2): 451-459.

[6] TANGREN J S, POWE C E, ANKERS E, et al. Pregnancy outcomes after clinical recovery from AKI[J]. J Am Soc Nephrol, 2017, 28(5): 1566-1574.

[7] MAHESH E, PURI S, VARMA V, et al. Pregnancy-related acute kidney injury: an analysis of 165 cases[J]. Indian J Nephrol, 2017, 27(2): 113-117.

[8] BOUCHARD J , MEHTA R L. Acute kidney injury in western countries[J]. Kidney Dis (Basel), 2016, 2(3): 103-110.

[9] KHODZHAEVA Z S, KOGAN Y A, SHMAKOV R G, et al. Clinical and pathogenetic features of early- and late-onset pre-eclampsia[J]. J Matern Fetal Neonatal Med, 2016, 29(18): 2980-2986.

[10] HALLSTENSEN R F, BERGSETH G, FOSS S, et al. Eculizumab treatment during pregnancy does not affect the complement system activity of the newborn[J]. Immunobiology, 2015, 220(4): 452-459.

[11] HILDEBRAND A M, LIU K, SHARIFF S Z, et al. Characteristics and outcomes of AKI treated with dialysis during pregnancy and the postpartum period[J]. J Am Soc Nephrol, 2015, 26(12): 3085-3091.

第四节

恶性肿瘤相关的急性肾损伤

肿瘤相关急性肾损伤(acute kidney injury, AKI)是肿瘤和肿瘤治疗过程中常见且显著的并发症之一,具有较高的发病率及病死率。一方面,部分肿瘤本身可导致 AKI;另一方面,AKI 发生后可影响手术和化疗方案的实施。此外,手术、放疗和化疗也可能引起肾功能损伤。

一、流行病学

肿瘤种类和分型多样,治疗方案不断进展更新,因此不同研究报道的肿瘤相关 AKI 发生率差异很大。总体来说,血液系统肿瘤患者的 AKI 发生率显著高于实体肿瘤患者,在 18.3% ~ 36.0% 之间,尤其是多发性骨髓瘤和急性白血病,其 AKI 发生率在 30% ~ 40%。实体瘤中,肾脏、肝脏和膀胱肿瘤的 AKI 发生率最高。

二、发病机制

肿瘤可通过多种方式损伤肾脏,包括肾脏原位肿瘤、肾脏作为肿瘤靶器官、腹腔或腹膜后肿瘤压迫导致的梗阻性肾病、肿瘤合并症以及肿瘤溶解综合征。血容量不足和药物肾毒性也是导致 AKI 的常见病因。本节主要介绍肿瘤溶解综合征、高钙血症和一些少见的原因。

(一)肿瘤溶解综合征与 AKI

肿瘤溶解综合征是最常见的肿瘤急症之一，在临床上表现为以高尿酸、高钾、高磷、低钙为主的代谢紊乱。肿瘤细胞释放钾、磷和 DNA 导致 AKI，是肿瘤溶解最严重的后果。肿瘤溶解释放磷可导致钙磷乘积增加，从而导致磷酸钙盐在肾脏异位沉积和低钙血症；释放 DNA 类核酸物质可导致嘌呤升高，导致高尿酸血症；释放炎症细胞因子直接造成肾间质小管炎性损伤。尿酸和磷酸钙盐可在肾脏沉积。高尿酸血症导致肾血管收缩，发生氧化应激。

(二)高钙血症与 AKI

高钙血症是肿瘤的常见并发症，发生率在 20% ~ 30%，尤其在肿瘤骨转移、多发性骨髓瘤、鳞状细胞肺癌和肾癌中更常见。高钙血症可直接作用于肾脏血管，或通过刺激儿茶酚胺释放使肾血管收缩，肾血流量减少；通过抑制髓袢升支的钠转运以及集合管抗利尿激素的作用，导致肾小管浓缩功能减退，造成肾前性 AKI 的发生。

(三)溶菌酶尿症

溶菌酶尿症是诱导 AKI 的罕见病，目前在急性早幼粒细胞白血病、单核细胞白血病或慢性粒 - 单核细胞白血病患者中有报道。溶菌酶是单核细胞和巨噬细胞产生的杀菌性阳离子蛋白。来自该谱系的单核细胞的克隆增殖产生大量的溶菌酶，被近端肾小管细胞重吸收后可导致近端肾小管损伤。临床表现为肾脏失钾性低钾血症、广泛的肾小管间质损害和假性肾病综合征，即显著的非白蛋白尿和正常的血清白蛋白。诊断依赖尿液和血电泳检测发现溶菌酶。

(四)细胞因子释放

血液系统恶性肿瘤治疗期间可能释放大量细胞因子，引起毛细血管渗漏，多器官功能障碍，低血压和 / 或肿瘤溶解综合征，从而导致 AKI。近年新开展的嵌合抗原受体 T 细胞免疫治疗（chimeric antigen receptor T cell therapy，CAR-T 细胞治疗）方法用于难治性白血病容易发生本病，目前尚无公认的处理方法，需要注意。

分化综合征（differentiation syndrome，DS）是一种在白血病化疗过程中可能出现的严重并发症。常见于急性早幼粒细胞白血病和某些急性髓系白血病的诱导治疗过程，其机制尚未完全明确，但普遍认为与白血病细胞在分化和成熟过程中大量释放炎症因子有关。典型临床表现包括呼吸困难、发热、外周性水肿、低血压、体重增加、胸膜 - 心包积液、肌肉骨骼疼痛、高胆红素血症和 AKI。DS 最初在使用维 A 酸治疗急性早幼粒细胞白血病的患者中被观察到，也被称为维 A 酸综合征，是一类可能威胁生命的并发症。维 A 酸或三氧化二砷可诱导早幼粒细胞成熟，大量的成熟髓系细胞可产生及释放大量炎症细胞因子。

抗原呈递增加，以及抗原呈递细胞和 T 细胞的相互作用可引起噬血细胞综合征，也可导致炎症细胞因子大量释放。典型的表现为高热、肝脾大、非特异性神经系统异常、三系细胞减少、铁蛋白升高、高甘油三酯血症和可溶性 CD25 水平升高，骨髓或其他网状内皮系统的噬血细胞增多。有研究报道，本病合并 AKI 和肾病综合征的比例分别高达 88% 和 38%，一半患者需要透析治疗。

三、诊断

(一)肿瘤人群的 AKI 标志物

肿瘤相关 AKI 的诊断标准主要仍是基于血肌酐变化。但肿瘤患者人群较特殊,且常伴有营养不良或其他合并症,因此靠常规的 AKI 诊断标准常会导致漏诊或延迟诊断。

血清胱抑素 C 是一项反映肾功能变化的新型生物学指标,它不受肌肉含量及肾小管分泌的影响,推测在非肿瘤人群中较血肌酐更适合用于 AKI 诊断。但是,肿瘤本身及化疗均可能导致胱抑素 C 升高。因此,实际上在肿瘤人群中并不适合采用胱抑素 C 作为 AKI 标志物。

除此之外,还有一些用于诊断 AKI 的新型生物学指标(见第四章第三节"急性肾损伤的生物学标志物")。需要更多的研究来探讨哪些生物标志物更适合用来诊断肿瘤患者的 AKI。

(二)根据肿瘤溶解综合征分类定义的急性肾损伤标准

根据通用的 AKI 标准,需要 7 天内至少有 2 次血肌酐结果才能判断 AKI。但对于住院的肿瘤患者,难以进行多次血肌酐检测。为了临床的可行性,评估肿瘤患者 AKI 多不严格参考标准的 7 天时限,例如 Cairo-Bishop 标准的肿瘤溶解综合征定义的 AKI 和下文介绍的 CTCAE 定义的 AKI。

肿瘤溶解综合征并无公认的诊断标准,目前使用较多的是 Cairo-Bishop 标准,该标准将 AKI 作为判断肿瘤溶解综合征的一条指标(表 9-4-1)。

表 9-4-1　根据肿瘤溶解综合征分类定义的急性肾损伤(Cairo-Bishop 标准)

项目	实验室检查判断标准[①]	临床判断标准
高尿酸血症	血尿酸 > 8mg/dl(476μmol/L)或较基线值增加 > 25%	
高钾血症	> 6mmol/L 或较基线值增加 > 25%	可能或肯定由高钾血症导致的心源性猝死
高磷血症	> 4.5mg/dl(1.46mmol/L)或较基线值增加 > 25%	
低钙血症	校正钙 < 7mg/dl(1.75mmol/L)或离子钙 < 1.12mg/dl(0.3mmol/L)	可能或肯定由低钙血症导致的心律失常、猝死、抽搐、神经肌肉功能失调、肌张力减弱或心力衰竭
急性肾损伤[②]		血肌酐增加 0.3mg/dl(26.5μmol/L)或单次值高于该年龄段的正常上限(如果无基线值)或尿量 < 0.5ml/(kg·h)×6h

注:①化疗前 3 天或化疗后 7 天满足下列至少 2 项实验室检查异常可考虑;②急性肾损伤的定义没有考虑血肌酐升高的时限。

（三）CTCAE-AKI 标准

化疗药物常见毒副作用标准（common toxicity criteria for adverse events，CTCAE）去除或扩展了 7 天内血肌酐升高的时间限制来定义 AKI。目前 CTCAE-AKI 共有 5 个版本，其中 3 个版本给出了 AKI 定义，3.0 版和 4.03 版没有规定肾功能改变的时间，5.0 版限定的血肌酐升高时限为 2 周内。根据血肌酐升高幅度和 AKI 关联的临床事件，CTCAE-AKI 共分为 4 级（表 9-4-2）。

表 9-4-2　化疗药物常见毒副作用标准定义的急性肾损伤

项目	1级	2级	3级	4级
3.0 版				
血肌酐	1.0～1.5 倍正常上限(不含 1.5 倍)	1.5～3.0 倍正常上限(不含 3.0 倍)	3.0～6.0 倍正常上限(不含 6.0 倍)	≥6.0 倍正常上限
eGFR	50%～75%(不含 50%)正常下限	25%～50% 正常(不含 25%)下限	≤25% 正常下限	慢性透析或需要肾移植
4.03 版	和基线比较,血肌酐增加 26.5μmol/L 或升至 1.5～2.0 倍(不含 2.0 倍)	和基线比较,血肌酐升至 2.0～3.0 倍(不含 3.0 倍)	和基线比较,肌酐增加 354μmol/L 或升至≥3.0 倍	威胁生命的肾脏事件或需要透析
5.0 版				
血肌酐	1.0～1.5 倍正常上限(不含 1.5 倍)	1.5～3.0 倍基线值;1.5～3.0 倍正常上限(不含 3.0 倍)	>3.0 倍基线值;3.0～6.0 倍正常上限(不含 6.0 倍)	≥6.0 倍正常上限
AKI	未提及	未提及	2 周内需要住院的 AKI	2 周内威胁生命的肾脏事件或需要透析的 AKI

注：AKI，急性肾损伤；eGFR，估算的肾小球滤过率。

四、多发性骨髓瘤与急性肾损伤

血液系统肿瘤患者是发生 AKI 的高危人群。肿瘤细胞浸润肾脏组织导致肾小管阻塞、微循环障碍,最终发生 AKI。多发性骨髓瘤是血液系统肿瘤中较为常见的一种恶性疾病,20%～50% 的多发性骨髓瘤患者可伴有 AKI 或慢性肾脏病（chronic kidney disease，CKD）。

（一）多发性骨髓瘤发生 AKI 的机制

正常情况下原尿中有少量游离轻链（free light chain，FLC）。近端肾小管的 cublin 和 megalin 受体可正常内吞并降解 FLC。当 FLC 克隆性大量增加,超过近端肾小管的处理能力时,进入远端肾小管的 FLC 浓度增加。FLC 经近端肾小管内吞后,可干扰葡萄糖、氨基酸或磷的转运;被内吞的 FLC 激活细胞氧化应激,释放炎症介质,并促进肾小管上皮细胞向成纤维细胞转分化。严重的近端肾小管损伤甚至可引起肾小管上皮细胞坏死。

FLC进入远端小管可形成管型堵塞肾小管,导致管型肾病。在髓袢之前并没有观察到管型,因此推测FLC和Tamm-Horsfall蛋白形成了更大的蛋白管型堵塞远端肾小管。

随着肾功能减退,血清单克隆轻链水平进一步升高,滤过到原尿的FLC浓度更高,进一步加重损伤。

另外,由于多发性骨髓瘤的骨破坏,骨钙释放导致的高钙血症也是AKI的危险因素。

(二)防治多发性骨髓瘤AKI的要点

尿液中高浓度FLC是导致AKI最重要的原因。尿FLC排泄正常者仅2%发生肾损伤,但排泄显著增加者50%合并肾损伤。清除FLC是最重要的治疗环节。此前常通过血浆置换去除,近年来高通量血液透析或超高通量透析膜的高截留量血液透析成为新的疗法。后者透析膜的孔径为8～10nm,是高通量血液透析透析膜孔径(3～6nm)的2～3倍,理论上更具优势。但是在Ⅱ期临床研究中,其效果未能优于高通量透析。

大剂量地塞米松能快速抑制浆细胞产生FLC。对于敏感的病例,大剂量地塞米松2周内可使FLC浓度下降至基线的1%,在化疗的准备和犹豫阶段,可优先使用。

抑制FLC和Tamm-Horsfall蛋白形成大的蛋白管型是未来的治疗方向之一。两者结合的机制复杂,尽管已经确认其结合位点,但目前临床尚无可用的药物。

五、抗肿瘤药物与急性肾损伤

目前常用的抗肿瘤药物包括传统化疗药物(例如烷化剂、抗代谢药物和抗肿瘤抗生素等)、靶向药物、新型免疫疗法药物和免疫检查点抑制剂。不同种类的药物导致AKI的发生机制也各不相同。

六、恶性肿瘤相关的急性肾损伤防治

肿瘤相关AKI的治疗关键在于早期诊断并明确病因,根据危险因素及病因针对性地进行防治,在上文中已分别提及。全面评估肿瘤相关AKI的病因、医源性机制、药源性机制,根据发病机制制定有效的预防及治疗方案,对降低AKI的发生率和改善肿瘤患者预后十分关键。对于病情严重的AKI患者开始肾脏替代治疗的时机,需要考虑以下因素:AKI是否可逆、肿瘤类型及其预后、患者发生AKI前的生活质量及患者本人的意愿等,尽可能改善患者的预后。

(一)预防肿瘤溶解综合征

早期识别疾病有助于早期治疗,减轻病情。出现下列情况须考虑为肿瘤溶解综合征的高危人群(表9-4-3)。值得注意的是,近年来,伊布替尼以及Bcl-2抑制剂等新一代高效抗肿瘤药物的广泛应用,增加了肿瘤溶解综合征的发生率。

静脉补液保持足够的肾小球滤过率和高尿流率,可以快速有效地清除尿酸、尿钾和尿磷,是肿瘤溶解综合征最经济的基础预防措施。

建议高风险患者预防性使用黄嘌呤氧化酶抑制剂,如别嘌醇或非布司他,阻断尿酸产生等,肾功能不全时需减量。别嘌醇不能耐受时,可考虑非布司他作为替代药物。黄嘌呤氧化酶抑制剂阻断尿酸形成的同时会增加肾脏排泄尿酸前体次黄嘌呤和黄嘌呤。次黄嘌呤可溶，但黄嘌呤在尿中比尿酸更难溶解。别嘌醇治疗可能增加黄嘌呤肾病和结石风险。此外，使用黄嘌呤氧化酶抑制剂还需要考虑别嘌醇过敏和药物间相互作用，以及非布司他的心血管风险。

表 9-4-3　肿瘤溶解综合征的危险因素

肿瘤相关的因素	患者相关的因素
急性淋巴细胞白血病 / 淋巴母细胞白血病（白细胞 > 100×10^9/L）	老年
急性髓系白血病（白细胞 > 50×10^9/L）	肾小球滤过率降低
Burkitt 淋巴瘤或弥漫大 B 细胞淋巴瘤	脱水或容量不足
巨大肿瘤	基线高尿酸血症
乳酸脱氢酶 > 1 500IU	脾大
对化疗敏感的肿瘤	中枢神经系统或肾脏被肿瘤侵及
骨髓明显受累	纵隔肿瘤

　　尿酸氧化酶催化尿酸氧化为尿囊素和过氧化氢。尿囊素溶解度为尿酸的 5 ~ 10 倍，容易排泄。大多数哺乳动物体内可合成内源性尿酸氧化酶，但人体缺乏这种酶。利用黄曲霉培养液纯化获得的重组尿酸氧化酶，例如拉布立海，可直接分解尿酸，降尿酸疗效更明显。拉布立海的副作用较少，但需要注意其代谢产物有过氧化氢，葡萄糖 -6- 磷酸脱氢酶缺乏者可能增加溶血风险。英国血液学标准委员会（British Committee for Standards in Haematology，BCSH）和美国国立综合癌症网络（National Comprehensive Cancer Network，NCCN）的指南推荐肿瘤溶解综合征高危人群预防性使用拉布立海，包括成人和儿童。对于已发生过肿瘤溶解综合征者，BCSH 推荐使用拉布立海预防而不使用别嘌醇。NCCN 指南推荐需要立即开始治疗的大体积肿瘤、无法进行充分水化和发生 AKI 的患者使用拉布立海；强烈推荐血尿酸水平 > 480μmol/L、肾功能不全或乳酸脱氢酶 > 2 倍正常值上限的急性淋巴细胞白血病患儿使用拉布立海。

　　紧急情况下，在水化及降尿酸治疗基础上，可以使用肾脏替代治疗，以快速纠正电解质及代谢紊乱，改善患者近期预后。

（二）治疗高钙血症

　　高钙血症的持续时间可能会影响患者 AKI 的发生及肾功能的恢复，快速降低血钙水平可有效预防 AKI 发生并改善患者预后。

　　恶性肿瘤高钙血症危象往往发生在肿瘤晚期合并肾衰竭或心力衰竭的患者。由于高尿钙继发多尿、恶心呕吐，导致容量不足，静脉补液快速纠正脱水是首要治疗。过去习惯采用呋塞米等袢利尿剂促进尿钙排泄，但并未观察到预后改善，且容易导致水电解质紊乱，近年已逐渐少用。噻嗪类药物可能减少尿钙排泄,尽可能避免使用。紧急情况下,使用低钙透析液进行血液透析或低钙置换液进行血液滤过可快速改善高钙血症,尤其是合并心力衰竭者。

降钙素起效快,但作用较弱且维持时间短,常在 48 小时内发生药物抵抗,可作为初始水化的辅助治疗。用法为每 12 小时按 4 ~ 8U/kg 肌内注射或皮下注射。

静脉使用大剂量双膦酸盐可使破骨细胞失活,快速降低血钙,常用的包括帕米膦酸盐(60 ~ 90mg 在 2 ~ 6 小时内静脉滴注)和唑来膦酸(15 ~ 30 分钟内静脉注射 4mg),后者起效更快、作用更强。这两种双膦酸盐都具有潜在的肾损伤风险,需在液体复苏成功以后使用。帕米膦酸盐和局灶性节段性肾小球硬化有关,唑来膦酸可以导致急性肾小管坏死,对于 AKI 患者而言,帕米膦酸盐更安全。注意口服常用的双膦酸盐并不足以快速失活破骨细胞,不适用于高钙血症危象的抢救。

地舒单抗(denosumab)特异性靶向核因子 κB 受体活化因子配体,可抑制破骨细胞活化,是目前治疗癌症相关高钙血症的新药。地舒单抗的肾脏不良反应低,可用于肾功能不全患者。地舒单抗的不良反应包括下颌骨坏死,用药前和用药期间应检查口腔,避免有创牙科操作。地舒单抗可能导致低钙血症和低磷血症,使用过程需监测血钙和血磷水平。

(陈源汉 毛慧娟 邢昌赢)

参考文献

[1] SPRANGERS B, LEAF D E, PORTA C, et al. Diagnosis and management of immune checkpoint inhibitor-associated acute kidney injury[J]. Nat Rev Nephrol, 2022, 18(12): 794-805.

[2] FILLON M. Serious kidney injuries may be related to cancer therapies[J]. CA Cancer J Clin, 2020, 70(1): 5-6.

[3] MALYSZKO J, TESAROVA P, CAPASSO G, et al. The link between kidney disease and cancer: complications and treatment[J]. Lancet, 2020, 396(10246): 277-287.

[4] DUMOULIN D W, VISSER S, CORNELISSEN R, et al. Renal toxicity from pemetrexed and pembrolizumab in the era of combination therapy in patients with metastatic nonsquamous cell NSCLC[J]. J Thorac Oncol, 2020, 15(9): 1472-1483.

[5] ZAGZAG J, HU M I, FISHER S B, et al. Hypercalcemia and cancer: differential diagnosis and treatment[J]. CA Cancer J Clin, 2018, 68(5): 377-386.

[6] LAMEIRE N, VANHOLDER R, VAN BIESEN W, et al. Acute kidney injury in critically ill cancer patients: an update[J]. Crit Care, 2016, 20(1): 209.

[7] GANGULI A, SAWINSKI D, BERNS J S. Kidney diseases associated with haematological cancers[J]. Nat Rev Nephrol, 2015, 11(8): 478-490.

[8] HOWARD S C, JONES D P, PUI C H. The tumor lysis syndrome[J]. N Engl J Med, 2011, 364(19): 1844-1854.

第五节

造血干细胞移植术后急性肾损伤

造血干细胞移植（hematopoietic stem cell transplantation，HSCT）指接受超大剂量放疗或化疗（通常是致死剂量的放化疗），联合或不联合免疫抑制药物以清除体内的肿瘤细胞、异常克隆细胞后，回输自体或异体的造血干细胞，重建正常造血和免疫功能的一种治疗手段。根据不同标准，可细分为不同的类型（表 9-5-1）。同种异体 HSCT 的细胞来源是相对的或者无关的供体，需要联合大剂量免疫抑制剂（通常含钙调磷酸酶抑制剂）来预防移植物抗宿主病（graft versus host disease，GVHD），大剂量钙调磷酸酶抑制剂有肾毒性。另外，清髓性预处理也会使用免疫抑制剂，肾毒性最强。

表 9-5-1　造血干细胞移植的分类

分类依据	分类
干细胞或祖细胞的来源	骨髓、外周血或者脐带血
干细胞捐赠者的类型	自体干细胞移植（患者自身）、同种异体干细胞移植（相对的或者无关的供体，需要预防移植物抗宿主病）以及同系干细胞移植（同卵双生供体）
预处理方案	清髓性、非清髓性和低强度的预处理

一、流行病学

近年来，HSCT 被广泛应用于各种血液系统恶性肿瘤（多发性骨髓瘤、白血病、淋巴瘤等）和部分非恶性疾病（再生障碍性贫血、地中海贫血、镰状细胞贫血等）的治疗。每年全世界大约 50 000 例患者接受造血干细胞移植。截至 2016 年，我国登记在册接受 HSCT 的患者超过 21 000 例。急性肾损伤（acute kidney injury，AKI）是 HSCT 术后常见并发症之一。HSCT-AKI 指移植术后 100 天内发生的 AKI，其 AKI 的诊断标准与普通 AKI 相同。

HSCT-AKI 的报道发生率为 20% ~ 73%，发生时间中位数为 HSCT 术后 31 ~ 33 天。在一项研究中，272 例清髓性 HSCT 患者（异基因移植占 89%，自体移植占 11%）中，AKI（定义为血肌酐基线值的两倍）发生率高达 53%。与非清髓组相比，清髓性组的 AKI 发病风险高 4.8 倍。随着移植技术的不断完善，HSCT 的临床应用日趋成熟，HSCT-AKI 的发病率有下降趋势，这可能和低剂量清髓疗法和肝窦阻塞综合征发生减少有关。另外，抗感染手段的进步和严重 GVHD 发生率的降低，都有助于控制 HSCT-AKI 的发生。

总体而言，约有 5% 的 HSCT-AKI 患者需要接受急诊肾脏替代治疗，多数临床危害轻微，但严重者可导致慢性肾衰竭和病死率增加。与非清髓治疗相比,清髓性同种异体移植发生 AKI 的患者约有一半需要接受急诊透析治疗。HSCT-AKI 可向慢性化发展,45% 的 HSCT-AKI 在 5 年内进展到慢性肾脏病,其中 17% 最后进展为终末期肾病,需要长期接受肾脏替代治疗。HSCT-AKI 也增加死亡风险,死亡风险随着肾脏功能的恶化程度而升高。无论哪种移植类型,需要紧急透析的 AKI 病死率均超过 80%。根据一项清髓性异基因 HSCT 的荟萃分析报告,AKI 患者死亡风险增至 2 倍,透析依赖的 AKI 死亡风险增至 7 倍。

二、发病机制和危险因素

有多种因素可导致 HSCT 后肾脏损伤,包括化疗、放疗、脓毒血症、肾毒性药物、骨髓输注综合征、肝窦阻塞综合征、血栓性微血管病、感染以及 GVHD 等。其病理生理学机制复杂,包括血管异常(高血压、血栓性微血管病)、肾小球异常(蛋白尿、肾小球病变)或肾小管间质损害。

(一)感染和脓毒血症

免疫功能低下的移植者可能会发生感染,导致脓毒血症并发 AKI。脓毒血症诱导的 AKI 发生于全身性血管扩张、低血压和肾脏低灌注、细胞因子相关的肾小管间质损伤以及肾脏内皮功能障碍伴毛细血管血栓形成。肾毒性药物,例如氨基糖苷类抗生素和万古霉素(通常与哌拉西林 - 他唑巴坦合用)可能会加重脓毒血症相关性 AKI。

泌尿生殖系统内的 BK 病毒重新激活可引起肾小管间质性肾炎和出血性膀胱炎。腺病毒感染可能会引起膀胱炎和急性肾小管间质疾病,尤其是在接受异体移植的患者中。

(二)肿瘤溶解综合征和细胞因子释放

因为血液系统肿瘤细胞通常会在移植时被消除,理论上 HSCT 后罕见肿瘤溶解综合征。符合该病特点的患者发生 HSCT-AKI 多由于细胞因子大量释放导致肾脏损害,大量晶体在肾小管管腔内形成诱发肾小管损伤(高尿酸血症和高磷酸盐血症),以及与晶体无关的尿酸相关的肾脏毒性(参考第九章第四节"恶性肿瘤相关的急性肾损伤")。

(三)肾毒性药物

抗生素是常见的肾毒性药物,可导致急性间质性肾炎。氨基糖苷类可能会在高危患者中引起 AKI。潜在的慢性肾脏病、营养不良、肝脏疾病、接触其他肾毒性物质、多次或长期氨基糖苷类药物暴露增加了 HSCT-AKI 风险。AKI 通常发生在使用药物 7 ~ 10 天后,但是亚临床状态的肾小管损伤的发生时间通常更早。磺胺类药物、环丙沙星和阿昔洛韦可能在肾小管形成结晶引起 AKI,尤其是在脓毒血症和低血容量的情况下。酸性尿液增加了磺胺类药物晶体在肾小管内沉积,而碱性尿液增加了环丙沙星的沉积。抗真菌药两性霉素 B 可通过收缩肾脏血管和直接破坏肾小管细胞膜导致 AKI。脂质体制剂的两性霉素 B 的肾毒性相对较小,但大剂量使用仍有导致 AKI 的风险。

钙调磷酸酶抑制剂用于预防同种异体移植的 GVHD。这类药物通过激活肾素 - 血管紧张素 - 醛固酮系统促进肾小动脉血管收缩,并增加氧化应激,引起肾脏血管内皮损伤,并可能诱发血栓性微血管病。既往推测这类药物的使用是导致 HSCT 后 AKI 的主要原因。但是,环孢素 A 的剂量或血药浓度都与 HSCT-AKI 发生无关。因此，该药对 HSCT-AKI 的作用还有待进一步验证。抑制肾素 - 血管紧张素 - 醛固酮系统可能有助于预防钙调磷酸酶抑制剂的肾毒性。

(四)骨髓输注综合征

采集的干细胞在移植前需要各种冷冻保护剂(如二甲基亚砜)保存,冻存过程会引起红细胞的部分破坏。输注移植物过程中破坏的红细胞可能在移植后 24 ~ 48 小时内引起患者发热、呕吐和血压波动,以及血红蛋白沉积性肾损伤。AKI 是肾脏血管收缩,血红蛋白直接的细胞毒性和肾小管内血红蛋白管型形成所致。

(五)肝窦阻塞综合征

肝窦梗阻是由肝窦内皮细胞和肝细胞的损伤引起的,可导致肝小静脉收缩和肝窦的纤维化;细胞因子的释放和谷胱甘肽耗竭也可能引起肝细胞坏死和纤维化。移植前的细胞诱导疗法(白消安、环磷酰胺和 / 或全身照射)被认为是诱发因素,移植前治疗急性髓系白血病和急性淋巴细胞白血病的新药吉妥珠单抗和奥加伊妥珠单抗也可以导致肝窦阻塞综合征。肝窦阻塞综合征发生在移植后的 30 天内,同种异体移植治疗后相对更为常见,发生率为2% ~ 31%。本病临床表现与肝肾综合征类似,表现为黄疸,肝大、疼痛和体液潴留。患者通常存在利尿剂抵抗,自发恢复很少,尤其是在需要接受血液透析的患者中,病死率接近 80%。

(六)急性血栓性微血管病

血栓性微血管病(thrombotic microangiopathy, TMA)是一种病理学改变,特征为内皮细胞肿胀、毛细血管腔闭塞和小动脉内纤维蛋白血栓形成。血栓形成过程中产生破碎的红细胞、肾小球毛细血管和小动脉脉管系统内膜增厚,可导致 AKI。HSCT 的并发症、GVHD、感染或药物毒性是否可以直接引起 TMA 还不十分清楚。

三、防治策略

(一)一般预防措施

严格控制体液平衡是预防 HSCT-AKI 的关键,并尽可能避免使用肾毒性药物和放射对比剂。可能降低 AKI 风险的其他措施包括:①使用不含钙调磷酸酶抑制剂的药物方案预防GVHD。有研究发现,移植后使用环磷酰胺的方案与基于钙调磷酸酶抑制剂的方案相比较,干细胞移植术后 AKI 的发生率下降 25%。②在了解患者特定因素(例如药物水平和确定参与药物代谢的基因多态性)的基础上,采用更具个性化的给药方案。例如,测量环磷酰胺代谢产物、环孢素浓度,调整药物剂量。

全面的隐匿性感染评估,并应进行尿液分析和肾脏超声检查。尽量停用肾毒性药物,并根据肾功能的变化调整用药剂量,尽快治疗感染。

高度警惕 TMA 和肝窦阻塞综合征,这两个并发症虽然少见,但威胁患者生命。目前,尚无针对 HSCT-AKI 肾脏活检的指南,建议出现以下情况考虑进行活检:病因不明的 AKI;肾功能延迟恢复的 AKI;肾病范围蛋白尿的 AKI。但由于许多移植后患者均存在血小板减少症,应谨慎进行活检。

（二）骨髓输注综合征

本病的致病机制是血液中的游离血红蛋白进入肾小管导致血红蛋白管型肾病,可给予碱化尿液和加强利尿,增加尿中血红蛋白的排泄,以减少游离血红蛋白相关的肾毒性。早期静脉使用糖皮质激素也可以成功治疗骨髓输注综合征。

（三）肝窦阻塞综合征

对症支持治疗的原则类似肝肾综合征,应严格限制液体入量和钠的摄入。静脉联合使用白蛋白与特利加压素对部分患者有效。

去纤苷（defitelio,defibrotide sodium）是一种源自猪 DNA 的寡脱氧核糖核苷酸混合物,是美国食品药品监督管理局（Food and Drug Administration,FDA）首个批准用于治疗 HSCT 后肝窦阻塞综合征的药物,可用于肾或肺功能失调的成年和儿童患者。该药的具体机制尚不清楚。在体外,该药可增强纤溶酶水解纤维蛋白凝块的酶活性,也可改善人微血管内皮细胞的纤溶系统,降低内皮细胞活化,增加纤维蛋白溶解,可保护内皮细胞免受化疗、肿瘤坏死因子 -α、血清饥饿和灌注所致的损伤。

（四）急性血栓性微血管病

发生急性 TMA 后最重要的处理是停用钙调磷酸酶抑制剂。

一些研究报道利妥昔单抗、重组血栓调节蛋白、去纤苷以及普伐他汀联合利马前列素（前列腺素 E_1 类似物）可能有效,但目前尚不清楚它们的确切作用。对于证实补体参与的TMA 患者,有证据证明使用依库珠单抗能够改善生存。值得注意的是,其所需剂量高于非典型溶血性尿毒综合征。其他可能显示出希望的疗法包括重组 C5 抑制剂（coversin）以及靶向甘露聚糖结合凝集素相关丝氨酸蛋白酶的单克隆抗体 OMS721。这些新药的疗效和安全性还有待更多的临床研究进行探索。

HSCT 是治疗多种血液系统肿瘤的方法,治疗过程中需要高度关注 AKI 的发生。一方面,AKI 会限制 HSCT,例如限制 HSCT 用药。另一方面,AKI 和远期肾衰竭及死亡等不良预后相关。有必要及早识别、预防和及时治疗。

（陶一鸣　陈源汉）

参考文献

[1]　MIYATA M, ICHIKAWA K, MATSUKI E, et al. Recent advances of acute kidney injury in hematopoietic cell transplantation[J]. Front Immunol, 2022, 12: 779881.

[2]　KANDURI S R, CHEUNGPASITPORN W, THONGPRAYOON C, et al. Incidence and mortality of acute kidney injury in patients undergoing hematopoietic stem cell transplantation: a systematic review and meta-analysis[J]. QJM, 2020, 113(9): 621-632.

[3]　AMIN R, HE R, GUPTA D, et al. The kidney injury caused by the onset of acute graft-versus-host disease is associated with down-regulation of αKlotho[J]. Int Immunopharmacol, 2020, 78: 106042.

[4]　MII A, SHIMIZU A, YAMAGUCHI H, et al. Renal complications after hematopoietic stem cell transplantation: role of graft-versus-host disease in renal thrombotic microangiopathy[J]. J Nippon Med

Sch, 2020, 87(1): 7-12.

[5]　RENAGHAN A D, JAIMES E A, MALYSZKO J, et al. Acute kidney injury and CKD associated with hematopoietic stem cell transplantation[J]. Clin J Am Soc Nephrol, 2020, 15(2): 289-297.

[6]　LIU Y, XU L P, ZHANG X H, et al. Acute kidney injury following haplo stem cell transplantation: incidence, risk factors and outcome[J]. Bone Marrow Transplant, 2018, 53(4): 483-486.

[7]　POSTALCIOGLU M, KIM H T, OBUT F, et al. Impact of thrombotic microangiopathy on renal outcomes and survival after hematopoietic stem cell transplantation[J]. Biol Blood Marrow Transplant, 2018, 24(11): 2344-2353.

[8]　ROSNER M H, PERAZELLA M A. Acute kidney injury in patients with cancer[J]. N Engl J Med, 2017, 376(18): 1770-1781.

[9]　HINGORANI S. Renal complications of hematopoietic-cell transplantation[J]. N Engl J Med, 2016, 374(23): 2256-2267.

[10]　BRINKERHOFF B T, HOUGHTON D C, TROXELL M L. Renal pathology in hematopoietic cell transplant recipients: a contemporary biopsy, nephrectomy, and autopsy series[J]. Mod Pathol, 2016, 29(6): 637-652.

[11]　GANGULI A, SAWINSKI D, BERNS J S. Kidney diseases associated with haematological cancers[J]. Nat Rev Nephrol, 2015, 11(8): 478-490.

第十章

急性肾损伤的管理现况和展望

2015 年国际肾脏病学会（International Society of Nephrology，ISN）提出 "0 by 25" 计划，其目标是在 2025 年前在全球范围内 "消除因不恰当的 AKI 诊疗导致的死亡"。在这一建设目标指引下，全球肾脏病学界进行了大量的工作，尤其是针对贫困国家和地区，其中较为有名的是 "0 by 25-Snapshot 研究"。该研究通过前瞻性调查，研究了全球急性肾损伤（acute kidney injury，AKI）的诊疗现况。这些数据描绘了全球 AKI 的现况，尤其是非洲等欠发达地区的流行病学资料，对全面认识 AKI 全球流行情况弥足珍贵。目前，AKI 综合管理还缺乏突破性进展。

2015 年 *The Lancet* 和 *Clinical Journal of the American Society of Nephrology* 上分别发表了我国北京大学第一医院和南方医科大学南方医院组织的两项大型流行病学调查，这两项研究从宏观上描绘了我国 AKI 的基本流行病学特征。但是，由于数据标准和质量的差异，我国报道的 AKI 检出率和诊断率极低，与发达国家和地区的差异非常明显。由于这些限制，我国目前对 AKI 研究的主要贡献还主要集中在流行病学领域，还没有在大数据分析的基础上挖掘出对防控 AKI 具有指导意义的临床点。另外，我国的 AKI 管理水平还相当薄弱。根据我们组织的一项多中心调查，我国医务人员对 AKI 相关知识的掌握度不高，临床工作中 AKI 的专科会诊及转诊意识还不充分。因此，我国的 AKI 管理水平亟待提高。

一、诊断

AKI 诊断依靠血肌酐和尿量改变。由于尿量难以获取，因此血肌酐在短期内快速增加是判断监护室外 AKI 的主要指标。在临床工作中，单纯依靠血肌酐升高诊断 AKI 还有一定局限性，因此还需要综合 AKI 危险因素来辅助判断。在临床工作中，由于没有使用表格式病历，这些资料收集困难。因此，在回顾性的流行病学调查中，往往缺失危险因素数据，导致 AKI 检出率过低。一个典型的例子是我国 22 个省的大型回顾性流行病学调查研究，该研究中血肌酐结果符合 AKI 标准的患者有 7%，但结合人工判断危险因素，最终仅有 0.99% 的患者可诊断为 AKI。我们建议各单位或区域建立 AKI 数据标准，数据格式推荐参考 "0 by 25-Snapshot" 调查表并结合单位的真实情况进行调整，数据录入为结构化的电子化数据，便于后期分析管理及数据交互。这些数据既可作为前瞻性科研数据，又可用于临床诊断。鉴于回顾性临床资料中的缺失数据太多，我们仅推荐血肌酐标准用于回顾性数据的 AKI 判断。

二、新型生物学标志物

生物学标志物研究是近十年 AKI 的热点领域。由于儿童心脏手术后 AKI 发生率高，合并疾病和其他混杂因素少，是研究生物学标志物的理想人体模型。很多生物学标志物都是从儿童心脏手术开始验证，逐渐推广到其他病种和成人。研究最早和最广泛的是尿肾损伤分子（kidney injury molecule，KIM-1）、尿中性粒细胞明胶酶相关脂质运载蛋白（neutrophil gelatinaseassociated lipocalin，NGAL）和血胱抑素 C 等，前两种为肾小管损伤标志物，最后一种为肾小球损伤标志物。最初的研究集中在和 AKI 的相关性探索，后来逐渐认识到其临床实用性，开始研究反映 AKI 预后以及临床治疗（如肾脏替代治疗）相关的标志物。近年来，已经有一些研究用标志物替代血肌酐作为判读 AKI 的标准,例如尿 NGAL。传统的标志物主要为蛋白质或肽类物质,主要通过抗体识别这些分子,代表性的检测手段为酶联免疫吸附试验(ELISA)。

值得注意的是,发展至今,只有少数标志物被认证可应用于临床(图 10-0-1)。临床选用这些标志物时,要充分了解这些标志物的适用性。

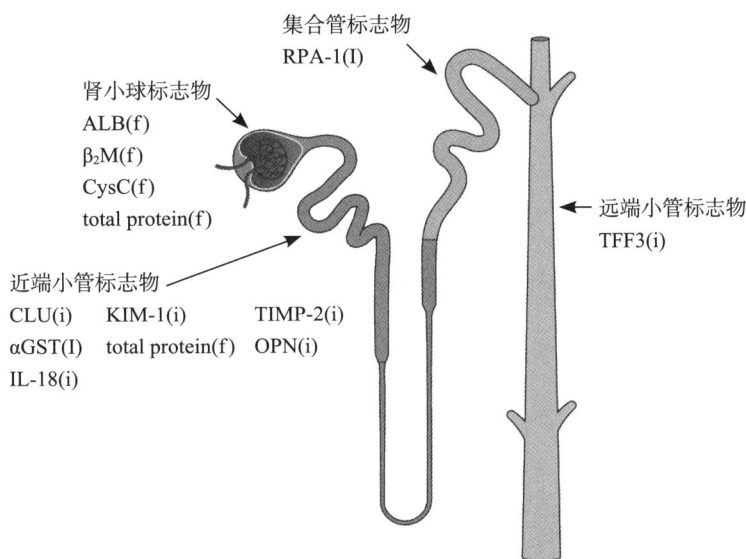

图 10-0-1　被认证的 7 种肾脏损伤标志物(见文末彩图)

注:美国食品药品监督管理局和欧洲药品管理局共认证了 7 种标志物可用于临床判断肾脏毒性,分别为:总蛋白(total protein)、白蛋白(ALB)、β₂- 微球蛋白(β₂M);胱抑素 C(Cys C)、肾脏损伤分子 -1(KIM-1)、簇集蛋白(CLU)和三叶因子 3(TFF3)。这些分子分别代表功能性(f,functional)、滤过性(1,leakage)、损伤或炎症(i,injury or inflammation)。RPA-1,复制蛋白 A-1;TIMP-2,组织金属蛋白酶抑制物 -2;αGST,α- 谷胱甘肽 S- 转移酶;OPN,骨桥蛋白;*IL-18*,白细胞介素 -18。

近年随着 microRNA 检测技术的改进,临床也开始将一些 microRNA 作为标志物。随着组学技术发展,可以预期未来 microRNA 测序等个体化医疗技术将进入 AKI 精准诊疗领域。

由于单一标志物提供的信息有限,近年也有学者提出了联合标志物的概念,采用多个标志物或者组合的标志物芯片从多个维度来全面评估肾脏损伤和修复程度。但是,这些方案的费用高昂,成本问题尚未解决。可以预期在相当长时期内,这种诊断模式还较难进入临床使用。

我国还缺乏原创的 AKI 生物学标志物,近年的研究主要是验证国外发现的标志物或探索标志物新的检验范围。这些科研成果难以在国际上占领学术制高点。另一方面,AKI 生物学标志物研发的成本高昂且费时,只适合在高水平"产学研"的科研机构开展,而并不适合普通科研团队进行。

三、电子辅助诊断

AKI 漏诊是全球的共同问题,也是"0 by 25"计划要解决的首要任务。尽管血肌酐是判断 AKI 的主要指标,但需要结合既往的血肌酐值进行计算,因此,部分医院研发了 AKI 电子预警(electronic alert)系统。该系统在检验系统报告血肌酐结果时,自动比对历史血肌酐结果,达到 AKI 标准时发送提醒弹窗。但是,尽管该系统可以提高临床诊断率,但早期的随机对照试验结果发现并不能如预期般减少临床事件。笔者单位也使用了该系统,结果与其相似。为了探究该系统没有给临床带来显著获益的原因,我们对医师的 AKI 认知度和工作条件进行了研究。我们对 30 个省级行政区内 1 289 位医师进行了匿名的问卷调查,结果显示级别越高的医院内医师对 AKI 的认知度越高,但医师对 AKI 的总体认知度仍然较低(图 10-0-2)。这提示电子预警系统的有效性需要建立在必要的认知度基础上。因此,加强培训和强化临床综合管理水平才能全面发挥智能化管理效能。在最近完成的另外一项电子预警系统的临床研究中,研究者将预警系统和肾脏会诊系统整合起来,不但提高了 AKI 诊断率,还显著提高了肾内科会诊率。通过和使用电子预警系统以前的历史数据进行对比,电子化管理显著改变了医师的医疗行为,改善了 AKI 恢复情况。

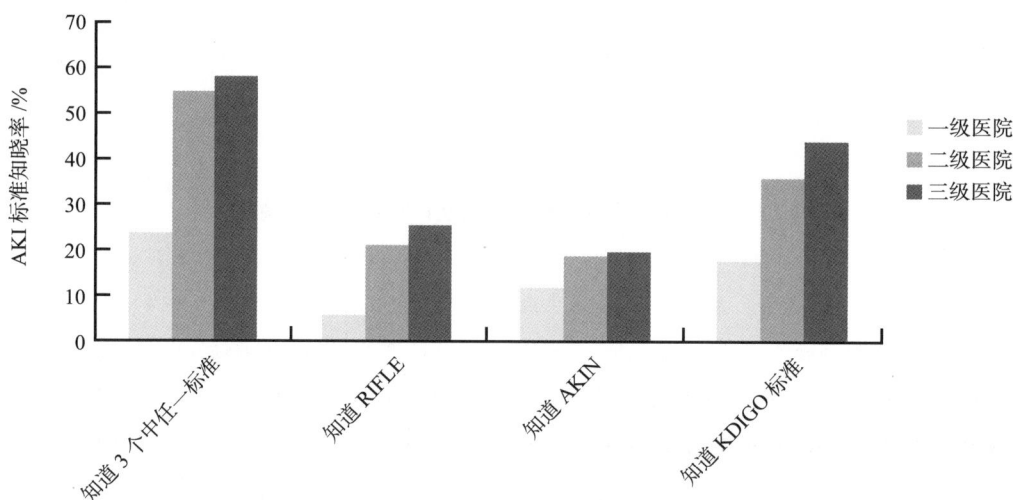

图 10-0-2　不同级别医院医师对 AKI 标准的了解程度(见文末彩图)

注:AKIN,急性肾损伤网络;KDIGO,改善全球肾脏病预后组织;RIFLE,风险、损伤、失败、肾功能丧失、终末期肾病。

四、人工智能预警

除了借助生物学标志物,利用临床数据构建的 AKI 预测模型是另外一种辅助判断 AKI 的工具。既往的预测模型主要基于传统的统计学方法建模,例如预测心脏手术后 AKI 的 Cleveland 评分系统。近年的医学数据已经普遍电子化,进入了海量大数据时代。大量的医学数据具有时间序列特征,很多数据以非结构化的形式存在,传统方法难以处理,尤其是患者住院期间,AKI 风险随着诊疗活动处于动态变化过程。因此,机器学习及深度机器学习等人工智能方法近年开始应用于疾病预测领域。2019 年 DeepMind 团队利用深度机器学习研发了可动态预测住院人群 AKI 风险的模型,显示了很高的预测价值。

目前,人工智能技术预测 AKI 还存在一些不足。一是研究的数据主要来源于回顾性数据库,不可避免地存在数据缺失问题;同时,回顾性数据缺乏判断 AKI 的"金标准"。二是建模变量选择和模型实用性问题。如果建模变量多,很多临床模式下缺乏这些数据,该模型难以进行有效预测;相反,如果建模变量少,其预测准确性又会下降。此外,DeepMind 团队等构建模型利用的是国外高度成熟的标准电子健康记录数据库,该数据库中的较多电子信息在国内的医疗数据库中以非结构化数据形式存在,无法获取或使用。因此,这些模型并不适用于我国的医疗信息化建设现况。

五、加强基层管理的重要性

基层医院是我国占比最高的医疗机构。我国幅员辽阔,发展不平衡,一些地区的基层医疗条件仍然非常落后。如何规范基层 AKI 诊疗是全面提升我国 AKI 管理质量最关键的环节。

一方面,医学信息相对闭塞、再教育资源缺乏以及医疗投入不均衡,导致这些基层单位与高水平医疗脱节。另一方面,由于开展科研困难,这些区域往往被"科研遗忘"。例如上文提及的我国两项大型 AKI 流行病学调查,均在教学医院或地区中心医院开展。因此,基层医院的 AKI 现况和特征并没有被充分阐明。为了解决这一问题,2016 年底南方医科大学附属广东省人民医院牵头启动的中国 AKI 协作组研究(China collaborative study on AKI,CCS-AKI)纳入了 5 家贫困地区基层医院的电子数据。初步分析结果证实,规范化诊疗能显著提高基层 AKI 诊疗水平。

因此,有必要根据基层单位的特点在政府层面宏观制定管理措施。我们建议大力推动基层培训,在政策上鼓励适宜推广的 AKI 技术下沉。

六、展望

提高 AKI 诊断率和临床管理效率仍然是首要任务。就我国目前的临床管理和科研水平而言,单纯调查发病率的流行病学研究已经没有额外的临床价值。现在国内已经有多个 AKI 相关的大数据库,研究者应该充分利用这些基础开展大数据挖掘,深入探索我国的 AKI 临床特点。在这些基础上,一方面通过培训向临床医师普及 AKI 知识,尤其是针对基层地区和医院;另一方面提升基层单位 AKI 管理水平。应该充分掌握因地制宜的原则,这些地区并不适合开展 AKI 新型生物学标志物的科研及临床。

相较于新型生物学标志物的研发及应用,通过信息化手段加强 AKI 管理是更值得在我国推广的方法。信息化建设是我国的优势,是医学界最可能实现弯道超车的领域。甚至一些基层医院已经开始智能化建设,这些医院可以适当开展辅助 AKI 诊断的信息化管理。医院的信息部门和医疗管理职能处室应该共同参与到医院 AKI 管理中,将其纳入医疗质控管理体系。我们也呼吁医疗保险和健康管理部门重视 AKI 对人类健康的重要影响,将 AKI 诊疗纳入医疗报销和健康管理质量体系,在政策上督促医院提高 AKI 管理水平。未来,理想的 AKI 综合管理平台应该是融合了新型生物学标志物、药品、检验、影像、护理和手术信息的 AKI 风险预警系统,并能与处方系统和医疗质量系统实现数据交互。

综上所述,我们期待国内高水平科研团队成功研发中国原创性的 AKI 生物标志物。肾脏病专家应该高度重视基层 AKI 建设。智能化管理 AKI 的临床花费少,在各级医院都可以实施。期待同道们共同努力,共同推动各级医院的 AKI 信息化建设。

(陈源汉)

参考文献

[1] TOMAŠEV N, GLOROT X, RAE J W, et al. A clinically applicable approach to continuous prediction of future acute kidney injury[J]. Nature, 2019, 572(7767): 116-119.

[2] LEDEGANCK K J, GIELIS E M, ABRAMOWICZ D, et al. MicroRNAs in AKI and kidney transplantation[J]. Clin J Am Soc Nephrol, 2019, 14(3): 454-468.

[3] WU Y H, CHEN Y H, LI S W, et al. Value of electronic alerts for acute kidney injury in high-risk wards: a pilot randomized controlled trial[J]. Int Urol Nephrol, 2018, 50(8): 1483-1488.

[4] PARK S, BAEK S H, AHN S, et al. Impact of electronic acute kidney injury (AKI) alerts with automated nephrologist consultation on detection and severity of AKI: a quality improvement study[J]. Am J Kidney Dis, 2018, 71(1): 9-19.

[5] WU Y H, CHEN Y H, CHEN S X, et al. Attitudes and practices of Chinese physicians regarding chronic kidney disease and acute kidney injury management: a questionnaire-based cross-sectional survey in secondary and tertiary hospitals[J]. Int Urol Nephrol, 2018, 55(11): 2037-2042.

[6] MEHTA R L, BURDMANN E A, CERDÁ J, et al. Recognition and management of acute kidney injury in the International Society of Nephrology 0 by 25 Global Snapshot: a multinational cross-sectional study[J]. Lancet, 2016, 387(10032): 2017-2025.

[7] WILSON F P, SHASHATY M, TESTANI J, et al. Automated, electronic alerts for acute kidney injury: a single-blind, parallel-group, randomised controlled trial[J]. Lancet, 2015, 385(9981): 1966-1974.

[8] MEHTA R L, CERDÁ J, BURDMANN E A, et al. International Society of Nephrology's 0 by 25 initiative for acute kidney injury (zero preventable deaths by 2025): a human rights case for nephrology[J]. Lancet, 2015, 385(9987): 2616-2643.

[9] YANG L, XING G L, WANG L, et al. Acute kidney injury in China: a cross-sectional survey[J]. Lancet, 2015, 386(10002): 1465-1471.

[10] XU X, NIE S, LIU Z S, et al. Epidemiology and clinical correlates of AKI in Chinese hospitalized adults[J]. Clin J Am Soc Nephrol, 2015, 10(9): 1510-1518.

[11] CAPUANO F, GORACCI M, LUCIANI R, et al. Neutrophil gelatinase-associated lipocalin levels after use of mini-cardiopulmonary bypass system[J]. Interact Cardiovasc Thorac Surg, 2009, 9(5): 797-801.

[12] FRAZIER K S, RYAN A M, PETERSON R A, et al. Kidney pathology and investigative nephrotoxicology strategies across species[J]. Semin Nephrol, 2019, 39(2): 190-201.

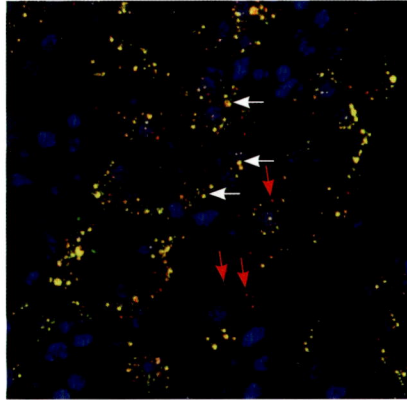

彩图 2-3-1　肾小管细胞特异性 mCherry-GFP-LC3 荧光报告小鼠

注：利用 Ksp-Cre 转基因小鼠与 R26-LSL-mCherry-GFP-LC3/+ 小鼠构建肾小管细胞特异性 mCherry-GFP-LC3 高表达转基因小鼠。自噬诱导时 mCherry-GFP-LC3 蛋白锚定在自噬体膜上，此时 LC3 蛋白同时发出红色及绿色荧光信号，荧光显微镜下呈黄色斑点（白色箭头所示），代表自噬体。随着自噬过程的进行，自噬体与溶酶体融合形成自噬溶酶体，自噬溶酶体内的酸性环境使 GFP 淬灭，而 mCherry 信号稳定，此时仅呈现红色信号，荧光显微镜下呈红色斑点（红色箭头所示），代表自噬溶酶体（600 倍，比例尺 =25μm）。

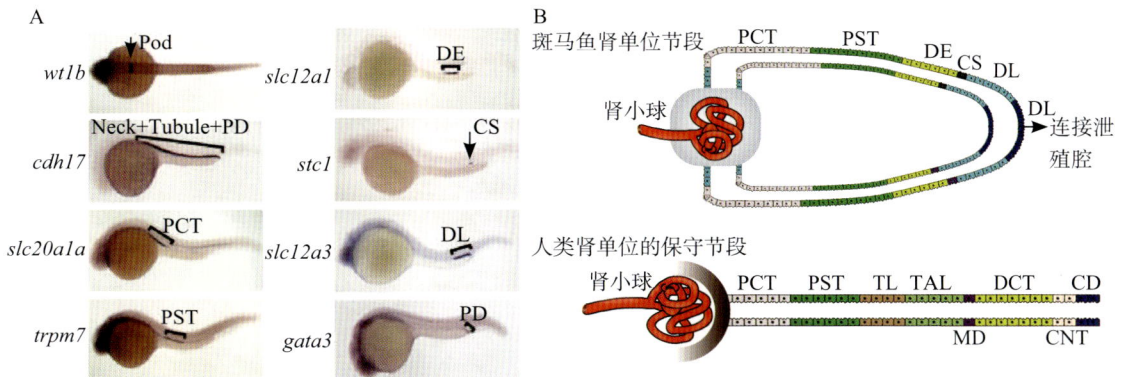

彩图 3-2-1　斑马鱼前肾肾单位的节段及其与人类肾单位节段比较

注：A. 原位杂交显示斑马鱼不同节段；B. 斑马鱼肾单位节段和人类肾单位节段比较模式图。CD，集合管；CNT，连接小管；CS，Stannius 小体；DCT，远曲小管；DE，早期远端小管；DL，晚期远端小管；MD，致密斑；Neck，颈（肾小管与肾小囊相连部）；PCT，近曲小管；PD，前肾管；Pod，足细胞；PST，近直小管；TAL，髓袢升支粗段；TL，髓袢细段；Tubule，肾小管。

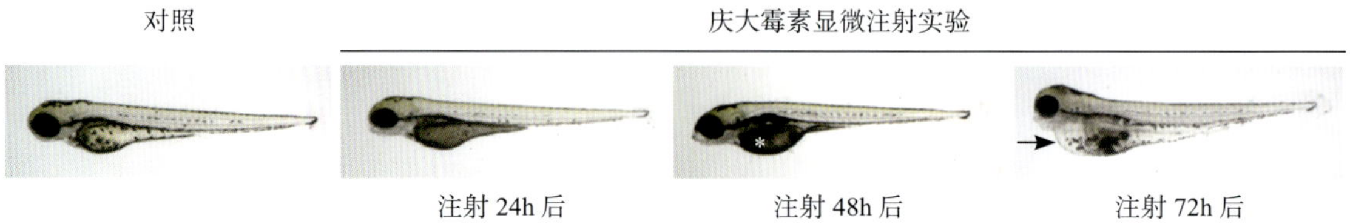

对照　　　　　　　　　　　庆大霉素显微注射实验

注射 24h 后　　　　　　　注射 48h 后　　　　　　　注射 72h 后

彩图 3-2-2　庆大霉素诱导斑马鱼急性肾损伤的表型

注：星号指示卵黄囊位置，箭头指示心包积液。注射庆大霉素 24 小时后卵黄囊着色加深，注射 72 小时后心包积液明显。

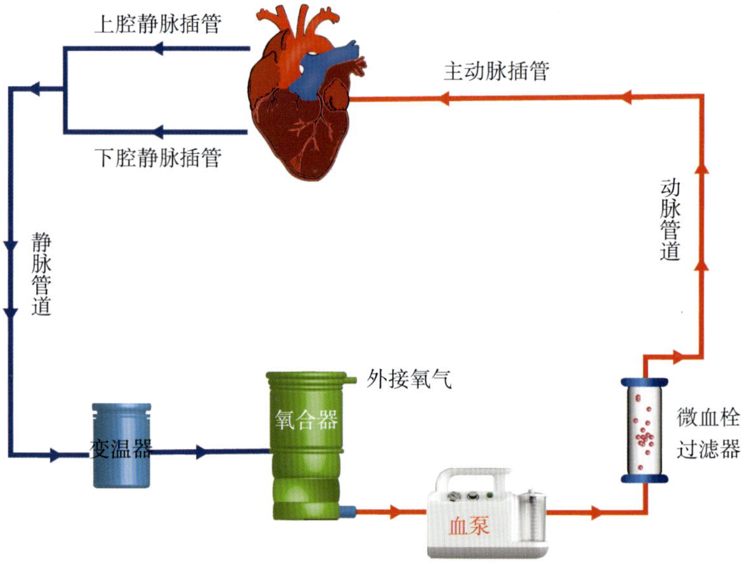

彩图 5-2-1　体外循环的简易示意

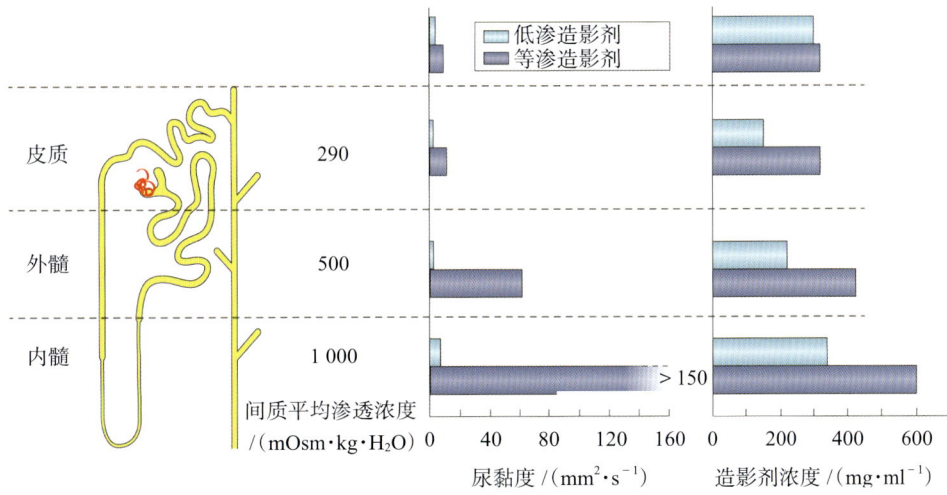

彩图 5-5-1　不同对比剂与尿液黏度的关系

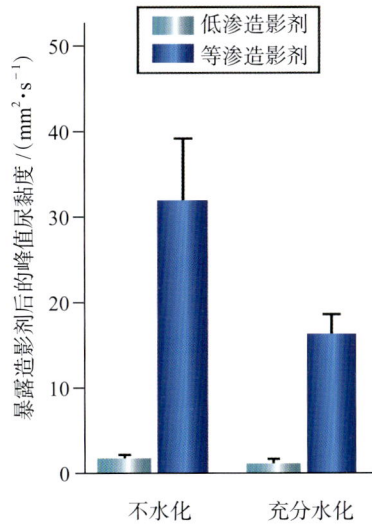

彩图 5-5-2　水化对尿液黏度的影响

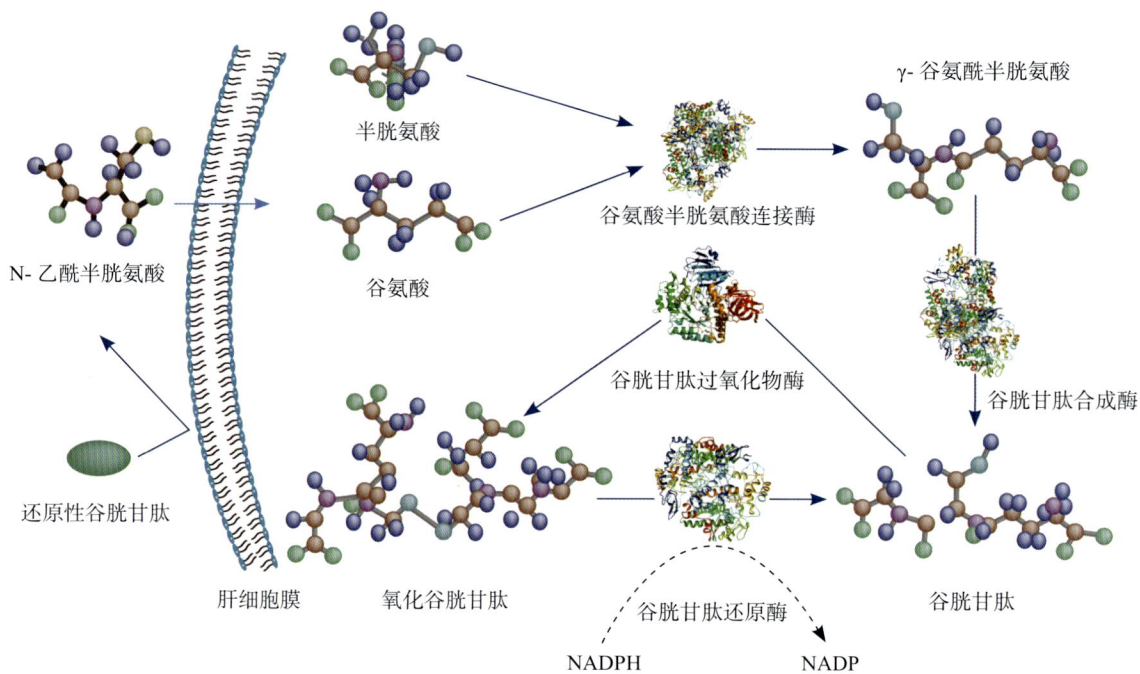

彩图 6-3-1　NAC 抗氧化作用机制示意

注：NAC，N-乙酰半胱氨酸；NADPH，还原型烟酰胺腺嘌呤二核苷酸磷酸；NADP，烟酰胺腺嘌呤二核苷酸磷酸。

HMG-CoA 还原酶抑制剂

减少血小板聚集,血栓形成

改善内皮功能

抗炎作用(细胞因子、生长因子)

减少黏附分子表达

减少细胞凋亡

减少基质降解
(减少巨噬细胞和 T 细胞聚集,降低金属蛋白酶合成)

减少外膜新生血管

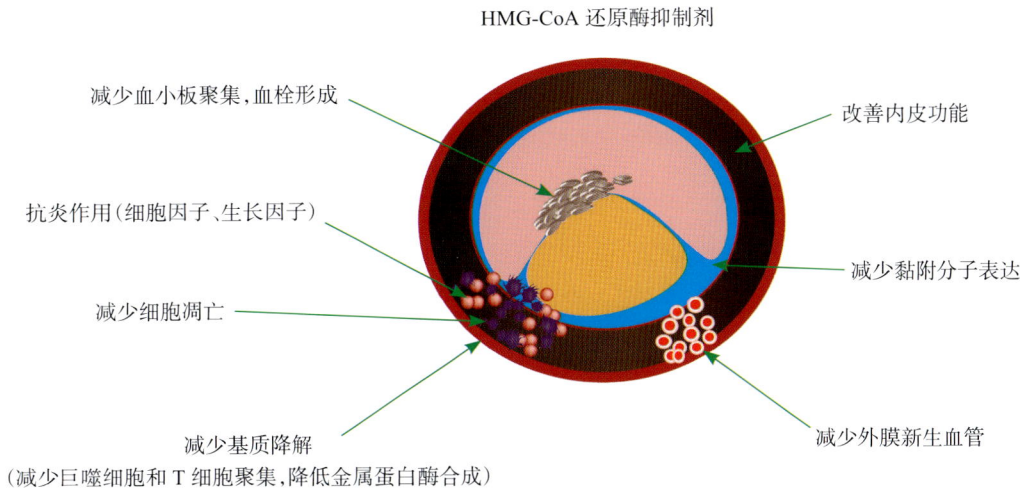

彩图 6-3-2　HMG-CoA 还原酶抑制剂(他汀类药物)药物多效性示意

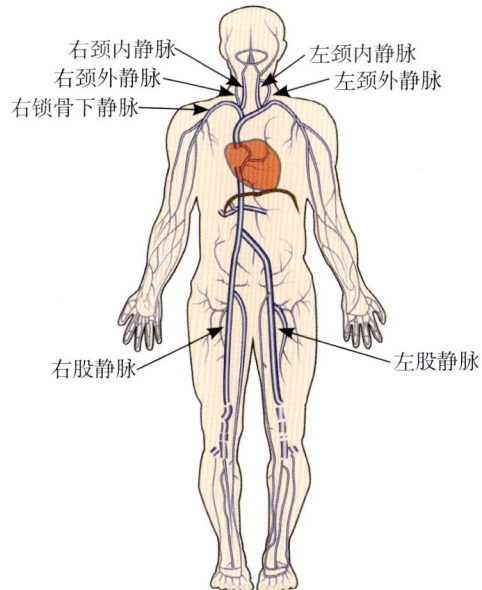

右颈内静脉
右颈外静脉
右锁骨下静脉

左颈内静脉
左颈外静脉

右股静脉

左股静脉

彩图 7-4-1　颈内外静脉、锁骨下静脉及股静脉分布

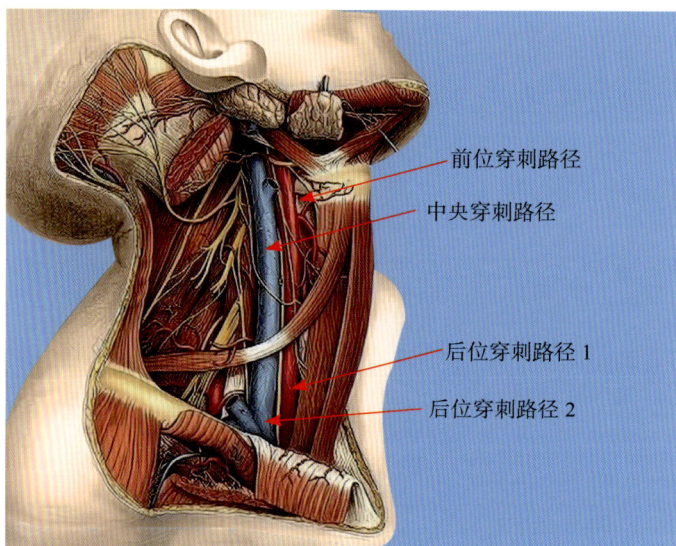

彩图 7-4-2 右颈内静脉前位、中央、后位穿刺路径示意

注：前位穿刺路径，胸锁乳突肌前缘，喉结水平，动脉搏动外侧 0.5cm 处，乳头方向；中央穿刺路径，胸锁乳突肌颈下三角顶点，颈动脉搏动外侧 0.5cm 处，乳头方向；后位穿刺路径，胸锁乳突肌后缘颈外静脉上方，颈静脉切迹（又称胸骨上切迹）方向，或者下三角顶点水平，颈静脉切迹方向。

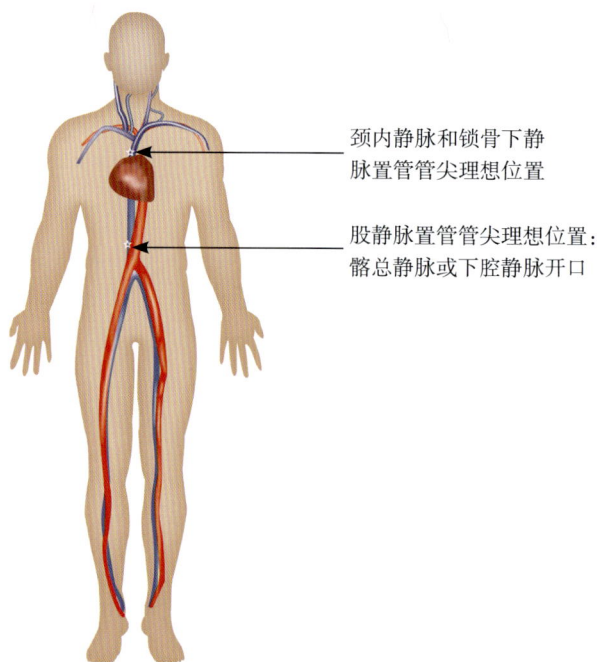

彩图 7-4-4 颈内、锁骨下静脉与股静脉置管管尖位置

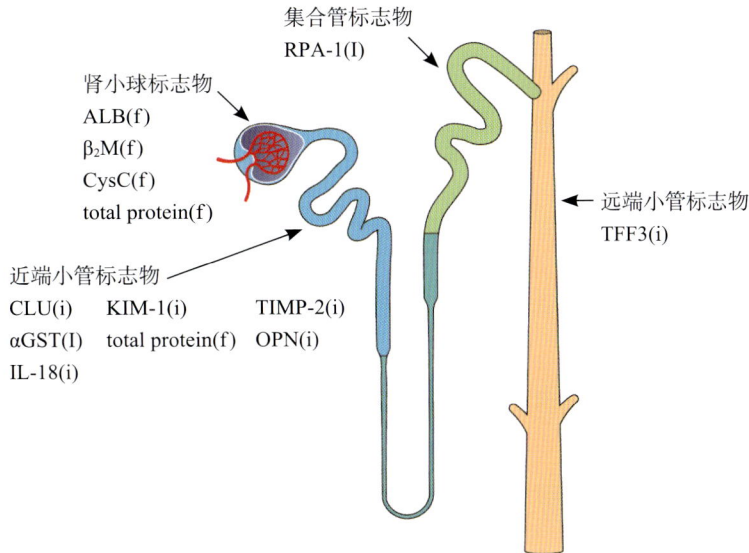

彩图 10-0-1　被认证的 7 种肾脏损伤标志物

注：美国食品药品监督管理局和欧洲药品管理局共认证了 7 种标志物可用于临床判断肾脏毒性，分别为：总蛋白（total protein）、白蛋白（ALB）、β2- 微球蛋白（β2M）；胱抑素 C（Cys C）、肾脏损伤分子 -1（KIM-1）、簇集蛋白（CLU）和三叶因子 3（TFF3）。这些分子分别代表功能性（f，functional）、滤过性（l，leakage）、损伤或炎症（i，injury or inflammation）。RPA-1，复制蛋白 A-1；TIMP-2，组织金属蛋白酶抑制物 -2；αGST，α- 谷胱甘肽 S- 转移酶；OPN，骨桥蛋白；IL-18，白细胞介素 -18。

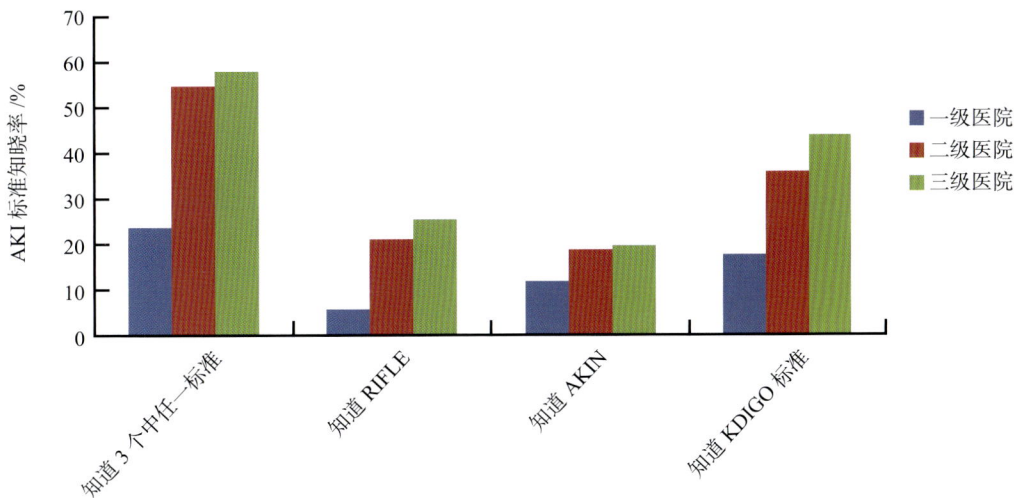

彩图 10-0-2　不同级别医院医师对 AKI 标准的了解程度

注：AKIN，急性肾损伤网络；KDIGO，改善全球肾脏病预后组织；RIFLE，风险、损伤、失败、肾功能丧失、终末期肾病。